PRINCIPES

SUR L'ART

DES ACCOUCHEMENS.

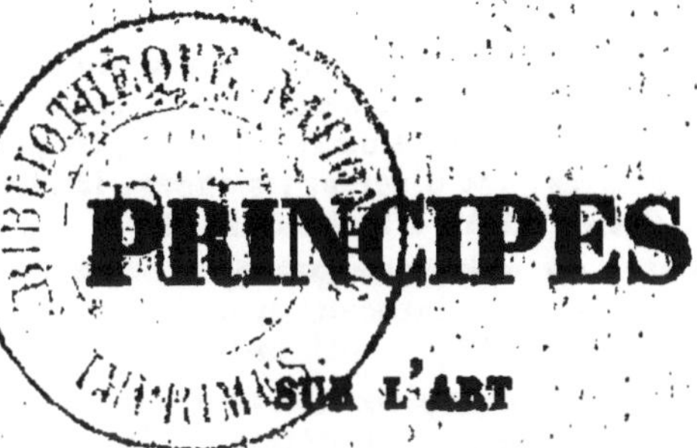

Baumes. De l'amaigrissement des enfans, accompagné de l'élévation et de la dureté du ventre ; maladie de mésentère, vulgairement connue sous le nom de carreau. 2ᵉ édition. 1806, in-8 broché. 2 fr.

Baumes. De l'ictère ou jaunisse des enfans de naissance. 2ᵉ édition. 1806, in-8 broché. 1 fr. 50 c.

Bourgeay. Traité de petite chirurgie, contenant l'art des pansemens, les médicamens topiques, les bandages, les vésicatoires, les cautérisations, les opérations simples, la saignée, les incisions, les ponctions, la vaccination, le cathétérisme, la réduction des hernies, les plaies simples, les brûlures, les ulcères, les abcès, les hémorrhagies, etc. Paris, 1836, 1 fort vol. in-8. 6 fr.

Costes. Manuel de médecine pratique basé sur l'expérience, suivi de deux tableaux synoptiques des empoisonnemens. Paris, 1837, 1 vol. in-18. 3 fr. 50 c.

Duparcque. Histoire complète des ruptures et déchirures de l'utérus, du vagin et du périnée. (*Ouvrage couronné par la société de médecine de Bordeaux.*) Paris, 1836, 1 fort vol. in-8. 6 fr. 50 c.

Duparcque. Traité théorique et pratique des altérations simples et cancéreuses de la matrice. (*Ouvrage couronné par la société de médecine de Bordeaux.*) Paris, 1835, 1 volume in-8. 6 fr. 50 c.

Duparcque. Traité pratique des maladies des enfans. Paris, 1837, 1 volume in-8. 7 fr.

Flourens. Cours sur la génération, l'ovologie et l'embryologie, fait au muséum d'histoire naturelle, recueilli et justifié par M. Deschamps, aide naturaliste au muséum. Paris, 1836 ; un vol. in-4°, avec 10 figures. 6 fr.

Gardot. Leçons élémentaires sur l'art des accouchemens, suivi d'un traité sur la vaccine et la saignée. Paris, 1834, 1 volume in-18. 2 fr. 50 c.

Leroy. Des pertes de sang pendant la grossesse, lors et à la suite des accouchemens ; des fausses-couches et de toutes les hémorrhagies. 2ᵉ édition. 1805, in-8. 2 fr. 50 c.

Imbert (de Lyon). Traité pratique des maladies des femmes. Paris, 1837, 1 volume in-8. 7 fr.

Moreau. Traité pratique des accouchemens. Paris, 1837, 2 volumes in-8 brochés. 14 fr.

Moreau. Atlas des accouchemens. 12 livraisons in-folio.
Fig. noires, chaque liv. se vend 4 fr.
Fig. col. id. 8 fr.

Pauly. Maladies de l'utérus d'après les leçons cliniques de M. Lisfranc. Paris, 1836, 1 vol. in-8. 6 fr.

PRINCIPES

SUR L'ART

DES ACCOUCHEMENS,

PAR DEMANDES ET PAR RÉPONSES,

EN FAVEUR DES ÉLÈVES SAGES-FEMMES,

PAR J.-L. BAUDELOCQUE.

SEPTIÈME ÉDITION,

REVUE, SOIGNEUSEMENT CORRIGÉE, ET AUGMENTÉE DE NOTES TRÈS-NOMBREUSES, ET D'UN APPENDICE SUR LES INSTRUMENS, LA VACCINE ET LA SAIGNÉE.

Par F.-J. MOREAU,

Professeur d'accouchemens, des maladies des femmes et des enfans, à la faculté de médecine de Paris, médecin de la maison d'accouchemens de Paris, etc.

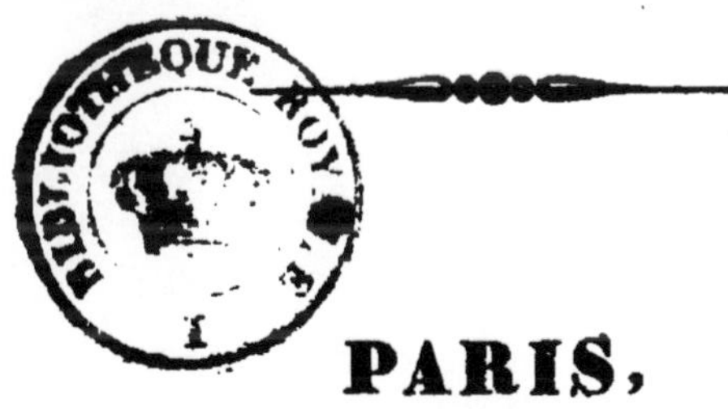

PARIS,

GERMER-BAILLIÈRE, LIBRAIRE ÉDITEUR,
RUE DE L'ÉCOLE DE MÉDECINE, 17.

1837.

AVANT-PROPOS

DE L'ÉDITEUR.

Il y a soixante-deux ans que l'ouvrage dont nous publions aujourd'hui la septième édition, a paru pour la première fois. Trente mille exemplaires écoulés depuis cette époque attestent suffisamment son mérite et l'accueil qu'il a reçu du public. Nous nous dispenserons donc de faire l'éloge d'un livre que l'excellence de sa méthode et la clarté de ses préceptes ont placé au premier rang des traités élémentaires sur l'art des accouchemens.

Pendant la vie de l'auteur trois éditions ont été publiées ; la première en 1775, la seconde en 1787, et la troisième en 1806, quatre ans avant la mort de Baudelocque.

Depuis cette époque, trois éditions ont eu lieu, elles ne sont que des copies exactes de la troisième édition. Il devenait indispensable de mettre le livre au niveau de la science. Personne ne pouvait s'acquitter plus fidèlement de cette tâche que M. le professeur Moreau, si convenablement placé par sa nombreuse clientelle, son enseignement, et ses fonctions à l'hospice de la Maternité.

Un grand nombre de notes a été ajouté par cet habile praticien. Elles sont toutes comprises entre deux guillemets «, et signées de sa lettre initiale, M. ; elles sont intercalées au milieu du texte de Baudelocque, qui a été scrupuleusement conservé. Parmi les plus importantes, nous citerons celles qui sont relatives à la durée de la gestation, à la direction et aux axes du bassin, aux vices de conformation de cette cavité osseuse, à l'appréciation du détroit supérieur, aux changemens qu'éprouve la matrice, à la sensibilité et à la contractilité de cet organe.

L'apparition des règles pendant la grossesse, les signes de la grossesse, le toucher, le ballottement, l'auscultation abdodominale, ont été l'objet d'importantes additions.

M. Moreau a également appelé l'attention sur la position du fœtus dans le sein de la mère, sur l'entortillement du cordon, les membranes du fœtus, du système circulatoire, les contractions de l'utérus, la présentation du sommet de la tête, celle des pieds et des genoux.

A cette énumération, il faut joindre les notes sur la conduite de l'accoucheur au commencement du travail, sur les remèdes généraux qu'on doit employer pendant son cours, sur l'emploi du seigle ergoté et sur les règles à suivre pendant la délivrance.

Les accidens qui peuvent résulter de l'inertie de la matrice, l'enchatonnement du placenta, les convulsions des femmes en couches, la sortie du cordon ombilical à l'instant de l'écoulement des eaux, et l'obliquité de la matrice, ont donné lieu à des préceptes pratiques fort utiles.

Quelque judicieuses que fussent les règles établies par Baudelocque dans les diverses présentations de l'enfant, il y avoit quelques objections à faire à plusieurs de ses divisions ; M. Moreau avoit eu le désir de les simplifier beaucoup, comme il le fait dans ses cours, et comme il le fera dans son *Traité pratique des accouchemens*, 2 vol. in-8°, mais dans la crainte de mutiler l'œuvre de Baudelocque, il a cru devoir s'en abstenir.

Les conseils qu'il donne pour l'extraction de l'enfant dans la position des pieds, les indications qu'il recommande dans les cas d'enclavement ou de version dans la présentation du bras, son opinion sur la superfétation, attestent une étude approfondie de l'art des accouchemens.

Toutes les élèves sages-femmes avoient demandé depuis long-temps qu'on ajoutât à l'ouvrage de Baudelocque des notes sur les principaux instrumens employés dans l'art des accouchemens, et en particulier sur le forceps ; non-seulement M. Moreau s'est rendu à ce désir, mais il a encore dé crit le spéculum, fait connaître ses usages, et tracé de bonnes règles pour pratiquer la saignée et la vaccine.

Des planches consacrées à l'anatomie de la circulation du fœtus, à la disposition des veines de l'avant-bras et du pied, à la description de l'éruption vaccinale et des principaux instrumens, complétent les additions faites par M. Moreau à l'ouvrage de Baudelocque.

Tel est le plan de cette nouvelle édition. On ne sauroit disconvenir qu'elle n'ait été considérablement augmentée. Nous avons la conviction qu'elle sera aussi favorablement accueillie que celles qui l'ont précédée.

AVERTISSEMENT

DE L'AUTEUR.

On a pu voir, à la tête des premières éditions de cet ouvrage élémentaire, quelques-uns des motifs qui m'avoient déterminé à l'entreprendre : comment, n'ayant été destiné qu'à l'éducation d'une seule élève sage-femme, il fut livré à l'impression, et devint le guide de presque toutes celles qui embrassèrent la même profession; combien, en me livrant à ce foible travail, qui n'étoit que l'extrait de mes leçons, j'étois loin de prétendre à l'accueil qu'il reçut, de penser qu'il obtiendroit les suffrages de quelques-uns des grands maîtres, sur les traces desquels je n'osois pas même espérer de marcher un jour; qu'il seroit traduit en plusieurs langues étrangères, et qu'il paroîtroit, à l'avenir, sous les auspices du gouvernement, et par ses ordres (1). Je goûtois le plaisir qu'on sent à rendre hommage à

---

(1) La seconde édition parut en 1787, par ordre du gouvernement.

la vertu, à faire quelque bien, surtout aux personnes qui nous ont vu naître, et qui ont en quelque sorte protégé notre enfance ; la sage-femme dont l'instruction m'étoit confiée par un illustre personnage de ce temps, étant destinée pour la commune où je suis né.

Je ne dissimulerai pas qu'indépendamment de ces motifs, je cherchois aussi par cet essai, autant que par les soins que je donnois à mon élève, à m'assurer jusqu'à quel point on pouvoit rendre utiles les nouvelles écoles d'accouchemens qui commençoient à se multiplier en France, de manière que dans quelques-unes de ses provinces le nombre en égaloit, pour ainsi dire, celui des villes un peu remarquables par leur étendue et leur population. Je désirois connoître jusqu'à quel point les femmes de la campagne qui fréquentoient ces écoles, tant à leurs frais qu'aux frais du gouvernement, étoient susceptibles d'acquérir de l'instruction. N'osant attribuer entièrement à leur défaut d'intelligence le peu de savoir de celles que j'avois été à même de voir, d'après les progrès que faisoit journellement celle que je dirigeois, quoique de la campagne aussi, et prise dans la classe de la société où les facultés intellectuelles sont le moins développées, je cherchois à en découvrir la cause. Le succès

de mes soins envers l'une me fit penser que
le peu de connoissances des autres provenoient peut-être bien moins de leur inaptitude que de quelque vice dans la méthode
d'enseignement qu'on suivoit dans les écoles
où elles étoient appelées, du manque des
moyens les plus nécessaires et les plus propres pour les instruire, de livres même qui
fussent à leur portée, qui ne continssent que
ce qu'elles devoient savoir, et ce qu'elles
pouvoient apprendre. J'entrevis qu'il n'é-
toit pas impossible de perfectionner l'éducation de ces élèves, et de la porter aussi
loin que celle des sages-femmes qui habitent les grandes villes, qui fréquentent
ces écoles où se réunissent tous les moyens
d'instruction dont les autres me paroissoient
presque entièrement dépourvues; mais que,
pour atteindre ce but, il falloit changer
quelque chóse à l'organisation de nouvelles
écoles, et en restreindre le nombre au lieu
de les multiplier comme on le faisoit,
plutôt pour la commodité des élèves sages-
femmes que pour les avantages de la société ;
que ce n'étoit point dans la chaumière de
ces femmes qu'il falloit porter l'instruction;
que c'étoit à elles-mêmes à aller la recevoir
dans les lieux les plus propres à la leur
procurer, sans calculer les distances qui les
en éloignoient ; que cette instruction ne
pouvoit être donnée que dans les grands

hospices où l'on reçoit habituellement beaucoup de femmes enceintes : plus de deux cents élèves, sorties de celui de la Maternité de Paris, depuis trois années. avec le degré de savoir qui convient aux sages-femmes pour rendre de grands services à l'humanité, ne me laissant aucun doute en ce moment sur la possibilité d'en procurer de bonnes à toute la France, et de briser la faulx meurtrière de l'ignorance qui moissonne encore chaque année tant de mères et d'enfans.

Témoin des progrès de l'élève dont je viens de parler, et de toutes celles qui suivoient mes cours dans le même temps, un médecin, alors appelé à la chaire de professeur d'accouchemens, qui venoit d'être établie dans la généralité où il résidoit, désirant suivre la même méthode d'enseignement, m'emprunta les cahiers qui avoient servi à cette élève, les fit revêtir de l'approbation de plusieurs société savantes (1), et imprimer presque à mon insu, un ouvrage qui ne devoit attendre quelque perfection que du temps et d'une plus longue expérience. J'aurois ici supprimé ces détails étrangers au fond de cet ouvra-

---

(1) L'académie des Sciences, et la Faculté de Médecine de Paris.

ge, et assez connus d'ailleurs depuis beaucoup d'années, par tout ce que j'en ai dit à la tête du petit nombre d'exemplaires de la première édition, que j'ai pu recueillir après la mort de ce médecin, si l'on ne m'avoit encore depuis peu accusé de ne le mettre en scène que parce qu'il n'existoit plus; si l'on n'avoit tenté de nouveau de me ravir le peu de gloire qu'il peut y avoir à être connu pour l'auteur d'un tel ouvrage, dans la vue de l'attribuer à des hommes qui ne l'avoient peut-être jamais lu attentivement.

Tout imparfaite qu'en étoit la première édition, elle fut épuisée presque aussitôt qu'elle parut : mais un tel succès, qui annonçoit bien plus le besoin d'un livre élémentaire en ce genre, que le mérite de celui dont j'étois à regret devenu l'auteur, ne m'éblouit pas; et ni ce débit rapide, ni cet accueil favorable, ne purent me décider à le faire réimprimer de suite. Ce ne fut qu'après douze années que je m'y suis déterminé, cédant alors aux pressantes sollicitations de quelques-uns des professeurs chargés de l'enseignement dans les nouvelles écoles destinées aux sages-femmes de la campagne, et à la demande de plusieurs intendans de provinces, qui considéroient l'éducation de ces femmes comme une des branches importantes de leur administration, et la regardoient comme une des grandes sources de prospérité pour l'État. La seconde édition parut en 1787 seulement, par ordre et sous les auspices du gouvernement ; et elle fut imprimée au nombre de six mille exemplaires.

J'ai cru devoir lui conserver la forme de catéchisme, ou dialogue ; l'expérience m'ayant fortifié dans l'opinion que cette forme étoit la meilleure pour des élèves sages-femmes peu disposées à l'étude, incapables d'une attention bien soutenue, de réfléchir, de méditer, de comparer et de juger ; et je suis encore tellement persuadé que c'est en leur présentant l'*Art des Accouchemens* de cette manière, qu'on pourra le leur apprendre, que j'ai donné la même forme à cette troisième édition, que je l'ai substituée même à celle du discours ordinaire dans les leçons que je suis chargé de faire aux élèves sages-femmes, tant à l'École de Médecine qu'à l'hospice de la Maternité.

Cette méthode d'enseignement est moins attrayante pour le professeur ; elle est plus pénible, et elle exige plus de temps pour exposer chaque sujet en entier ; mais les élèves en retirent plus de fruit, et elles savent plus à la fin d'une leçon, qu'elles n'auroient appris dans plusieurs sur le même point traité par la méthode ordinaire. En donnant cette forme de catéchisme à la première édition, et en la conservant aux éditions suivantes, j'ai pensé que les élèves sages-femmes pourroient s'interroger réciproquement, et se faire des questions suivies et lumineuses sur les diverses parties de l'art des accouchemens ; qu'elles pourroient, de cette manière, se préparer aux leçons de leurs professeurs, se retracer celles qu'elles en auroient reçues ; que des personnes étrangères à cet art pourroient les interroger de même, exercer leur mémoire, les familiariser avec l'étude et le langage de la science ; s'assurer de leur aptitude et de leur jugement avant qu'elles n'allassent aux nouvelles écoles que le gouvernement avoit instituées pour elles, qu'il vient de recréer, en quelque sorte, par la loi du 19 ventose an XI, et de réorganiser de la manière la plus propre à les faire fructifier, si cette loi pouvoit ne trouver aucun obstacle à l'exécution de quelques-unes de ses principales dispositions ; enfin, qu'au moyen de cette éducation préliminaire, les élèves admises dans ces écoles pourroient en sortir avec une instruction plus grande et plus solide.

D'après un premier essai, n'étant plus retenu par la crainte de surcharger la mémoire de ces élèves, en leur donnant un plus grand nombre de préceptes, et les leur offrant avec plus de développement, nous avons augmenté de beaucoup la seconde édition : ce qui n'a pas suffi encore au zèle de quelques-unes qu'on a vues chercher à s'instruire plus amplement, en étudiant l'art dans les livres qui ne sembloient destinés qu'aux élèves en médecine. Quoique cette nouvelle édition contienne moins de pages que la précédente, nous l'avons cependant encore augmentée de quelque chose. Si ce qu'elle renferme surpasse la mesure de l'intelligence du plus petit nombre des élèves pour qui elle est destinée, les autres, à l'exemple de celles dont nous venons de parler, regretteront sans doute de ne pas y trouver davantage.

Notre intention d'ailleurs n'a jamais été qu'elles apprissent cet ouvrage par cœur, et qu'elles le récitassent littéralement; mais qu'elles l'étudiassent à loisir, qu'elles le méditassent de même, qu'elles s'en appropriassent toutes les vérités, et qu'elles s'accoutumassent à les rendre à leur manière, ou dans leur langage familier; enfin qu'elles pussent y retrouver en tout temps, et se retracer à l'esprit tout ce qui aura pu leur être enseigné dans les cours d'accouchemens; ce qu'elles auront vu faire, et pu opérer elles-mêmes, soit au lit des femmes en couches, soit sur les mannequins. C'est le peu de connoissances que ces élèves ont paru susceptibles de recueillir dans un seul cours,

la difficulté et l'impossibilité même de les
enlever quelques années de suite à leurs
familles, ou à leurs affaires domestiques,
pour en suivre plusieurs, qui nous ont déterminé à leur offrir un aussi gros volume;
c'est aussi pour leur en faciliter l'étude, et
la leur rendre plus profitable, que nous y
avons joint une trentaine de planches.

Toutes ces planches n'ont pas été faites
d'après nature, comme nous l'aurions dé-
siré, parce qu'un siècle entier n'auroit pu
en fournir le sujet à l'artiste; mais elles ont
un caractère de vérité qui ne se trouve pas
même dans toutes celles de Smellie et de
Hunter, parmi lesquelles plusieurs ont été
choisies. Quelques-unes représentent le
bassin de la femme, tant dans son état de
conformation ordinaire que dans celui de
difformité et d'altération où on le trouve
quelquefois dans l'exercice de l'art; d'autres serviront à donner une idée de la matrice et de ses dépendances dans l'état
habituel, de son développement, et des
changemens qu'elle éprouve pendant la
grossesse; de ses déviations connues sous
le nom d'*obliquité*, et de son renversement
partiel ou complet après l'accouchement;
de l'arrière-faix et du cordon ombilical,
lorsqu'il n'y a qu'un seul enfant, et quand
il en existe plusieurs: plus de la moitié de
ces planches indiquent les positions, les

attitudes variées que le fœtus peut prendre dans le sein de sa mère, et dans lesquelles il s'offre quelquefois à nos recherches au moment du travail de l'accouchement.

Nous aurions voulu qu'aucune considération ne nous empêchât de multiplier ces planches au-delà de ce que nous l'avons fait, et de mettre en quelque sorte tout l'art des accouchemens en tableaux, pour en rendre l'étude plus facile encore aux élèves sages-femmes : l'objet qui frappe leur vue, qui affecte leurs sens, se gravant bien mieux dans leur esprit, et y laissant des traces bien plus durables que celui qu'elles ne connoissent que par la description qu'on leur en fait, quelque concise et claire qu'elle soit ; mais, en leur rendant l'étude de cet ouvrage plus aisée. peut-être eussions-nous rendu l'ouvrage même inutile. pour la plupart, à cause du prix où il se seroit élevé.

D'ailleurs, quel que soit le mode d'enseignement qu'on suive pour ces élèves. s'il embrasse tout ce qu'elles doivent savoir, tout ce qu'elles peuvent apprendre et exécuter, elles se rappelleront aisément. au moyen de ces trente planches, ce qu'il y a de plus essentiel à retenir, ce qu'on aura pu leur enseigner, et leur faire opérer sur le mannequin ; puisque, indépendamment des positions du fœtus qui sont les plus naturelles, les plus ordinaires, les plus avantageuses, et à l'une desquelles il faut constamment le ramener lorsqu'il se présente différemment, on y voit une assez grande suite de celles qui sont défavorables, qui exigent qu'on agisse, et souvent qu'on opère l'accouchement, parce qu'elles le rendent impossible par les seules forces de la nature.

Quel qu'ait été le nombre de ces tableaux, ils n'auroient pu dispenser encore de recourir aux mannequins, qui sont en usage depuis long-temps dans l'enseignement de l'art des accouchemens, parce qu'il y a des choses qu'on ne peut décrire ni faire graver, et qu'on ne sauroit bien faire comprendre aux élèves qu'au moyen de ces mannequins. S'ils ont été loués avec exagération par quelques personnes, d'autres, les ayant crus plus propres à donner de fausses idées du mécanisme de l'accouchement, qu'à le bien faire connoître, ne les ont point assez appréciés. Il faut avouer que les derniers auroient eu raison, s'il n'étoit question que de faire connoître à ces élèves la manière dont s'opère l'expulsion du fœtus, ou les phénomènes de l'accouchement ordinaire; car rien ne ressemble moins à cet appareil d'organes qui contiennent l'enfant, soit immédiatement, soit autrement, qui agissent et réunisent leurs forces pour l'expulser, que les mannequins dont il s'agit. Mais, comme c'est bien moins le mécanisme de cette fonction qu'on se propose de leur démontrer sur ces machines, comment et en quoi chacun des organes de la femme y contribue, que la marche que suit l'enfant en traversant le bassin de sa mère et celle qu'il faut lui faire suivre dans les accouchemens difficiles, nous les croyons non-seulement utiles, mais encore indispensables, malgré toute l'imperfection qu'on ne peut s'empêcher d'y voir.

En rejetant ces mannequins, comme l'ont fait quelques professeurs, de quels moyens se servira-t-on pour exercer les élèves, pour former leurs mains aux opérations délicates de l'art des accouchemens? Attendra-t-on, pour les faire opérer, ces occasions rares, ces cas difficiles, que le praticien le plus en vogue rencontre à peine quelquefois dans le cours d'une année? Et, quand ces occasions d'agir et d'opérer seroient aussi fréquentes qu'elles le sont peu, pourroit-on compter assez sur la main d'une élève tremblante et timide, si elle n'est pas téméraire, pour lui confier tout à la fois la vie de la femme et celle de son enfant? Quelqu'un peut-il ignorer, que la faute la plus légère et la plus petite omission dans ces opérations ne soient quelquefois mortelles pour l'un ou pour l'autre de ces individus, et même pour les deux, ou ne puissent donner lieu à de grandes et longues infirmités? Ce n'est qu'après s'être bien assuré de la capacité et de la dextérité des élèves sages-femmes, qu'on doit leur confier de semblables opérations; et comment s'en assurer, si ce n'est en les interrogeant souvent, et en les exerçant fréquemment sur le mannequin?

Peut-être pensera-t-on qu'il vaudroit mieux les faire opérer sur des cadavres, et avec des enfans ordinaires, comme on l'a déjà proposé, que sur ces simulacres informes à beaucoup d'égards. Mais, en supposant qu'il en résulte quelques avantages, ce que nous ne croyons pas, comment se procurer à propos assez de cadavres de femmes et d'enfans pour exercer chaque jour, et plusieurs fois le jour, le nombre des élèves qui suivent le même cours? Seroit-ce dans les hospices destinés aux femmes enceintes? Le plus grand de tous ceux qui existent en Europe, celui où l'on reçoit le plus de ces femmes, celui où, par cette raison, il doit en mourir le plus, ne sauroit en fournir autant qu'il en seroit nécessaire pour l'instruction de quelques-unes de ces élèves. D'ailleurs quel courage, quelle philosophie ne faudroit-il pas supposer à des élèves sages-femmes, pour croire qu'elles s'approcheront sans répugnance du cadavre de leurs semblables; qu'elles oseront porter la main dans ses entrailles; qu'elles braveront et l'horreur qu'inspire son aspect, et la crainte du danger qu'il peut y avoir à s'en approcher souvent, surtout dans les saisons les plus chaudes de l'année, celles pendant lesquelles se font la plupart des cours d'accouchemens? Les avantages qu'elles retireroient de ces exercices ne sont pas assez grands pour les exposer à tant de dégoûts et de dangers; et il n'en est pas un seul qu'elles ne puissent acquérir en s'exerçant sur les mannequins, si elles sont bien dirigées.

Ce qu'il y a de plus important à leur apprendre, consiste peut-être bien moins dans l'art d'opérer que dans celui de le faire à propos. C'est une parfaite connoissance du mécanisme de l'accouchement naturel, de ses causes, de ses symptômes, et de ses suites (1), qu'on doit s'efforcer de leur donner; car c'est au moyen de ces connoissances, qu'on n'acquiert bien qu'au lit des femmes en travail et en couches, qu'elles trouveront peu de cas où il soit indispensable d'agir; qu'elles agiront à propos, et le feront convenablement. S'ils pa-

---

(1) On comprend ici la délivrance.

roissent encore assez fréquens aujourd'hui,
ils le deviendront bien moins par la suite,
à mesure que ces connoissances, qui doivent faire la base de l'éducation de sages-
femmes, se répandront davantage : peut-
être même ces cas deviendront-ils si rares,
qu'alors on oubliera qu'il fut un temps où
l'accouchement, cette fonction si belle et
si grande quant à sa fin, si naturelle et si
simple dans son exécution, quoique constamment très-douloureuse, étoit regardée
comme une des plus importantes opérations
de chirurgie, et ne devoit être confiée qu'à
des hommes d'un grand talent.

Sans doute l'accouchement peut être en-
vironné de périls et de dangers, que le talent seul sait affoiblir, écarter et même
prévenir; sans doute la mère et l'enfant,
ou l'un des deux, sont quelquefois exposés à de grands accidens, à la mort même,
et ne peuvent attendre de secours que
d'une sage-femme instruite, ou d'un accoucheur plus instruit encore : comme dans
ces cas de perte de sang, de convulsions
ou de syncopes, qui surviennent à l'im-
proviste dans le cours du travail de l'enfantement; dans ceux où le cordon ombilical s'échappe de la matrice au moment
de l'écoulement des eaux de l'amnios; dans
ceux où le fœtus se présente en mauvaise
position, où il est trop gros relativement à

la capacité du bassin, ou bien dans lesquels celui-ci est très-étroit et d'une conformation vicieuse. Mais on verra, sur le Tableau suivant, combien ces cas sont déjà excessivement rares en comparaison de ceux où la nature se suffit à elle-même, où la sage-femme n'a besoin que de la bien connoître, pour ne point en entraver la marche, en voulant l'aider lorsqu'elle n'a besoin que d'agir librement; combien elle est constante dans cette marche, et elle s'écarte peu des lois qu'elle semble s'être prescrites dans le travail de notre naissance.

Les sages-femmes, et les femmes même qui ne peuvent recevoir d'autres secours que les leurs, trouveront dans ce Tableau de grands motifs de sécurité, si elles daignent y jeter les yeux. Les premières, si la crainte de rencontrer souvent de ces cas difficiles dont on vient de parler, et tels qu'il s'en rencontre en effet quelquefois, pouvoit les éloigner d'une profession qui les met à même chaque jour de faire beaucoup de bien; et les autres, si elles craignoient de ne pas trouver dans les sages-femmes tout le talent nécessaire pour les aider. Ce Tableau ne contient que ce qui s'est passé à l'Hospice de la Maternité depuis le jour de son institution, 10 décembre 1797, jusqu'au 19 juin 1805 : nous aurions voulu qu'il nous fût possible d'y ajouter le

résultat d'une pratique de trente-cinq
années ; mais ce travail exigeoit trop de
temps.

Dix mille cinq cent soixante-trois femmes
ont donné naissance dans cet hospice,
entre les deux époques énoncées, à dix
mille six cent quatre-vingt-sept enfans :
cent vingt de ces femmes étant accouchées
de deux, et deux autres de trois.

De ces dix mille six cent quatre-vingt-
sept enfans, dix mille trois cent vingt-trois
ont offert le sommet de la tête à l'orifice
de la matrice ; et on peut assurer que huit
mille cinq cent vingt-deux au moins l'ont
fait dans ce que nous appelons première
position, et dix-sept cent cinquante-quatre
ou environ, dans la seconde.

(1) Vingt-cinq seulement dans la quatrième.

---

(1) On n'avoit tenu note, avant le mois de germinal
an x, que de la partie que l'enfant présentoit à l'orifice
e la matrice, et des positons les plus rares, comme la
uatrième, la cinquième, la troisième et la sixième du
ommet de la tête, qui ne se sont élevées, pendant les deux
poques assignées, qu'au nombre porté au Tableau ;
onséquemment la première et la deuxième ont dû se
résenter dix mille deux cent soixante-seize fois. Com-
.e le rapport de la première à la seconde, depuis le
ois de germinal an x, a eté de cinq moins quelque
hose, à un, nous avons cru devoir porter l'une à huit
mille cinq cent vingt-deux, et l'autre à mille sept cent

Dix-neuf dans la cinquième.

Deux dans la troisième.

Un dans la sixième.

Cent soixante, de ces dix mille six cent quatre-vingt-sept enfans, ont présenté les fesses ou le siége.

Cent quatre, les pieds.

Trois seulement, les genoux.

Trente et un, la face.

Vingt-neuf, l'une ou l'autre épaule.

Un seul, la région occipitale et le derrière du cou.

Quatre, l'un des côtés de la tête.

Quatre, l'un ou l'autre côté de la poitrine.

Trois, le ventre.

Trois, le dos.

Trois, les lombes.

Trois, l'une des hanches.

Dans les dix mille trois cent vingt-trois enfans qui ont présenté le sommet de la tête, vingt-huit ont été extraits avec le forceps, les uns à cause de la mauvaise position de la tête même, de sa grosseur excessive, ou de l'étroitesse du bassin; les autres par rapport à l'issue d'une anse du cordon

cinquante-quatre : ce qui approche beaucoup de l'exactitude.

On n'a pas cru devoir noter la position dans laquelle se sont présentés les enfans qui sont venus dans les quatre ou cinq premiers mois de la grossesse.

ui les mettoit en danger (1); des convul-
ions, des pertes de sang, des syncopes,
ui étoient survenues à la femme pendant
e travail, ou à l'épuisement de ses forces.

Neuf, après la perforation du crâne que
'extrême défectuosité du bassin de la mère,
u l'hydropisie de la tête de ces mêmes
nfans, rendoit indispensable après leur
ort.

Un seul des dix mille six cent quatre-
ingt-sept, a exigé la gastrotomie, parce
u'il s'étoit développé hors de la matrice
ans l'un des ovaires ou l'une des trompes;
'l étoit parfaitement à terme, et du poids
e huit livres et quelques onces.

Presque tous ceux qui ont présenté les
esses ou des pieds, n'ont reçu d'autres
ecours que s'ils fussent venus en présen-
ant le sommet de la tête, et cinq à six de
eux qui ont offert la face sont nés de la
ême manière : de sorte que le nombre
es enfans qu'il a fallu retourner ou extrai-
e, et dont la naissance étoit évidemment
angereuse ou impossible sans les secours
e l'art, ne s'est élevé au plus qu'à cent
ingt-six ou vingt-sept : ce qui est à l'égard
es dix mille six cent quatre-vingt-sept,

(1) Cet accident n'a eu lieu que vingt-huit fois ; mais
quelques-uns des enfans sont venus naturellement, et
d'autres ont été extraits par les pieds.

comme un à quatre-vingt-quatre ou environ.

Si l'on retranche de ces accouchemens qu'on s'est vu dans la nécessité d'opérer, ceux que la mauvaise conformation du bassin, et son défaut de proportion avec la tête du fœtus, ont rendus difficiles, et le cas de grossesse extra-utérine, dont il a été parlé, il n'en est pas un seul peut-être qui n'ait pu être terminé par une sage-femme intelligente, comme ils l'ont été presque tous par celle qui est en chef à l'Hospice de la Maternité (1) : ce qui réduit infiniment le nombre des cas pour lesquels les sages-femmes seront obligées de recourir à des lumières étrangères, ou d'appeler un accoucheur, lorsqu'elles seront parfaitement instruites ; puisque tous ces cas ne présentent rien de bien difficile à exécuter, et demandent bien plus de connoissances que de forces, quand on y procède à temps.

Qu'il survienne tout à coup une perte de sang abondante, des convulsions, des syncopes, ou autres accidens, dans le cours du travail de l'accouchement ; qu'il s'échappe une anse de cordon qui mette la vie de l'enfant en danger, ces accidens ne changent rien à l'état du bassin, à ses rapports

---

(1) Madame Lachapelle.

de dimensions avec la tête du fœtus , et ne
sauroient rendre l'extraction de celui-ci essentiellement difficile, comme le fait constamment la conformation vicieuse du bassin.
Il en est de même des mauvaises positions
de l'enfant , de toutes celles qui exigent
qu'on le retourne, qu'on l'amène par les
pieds, ou de toute autre manière, lorsqu'on
opère méthodiquement, et dans le moment
convenable. Mais qu'une sage-femme , dans
ces derniers cas, appelle des secours étrangers, qu'elle les attende long-temps, parce
qu'il faut les faire venir de loin, ou que
par toute autre cause elle diffère l'extraction de l'enfant, bientôt les difficultés s'annoncent, s'accroissent, se multiplient ; et
tel accouchement qu'elle eût opéré sans
beaucoup de peines, devient d'un travail
pénible pour celui qui est appelé, quelquefois excessivement fatigant, même au-
dessus de ses forces, et en même temps
dangereux pour la mère et pour l'enfant.

Choisissons pour exemple, parmi ces
mauvaises positions, celle où l'enfant présente l'épaule, le bras sorti de la matrice
et la main dehors (1) ; et supposons, ce
qui est presque toujours, que l'orifice de

---

(1) Cette position est une des plus fréquentes. *Voyez*
le Tableau ci-dessus.

la matrice soit bien ouvert, ou son bord très-souple, au moment ou le bras s'y engage. Qu'on profite de cet instant pour retourner l'enfant et l'extraire, ou pour opérer l'accouchement, on n'y trouvera aucune difficulté qu'une sage-femme ne sache et ne puisse surmonter; mais qu'on diffère d'agir, n'importe par quel motif, il n'en sera plus de même : le col de la matrice se resserre sur le bras qu'il contient; celui-ci ne tarde pas à se tuméfier, ainsi que la main qui est dehors, à prendre une couleur brune et livide, à se couvrir de phlyctènes, et à se gangréner, s'il reste long-temps serré et comme étranglé, la matrice se contracte sur l'enfant, l'embrasse étroitement de toute part, et souvent avec tant de force, que la main de l'accoucheur trouve les plus grandes difficultés à y pénétrer, n'y pénètre qu'avec beaucoup d'efforts, ou ne peut y entrer en aucune manière : de là toutes ces opérations auxquelles on a recours tant de fois, quoique aucune ne fût indiquée, telle que l'arrachement ou l'amputation du bras, les incisions qu'on y a faites dans la vue d'en procurer le dégorgement, et d'en diminuer le volume; l'excision de l'enfant dans le sein de sa mère pour l'en extraire par lambeaux, ne pouvant plus l'obtenir entier; l'opération césarienne, qu'on a cru devoir tenter encore plutôt

que de laisser mourir la femme sans être
délivrée, ou l'abandon de celle-ci après
avoir tenté vainement de l'accoucher. Tel
est le tableau des difficultés que peut offrir
accidentellement l'espèce d'accouchement
dont il s'agit quand on ne l'opère pas à propos, ainsi que toutes les espèces dans lesquelles il convient également de retourner
et d'extraire l'enfant, surtout à cause de sa
mauvaise position.

Ces scènes, déjà trop affligeantes, le pa-
roîtroient encore bien plus sans doute, si
l'on ne pouvoit entrevoir qu'un jour elles
ne se reproduiront plus, ou le feront assez
rarement, pour que le souvenir s'en efface, si
les élèves sages-femmes savent profiter des
sources d'instruction qui s'ouvrent partout
en leur faveur, d'après la loi du 19 ventôse
an xi, et surtout si on exécute ponctuelle-
ment cette loi; car, avec tout le savoir
qu'elles paroissent susceptibles d'acquérir,
en supposant qu'il s'en trouve encore
d'assez timides pour ne point oser opérer
seules dans tous les cas où il faut nécessairement agir de suite, toutes au moins
sentiront la nécessité de le faire, connoî-
tront la manière d'y procéder, et appelle-
ront de bonne heure les secours convenables : aucunes ne laisseront échapper le
moment favorable pour terminer ces sortes
d'accouchemens, et ne resteront auprès

de la femme dans cette perfide tranquillité, qui ne fait qu'aggraver les obstacles et le danger, sous le prétexte que la nature agit, et qu'elle a de puissantes ressources.

Avec le degré d'instruction que nous supposons d'avance à cette nouvelle génération de sages-femmes, elles n'attendront pas même le temps de l'accouchement pour consulter des hommes encore plus instruits qu'elles, lorsqu'il se présentera de ces cas qui exigent plus de lumières qu'elles n'en peuvent acquérir, ou qui demandent plus de force, plus de courage et plus de sang-froid; tels que ceux où le bassin de la femme est difforme, resserré, trop étroit, ou bien obstrué par des tumeurs...; ceux où le col de la matrice est épais, dur, squirrheux, etc...., puisque tous ces cas pourront leur être connus d'avance, si elles ont eu l'occasion de toucher la femme une seule fois, et qu'elles connaîtront de même les indications que présente chacun d'eux. Appelés plus rarement qu'aujourd'hui, et assurés de ne trouver dans ces sages-femmes que des collaboratrices dont ils n'auront qu'à louer la conduite, les accoucheurs s'empresseront bien davantage qu'ils ne l'ont fait encore, de se rendre auprès d'elles pour les aider, soit de leurs conseils ou de leur main. Alors cet art, celui des accouchemens qui semble si difficile, et qui a

aru faire si peu de bien jusqu'à ce mo-
ient, en comparaison de ce qu'on devoit
n attendre, paroîtra des plus faciles, et
endra de plus grands services. Alors aussi
'humanité se consolera des outrages qu'elle
reçus si souvent au nom de cet art, par
es personnes qui en avoient dédaigné l'é-
ude, ou qui ne l'avoient pas approfondie
suffisamment.

———

PRINCIPES

SUR L'ART

DES ACCOUCHEMENS.

De l'accouchement en général, de ses différences, et des connoissances qui sont nécessaires aux personnes qui se destinent à l'état de sage-femme.

D. *Qu'est-ce que l'accouchement?*

R. L'accouchement est la sortie de l'enfant et de son arrière-faix, du sein de la femme. C'est une fonction qui s'accomplit presque toujours par les seules forces de la nature, qui est aussi naturelle que d'autres fonctions auxquelles on donne peu d'attention, parce qu'elles s'exécutent chaque jour, et ne sont pas douloureuses comme elle, ni environnées des mêmes dangers; parce qu'elles n'exigent pas un aussi grand appareil de forces, et que les résultats n'en sont pas aussi précieux.

D. *A quel terme de la grossesse l'accouchement se fait-il le plus communément?*

R. La nature paraît avoir fixé la durée de la grossesse à neuf mois; et c'est à ce terme presque toujours que l'accouchement a lieu. Cependant il n'est pas rigoureusement le même pour toutes les femmes, ni à chaque grossesse: quelques-unes peuvent aller de plusieurs jours au-delà de neuf mois, et d'autres accoucher une semaine et même deux auparavant (1).

« 1. La durée de la gestation est de deux cent soixante-dix jours. La loi l'a fixée par extension à trois cents. Je pense que les législateurs ont bien fait de ne pas aller au-delà, cependant il ne faut pas croire que ce terme soit le plus éloigné auquel la grossesse puisse atteindre. Les annales de la science contiennent plusieurs faits incontestables de naissances plus tardives. Désormeaux a consigné l'observation d'une femme qui n'accoucha qu'au bout de deux cent quatre-vingt-cinq jours. J'ai moi-même recueilli l'observation d'une dame dont la délivrance n'eut lieu qu'à trois cent vingt jours ou dix mois vingt jours de conception. (M.) »

D. *L'époque de l'accouchement ne peut-elle varier que de quelques jours?*

R. Indépendamment des causes accidentelles qui peuvent troubler l'ordre de la nature et provoquer l'accouchement dans tous les temps de la grossesse, on observe que des femmes accouchent constamment au terme de sept mois, d'autres à celui de huit, ou beaucoup plus tôt; mais il n'est pas également prouvé que la grossesse puisse se prolonger autant au-delà de la révolution du neuvième mois.

---

(1) L'opinion du commun des hommes est tellement en faveur de l'invariabilité du terme de l'accouchement, que les femmes les plus vertueuses ont tout sujet de s'en inquiéter; quelques-unes ayant été le jouet de la calomnie, pour être accouchées plusieurs jours avant la révolution du neuvième mois de leur mariage ou du retour de leurs maris auprès d'elles.

D. Sous quel nom désigne-t-on l'accouchement, relativement au terme de la grossesse où il se fait?

R. On le désigne sous le nom de *fausse couche*, ou d'*avortement*, toutes les fois qu'il a lieu avant le septième mois révolu; sous celui d'*accouchement prématuré*, lorsqu'il se fait depuis ce terme jusqu'à celui de huit mois; et, après ce temps, on l'appelle généralement *accouchement à terme.*

D. Sur quoi est fondée l'opinion de ceux qui pensent qu'il vaut mieux naître au terme de sept mois qu'à celui de huit?

R. Cette opinion, qui paroît remonter jusqu'aux siècles les plus reculés, ne s'accorde ni avec la raison, ni avec l'observation: l'une indique que la certitude de conserver l'enfant est d'autant plus grande, que le terme de sa naissance est plus voisin de celui de la révolution du neuvième mois de la grossesse; et l'autre prouve qu'on élève bien plus de ceux qui naissent au huitième mois, que de ceux qui viennent au septième. Ces derniers sont toujours si délicats, qu'on ne peut les conserver qu'à force de soins. Si l'on en cite de très-forts à ce terme, c'est parce que leurs mères avoient méconnu l'instant où elles étoient devenues grosses, ou quelles avoient intérêt de le cacher.

D. Quelles sont les différentes dénominations de l'accouchement, par rapport à la manière dont il s'opère?

R. On nomme *naturel*, celui qui s'opère par les seules forces de la femme; *contre nature*, celui où l'on est obligé de retourner l'enfant, et

de l'amener par les pieds, soit qu'il se présente en mauvaise position, soit que des accidens imprévus ne permettent pas d'abandonner sa naissance aux soins de la nature ; et *laborieux*, celui pour la terminaison duquel il est nécessaire de se servir d'instrumens.

D. *En quoi consiste l'art des accouchemens ?*

R. Cet art, pris rigoureusement, n'est que celui d'aider la femme dans l'accouchement même, et d'écarter autant qu'il est possible tout ce qui pourrait alors influer sur la vie de la mère et sur celle de l'enfant. Considéré dans le sens le plus étendu, non-seulement cet art a pour objet la conservation de la mère et de l'enfant dans le cours du travail même de l'accouchement, mais encore le traitement des maladies de l'un et de l'autre, soit pendant la grossesse, soit pendant le temps des couches.

D. *Quelles sont les connoissances nécessaires pour exercer cet art ?*

R. Ces connoissances doivent paroître très-étendues, puisque, indépendamment de celles qui sont essentiellement nécessaires à toutes les personnes qui se destinent à l'exercice de la médecine et de la chirurgie, il en est de particulières à l'art des accouchemens, qui fait partie de ces deux sciences ; mais cette vaste étendue de connoissances est au-dessus de l'intelligence des sages-femmes, et on ne peut exiger que celles relatives à l'art même qu'elles veulent exercer.

D. *Quelles sont donc les connoissances essentiellement nécessaires aux sages-femmes ?*

R. Les *sages-femmes* doivent connoître le

)arties de la femme qui ont quelques fonctions
remplir relativement à la génération, à la gros-
esse et à l'accouchement; les changemens que
es parties éprouvent dans tous ces cas; leurs
apports avec l'enfant; le mécanisme de l'accou-
hement le plus ordinaire; les causes qui peu-
ent le rendre difficile, contre nature ou labo-
ieux, et la meilleure manière de le terminer
ans ces diverses circonstances; les accidens et
es maladies qui exposent les jours de la mère ou
eux de l'enfant, et quelquefois de l'un et de
'autre; celles qui exigent des secours pressans,
t qui ne permettent pas, pour le moment, de
rendre des conseils étrangers, d'appeler un ac
ucheur ou un médecin.

CHAPITRE PREMIER.

Des parties de la femme qui ont rapport à la génération, à la grossesse et à l'accouchement.

D. *Comment divise-t-on les parties de la femme qui servent à la génération, à la grossesse et à l'accouchement?*

R. On les divise communément en parties dures et en parties molles.

Les parties dures constituent le bassin; les parties molles sont : la matrice, ses ligamens, les trompes de Fallope, les ovaires, le vagin, et toutes celles qui forment le *pudendum*, qu'on appelle encore *parties honteuses*.

ARTICLE PREMIER.

Du bassin.

D. *Qu'est-ce que le bassin?*

R. Le bassin, considéré dans le squelette, est une cavité située au bas de la colonne épinière, avec laquelle elle a de fortes connexions, et au-dessus des extrémités inférieures qui lui sont unies d'une manière très-mobile. Il n'est formé que de quatre pièces osseuses dans l'adulte; savoir, des deux os des iles, du sacrum et du coccix; mais on en remarque un plus grand nombre dans l'enfance, chaque os des iles étant composé de trois parties, et le sacrum de cinq.

D. *Les trois parties qui forment chaque os des îles, et celles qui constituent le sacrum dans l'enfance, ont-elles reçu des noms particuliers ?*

R. Les premières sont connues sous le nom *'ilium*, *d'ischium* et *de pubis*; celles qui constituent le sacrum s'appellent *fausses vertèbres*, et n'ont point d'autres dénominations.

D. *Est-il nécessaire de connoître ce que chacune de ces pièces osseuses présente de particulier ?*

R. Il suffit de considérer l'ensemble de celles qui forment le sacrum; mais la description de chacune des trois qui constituent les os des îles en rend l'étude facile.

SECTION PREMIÈRE.

Des os des îles.

D. *Quelles sont la figure et la situation des os des îles ?*

R. Ces os, connus également sous le nom d'*os des hanches* et d'*os innominés*, sont d'une figure trop irrégulière pour qu'on puisse leur en assigner une déterminée. Elle est telle, néanmoins, qu'on peut y considérer deux faces, quatre bords, et quatre angles. Placés sur les côtés et le devant du bassin, ils en forment plus des deux tiers antérieurs. Pour les bien connoître, il faut examiner d'abord ce qui appartient à chacune des trois parties qui les composent dans l'enfance, et qui conservent les mêmes noms dans l'adulte, quoiqu'elles ne soient plus séparées, et qu'on distingue à peine l'endroit où elles se sont réunies et soudées.

D. *Faites la description de l'os ilium?*

R. L'os ilium est la plus grande, la plus mince et la plus élevée des trois pièces qui constituent l'os des iles: on pourroit l'appeler *l'os de la hanche*. Il est placé au-dessus de l'ischium et du pubis: sa forme est telle, qu'on peut y remarquer deux faces, trois bords, et trois angles. Des deux faces, l'une fait partie de l'intérieur du bassin; elle est concave dans presque toute son étendue, et forme la *fosse iliaque*. Au-dessous de cette fosse se remarque une espèce d'angle ou de coude, qui s'étend obliquement de haut en bas, et du bord postérieur de l'os au bord antérieur: ce coude, qui est assez tranchant en arrière et arrondi en devant, fait partie de la marge du bassin, ou du détroit supérieur. Au-dessous de ce coude, et vers la partie postérieure de la face interne de l'ilium, se voit une facette ou empreinte cartilagineuse, de forme semi-lunaire, par laquelle l'os innominé s'articule avec le sacrum.

La face externe de l'ilium est moins régulière encore que l'interne, et ne présente rien de bien important à connoître sous le rapport de l'accouchement.

Des trois bords de cet os, l'un est supérieur, le second antérieur, et le troisième postérieur. Le supérieur se nomme *crête de l'os des iles*, et forme le rebord de la hanche; il est le plus long, et il se contourne légèrement à la manière de l'S italique. L'antérieur est beaucoup plus court, et ne présente de remarquable, vers son milieu, qu'une apophyse plus ou moins longue, qu'on appelle *épine antérieure* et *inférieure* de l'os des iles. Le bord postérieur offre une semblable éminence, qu'on désigne sous le nom d'*épine ostérieure* et *inférieure*. La rencontre de ces deux bords avec le supérieur forme des angles, qu'on appelle *épines supérieures de l'os des iles*, et qu'on distingue également en antérieure et en postérieure.

L'angle inférieur de cet os est le plus épais et le plus irrégulier. On y remarque, 1° une fossette assez large, recouverte d'une lame de cartilage mince et polie : elle fait partie de la cavité cotyloïde que nous indiquerons ci-après; 2° deux autres facettes plus allongées, par lesquelles l'ilium se joint à l'ischium et au pubis.

D. *Faites la description de l'ischium?*

R. L'ischium est situé au-dessous de l'ilium, et présente moins d'étendue que lui. Sa forme est irrégulière, et telle qu'on ne peut le bien décrire qu'en le divisant en trois parties, une moyenne et deux extrémités. Sa partie moyenne présente trois faces et trois angles : l'une des faces répond à l'intérieur du bassin, la seconde à l'extérieur, et la troisième s'appelle *tubérosité*: c'est sur cette dernière qu'est appuyé le tronc quand on est assis bien perpendiculairement.

Les angles bordent ces trois faces et deux d'entre eux la tubérosité, dont ils forment les lèvres interne et externe.

L'ischium diminue singulièrement d'épaisseur, en se prolongeant dans sa partie antérieure, et se recourbant en quelque sorte sur lui-même en forme de croissant: ce prolongement se nomme la *branche*, ou l'*apophyse montante* de l'ischium; elle se joint et se soude à une semblable qui des-

1.

cend de l'os du pubis, et forme avec elle un des côtés de cette large échancrure qui se voit à la partie antérieure et inférieure du bassin ou de *l'arcade du pubis.*

L'extrémité postérieure de l'ischium est beaucoup plus épaisse que le reste de l'os : on y remarque une fossette revêtue de cartilage, qui fait partie de la cavité cotyloïde, et deux autres facettes plus longues que larges, par lesquelles cet os s'unit à l'ilium et au pubis. On observe de plus, à cette grosse extrémité de l'ischium et en arrière, une apophyse longue de quatre à six lignes et assez aiguë, qu'on nomme *épine ischiatique.*

D. *Faites la description de l'os pubis?*

R. L'os pubis est la plus petite des trois pièces qui composent l'os innominé ; il occupe le devant du bassin, et décrit avec son semblable une portion de cercle très-allongée : on l'appelle communément l'os *barré*. Le milieu de cet os, qui en est comme le corps, est triangulaire : on y remarque une face supérieure, une interne et une externe, ainsi que trois angles, dont le plus saillant fait partie de ce qu'on appelle *marge du bassin*, ou le *détroit supérieur*. Cet os est plus gros en arrière qu'en devant. Sa grosse extrémité présente deux facettes, par lesquelles il s'unit à l'ilium et l'ischium, et une troisième un peu concave et recouverte de cartilage, qui concourt à former la cavité cotyloïde. Son extrémité antérieure est aplatie de devant en arrière, ou de l'intérieur du bassin au dehors, et se termine par une empreinte articulaire, longue de douze à quinze lignes sur six lignes au plus de largeur, par laquelle il s'unit à l'os pubis de l'autre côté. La direction de cette empreinte articulaire est telle, qu'elle forme, avec la face supérieure de l'os, un angle presque droit, qu'on appelle *angle*, et quelquefois *épine du pubis.*

L'extrémité antérieure de l'os pubis, au-dessous de cette empreinte articulaire, se termine par une espèce d'apophyse longue de six à huit lignes, un peu aplatie et plus large vers son commencement qu'à son extrémité; c'est la *branche du pubis.* Elle est comme torse dans sa longueur, de manière qu'un de ses bords devient presque antérieur, et elle s'unit à la branche de l'ischium, avec laquelle elle forme un des côtés de l'arcade du pubis.

D. *Comment ces trois pièces osseuses, l'ilium, l'ischium et le pubis, s'unissent et se soudent-elles ensemble?*

R. Ces pièces se soudent au moyen d'une substance cartilagineuse qui en fait d'abord partie, qui se durcit ensuite, et se convertit elle-même insensiblement en os; de manière que, dans l'âge parfait, il ne reste presque aucune trace de leur séparation. Cette espèce de soudure se fait vers le milieu de la cavité cotyloïde, et à l'union de la branche de l'ischium avec celle du pubis.

D. *Indiquez ce que présente de remarquable l'os des îles ou innominé, lorsque les trois pièces sont ainsi réunies?*

R. Il offre, vers le milieu de la face externe, une cavité de forme circulaire assez profonde, recouverte d'un cartilage lisse et poli appelé ca-

vité cotyloïde, et destinée à recevoir la tête de l'os de la cuisse; et, au-devant de cette cavité, une large ouverture, qu'on appelle *trou ovalaire*.

SECTION II.

De l'os sacrum.

D. *Indiquez la figure, la situation de l'os sacrum, et ce qu'il présente de plus remarquable ?*

R. L'os sacrum ressemble à une espèce de pyramide un peu aplatie et recourbée sur elle-même, mais dont la base seroit en haut, et la pointe en bas. Il est situé à la partie postérieure du bassin, au bas de la colonne épinière, et comme enclavée entre les deux os des iles.

On y considère deux faces, deux bords, sa base et sa pointe.

Celle des faces qui fait partie de l'intérieur du bassin, est concave selon sa longueur. On y remarque huit trous d'inégale largeur, qu'on nomme *trous sacrés antérieurs* : ils sont percés obliquement dans l'épaisseur de l'os, de sorte qu'ils forment, vers leurs bords externes, comme autant de gouttières plus ou moins superficielles : ils pénètrent dans un canal pratiqué dans la longueur de l'os même, et donnent issue à de gros nerfs, dont la plupart vont se distribuer aux cuisses, aux jambes et aux pieds : ce sont les nerfs sacrés.

La face externe du sacrum est convexe, hérissée d'un grand nombre d'apophyses distribuées en plusieurs rangées, dont celles du milieu se nomment *apophyses épineuses*. Au-dessus de la première de ces apophyses est une ouverture triangulaire et assez large , qui forme l'entrée du canal sacré; et une autre semblable vers le bas, mais plus petite, qui termine ce même canal. On voit de plus, à la face externe du sacrum , huit trous distribués comme ceux de la face interne.

Les bords ou côtés du sacrum offrent supérieurement une empreinte articulaire , semblable à celle qui se voit à la partie postérieure de la face interne de l'os ilium.

La base du sacrum en est la partie la plus large et la plus épaisse. Il existe au milieu une empreinte cartilagineuse de forme ovale , dont la direction est telle, que le bord antérieur se trouve plus élevé que le postérieur ; et derrière cette empreinte s'élèvent , des bords de l'entrée du canal sacré, deux apophyses articulaires, qui sont un peu concaves d'un côté, et recouvertes d'un cartilage.

La pointe du sacrum présente une autre empreinte ovalaire semblable à celle de la base, mais beaucoup plus petite et inclinée différemment, son bord postérieur étant plus élevé que l'antérieur.

SECTION III.

Du coccix.

D. *Faites la description du coccix* ?

R. Le coccix, qu'on appelle vulgairement l'*os du croupion*, est formé de trois pièces qui diminuent insensiblement de largeur depuis le haut de la première, jusqu'à l'extrémité de la dernière, et dont l'ensemble représente en petit la figure du sacrum, et forme, comme lui, une espèce de pyramide longue seulement de douze à quatorze lignes, et légèrement recourbée sur sa partie antérieure. Les trois os du coccix sont liés entre eux de manière qu'ils jouissent long-temps de quelque mobilité, et le premier est joint à peu près de même à la pointe du sacrum.

SECTION IV.

De la connexion des os du bassin entre eux; de celle du bassin même avec la colonne vertébrale et les extrémités inférieures.

D. *De quelle manière les os du bassin se joignent-ils ensemble, et quels sont les moyens qui les unissent?*

R. L'espèce de cercle que le bassin décrit intérieurement paraît interrompu ou coupé par trois lignes qu'on nomme *symphises*. Celle qui se voit en devant est la symphise du pubis; et les autres, placées en arrière et sur les côtés, sont les symphises sacro-iliaques.

Les os pubis sont liés ensemble, 1° au moyen d'une substance cartilagineuse et ligamenteuse, qui est attachée fortement à l'extrémité antérieure de chacun d'eux; 2° par un grand nombre de faisceaux tendineux ou aponévrotiques et ligamenteux, qui s'entre-croisent de diverses manières; 3° par des ligamens particuliers, dont le plus remarquable, appelé *ligament trans-versal*, est au-dessous de la symphise.

Les os des iles s'articulent à peu près de la même manière avec le sacrum, et y sont également liés par des ligamens très-forts, qui s'attachent à l'un et à l'autre os de chaque côté. Quelques-uns de ces ligamens sont à la partie postérieure du bassin, et les autres se trouvent au-dessus et au-dessous de la jonction des os : parmi ces derniers il y en a deux très-remarquables, qu'on appelle *sacro-ischiatiques*.

Les ligamens sacro-ischiatiques, un de chaque côté, descendent de la partie postérieure de l'os des iles, des parties latérales du sacrum et du coccix, à la tubérosité et à l'épine de l'un et l'autre os ischium, où ils se terminent par deux branches, qui laissent entre elles un espace triangulaire assez considérable. Ces ligamens, tendus en manière de corde depuis le sacrum jusqu'aux os ischium, complètent les parties postérieures et latérales du bassin, et font paraître, au-dessous des symphises sacro-iliaques, deux larges ouvertures ovales, comme celles qui se remarquent aux côtés de l'arcade du pubis.

Le coccix s'unit à la pointe du sacrum au moyen d'une substance ligamenteuse et cartilagineuse, et de plusieurs ligamens particuliers ; mais cette articulation n'est pas aussi serrée que les précédentes.

D. *Comment le bassin est-il lié à la colonne vertébrale ?*

R. La connexion du bassin avec la colonne vertébrale est plus composée que celle de toutes les parties dont nous venons de parler. Le sacrum est uni, au bas de la dernière vertèbre lombaire, 1° par une substance ligamenteuse et cartilagineuse, assez épaisse et élastique, qui est attachée fortement à l'un et à l'autre; 2° par plusieurs ligamens, dont les uns sont en devant, en arrière et sur les côtés, et les autres dans le canal formé par la réunion des vertèbres et du sacrum même; 5° par les deux apophyses articulaires, que nous avons décrites en parlant de la base de cet os; 4° enfin, la dernière vertèbre lombaire est liée de chaque côté à la crête de l'os des iles et à la base du sacrum par deux ligamens très-forts.

D. *Quelles sont les connexions du bassin avec les extrémités inférieures?*

R. Ces connexions sont très-différentes de celles dont on vient de parler. Ce ne sont plus des pièces assemblées qui ne se touchent que par des surfaces peu étendues, diversement figurées, et que de nombreux ligamens retiennent en place. On voit, au milieu de la face externe de l'os des iles, une cavité circulaire, appelée *cotyloïde*, qui reçoit la tête de l'os de la cuisse, et dans laquelle cette tête est retenue par un ligament très-fort, et par une capsule très-épaisse en forme de bourse, mais de sorte que la cuisse peut exécuter les plus grands mouvemens dans toutes les directions possibles.

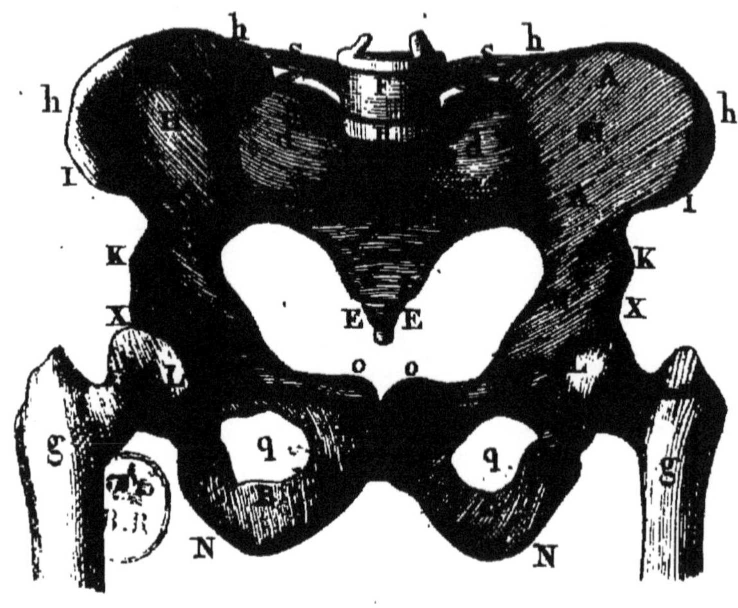
h
s   s   h
h   h
i   i
K   K
X   X
g   g
E E
o o
q   q
N   N

EXPLICATION DE LA PLANCHE I.

Cette planche représente un bassin bien conformé.

AAA. Les os ilium.

BBB. Les os ischium.

CCC. Les os pubis.

dddd. Le sacrum.

EEE. Le coccix.

F. La dernière vertèbre des lombes.

gg. Les fémurs, ou les os des cuisses.

HH. Les fosses iliaques.

hhhh. La crête des os des iles.

ii. L'épine supérieure et antérieure des os des iles.

KK. L'épine antérieure et inférieure des os des îles.

LL. Les cavités cotyloïdes.

MM. Lieu où l'os ilium, l'os ischium et l'os pubis se soudent ensemble.

NN. La tubérosité de l'ischium.

OO. L'angle de l'os pubis.

PP. La branche de l'os pubis et celle de l'os ischium soudées en semble.

qq. Le trou ovalaire.

RRRR. Les trous sacrés.

SSSS. Ligamens qui vont des apophyses transverses de la dernière vertèbre des lombes, à l'os sacrum et à la crête des os des iles.

T. La symphise du pubis.

VV. Les symphises sacro-iliaques.

uu. La symphise sacrovertébrale.

xx. L'articulation de l'os de la cuisse avec l'os des iles.

De l'état naturel des symphises et des os du bassin, et de l'altération qu'elles éprouvent quelquefois pendant la grossesse et l'accouchement.

D. *Quel est l'état naturel des symphises des os du bassin ?*

R. Dans l'ordre naturel, ces symphises sont tellement disposées et serrées, que les os du bassin ne peuvent se mouvoir d'une manière apparente à la vue, quoiqu'ils ne soient pas absolument immobiles. La raison et l'observation semblent indiquer que cette disposition était des plus importantes et des plus nécessaires à la facilité de certaines fonctions; que sans elle la marche auroit été difficile, douloureuse et claudicante; la course, la danse et beaucoup d'autres exercices, impossibles.

Cette stabilité, si nécessaire de la part des symphises sacro-iliaques et pubienne, aurait pu être nuisible dans celle du sacrum avec le coccix : aussi a-t-on observé que cette connexion étoit autrement disposée, et que le coccix pouvoit se mouvoir, soit en portant sa pointe en dehors, soit en la ramenant vers la cavité du bassin. Son immobilité auroit pu devenir contraire à la facilité de l'accouchement, comme on le remarque quelquefois quand cet appendice est soudé fortement au sacrum, et ne fait qu'une seule et même pièce avec lui.

La jonction du sacrum à la colonne vertébrale, semblable à celle du coccix, quoique plus composée, permet également au bassin de se mouvoir sur cette colonne, et à celle-ci d'exécuter quelques mouvemens sur le bassin : cette mobilité n'étoit pas moins nécessaire que celle du coccix , quoiqu'en des circonstances bien différentes.

D. *Quelles sont les altérations que peuvent éprouver les symphises des os du bassin dans la grossesse et l'accouchement ?*

R. Ces symphises peuvent se relâcher à des degrés différens , par l'infiltration de la sérosité qui a lieu dans le tissu des parties ligamenteuses qui les constituent; ce qui permet aux os de se mouvoir, de vaciller en quelque sorte, et de s'écarter; d'autres fois , moins disposées à résister, à s'infiltrer, ou à s'allonger, elles se déchirent dans les efforts de l'accouchement; ce qui donne lieu à un écartement beaucoup plus grand, et à des accidens toujours très-fâcheux.

D. *Le relâchement de ces symphises a-t-il lieu constamment à la fin de la grossesse?*

R. S'il existe aussi constamment que bien des auteurs l'ont assuré, du moins n'est-il pas remarquable extérieurement, et aucuns symptômes rationnels ne l'annoncent-ils pas chez la plupart des femmes qui sont près du moment de l'accouchement. On l'observe très-rarement d'une manière assez apparente à l'ouverture des cadavres, soit à la suite d'un accouchement ordinaire, soit à la suite d'un accouchement difficile, pour ne plus avoir de doute sur son existence; et, quand on l'a trouvé, le plus souvent il ne permettoit aux os de s'écarter que très-peu.

On ne peut cependant pas nier que ce relâchement puisse être quelquefois assez grand pour permettre aux os de s'écarter de plusieurs lignes, mais alors les femmes en sont très-incommodées avant l'accouchement.

« On voit que Baudeloque, tout en admettant le relâchement, regarde la mobilité comme très-rare. Nous ne savons comment expliquer cette double assertion. En effet, il nous paroît difficile d'admettre un relâchement dans les symphises, sans une mobilité plus ou moins prononcée, ni un gonflement de substances inter-osseuses, sans un écartement plus ou moins considérable des os du bassin. Chaque fois que nous avons examiné ces articulations, chez les femmes mortes dans les derniers temps de la grossesse, ou peu de temps après leur accouchement, nous avons constamment observé plus d'épaisseur, plus de souplesse dans les fibro-cartilages et les ligamens, et une mobilité qui ne se rencontre pas dans l'état ordinaire de la vie. » (M.)

D. *A quels signes reconnoît-on qu'un pareil relâchement a lieu dans les symphises indiquées?*

R. Quand il est aussi considérable, on peut le reconnoître au toucher par la mobilité des os; la femme ne peut marcher qu'en boitant avec peine et douleur; souvent elle ne peut faire un seul pas, et le plus léger mouvement des extrémités inférieures, même quand elle est au lit, lui devient pénible et très-douloureux. Ces derniers symptômes ont eu lieu plusieurs fois à l'occasion d'un relâchement moins considérable que celui dont il s'agit, puisque rien ne pouvoit le faire reconnoître.

D. *Ce relâchement, si contraire au bien-être de femme dans les derniers temps de la grossesse, ne devroit-il pas être favorable à l'accouchement?*

R. C'est l'opinion de la plupart de ceux qui ont écrit sur l'art des accouchemens depuis plus de deux mille ans; et à peine s'est-il trouvé quelques auteurs, dans cette longue suite d'années, qui se soient élevés contre ce sentiment, quoique peu vraisemblable. D'après cette opinion, plusieurs accoucheurs ont prescrit d'humecter, d'affoiblir, de relâcher les symphises dont il s'agit, croyant aussi agrandir le bassin; et d'autres ont conseillé de couper celle du pubis. Tandis que ceux-ci coupoient la symphise qu'ils croient ne pouvoir relâcher, les premiers assuroient que, par des bains, des fomentations et des linimens, on avoit plus d'une fois procuré au bassin l'amplitude nécessaire pour l'accouchement, et prévenu, en pareilles circonstances, la nécessité de l'opération césarienne, toujours très-dangereuse.

D. *Comment prouver que le relâchement des symphises n'a pu être aussi favorable à l'accouchement, que l'ont annoncé tant d'auteurs?*

R. Ce relâchement ne pourroit être favorable à l'accouchement qu'autant qu'il permettroit aux os du bassin de s'écarter au point de procurer à ce canal les dimensions qui lui sont nécessaires pour donner issue à l'enfant; mais, en aucun cas, il ne peut être assez considérable pour ramener le bassin mal conformé à son état naturel et propre à l'accouchement. Quand il permettroit aux os pubis de s'écarter d'un pouce, ce qui est peut-être sans exemple, l'ouverture du bassin, considérée du pubis au sacrum, ne s'en trouveroit que de deux lignes plus large; lorsque souvent il s'en faut d'un pouce, et même de deux, que le diamètre de cette ouverture, pris dans cette direction, ne soit aussi grand que le plus petit des diamètres de la tête de l'enfant qui doit y passer.

Un écartement d'un pouce entre les os pubis, ne pouvant donner que deux lignes de plus au petit diamètre de l'entrée du bassin, un écartement beaucoup plus petit, et tel qu'on l'a remarqué le plus souvent, n'ajoutera rien à ce diamètre, et presque rien dans les autres directions selon lesquelles on a coutume de mesurer le bassin : c'est une vérité qu'on ne peut méconnoître aujourd'hui.

D. *Si la rupture de la symphise du pubis permet aux os de s'écarter davantage que ne le fait son relâchement, ne seroit-il pas à propos de la couper lorsque le bassin est trop étroit?*

R. On ne peut se dissimuler que cette rupture n'ait procuré à quelques femmes l'avantage d'accoucher avec moins d'efforts, et que, dans le très-petit nombre de celles qui ont éprouvé cet accident, il en est dont on n'auroit pu obtenir que difficilement la sortie de l'enfant, si la symphise dont il s'agit ne se fût pas déchirée: mais quelle a été la destinée de ces femmes? Si on ne se fût décidé que d'après ces exemples à couper la symphise du pubis, comme on l'a fait tant de fois depuis 1777, aucune femme n'auroit encore été soumise à cette nouvelle opération.

D. *Quels sont les soins qu'exigent le relâchement
et la rupture des symphises du bassin?*

R. Comme le relâchement n'entraîne pas
après lui de suites bien fâcheuses, et qu'il en
résulte seulement une marche claudicante, pénible et douloureuse, lorsqu'il n'est pas très-
grand, il demande peu de soins : mais la rupture de ces symphises, toujours très-grave quand
elle est complète, et lorsque l'écartement a été
considérable, en exige beaucoup.

Dans le cas de relâchement, on recommande
à la femme de garder le repos ; on maintient les
os du bassin rapprochés au moyen d'un bandage convenable ; on a recours aux cataplasmes
astringens, aux fumigations aromatiques et aux
bains froids, en observant de n'employer ces
derniers moyens que lorsque les suites de couches n'existent plus, c'est-à-dire lorsqu'il n'y a
plus d'écoulement de lochies.

Dans le cas de rupture, on s'efforce de prévenir ou de combattre l'inflammation qui suit
de près ce déchirement, et de s'opposer à la
suppuration, aux dépôts et autres accidens qui
en dépendent ; et le plus souvent tous ces soins
deviennent infructueux.

SECTION VI.

Division du bassin.

D. *Comment divise-t-on le bassin ?*

R. On le divise communément en deux parties, une supérieure, qu'on appelle *grand bassin*, et une inférieure qu'on nomme *petit bassin*.

La première comprend tout ce qui est au-dessus de la ligne désignée sous le nom de *marge*. Elle est formée par les deux tiers de l'un et l'autre os ilium, par une portion du sacrum et les dernières vertèbres des lombes. Elle est échancrée en devant, au point qu'il y a huit à neuf pouces d'écartement entre les épines supérieures et antérieures des os des iles.

Le petit bassin est formé par le tiers inférieur des os ilium, les ischium, les pubis, le coccix, et presque tout le sacrum.

Ces os sont disposés et arrangés de manière qu'ils forment supérieurement une espèce de cercle un peu aplati d'avant en arrière; et inférieurement trois larges et profondes échancrures, l'une sous la symphise pubienne, et les deux autres sous les symphises sacro-iliaques. On appelle ces dernières, *échancrures sacro-ischiatiques*, et la première, *arcade du pubis*.

D. *Comment doit-on considérer le bassin relativement à l'accouchment ?*

R. On doit en connoître la figure, les dimensions, et la direction. Pour exposer toutes ces choses avec plus de clarté, il convient d'examiner séparément les différentes parties de cette cavité; de lui assigner deux détroits, savoir un supérieur ou abdominal, un inférieur ou périnéal, et une excavation qui en fait la partie moyenne.

D. *Qu'entendez-vous par détroit supérieur ou abdominal ? quelle en est la figure, et quelles en sont les dimensions ?*

R. Le détroit supérieur ou abdominal es

'espèce de cercle formé par le bord antérieur de
a base du sacrum, le coude que fait la face in-
erne des os ilium, et l'angle supérieur des os
ubis. Il est, pour l'ordinaire, d'une forme un
eu ovale, de sorte qu'il est plus large d'un os
es iles à l'autre que du pubis au sacrum; quel-
uefois le contour en est circulaire, d'autres
ois semblable à un cœur de cartes à jouer, et
dans quelque cas on ne peut plus irrégulier: ce
qu'il est important de bien observer dans la pratique des accouchemens difficiles.

« Chaussier disait que la forme du détroit abdominal était celle d'un trigone curviligne dont
les angles auraient été arrondis, et dont la base
répondrait au sacrum. La vérité est qu'il tient
de l'ellipse et du cercle. La circonférence de ce
détroit est de quatorze pouces environ. » (M.)

Pour déterminer le développement ou la grandeur de ce détroit, on y assigne plusieurs diamètres, qui sont autant de lignes conduites d'un
point du détroit à un autre point, en passant à
peu près sur le centre.

Le plus petit de ces diamètres, qui est pour
l'ordinaire de quatre pouces, se mesure de la
symphyse du pubis au milieu de la saillie que
forme la base du sacrum : on le nomme sacro-
pubien.

Le plus grand passe transversalement d'un
os ilium à l'autre: il est communément de cinq
pouces.

Le troisième et le quatrième coupent le détroit
obliquement en allant du point qui répond au
bord antérieur de l'une des cavités cotyloïdes au
milieu de la symphyse sacro-iliaque opposée;

on les nomme diamètres moyens ou obliques, et ils ont quatre pouces six à huit lignes d'étendue dans la plupart des bassins.

D. Dites-nous si les muscles et autres parties molles qui garnissent le bassin intérieurement, n'apportent pas de changement dans la figure et les dimensions du détroit abdominal?

R. Parmi les muscles qui tapissent le dedans du bassin, il y en a deux appelés *psoas*, qui descendent des parties latérales de la colonne lombaire sur les côtés du détroit, pour se rendre à la partie supérieure et interne de l'os des cuisses; qui changent la forme du détroit, au point que le diamètre transversal paraît alors plus petit que les diamètres obliques : mais cette remarque est peu importante.

« Par suite de la disposition des parties molles, le détroit abdominal se rapproche d'un ovale dont la grosse extrémité se trouverait tournée en avant. Le diamètre bis-iliaque, qui était le plus grand, perd quelquefois plus d'un pouce d'étendue par la saillie des psoas, et devient ainsi l'un des petits diamètres de ce détroit. Chez les femmes d'une constitution athlétique, le développement considérable des psoas amène souvent des obstacles à l'engagement des fœtus, et des anomalies dans les présentations de la tête. » (M.)

D. Quelle est la figure du détroit inférieur, ou périnéal, et quelles en sont les dimensions?

R. Ce détroit décrit un cercle très-irrégulier, étant formé par le contour de l'arcade du pubis, le bord interne de la tubérosité de l'un et l'autre os ischium, les ligamens sacro-ischiatiques, et l'extrémité du coccix. On y assigne deux diamètres principaux : l'un s'étend du bord inférieur de la symphyse du pubis à la pointe du coccix, et peut s'appeler cocci-pubien ; l'autre mesure transversalement le plus grand écartement que laissent entre eux les os ischium : ils sont au moins de quatre pouces chez le plus grand nombre des femmes. Le premier de ces diamètres peut s'augmenter au moment où la tête de l'enfant traverse le détroit inférieur, parce que l'extrémité du coccix se porte quelquefois en arrière, ce qui fait qu'il passe généralement pour le plus grand. Il faut observer que ce diamètre, qui peut ainsi devenir le plus grand, se trouve dans la direction du plus petit diamètre du détroit supérieur, et que le plus grand de celui-ci répond au plus petit du détroit inférieur : observation importante que l'accoucheur ne doit jamais perdre de vue dans la pratique des accouchemens difficiles, puisque le succès de son entreprise en dépend le plus souvent.

D. Le développement assigné à l'un et à l'autre détroit est-il absolument nécessaire à l'accouchement ?

R. Non : à moins que la tête de l'enfant ne soit beaucoup plus grosse que d'ordinaire, chaque diamètre pourrait avoir six lignes de moins que la longueur qui a été assignée, sans que le bassin en devienne trop étroit. La longueur requise de la part du petit diamètre de l'un et l'autre détroit est de trois pouces et demi, et celle du grand diamètre de quatre pouces au plus.

D. Quel est le plus grand diamètre du détroit abdominal, quand il affecte la forme circulaire ?

R. Tous les diamètres seraient de la même

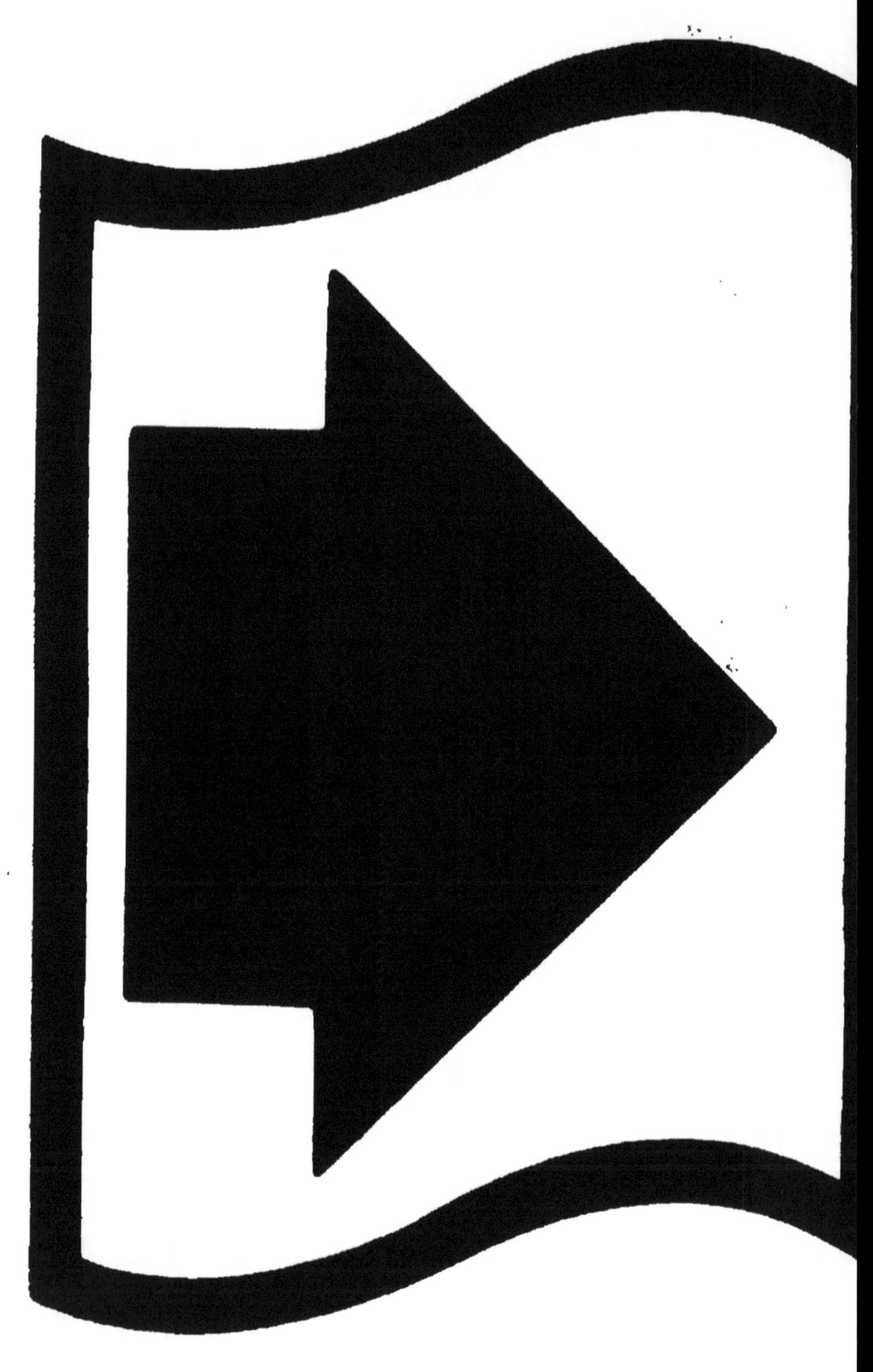
RELIURE

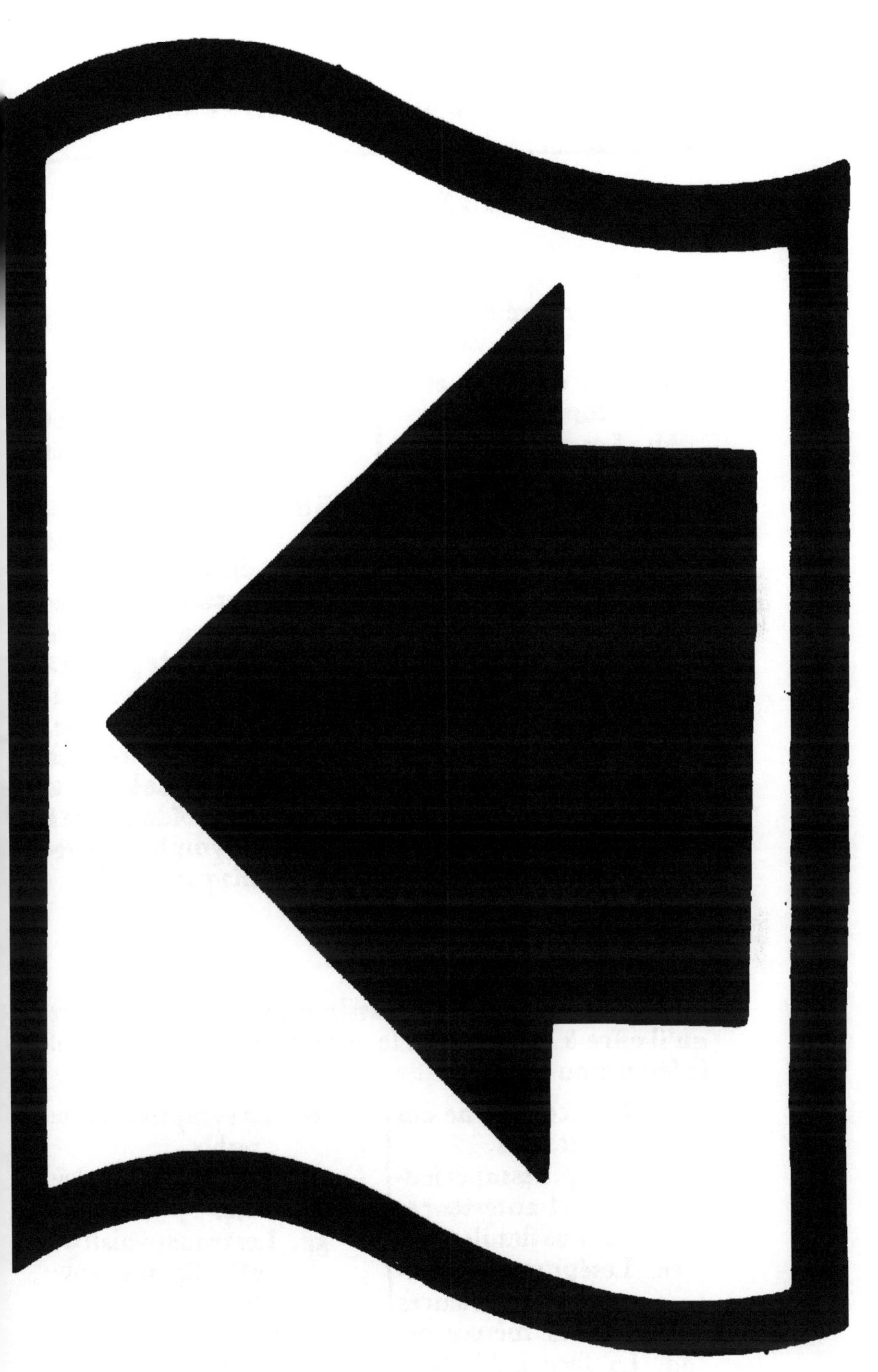

SERRÉE

EXPLICATION DE LA PLANCHE II.

FIGURE I.

Cette figure représente le grand bassin seulement et le détroit supérieur.

aa. Les os illium et les fosses iliaques.

bb. Les os pubis.

cc. Le dessus des cavités cotyloïdes, points où les os pubis se joignent aux os ilium.

dd. La base du sacrum.

ee. La dernière vertèbre des lombes.

f. La symphyse du pubis.

gg. Les symphyses sacro-iliaques.

h. La symphyse sacro-vertébrale.

AA. Cette ligne indique le diamètre sacro-pubien, ou petit diamètre du détroit supérieur.

BB. Le diamètre transversal, ou le grand diamètre.

CC. Diamètre oblique qui va de la cavité cotyloïde gauche à la symphyse sacro-iliaque droite.

DD. Diamètre oblique qui va de la cavité cotyloïde droite à la symphyse sacro-iliaque gauche.

FIGURE II.

Cette figure représente un bassin renversé, de manière qu'il offre à la vue tout le développement du détroit inférieur ou périnéal.

aa. La face externe des os des iles.

bb. Les épines supérieures et antérieures des os des ils.

cc. Les épines antérieures et inférieures de ces mêmes os.

dd. La face antérieure des os pubis.

ee. La symphyse des os pubis.

ff. Les cavités cotyloïdes.

gg. Les trous ovalaires, et les ligamens obturateurs.

hh. La tubérosité des os ischium.

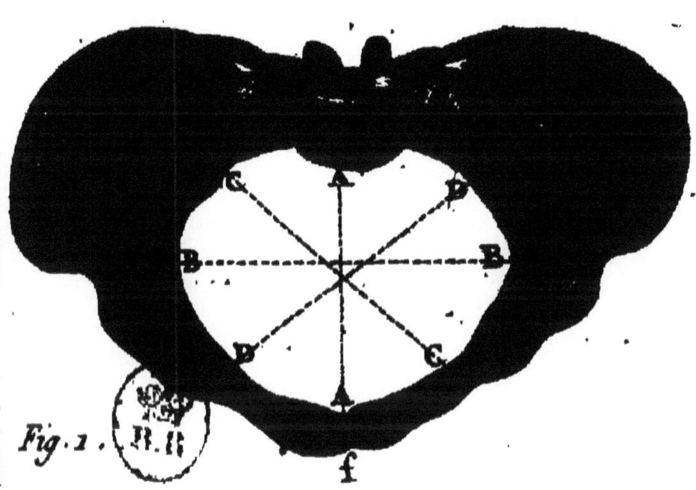
G
A
D
B
B
E
C
f
Fig. 1.

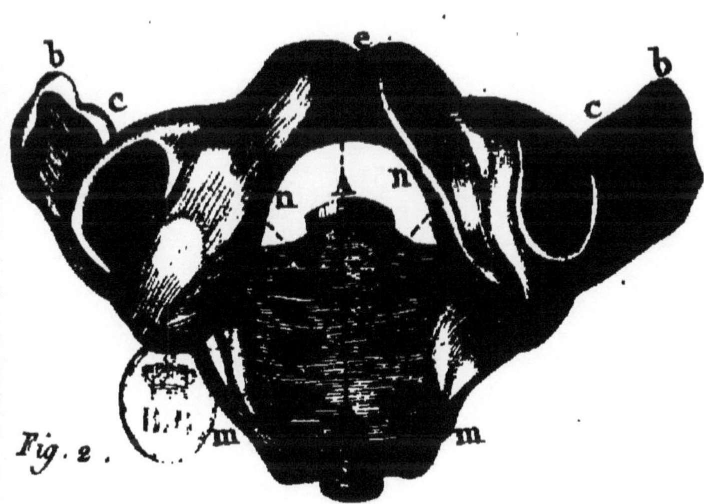
b
e
b
c
c
n
n
m
m
Fig. 2.

iiii. La face antérieure du sacrum.

kkkk. Les trous sacrés.

L. Le coccix.

mmmm. Les ligamens sacro-ischiatiques.

nnn. L'arcade des os pubis.

Les lignes ponctuées indiquent les diamètres du détroit inférieur.

AA. Diamètre qui va de la symphyse du pubis à la pointe du coccix, ou le cocci-pubien, grand diamètre.

BB. Diamètre transversal, ou petit diamètre, qui va de la tubérosité de l'un des os ischium à celle de l'autre.

SECTION VII.

Des vices de conformation du bassin.

D. *Que doit-on entendre par vices de conformation du bassin?*

R. On doit appeler bassin mal conformé celui dont la figure et les dimensions s'éloignent assez de la description qui vient d'en être faite, pour que le mécanisme de l'accouchement en soit dérangé, ou que la femme en éprouve quelques accidens.

Ces défauts de configuration et de dimensions peuvent se rapporter à la trop grande capacité du bassin, et à sa trop petite largeur, qu'on exprime par le mot *étroitesse*.

Le bassin est trop grand, lorsque ses dimensions surpassent de beaucoup celles qu'il a communément; et il est resserré lorsqu'il n'a pas le développement nécessaire au libre passage d'un enfant de volume ordinaire.

D. *Quelles peuvent être les suites de la trop grande capacité du bassin ?*

R. Les femmes dont le bassin est aussi large paroissent devoir accoucher plus facilement que les autres, en ce que l'enfant doit éprouver moins de frottement en le traversant ; mais l'expérience apprend qu'elles payent souvent ce foible avantage par de longues incommodités.

Celles dont le bassin est trop large sont plus sujettes à la descente de matrice que les autres, et il est plus difficile de contenir cette descente, surtout après quelques grossesses. Ces femmes sont aussi plus exposées aux divers déplacemens de cet organe, tels que l'anté-version, la rétro-version, à la constipation, aux envies fréquentes d'uriner, aux hémorrhoïdes, aux crampes et aux infiltrations séreuses. Les derniers temps, et souvent le commencement de la grossesse, sont accompagnés de pesanteur vers le fondement, et de douleurs vers les lombes, ainsi que dans les aines. La grossesse ne met pas toujours ces femmes à l'abri de la descente de matrice, et cet accident peut avoir lieu même pendant le travail de l'accouchement. La matrice, chez ces femmes, peut prendre une plus grande obliquité que chez les autres, et cette obliquité apporte de nouveaux obstacles à l'enfantement. etc. Ajoutez à ces accidens ceux qui suivent souvent un accouchement trop précipité.

D. *Quels sont les effets de l'étroitesse du bassin ?*

R. Ces effets sont en général bien plus fâcheux que ceux qui naissent de l'excès d'amplitude : ce vice de conformation rend l'accouchement difficile, et quelquefois même impossible par la voie naturelle. Pour exposer ces effets avec plus de clarté, il faudrait établir préalablement les principaux degrés de l'étroitesse du bassin.

D. *Indiquez donc de quelle manière et à quel degré le bassin peut être resserré.*

R. Le bassin peut être resserré dans toutes ses parties en même temps, dans une seule, ou bien dans plusieurs. Tantôt ce défaut de conformation n'affecte que le grand bassin, ne consiste que dans le peu d'écartement que laissent en devant les os des iles, et alors il a peu d'influence sur la grossesse et sur l'accouchement ; tantôt il n'affecte que le petit bassin, et, comme les suites en sont plus graves, il mérite toute notre attention.

Le plus souvent c'est le détroit abdominal qui se trouve trop resserré pour l'accouchement, et, presque toujours, c'est dans la direction du pubis au sacrum. Rarement ce détroit est trop petit transversalement.

Le détroit inférieur ou périnéal peut être également resserré, et ce défaut consiste, tantôt dans le trop grand rapprochement des tubérosités ischiatiques, tantôt dans celui du coccix et du pubis.

On observe souvent qu'un seul des détroits est resserré, pendant que l'autre a toute sa largeur naturelle, et quelquefois plus. Les deux détroits peuvent être affectés du même vice de conformation, dans la même direction, ou en sens contraire, mais rarement au même degré.

L'étroitesse du bassin, et surtout celle du détroit supérieur, présentent des nuances très-variées. Quelquefois ce défaut est léger, et ne

2.

diminue le diamètre qui va du pubis au haut du sacrum que de peu de lignes ; d'autres fois il est plus grand, et ne laisse à ce diamètre que trois pouces un quart, trois pouces, trois pouces moins un quart, deux pouces et demi, et même beaucoup moins ; le pubis, en quelques cas, n'étant éloigné de la base du sacrum que de deux pouces, d'un seul, et même de six lignes.

Ces degrés d'étroitesse doivent influer diversement sur l'accouchement ; mais en général ce vice est plus à redouter de la part du détroit supérieur que du détroit inférieur.

« Quelque nombreux que soient les inconvéniens d'un bassin trop large, ils sont incomparablement moindres que ceux qui résultent d'une diminution dans l'étendue de ses diamètres. C'est un fait sur lequel il est inutile d'insister, aussi nous bornerons-nous à quelques remarques. En général, lorsqu'un diamètre est vicié dans un sens, celui qui lui est opposé l'est dans un sens inverse ; ainsi le diamètre antéro-postérieur est-il rétréci, le diamètre bisiliaque est augmenté de même. Quand il existe un rétrécissement dans un détroit, il y a dans le détroit opposé un vice inverse. Si par exemple le diamètre antéro-postérieur du détroit abdominal est rétréci, le diamètre antéro-postérieur du détroit périnéal est agrandi. — Des conséquences pratiques découlent de la connaissance de ces faits : quand le rétrécissement existe au détroit abdominal, l'enfant éprouve de la difficulté à passer dans l'excavation pelvienne, mais une fois parvenu dans cette cavité, il peut être expulsé brusquement. — Si le rétrécissement existe, au contraire, au détroit périnéal, l'accouchement marche d'abord très-vite, puis la tête se trouvant arrêtée dans l'excavation pelvienne, il survient des difficultés quelquefois insurmontables.

Il ne faut pas croire cependant que ces vices de conformation s'allient toujours de même; on a rencontré des cas dans lesquels tous les diamètres et les deux détroits se trouvaient simultanément rétrécis.

Les vices de conformation ne portent pas seulement sur les détroits, mais encore sur l'excavation : ainsi la paroi antérieure peut être viciée, 1° par le refoulement du pubis en arrière; 2° par une saillie en dedans de plusieurs lignes du fibrocartilage interpubien; 5° par la trop grande longueur de la symphyse des pubis. La paroi postérieure de l'excavation peut être aussi attirée par une trop grande courbure ou par l'applatissement du sacrum. Enfin, des productions morbibes de diverses natures, développées soit à la surface interne des os du bassin, soit sur les fibro-cartilages articulaires, soit dans l'épaisseur des parties molles qui revêtent le bassin, peuvent altérer l'excavation pelvienne et obstruer plus ou moins complètement sa cavité. » (M.)

D. Quelle est l'influence de ce vice de conformation sur le mécanisme de l'accouchement?

R. Son influence sur le mécanisme de l'accouchement sera d'autant plus grande, que ce défaut de conformation sera plus considérable, ou que le bassin conservera moins de largeur. S'il ne diminue le diamètre du détroit qui en est affecté, que de quelques lignes, l'accouchement en deviendra seulement plus long et plus douloureux pour la femme. L'accouchement sera plus difficile et plus pénible si ce diamètre ne conserve que trois pouces un quart d'étendue, et bien plus encore lorsque ce diamètre n'aura que trois pouces (1).

Si l'accouchement a pu s'opérer naturellement chez les femmes dont le bassin ne présentait que trois pouces moins un quart, ou deux pouces et demi de petit diamètre, soit au détroit abdominal, soit au détroit périnéal, les exemples en sont rares, et ne doivent être regardés que comme des exceptions à la règle générale: dans ces cas d'exceptions, la tête de l'enfant étoit plus petite ou beaucoup plus molle qu'elle ne l'est ordinairement; ce qui lui avoit permis de changer de forme, et de s'accommoder à celle du détroit resserré.

Les degrés de resserrement qui ne laissent pas deux pouces et demi de diamètre, rendent constamment l'accouchement impossible, sans les secours extrêmes de l'art.

D. *Les difficultés de l'accouchement peuvent-elles influer sur la vie de la mère et sur celle de l'enfant?*

R. On ne voit que trop souvent l'un et l'autre exposés à de fâcheux accidens: la compression des parties molles qui garnissent l'intérieur du bassin, est alors proportionée à celle de la tête de l'enfant poussée avec force dans ce canal. Tandis que cette tête s'affaisse, se déprime dans un sens, s'allonge dans un autre; que les os se chevau-

---

(1) On suppose ici que l'enfant est à terme et d'une grosseur ordinaire, que sa tête est solide, qu'elle a trois pouces et demi d'épaisseur d'un côté à l'autre, sur quatre pouces au moins de longueur.

chent, s'enfoncent et se fracturent ; que les vaisseaux du cerveau s'engorgent, se dilatent et se déchirent, ce qui donne lieu à des accidens mortels, les parties de la femme, pressées contre les os du bassin, s'engorgent de même, s'enflamment, se déchirent ou s'ulcèrent ; les urines retenues ne peuvent s'évacuer ; le sang, ne pouvant traverser librement les vaisseaux iliaques, reflue vers les parties supérieures ; et de là des accidens aussi graves pour la mère que les premiers le sont pour l'enfant.

D. *D'où proviennent toutes ces défectuosités du bassin ?*

R. Elles proviennent toutes de la mauvaise conformation accidentelle des os qui constituent le bassin et du vice de leurs articulations. L'étroitesse de toutes les parties de ce canal ne peut dépendre que du vice de tous les os, plus petits ou plus irréguliers que de coutume : la mauvaise conformation du sacrum seul, et sa position contre nature, peuvent influer sur toutes les parties du bassin, ou sur un des détroits exclusivement.

Lorsque cet os est très-recourbé, sa base et sa pointe étant pour l'ordinaire plus rapprochées du pubis, il rétrécit les deux détroits. Comme alors il a aussi moins de longueur que dans l'état naturel, le bassin perd également de sa profondeur en arrière.

La connexion du sacrum avec les os des iles est quelquefois disposée de manière que sa base se rapproche beaucoup des os pubis, tandis que sa pointe s'en éloigne ; ce qui augmente le détroit périnéal, et rétrécit l'abdominal. D'autres fois, l'articulation du sacrum est telle, que sa base se porte en arrière, et sa pointe en devant ; de sorte que le dernier détroit en devient plus large, et le premier plus petit.

Chez quelques femmes, l'irrégularité et l'étroitesse du bassin paroissent dépendre uniquement de la direction et de la situation des os pubis, qui semblent enfoncés vers le dedans de cette cavité, au lieu de décrire en avant cette convexité ou portion de cercle dont on a parlé ailleurs.

Si on ajoute à tous ces vices de conformation et de position la longueur et la déviation des épines ischiatiques, la soudure intime du coccix avec le sacrum, celle des trois pièces de cet appendice entre elles, les exostoses qui s'élèvent quelquefois à la surface interne du bassin, on aura l'ensemble de tout ce que peut rétrécir cette cavité.

D. *Quelles sont les causes qui peuvent produire ces vices de conformation ?*

R. Le rachitis, cette maladie connue sous le nom de *noueure* ou de *carreau*, en ramollissant les os , les dispose à prendre une forme irrégulière, selon la manière dont ils seront tiraillés par les muscles qui s'y attachent, pressés par le poids du corps abandonné à lui-même, ou par les bras de la nourrice.

D. *Est-il possible de s'assurer si le bassin est bien ou mal conformé ?*

R. On peut reconnoître et distinguer ces deux états au moyen du toucher, et apprécier même les principales nuances des difformités dont nous avons parlé. Mais, avant d'indiquer la

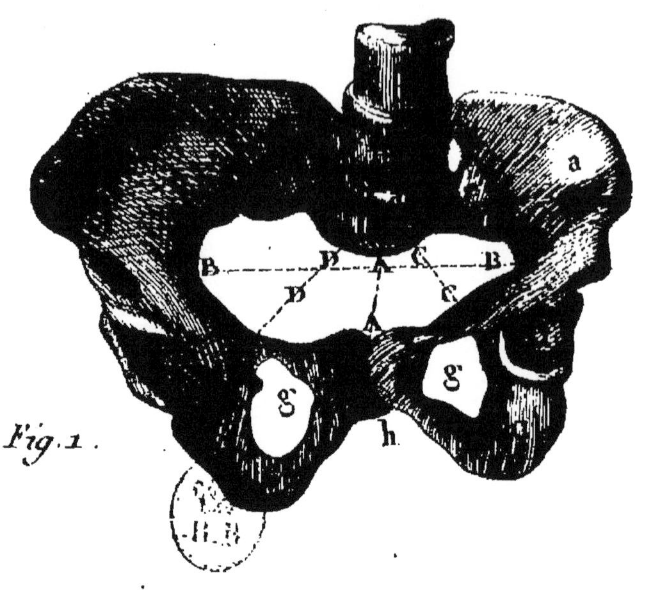

Fig. 1.

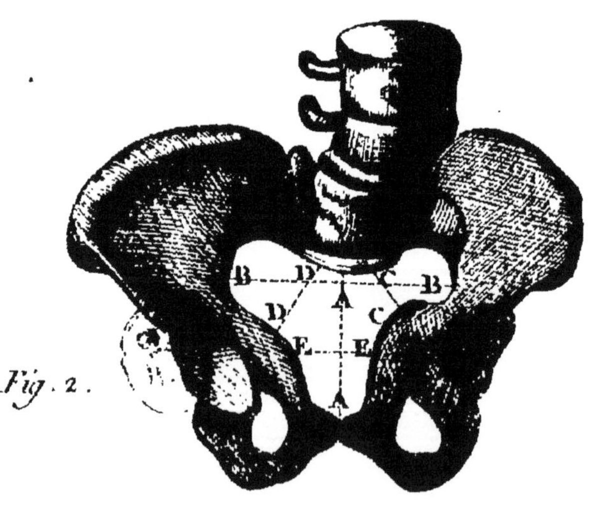

Fig. 2.

manière de procéder à ces recherches, il convient de dire ici deux mots des parties molles qui ont rapport au bassin, tant intérieurement qu'extérieurement.

EXPLICATION DE LA PLANCHE III.

FIGURE I.

Cette figure représente un bassin dont le détroit supérieur est resserré du pubis au sacrum, de manière à ne laisser d'autres ressources pour l'accouchement que l'opération césarienne.

aa. Les os ilium.
bb. Les os pubis.
cc. Les os ischium.
ddd. Les trois dernières vertèbres des lombes.
eee. La base du sacrum.
ff. Les cavités cotyloïdes.
gg. Les trous ovalaires.
h. L'arcade des os pubis.
i. La symphyse du pubis.
kk. Les symphyses sacro-iliaques.
AA. Diamètre qui va du pubis au sacrum : sa longueur n'est que d'un pouce deux lignes.
BB. Diamètre transversal : sa longueur est de quatre pouces dix lignes.
CC. Distance de la saillie du sacrum à la cavité cotyloïde gauche : un pouce et une ligne.
DD. Distance de la saillie du sacrum à la cavité cotyloïde droite : un pouce huit lignes.

Le détroit inférieur sur ce bassin est très-grand.

FIGURE II.

Cette figure représente un bassin d'une forme plus irrégulière encore que celle du précédent, et le détroit inférieur étant également défectueux.

Nota. Nous n'indiquerons que les dimensions du détroit supérieur.

AA. Diamètre qui va du pubis à la saillie du sacrum : deux pouces deux lignes.

BB. Diamètre transversal : trois pouces huit lignes.
CC. Distance de la saillie du sacrum au fond de la cavité cotyloïde gauche : six à sept lignes.
DD. De la saillie du sacrum au fond de la cavité cotyloïde

droite : un pouce deux lignes.
EE. Diamètre transversal, mesuré du fond d'une cavité cotyloïde à l'autre, à égale distance du sacrum et de la symphyse du pubis : un pouce huit lignes.

SECTION VIII.

Des parties molles qui ont rapport au bassin.

D. *Quelles sont les parties molles qui se trouvent dans le bassin?*

R. Le bassin n'ayant d'autres bornes que celles de la cavité abdominale même, nous pourrions faire mention de toutes les parties qui forment l'enceinte de celle-ci, et de tous les viscères abdominaux, sans que cette digression paroisse étrangère à notre objet ; mais nous nous bornerons à celles de ces parties qui ont le plus de rapport avec le bassin proprement dit.

On trouve de chaque côté, et sur la face interne de l'ilium, un muscle appelé *iliaque*, et au-dessous de celui-ci un autre qu'on nomme *psoas*. Ces deux muscles, réunis à leur partie inférieure, passent au-dessus de la cavité cotyloïde, et vont se terminer à l'os de la cuisse. On rencontre quelquefois un troisième muscle assez mince, appelé *petit psoas*, placé à côté du second, et qui vient s'insérer à l'extrémité du pubis derrière la cavité cotyloïde. Des cordons de nerfs semblent sortir de l'épaisseur des muscles psoas, et descendent le long de ces muscles jusqu'à leur sortie du bassin, pour se distribuer à la partie antérieure des cuisses : ce sont les *nerfs cruraux*.

On remarque au-devant des vertèbres lombaires l'aorte inférieure et la veine-cave. Ces gros vaisseaux se divisent chacun en deux branches, qu'on appelle *iliaques*, et celles-ci bientôt en deux autres, dont l'une s'enfonce dans le bassin pour se distribuer aux parties qu'il renferme, tandis que l'autre s'avance le long du muscle psoas jusqu'à la cuisse, où elle prend le nom de crurale, et va se répandre dans toute l'extrémité inférieure : de sorte qu'il y a, contre l'un et l'autre muscle psoas, une grosse artère et une grosse veine.

On trouve dans le petit bassin, 1° vers le sacrum, l'intestin rectum ; derrière cet intestin de gros cordons de nerfs qui sortent du canal sacré, et dont la plupart se réunissent, de chaque côté, en un seul, pour aller à la cuisse ; dans ce même lieu, d'autres nerfs et beaucoup de vaisseaux, dont quelques-uns se nomment *hémorrhoïdaux*; 2° derrière et au-dessus des os pubis se trouvent la vessie et le canal de l'urètre ; 3° entre la vessie et l'intestin rectum, la matrice et ses ligamens, les trompes de Fallope, les ovaires et le vagin.

On trouve encore d'autres muscles dans le bassin, tels que les releveurs de l'anus, les obturateurs internes, etc.

D. *Quelles sont les parties molles qui s'attachent à la surface extérieure du bassin ?*

R. Un grand nombre de muscles s'attachent

aux parois de cette cavité, et la recouvrent de toutes parts. Dix appartiennent au bas-ventre, et en forment comme l'enceinte antérieurement : on les nomme abdominaux. Huit descendent du bord inférieur et des côtes de la poitrine à la crête des os des iles et à l'angle des os pubis : ce sont les muscles grands et petits obliques, les transverses et les droits, au bas et au-devant desquels sont situés deux autres petits muscles qui s'appellent pyramidaux. Parmi ceux qui s'attachent encore au bassin, les uns appartiennent aux bras, aux lombes et au dos; les autres aux cuisses et aux jambes...

D. *En quoi la connoissance de toutes ces parties peut-elle être utile à l'accoucheur ?*

R. La connoissance des parties qui sont à l'extérieur du bassin est moins nécessaire que celle des parties intérieures, sans doute : mais elle ne peut être que fort utile. Celle du rapport des muscles abdominaux avec la poitrine et le bassin, par exemple, sert à expliquer l'influence de leur action dans l'accouchement : celle des autres muscles, à déterminer la meilleure attitude qu'on peut donner à la femme, soit relativement à l'accouchement, soit en d'autres circonstances qui en font partie.

Parmi les parties intérieures, les unes diminuent la capacité du bassin, les autres sont exposées à un degré de compression, tantôt plus forte et tantôt plus foible, soit durant la grossesse, soit pendant l'accouchement; ou bien elles éprouvent une espèce de refoulement et de déplacement plus ou moins grand, selon le volume et la pesanteur de la matrice développée par le produit de la conception. C'est à ces divers changemens qu'on doit attribuer beaucoup de ces phénomènes que présentent la grossesse et l'accouchement, tels que la constipation, la rétention des urines, ou la difficulté de les rendre; l'infiltration des cuisses et des jambes, la foiblesse de ces extrémités, les crampes, les tremblemens, les engourdissemens qu'elles éprouvent, et un grand nombre d'autres effets.

SECTION IX.

De la manière d'examiner le bassin pour reconnoître s'il est bien ou mal conformé.

D. *Dans quels cas est-il nécessaire de s'assurer i le bassin est bien ou mal conformé?*

R. Ces recherches devroient être le principal bjet de l'accoucheur, lorsqu'il a reconnu que a femme ressent les douleurs de l'enfantement, urtout quand elle n'a point encore eu d'enfant, uisque la facilité et les difficultés de l'accouchement dépendent en général de la bonne ou e la mauvaise conformation du bassin. Ces echerches, toujours importantes dès le preier temps du travail, quand la femme a été ouée dans son bas âge, et en conserve des arques extérieures, le sont bien plus encore rsqu'elle éprouve depuis quelque temps les ouleurs de l'accouchement, et que, malgré ses fforts, l'enfant, quoique bien placé, n'a pu s'enager.

Les parens craignant d'exposer la vie de leur lle lorsqu'elle a quelques difformités apparentes, consultent avant de la marier, et s'en rapportent assez souvent au jugement, tantôt d'une sage-femme, et tantôt d'un accoucheur. Comme la destinée de la jeune fille qui se soumet à l'examen dépend de ce jugement, on voit de quelle importance devient cet examen, et combien de lumières il exige de la part de celui qui y procède.

D. Comment doit-on procéder à l'examen du bassin, quels signes feront distinguer celui qui est bien conformé d'avec celui qui est défectueux?

R. On peut y procéder de différentes manières, et aucune ne doit être négligée; car le résultat qu'on obtient de l'une ajoute à la certitude du résultat des autres. Nous observerons cependant que ces divers procédés ne peuvent être mis en pratique dans toutes les circonstances pénibles, et qu'en quelques-unes on doit s'en tenir à un seul.

Lorsqu'on s'est habitué à saisir, par l'application des mains à l'extérieur du bassin, l'ensemble des signes qui caractérisent sa bonne conformation, il est plus aisé de distinguer celui qui est bien disposé d'avec celui qui est défectueux.

Pour acquérir cette habitude, on peut s'exercer dans le cours de l'accouchement ordinaire, qui en offre de fréquentes occasions, à bien juger de l'élévation, de la rondeur, de la largeur, de l'égalité des hanches et de l'écartement qu'elles présentent en devant, ainsi que de la forme du sacrum et des os pubis extérieurement.

Quand les hanches sont ouvertes en devant de l'étendue de huit à neuf pouces; quand elles présentent la même largeur, la même élévation et la même rondeur ; si la région du pubis est un peu saillante, et la partie postérieure et supérieure du sacrum légèrement déprimée, le bassin est bien conformé dans son détroit abdominal. On en sera plus certain encore, si l'épaisseur de la femme, prise au moyen d'un compas d'épaisseur, depuis le milieu du mont de Vénus jusqu'à la partie postérieure et supérieure du sacrum, est au-dessus de sept pouces.

On juge presque avec la même facilité, et la même exactitude, de la distance de la pointe du coccix à la symphyse du pubis, et de l'écartement des tubérosités ischiatiques, en palpant extérieurement, quand les cuisses et les jambes de la femme sont ployées.

L'irrégularité des hanches, l'aplatissement du pubis, la grande convexité du sacrum extérieurement, et la dépression profonde de sa partie postérieure, dénotent une mauvaise conformation, surtout celle du détroit supérieur ; mais il reste à déterminer de combien ce détroit est resserré.

Ces premières recherches se font en passant les mains sous les habits de la femme, et les appliquant immédiatement sur le corps, ou dessus la chemise.

D. *Comment peut-on apprécier le degré d'ouverture du détroit supérieur?*

R. Le plus simple et le plus sûr de tous les procédés consiste à prendre l'épaisseur du bassin, depuis le milieu du mont de Vénus, ou le haut de la symphyse du pubis, jusqu'à la partie postérieure et supérieure du sacrum, environ quatre pouces et demi au-dessus du coccix, comme on l'a déjà annoncé. On déduit trois pouces pour l'épaisseur de la base du sacrum et celle des os pubis antérieurement, y compris même les graisses et les tégumens, si la femme est maigre, et le surplus donne la mesure du diamètre sacro-pubien. Cette déduction de trois pouces, sur l'épaisseur de la femme entre les deux points assignés, suffit encore si l'embonpoint est médiocre, et même au-dessus, parce qu'alors en appliquant le compas, on affaisse les graisses du mont de Vénus par une pression convenable.

Pour mesurer ainsi le bassin, on se sert d'un compas d'épaisseur, dont les pointes forment les boutons lenticulaires (1).

Exemple : Quand on trouve sept pouces d'épaisseur sur une femme maigre et d'une stature ordinaire, on peut assurer que le diamètre qui se mesure du pubis à la base du sacrum est d'environ quatre pouces : l'erreur ne peut être, en aucun cas, au-dessus de deux lignes. On peut aussi mesurer ce diamètre avec une autre espèce de compas qui se développe en dedans du bassin ; mais l'application en est difficile et douloureuse, sans que le résultat en soit plus certain que celui du compas d'épaisseur bien appliqué.

On peut également déterminer la longueur de ce même diamètre avec le doigt indicateur introduit dans le vagin. On l'avance jusqu'à la jonction du sacrum avec la dernière vertèbre lombaire ; on relève alors le poignet, pour ap-

---

(1) Nous en avons fait construire un sur lequel il se trouve une échelle ponctuée de l'étendue de neuf pouces.

puyer le bord radial de ce doigt contre le bord inférieur de la symphyse du pubis, et l'on mesure ainsi la distance de ces deux points. L'étendue que parcourt le doigt depuis la saillie du sacrum jusqu'au bas de la symphyse du pubis, est ordinairement de six lignes plus grande que le diamètre du détroit supérieur (1).

Si l'on ne peut mesurer de même, ni le diamètre transversal, ni les diamètres obliques de ce détroit, on se rappellera que c'est presque toujours celui qui va du pubis au sacrum qui est vicié, et dont il importe le plus de connoître la longueur.

« On a proposé une multitude d'instrumens sous le nom de *pelvimètres*, pour déterminer d'une manière rigoureuse l'étendue des différens diamètres du bassin; mais, tous les instrumens mis en usage jusqu'à ce jour, n'ont pu fournir que des résultats approximatifs. Aussi, lorsqu'il s'agit de prononcer sur l'étendue d'un vice du bassin, et à plus forte raison, quand il faut, dans un cas semblable terminer l'accouchement, il est convenable de recourir à divers modes d'explorations, qui en se rectifiant les uns les autres, fournissent une approximation assez certaine pour nous guider dans le parti que nous devons prendre. » (M.)

D. *Comment peut-on apprécier l'étendue des diamètres du détroit inférieur?*

R. On peut mesurer la distance de la pointe du coccix au bord inférieur de la symphyse du

______

(1) Il ne peut encore se trouver au plus qu'une ou deux lignes d'erreur dans le résultat de ce procédé.

pubis avec assez d'exactitude pour ne pas commettre de grandes fautes; mais on ne doit pas s'attendre à une grande précision. On introduit le doigt indicateur dans le vagin jusqu'à la pointe du coccix, en le tenant d'ailleurs appuyé contre le bord inférieur de la symphyse du pubis ; et, après l'avoir retiré, on voit à quelle profondeur on l'avait porté. On peut en juger encore au moyen d'un doigt appliqué extérieurement sur l'extrémité du coccix, et d'un autre sous la commissure antérieure des grandes lèvres.

Pour apprécier, autant que cela se peut, l'écartement des tubérosités ischiatiques, ou le petit diamètre du détroit inférieur, on fait plier les jambes et les cuisses de la femme, et o palpe extérieurement, au moyen de deux doigt de l'une ou l'autre main, jusqu'à ce qu'on sent distinctement les tubérosités dont il s'agit, travers les parties molles dont elles sont recouvertes; et, après les avoir bien reconnues, o observe quel est l'écartement des doigts. Cet estimation est difficile, et ne saurait se fair plus sûrement en introduisant le doigt dans l vagin.

D. Comment peut-on juger des dimensions d l'excavation du bassin?

R. On peut estimer son diamètre de deva en arrière, comme on mesure celui de ses d'troits; mais cette partie du bassin mérite p d'attention, quand on est certain de la bonn ou mauvaise conformation du reste.

D. Ces divers procédés pour mesurer le bassi peuvent-ils être admis dans tous les cas?

R. Non; on ne peut les mettre tous en pra

ique sur la même femme que dans le temps du ravail de l'accouchement : hors ce temps, l'on e devrait pas se servir de ces espèces de com-as qui se développent dans le bassin même, arce qu'il pourrait en résulter des inconvé-iens, indépendamment de la difficulté qu'on prouverait à les diriger convenablement , et es douleurs qui seraient inséparables de leur age.

On devrait peut-être éviter avec le même soin introduction du doigt, quand le sujet qu'on xamine est encore dans l'état de virginité, et borner, dans ce cas, à l'application des mains ur l'extérieur du bassin, et à celle du compas 'épaisseur.

ARTICLE II.

es parties molles qui ont quelque rapport à la généra-tion , à la grossesse , et à l'accouchement.

SECTION I.

Des parties externes.

D. *Sous quel nom désigne-t-on les parties ex-nes qui servent à la génération ?*

R. On les désigne sous le nom de parties *hon-uses*; mais chacune d'elles est connue sous ne dénomination particulière, telle que le mont e Vénus, les grandes lèvres , les petites lèvres u les nymphes, le clitoris , le méat urinaire, orifice du vagin, l'hymen, les caroncules myr-iformes, la fourchette, et la fosse naviculaire;

nous y ajouterons le périnée, pour avoir occasion d'en dire un mot.

D. *Qu'est-ce que le mont de Vénus?*

R. On donne ce nom à l'élévation ou éminence qui se remarque au-devant des os pubis,
et qui se recouvre de poils à l'âge de puberté.
Elle est plus ou moins grande, selon que les os
pubis sont plus arqués ou plus aplatis, et que la
femme a plus ou moins d'embonpoint.

« On a dit que le mont de Vénus ou pénil,
était le siége de douleurs lancinantes lorsqu'il
existe des abcès dans le bassin. Dans les différens cas d'abcès profonds du bassin, que nous
avons eu occasion d'observer, cette assertion
ne s'est point vérifiée. » (M.)

D. *Quelles sont les parties qu'on désigne sous le
nom de grandes lèvres?*

R. Ce sont deux replis de la peau qui semblent prendre naissance au bas du mont de Vénus, qui se porte parallèlement en arrière pour
se réunir à un pouce ou environ au-devant de
l'anus, et qui forment les bords d'une espèce de
fente ou de cavité appelée *vulve*.

Les grandes lèvres présentent deux faces:
l'une externe qui se couvre de quelques poils à
l'âge de puberté, et ne diffère d'ailleurs en rien
des tégumens ordinaires; l'autre interne, rougeâtre chez les jeunes filles, et assez pâle chez
les femmes qui ont eu des enfans, est formée
d'une peau très-mince, semblable à celle de l'intérieur des lèvres de la bouche.

On trouve dans l'épaisseur de ces parties du

issu cellulaire, un peu de graisse, des vaisseaux
t des glandes.

« Les grandes lèvres sont sujettes à des infil-
ations séreuses, qui sont quelquefois énormes,
urtout dans les derniers temps de la grossesse,
t particulièrement chez les femmes lymphati-
ues : plusieurs fois dans le cours de notre prati-
ue, nous avons vu des femmes qui ne pouvaient,
ar suite de cette infirmité, se tenir ni assises ni
ebout ; la distension est si considérable dans
uelques cas, qu'il survient une mortification des
randes lèvres. Il faut alors, pour prévenir cette
angrène, pratiquer des mouchetures, mais avoir
in qu'elles ne soient ni trop profondes, ni
op rapprochées. Les grandes lèvres peuvent
ncore être le siége de tumeurs diverses, de her-
ies. Elles peuvent aussi être atteintes d'inflam-
ation, et par suite contracter des adhérences
ntre elles. On voit quelquefois se développer
leur surface interne des points blanchâtres
mblables aux pseudo-membranes, et qui
nt été prises à tort pour des symptômes véné-
ens. » (M.)

La réunion des grandes lèvres, tant en de-
ant qu'en arrière, se nomme *commissure*.

D. *Quelles sont les parties qu'on nomme petites
res ou nymphes.*

R. Ce sont deux replis de la membrane in-
rne des grandes lèvres, assez ressemblans par
ur grandeur et leur couleur aux crêtes qui
ndent sous le gosier de certaines poules. Elles
nt plus fermes et d'un rouge plus vif chez les
unes femmes que chez celles qui sont mariées
puis long-temps, et qui ont eu des enfans.

Le plus souvent, au terme de la naissance, elles sont saillantes, et elles excèdent le bord des grandes lèvres; mais dans la suite on ne peut les découvrir qu'en écartant celles-ci. Elles sont plus rapprochées vers leur extrémité supérieure qu'en bas, où elles paraissent médiocrement écartées.

Elles contiennent dans leur épaisseur très-peu de tissu cellulaire, mais beaucoup de vaisseaux, de filets, de nerfs, et de petites glandes.

Elles sont d'une sensibilité plus exquise que les grandes lèvres. Leur usage est de diriger, vers le bas, le cours des urines à leur sortie du canal de l'urètre, et de contribuer un peu à la dilatation de la vulve ou de l'entrée du vagin lors de l'accouchement.

D. *Qu'est-ce que le clitoris?*

R. On donne ce nom à une espèce de caroncule d'un rouge pâle, qui se voit au-dessus des nymphes et au-dessous de la commissure antérieure des grandes lèvres : mais cette caroncule, qui est enveloppée d'un repli de la membrane interne des grandes lèvres même, qu'on appelle *prépuce*, ne forme que l'extrémité du clitoris. Celui-ci est un corps cylindrique un peu plus gros qu'une plume à écrire, long de six à huit lignes, et qui est formé de la réunion de deux autres corps également cylindriques appelés *corps caverneux*. Ceux-ci naissent du bord antérieur de la branche de l'un et l'autre os pubis, se joignent et se confondent ensemble devant la partie inférieure de la symphise de ces mêmes os.

Le clitoris n'a cependant pas la même longueur ni la même grosseur chez toutes les femmes : quelquefois il égale le petit doigt, et d'autres fois il est beaucoup plus long et plus gros. On a souvent pris les femmes chez qui cette conformation avait lieu, pour des hermaphrodites, c'est-à-dire pour des individus qui participoient des deux sexes.

Le clitoris a deux muscles qui en embrassent les racines ou corps caverneux : on les nomme *muscles érecteurs*. C'est la plus sensible, la plus irritable de toutes les parties extérieures de la génération. Il se gonfle et se roidit aux moindres attouchemens voluptueux.

D. *Qu'est-ce que le méat urinaire?*

R. C'est une ouverture assez petite, de figure un peu oblongue, située au-dessus de l'entrée du vagin, et dans l'écartement que les petites lèvres laissent entre elles. Cette ouverture, destinée à la sortie des urines, est la fin d'un canal appelé *urètre*, qui aboutit au col de la vessie. Ce canal, long d'un pouce ou environ, passe obliquement sous la symphise du pubis, le long de laquelle il monte quelquefois dans les derniers temps de la grossesse, à mesure que la vessie s'élève au-dessus de ces os.

Les sages-femmes, pouvant se trouver quelquefois dans l'obligation de sonder leurs malades, ne doivent pas ignorer la situation du méat urinaire et la direction du canal de l'urètre.

D. *Qu'est-ce que l'orifice du vagin?*

R. C'est l'ouverture située au-dessous du méat urinaire, et au-devant de la réunion postérieure des grandes lèvres, qu'il faut écarter pour la découvrir : cet orifice est assez étroit chez les jeunes femmes, et plus large chez celles qui ont eu des enfans. Il est comme bordé infé-rieurement par un demi-cercle membraneux chez les vierges; tandis qu'on y remarque chez les autres plusieurs petites appendices très-cour-tes, qui ne semblent qu'autant de lambeaux de ce demi-cercle membraneux.

D. *Qu'est-ce que l'hymen?*

R. C'est ce repli membraneux, de forme de-mi-circulaire, dont on vient de parler, placé au-devant et au bas de l'orifice du vagin, qu'il rétrécit plus ou moins.

Cette membrane forme quelquefois un cercle entier au lieu d'un croissant, et présente alors, dans son milieu, une ouverture plus étroite encore qui suffit à peine pour le passage du sang menstruel. D'autres fois elle ferme complétement l'entrée du vagin, et ne laisse aucune issue à ce sang. La femme, qui est alors imperforée, peut ignorer cette conformation jusqu'à l'âge de pu-berté : mais dans ce temps il se développe des accidens qui ont fait plus d'une fois soupçonner de grossesse la femme la moins disposée à de-venir grosse, et auxquels on ne peut remédier qu'en incisant l'hymen, et en donnant issue au sang retenu dans le vagin et la matrice.

Ce n'est pas toujours l'hymen qui met obs-tacle à l'évacuation du sang des règles; quelque-fois ce sont des cloisons membraneuses situées plus profondément, et d'autres fois c'est une membrane qui voile et bouche l'orifice de la matrice.

L'existence de l'hymen passe généralement pour le signe physique de la virginité; mais ce signe en est fort incertain, et les débris de cette membrane n'indiquent pas mieux l'état contraire. L'hymen peut exister, quoique la femme ait souffert les approches d'un homme, même quoiqu'elle soit enceinte ; et cette membrane peut être détruite par des causes qui ne donnent aucune atteinte à cette vertu morale qui mérite seule le nom de *virginité*.

D. Quelles sont les parties qu'on appelle caroncules myrtiformes ?

R. Ce sont des espèces de crêtes ou appendices très-petites, qui se remarquent au bord inférieur de l'orifice du vagin, et qu'on regarde avec raison comme autant de lambeaux de la membrane hymen déchirée dans l'acte vénérien. Ces caroncules sont au nombre de trois pour l'ordinaire.

D. A quelle partie donne-t-on le nom de frein *ou de* fourchette ?

R. On donne ce nom à un repli semi-lunaire de la membrane interne des grandes lèvres, situé au bas de l'orifice du vagin, au-devant et un peu au-dessous de l'hymen. Ce repli se déchire presque toujours lors du premier accouchement, malgré les soins qu'on apporte à le conserver ; mais cette déchirure n'a rien de désagréable quand elle ne se prolonge pas fort au loin sur le périnée.

D. Qu'est-ce que la fosse naviculaire ?

R. C'est un enfoncement en forme de petite nacelle, situé transversalement derrière le frein ou la fourchette, et au-devant de l'hymen. Cette fosse n'existe qu'autant que le frein ou l'hymen sont entiers.

D. *Que désigne-t-on sous le nom de périnée ?*

R. Le périnée est l'espace qui s'étend depuis le bas de la vulve jusqu'à l'anus. Sa longueur est de quatorze à quinze lignes; quelquefois il a moins d'étendue, et d'autres fois plus. Cette espèce de pont est formé par la paroi postérieure et inférieure du vagin, par des muscles et la peau.

Le périnée s'élargit beaucoup dans tous les sens au moment où la tête de l'enfant fait effort pour sortir; et trop souvent il se déchire lorsqu'il traverse la vulve. Cette déchirure, qui se borne pour l'ordinaire vers le milieu de la longueur du périnée, s'étend aussi quelquefois jusqu'à l'anus, de sorte que cette ouverture et la vulve ne paroissent en former qu'une. C'est cette grande déchirure que l'accoucheur doit s'efforcer de prévenir, parce que les suites e sont au moins désagréables pour la femme lorsqu'elles ne deviennent pas fâcheuses.

« Pendant l'accouchement, le périnée peut a quérir quatre à cinq pouces d'étendue; cett distension peut même être portée à un tel poin qu'il se rompe à son centre, et que le fœtus soi expulsé par cette ouverture accidentelle : no avons consigné plusieurs faits de ce genre, da un mémoire lu en 1830 à l'Académie royale médecine. Ce travail a été cité avec d'autr observations à l'appui, dans les *Leçons oral de Dupuytren.* » (M.)

SECTION II.

Des parties molles internes.

D. *Quelles sont les parties internes de la génération?*

R. Ce sont la matrice, ses ligamens, les trompes, les ovaires et le vagin.

D. *Qu'est-ce que la matrice?*

R. La matrice est un viscère creux, charnu, membraneux et vasculeux, situé dans le petit bassin entre la vessie et l'intestin rectum, de manière que son fond est en haut et son orifice en bas. Sa forme naturelle ressemble assez bien à celle d'une poire un peu aplatie selon son épaisseur, ou à celle d'une petite courge. Sa longueur est de deux pouces et demi au moins, sa plus grande largeur de dix-huit à vingt lignes, et son épaisseur de huit à dix.

On divise la matrice en fond, en corps et en col. Le fond en est la partie supérieure, le corps la partie moyenne, et le col la partie inférieure. Ce dernier, long d'un pouce ou environ, s'ouvre dans le vagin, où il s'avance de plusieurs lignes sous la forme d'un gros mamelon, connu sous le nom de museau de tanche.

On considère à la matrice, 1° deux faces légèrement arrondies, dont l'une regarde la vessie, et l'autre l'intestin rectum; conséquemment une antérieure et une postérieure; 2° trois bords, savoir : un supérieur qui en est le fond, et deux latéraux qui en forment les côtés; 3° trois angles, dont deux supérieurs, desquels

5.

paraissent sortir les trompes de Fallope, et un troisième qui termine le col inférieurement, ou dans le vagin.

D. Quelle est la grandeur respective du fond, du corps et du col de la matrice?

R. Le fond est la plus petite de ces trois parties de la matrice dans l'état naturel; il comprend seulement ce qui se trouve au-dessus de l'insertion des trompes de Fallope. Le corps en est la partie la plus considérable; celle qui offre le plus de longueur, de largeur et d'épaisseur. Le col en est la partie la plus étroite : la moitié de sa longueur se découvre dans le fond du vagin, et y forme cette saillie qu'on a désignée sous le nom de *museau de tanche*, à cause de la ressemblance qu'on a cru lui trouver avec celui du poisson qui porte ce nom.

D. La figure de cette portion du col de la matrice est-elle la même chez toutes les femmes?

R. Chez les femmes qui n'ont point eu d'enfans, cette portion du col de la matrice forme une espèce de mamelon de la longueur de quatre à six lignes, un peu aplati de devant en arrière, et à l'extrémité duquel se remarque une petite fente transversale de plusieurs lignes seulement, et si étroite qu'on a peine à la distinguer en touchant du bout du doigt. Cette ouverture est l'orifice externe de la matrice; sa lèvre antérieure est un peu plus épaisse et plus allongée que sa lèvre postérieure. Le museau de tanche est tel, le plus constamment, chez les femmes qui n'ont pas eu d'enfans, qui ne se sont pas livrées avec excès à l'acte vénérien, et qui n'ont eu aucune maladie dans cette partie; mais on ne voit que trop souvent sa forme altérée par l'une de ces causes. Chez les femmes qui ont eu plusieurs enfans, même un seul, le museau de tanche paraît plus gros, plus arrondi et plus court; son orifice est plus large, plus irrégulier, et presque toujours comme découpé et échancré dans son bord, tantôt d'un côté, et tantôt de l'autre. Ces changemens ne sont cependant pas exclusivement la suite de l'accouchement; et le praticien qui assurerait qu'ils ne peuvent dépendre que de cette cause, s'exposerait à compromettre la réputation et même quelquefois la vie de certaines femmes (1).

D. *Quelle est la structure ou la composition de la matrice ?*

R. La matrice est d'une structure difficile à déterminer hors le temps de grossesse. On ne peut juger alors ni de la nature de ses fibres, ni de leur arrangement, ni de leur entrelacement. On remarque seulement qu'elles sont plus molles, plus rougeâtres et moins serrées dans le corps de ce viscère que dans son col, où elles sont plus denses et plus pâles.

Dans le cours de la grossesse ces fibres se développent, deviennent plus longues, plus épaisses, plus souples, et prennent partout le caractère

______

(1) L'accoucheur chargé juridiquement d'examiner une femme accusée d'infanticide ou de suppression de part, et de prononcer si elle est véritablement accouchée ou non, s'exposeroit à faire un faux jugement, et à compromettre la vie de l'accusée, s'il ne prononçoit affirmativement que d'après les altérations du col de la matrice, exclusivement à tous les autres signes.

de la fibre charnue. Elles paraissent alors former différentes lames étroitement appliquées les unes sur les autres, et liées entre elles par des fibres de traverse, de manière qu'il est impossible de les séparer sans couper ou déchirer beaucoup de ces fibres.

Les fibres de ces diverses lames ne suivent pas la même direction. Les plus extérieures semblent descendre du milieu du fond de la matrice au bord de son orifice, et celles des plans intérieurs croiser ces premières en divers sens.

On trouve dans l'épaisseur de ce tissu un grand nombre de vaisseaux de toutes espèces, et de petites glandes qui filtrent une partie de l'humeur dont la cavité de la matrice est toujours enduite. Les vaisseaux sanguins viennent de plusieurs sources : les artères sont produites, 1° par les spermatiques qui naissent de l'aorte inférieure; 2° par les honteuses communes qui viennent des iliaques internes ou hypogastriques. Les veines qui accompagnent ces artères vont se rendre dans la veine cave inférieure, par des troncs connus sous les mêmes noms que les artères. Tous ces vaisseaux, dans l'état habituel de la matrice, suivent un cours très-tortueux, et paraissent repliés sur eux-mêmes de mille manières différentes; mais ils se développent dans la grossesse, et ne décrivent à la fin de celle-ci que des courbures très-allongées.

On trouve dans la substance de la matrice une autre espèce de vaisseaux sanguins, qu'on nomme *sinus utérins*. Des artères très-déliées viennent s'y terminer, et des veines assez grosses paraissent y prendre naissance. Ces sinus s'ouvrent dans la cavité même de la matrice, par autant d'orifices assez remarquables, dans le temps des règles surtout ; et plus remarquables encore après l'accouchement, puisqu'on en trouve alors de très-larges à l'endroit où était attaché le placenta.

Les vaisseaux lymphatiques de la matrice ne sont pas moins nombreux que les vaisseaux sanguins : mais les nerfs, beaucoup plus petits, n'y paraissent pas distribués avec autant de profusion. Ces nerfs viennent des spermatiques, des plexus sacrés et hypogastriques.

La matrice est recouverte extérieurement par le péritoine, qui forme ses principaux ligamens (1), et qui lui est intimement adhérent, excepté sur les côtés au-dessous des trompes. La cavité de la matrice est tapissée d'une autre membrane beaucoup plus mince, et percée d'un très-grand nombre de trous.

D. *Quelle est l'épaisseur des parois de la matrice ?*

R. Cette épaisseur est d'environ quatre lignes vers le milieu du corps de la matrice, et un peu moindre dans les autres parties.

D. *Quelles sont la figure et l'étendue de la cavité de la matrice, et qu'y trouve-t-on de remarquable ?*

R. La cavité de la matrice peut être divisée en deux parties, 1° en celle qui appartient au

---

(1) Le péritoine est une membrane qui tapisse toute la cavité du ventre, et qui fournit une enveloppe à chaque viscère.

corps de ce viscère, 2° en celle qui appartient au col. La première a une figure triangulaire, et la seconde est à peu près ovalaire : mais l'accouchement altère la forme naturelle de cette dernière, et chez la plupart des femmes qui ont eu des enfans, elle ressemble en quelque sorte à un entonnoir dont la pointe seroit en haut et le pavillon vers le vagin.

L'étendue de la cavité du corps de la matrice est telle qu'elle contiendroit difficilement une grosse fève de marais. On y remarque supérieurement, de chaque côté, une ouverture très-étroite qui forme l'entrée de la trompe ; et une troisième en bas, qui est un peu plus large, e qu'on appelle *orifice interne* de la matrice. O y trouve d'ailleurs un grand nombre d'autre ouvertures beaucoup plus petites, répandu partout, et dont les plus remarquables appar tiennent aux sinus dont nous avons parlé. O trouve aussi de pareilles ouvertures dans la ca vité du col, et de plus des rugosités ou repl formés par le tissu même de la matrice et membrane qui le recouvre intérieurement.

Le corps de la matrice s'est trouvé doubl chez quelques femmes ; chez d'autres, sa cavit étoit divisée par une cloison longitudinale q s'étendoit depuis l'orifice externe jusqu'au fond et il s'en est rencontré une qui sembloit n'av que la moitié de ce viscère, ce qui ne l'avoit empêchée d'avoir des enfans.

« L'utérus peut même manquer complé ment ; la menstruation ne sauroit alors s'effec tuer. Cette circonstance doit fixer l'attention ; arrive souvent que des jeunes filles ne sont réglées ; si un vice de conformation semblable existoit chez elles, les médicamens seroient sans aucune utilité, et pourroient être nuisibles. Pour econnoître l'état des organes, il faut introduire ne sonde dans l'urètre et un doigt dans le rec-um; en rapprochant ces deux parties, on s'aper-evra s'il existe un corps intermédiaire.

L'absence de l'utérus n'est pas toujours aussi omplète : M. Renauldin a vu le vagin terminé n cul de sac et à la suite un cordon fibreux qui emplaçoit l'utérus. D'autres fois il existe avec a forme, ses annexes bien développés, mais es dimensions sont si exiguës qu'il est seulement ans un état rudimentaire.

Le cloisonnement de l'utérus peut donner lieu de singulières erreurs de diagnostic. Il y a uelques années une fille vint faire ses couches la Maternité; l'élève de service voulant recon-oître à quel degré étoit arrivé le travail, prati-a le toucher. Elle annonça que la dilatation toit très-avancée, que la poche des eaux étoit roéminente, et que l'accouchement ne tarderoit as à se terminer; au bout d'un quart-d'heure, ne autre élève touche cette femme et assure u'elle n'est point en travail. Peu de temps après poche des eaux se rompt, et la femme mit au onde un enfant. On pensa que la seconde élève 'étoit trompée, et l'accouchée, étant sortie, ette affaire fut notée, mais oubliée. L'année sui-ante cette fille revint, la même méprise eut en-ore lieu, sans qu'on y fît plus d'attention. A cette poque régnoit dans la maison une épidémie de étro-péritonites; cette femme en fut atteinte, t succomba. A l'ouverture du corps, nous trou-

vâmes un utérus bilobé, n'offrant de chaque côt
qu'une trompe et qu'un ovaire. Le vagin éto
séparé en deux par une cloison rompue à
partie inférieure, mais qui existoit encore e
haut, de sorte que la double méprise s'expliquo
très-bien. Cette femme avoit conçu chaque fo
dans une portion différente de l'utérus; sa pr
mière grossesse avoit eu lieu dans la portion
gauche, et elle étoit accouchée d'un garçon
la seconde fois elle avoit conçu dans la part
droite de l'utérus, et elle avoit donné naissan
à une fille, ce qui, pour le dire en passant, e
contraire au système qui attribue la formatio
des genres mâles à l'ovaire droit, et celle d
genres femelles à l'ovaire gauche. » (M.)

D. *Quels sont les ligamens de la matrice?*

R. Ces ligamens sont au nombre de quatr
principaux; savoir: deux qu'on appelle *liga*
mens larges, et deux autres connûs sous le no
de *ligamens ronds*.

Les ligamens larges sont des replis du pé
toine qui s'étendent des côtés de la matrice a
parties latérales du bassin, et qui forment eux
mêmes supérieurement deux autres replis plac
l'un au-devant de l'autre, qu'on nomme *ail*
rons: l'un de ces ailerons enveloppe la trom
de Fallope, et l'autre l'ovaire.

Les ligamens ronds naissent des parties sup
rieures et latérales de la matrice, au-devant
un peu au-dessous de l'origine des trompes, d'
ils descendent entre les deux lames des ligame
larges, et se recourbent ensuite en montant v
les os pubis, pour sortir du ventre par les a
neaux inguinaux, et aller se perdre aux plis d

aines, en se divisant en plusieurs branches, et en formant une espèce de patte d'oie.

Les ligamens ronds ne sont pas, comme les précédens, de simples replis du péritoine, mais des espèces de cordons formés de fibres qui paroissent charnues, de quelques vaisseaux sanguins et de filets de nerfs. On remarque de plus quatre replis du péritoine en forme de croissant, qui passent pour autant de ligamens de la matrice. Deux semblent descendre de ses parties latérales et antérieures vers la vessie, et les autres, de ses parties latérales et postérieures vers l'intestin rectum.

D. *Faites la description des trompes de Falloppe.*

R. Les trompes de Fallope sont deux conduits, un de chaque côté, qui naissent des parties latérales et supérieures de la matrice, et se portent vers les côtés du bassin, où ils se terminent par une ouverture assez large, dont le bord est découpé et comme frangé : cette ouverture en forme le *pavillon.* Une des franges est attachée à l'ovaire, et les autres sont flottantes. La longueur des trompes est de quatre à cinq travers de doigt, et leur direction un peu tortueuse ; elles sont très-étroites à leur principe, et, après s'être élargies graduellement en s'éloignant de la matrice, elles se rétrécissent un peu, pour se dilater de nouveau et former le pavillon.

« Les trompes peuvent être oblitérées dès la naissance ou plus tard par suite d'inflammation. Après une péritonite, les extrémités frangées peuvent contracter des adhérences vicieuses, qui, en s'opposant à l'exécution des fonctions qu'elles doivent remplir, peuvent-être une cause de stérilité.» (M.)

Les trompes sont d'un tissu fibreux sembla-ble à celui de la matrice : elles sont enveloppées dans l'aileron antérieur des ligamens larges.

D. *Faites la description des ovaires.*

R. Les ovaires sont deux corps glanduleux, ou qui paroissent tels, du volume d'une grosse fève de marais, placés dans l'aileron postérieur des ligamens larges, et à quelque distance de la matrice, à laquelle ils sont attachés par ce même aileron. Ils sont un peu bosselés extérieurement, et garnis intérieurement d'un nombre indéter-miné de petites vessies pleines de liqueur, qu'on regarde comme autant d'œufs, et dont la gros-seur n'excède pas celle d'un grain de chenevis. Ces œufs, vrais ou présumés tels, n'attendent que leur fécondation pour se détacher et être portés dans la matrice au moyens de l'une des trompes.

Selon quelques auteurs, les ovaires ne sont que des organes destinés à séparer une liqueur semblable à celle que préparent les testicules de l'homme ; mais ce sentiment a peu de partisans, tandis que celui des œufs est généralement ad-mis.

« Fixés par un repli du péritoine, les ovaires n'ont pas une position tellement invariable qu'ils ne puissent former des hernies. M. Deneux a publié un mémoire fort intéressant sur les dé-placemens de ces organes : Percival Pott a rap-porté l'observation d'une fille qui vint à l'hô-pital Saint-Barthelemy, portant deux tumeurs très-douloureuses dans la région des aines, qui étoient formées par les ovaires. » (M.)

D. *Qu'est-ce que le vagin?*

R. C'est un canal membraneux et long de plusieurs pouces, qui s'étend depuis le milieu du col de la matrice, auquel il s'unit, jusqu'au bas de la vulve. Il paroît composé de deux membranes, dont l'interne, très-épaisse et très-élastique, forme une infinité de replis qui rendent le dedans de ce canal inégal et comme raboteux. Ces replis se développent et s'effacent dans l'accouchement; ils diminuent insensiblement et disparoissent, de sorte qu'on ne les voit plus chez les femmes qui ont eu plusieurs enfans, ce qui rend le vagin plus ample et plus lisse intérieurement.

L'extrémité inférieure de ce canal est entourée d'un plexus de vaisseaux assez remarquables, et de deux muscles en forme de bandes qui montent de la partie antérieure du sphincter de l'anus au clitoris, où ils se terminent : on les nomme *constricteurs du vagin.* On trouve sous ces muscles et dans l'épaisseur du plexus vasculaire dont on vient de parler, deux glandes dont le canal excréteur, long de plusieurs lignes, vient s'ouvrir sur les côtés de l'entrée du vagin.

De la surface interne de ce dernier, transsude, par une infinité de petites ouvertures, l'humeur muqueuse dont elle est enduite continuellement. (1)

____

(1) On a vu quelques femmes chez lesquelles le vagin se terminoit dans le rectum, au lieu de s'ouvrir à l'extérieur.

« Toutes les parties de la génération peuvent manquer ou présenter des vices de conformation qui peuvent nuire au libre exercice de leurs fonctions, ou devenir la source d'incommodités, d'infirmités ou d'accidens capables de compromettre la réputation, la santé ou la vie des femmes; parmi ces vices, on doit placer en première ligne les occlusions congéniales ou accidentelles de ces organes. » (M.)

EXPLICATION DE LA PLANCHE IV.

FIGURE I.

Cette figure représente la matrice et ses ligamens, les trompes de Fallope, les ovaires et le vagin, dans l'état naturel.

aa. La matrice vue par sa partie postérieure.

b. Le fond de la matrice.

cc. Le corps de la matrice.

d. Le col de la matrice.

e. Le museau de tanche.

f. L'orifice externe de la matrice, ou du museau de tanche.

gggg. Les ligamens larges.

hhhh. Les ailerons des ligamens larges.

ii. Les ligamens ronds de la matrice.

KK. Les pattes d'oie formées par les ligamens ronds, lorsque après leur sortie du bas-ventre ils se terminent aux plis des aines.

LL. Les trompes de Fallope.

MM. Le pavillon des trompes et leur bord frangé.

NN. La frange du pavillon qui est attachée à l'ovaire.

OO. Les ovaires.

PP. Le vagin ouvert selon sa longueur dans sa partie postérieure.

qqqq. Les replis ou rugosités, formés par la membrane interne du vagin.

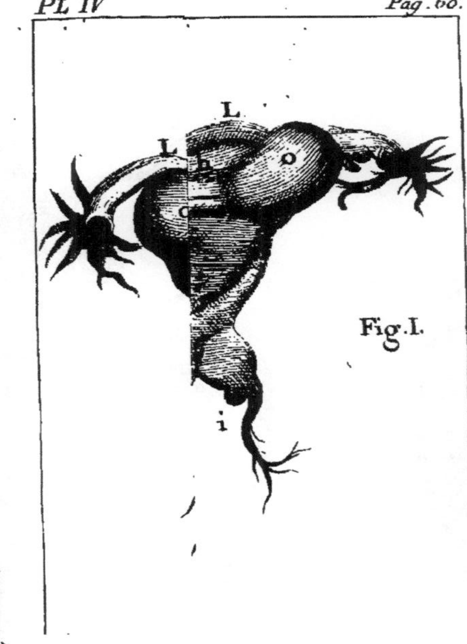
Pl. IV
Pag. 68.
L
L
Fig. I.

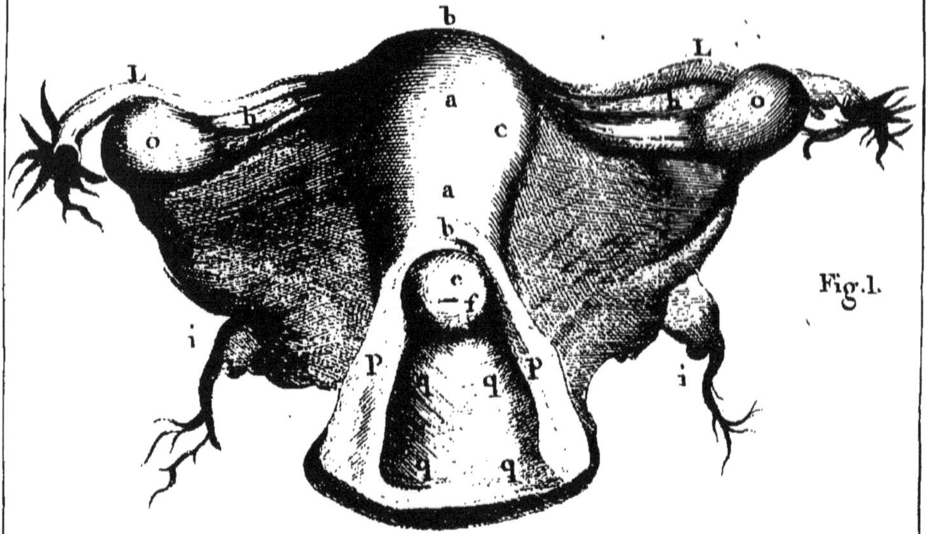

PL. IV
Pag. 68.
Fig. I.
Fig. II.

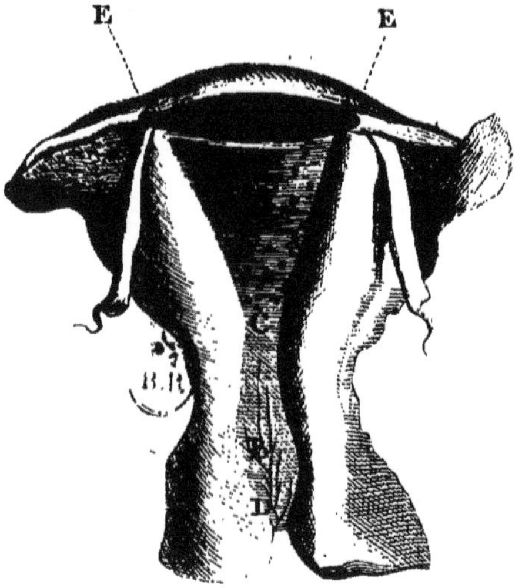

FIGURE II.

Cette figure représente la matrice ouverte dans sa partie
antérieure, pour en faire voir la cavité.

A. La cavité du corps de la matrice.	C. L'orifice interne de la matrice.
B. La cavité du col de la matrice.	D. L'orifice externe.
	EE. L'orifice des trompes de Fallope.

SECTION III.

De la matrice considérée dans l'état de grossesse.

D. *Quels sont les changemens que la matrice
éprouve dans le temps de la grossesse ?*

R. La matrice en éprouve de si grands qu'on a
peine à s'en rendre compte : elle acquiert un
volume immensément plus grand ; elle semble
changer de nature et prendre une nouvelle organisation : ses propriétés vitales se développent
en même temps, et elle devient capable d'une
très-forte action. Ces changemens sont peu remarquables dans les premiers jours de la grossesse ; mais, après ce temps, le toucher nous
fait assez bien connoître ceux qui s'opèrent dans
sa forme et dans son volume. On observe que
le corps de ce viscère se développe et s'arrondit,
de manière que le fond s'élève graduellement
jusqu'au-dessus de l'ombilic dans les six premiers mois, et continue de le faire dans le septième et le huitième, au point qu'il touche presque au cartilage xiphoïde ; qu'au lieu de s'élever encore pendant le neuvième mois, il semble
descendre ; de sorte que le ventre paraît plus
bas aux approches de l'accouchement.

« Tous les tissus qui entrent dans la composition de l'utérus se trouvent modifiés par la grossesse ; mais de tous, celui qui éprouve les changemens les plus remarquables, est, sans contredit, le tissu propre de la matrice. A l'état de
vacuité, sa texture est équivoque, mais pendant
la grossesse il a des caractères tellement tranchés, et des propriétés si analogues à celles d
tissu musculaire, qu'il est impossible de
ranger dans une autre classe. Il se ramollit, l
fibres se prononcent et prennent une teinte ro
sée, la contractilité s'y montre de la manié
la plus évidente. » (M.)

Le col de la matrice n'éprouve aucun chan
gement avant le sixième mois ; mais alors il co
mence à se développer : il s'épaissit d'abo
vers sa base, et diminue de longueur insensib
ment jusqu'à ce qu'il soit complètement effa
l'orifice se dilate ensuite, et peut admettre
doigt.

« Le développement de l'utérus ne se fait
d'une manière uniforme. Le fond de l'organe
son corps sont les deux parties qui d'abo
prennent de l'accroissement. Les changeme
éprouvés par le col n'arrivent qu'à une épo
beaucoup plus avancée. La texture de l'uté
à l'état normal, rend très-bien compte de
changemens divers. En effet, le fond est
partie la plus molle et la plus pourvue de va
seaux ; le corps est à la vérité un peu plus dens
mais beaucoup moins cependant que le col
qui, lorsqu'on le divise, résiste et crie sous
scalpel. » (M.)

L'époque où cet orifice commence à s'ouvr

'est cependant pas la même chez toutes les
mmes : quelquefois il est assez ouvert pour re-
evoir le doigt dès le huitième mois et même
lutôt, surtout chez les femmes qui ont eu déjà
es enfans ; d'autres fois il reste fermé jusqu'au
oment des douleurs de l'accouchement.

Dans le dernier temps de la grossesse, la ma-
ice paroît de dix à douze pouces de longueur
r sept à huit de largeur dans le milieu de son
rps. Cette augmentation s'opère sans que l'é-
isseur des parois diminue sensiblement, ex-
pté cependant auprès de l'orifice, où elle de-
ent très-mince.

«On a cherché à savoir si pendant la dilata-
n de l'utérus, les parois s'amincissoient. Les
ciens pensoient qu'elles devenoient plus min-
s ; les modernes ont adopté une opinion con-
ire. Si l'on examine un utérus distendu par le
oduit de la conception, on voit que ces parois
nservent à peu près la même épaisseur que
s l'état de vacuité ; mais si on l'examine dé-
rassé de ce produit, il ne sauroit y avoir de
te, le tissu est véritablement augmenté d'une
nière prodigieuse ; suivant Levret, cette diffé-
ce seroit :: 1 : 11¼. Sans admettre rigoureu-
nt les calculs de cet accoucheur, on ne peut
onvenir que la totalité de l'organe n'ait ac-
s un développement considérable. » (M.)

). *La matrice éprouve-t-elle quelques déplace-*
s dans le cours de la grossesse ?

. Il est assez ordinaire de la trouver plus
se dans les deux premiers mois ; mais par la
e son orifice s'éloigne de la vulve à mesure

« Tous les tissus qui entrent dans la composition de l'utérus se trouvent modifiés par la grossesse ; mais de tous, celui qui éprouve les changemens les plus remarquables, est, sans contredit, le tissu propre de la matrice. A l'état de vacuité, sa texture est équivoque, mais pendant la grossesse il a des caractères tellement tranchés, et des propriétés si analogues à celles du tissu musculaire, qu'il est impossible de le ranger dans une autre classe. Il se ramollit, les fibres se prononcent et prennent une teinte rosée, la contractilité s'y montre de la manière la plus évidente. » (M.)

Le col de la matrice n'éprouve aucun changement avant le sixième mois ; mais alors il commence à se développer : il s'épaissit d'abord vers sa base, et diminue de longueur insensiblement jusqu'à ce qu'il soit complètement effacé ; l'orifice se dilate ensuite, et peut admettre le doigt.

« Le développement de l'utérus ne se fait pas d'une manière uniforme. Le fond de l'organe et son corps sont les deux parties qui d'abord prennent de l'accroissement. Les changemens éprouvés par le col n'arrivent qu'à une époque beaucoup plus avancée. La texture de l'utérus à l'état normal, rend très-bien compte de ces changemens divers. En effet, le fond est la partie la plus molle et la plus pourvue de vaisseaux ; le corps est à la vérité un peu plus dense, mais beaucoup moins cependant que le col, qui, lorsqu'on le divise, résiste et crie sous le scalpel. » (M.)

L'époque où cet orifice commence à s'ouvrir

n'est cependant pas la même chez toutes les femmes : quelquefois il est assez ouvert pour recevoir le doigt dès le huitième mois et même plutôt, surtout chez les femmes qui ont eu déjà des enfans; d'autres fois il reste fermé jusqu'au moment des douleurs de l'accouchement.

Dans le dernier temps de la grossesse, la matrice paroît de dix à douze pouces de longueur sur sept à huit de largeur dans le milieu de son corps. Cette augmentation s'opère sans que l'épaisseur des parois diminue sensiblement, exepté cependant auprès de l'orifice, où elle deient très-mince.

«On a cherché à savoir si pendant la dilataion de l'utérus, les parois s'amincissoient. Les nciens pensoient qu'elles devenoient plus mines; les modernes ont adopté une opinion conraire. Si l'on examine un utérus distendu par le roduit de la conception, on voit que ces parois nservent à peu près la même épaisseur que ans l'état de vacuité; mais si on l'examine déarrassé de ce produit, il ne sauroit y avoir de oute, le tissu est véritablement augmenté d'une anière prodigieuse; suivant Levret, cette différence seroit :: 1 : 11¼. Sans admettre rigoureuement les calculs de cet accoucheur, on ne peut isconvenir que la totalité de l'organe n'ait acuis un développement considérable. » (M.)

D. *La matrice éprouve-t-elle quelques déplaceens dans le cours de la grossesse ?*

R. Il est assez ordinaire de la trouver plus basse dans les deux premiers mois; mais par la suite son orifice s'éloigne de la vulve à mesure

qu'elle s'élève dans le bas-ventre : presque toujours son fond se porte vers l'un ou l'autre côté,
ou se déjette en devant au-dessus des os pubis.
Ces déplacemens se nomment *obliquité*. (Voyez
l'art. *Obliquité*.)

D. *De quelle action la matrice est-elle susceptible ?*

R. La matrice est douée de la faculté de revenir sur elle-même, de se resserrer, et de se
réduire à un très-petit volume, à mesure que
les substances qui l'avoient forcée de se dilater
s'en évacuent : cette faculté se nomme *action
tonique*. Elle jouit éminemment d'une autre action beaucoup plus forte, appelée *contraction*,
au moyen de laquelle elle expulse l'enfant, le
délivre, et les autres corps solides qui peuvent
s'y développer. Cette contraction ne dure qu'un
instant, elle cesse, et recommence après un intervalle de quelques minutes, et se reproduit
ainsi jusqu'à ce que l'accouchement soit terminé.
(*Voyez* l'art. *Douleurs de l'accouchement*.)

« Les propriétés qui se manifestent pendant
le cours de la grossesse, méritent que nous en-
trions dans quelques details. Les deux plus remarquables sont sans contredit. la sensibilité
animale et la contractilité organique sensible.

La sensibilité animale n'est pas précisément
nulle pendant l'état de vacuité; car si dans cet état
on touche l'utérus, la femme en a bien la percep-
tion, mais à moins d'un état morbide de l'organe,
elle n'éprouve qu'une sensation obtuse, avec la
grossesse, la sensibilité se développe, la femme
perçoit distinctement les mouvemens du fœtus,

ette sensibilité est encore démontrée par la
ouleur qui résulte de la contraction de l'utérus.
t par la sensation pénible que les femmes
prouvent quand on porte la main dans l'utérus
ur opérer une version.

La contractilité organique sensible se déve-
ppe au plus haut point; c'est elle qui est le prin-
ipal agent d'expulsion du produit de la concep-
on; si l'on met la main dans cet organe pour en
xtraire le placenta ou des caillots, il se contracte
i fortement que la main est souvent engourdie;
ette propriété subsiste encore long-temps après
mort: je fus appelé il y a quelques années pour
élivrer une femme qui était morte après une
ttaque d'éclampsie depuis une heure environ.
e col étant dilaté, je crus devoir terminer l'ac-
ouchement par la voie naturelle; j'amenai par
s pieds un enfant mort aussi; lorsque je reportai
main pour effectuer la délivrance, je trouvai
e placenta dans le vagin, l'utérus revenu sur lui-
ême, et tellement contracté que je doutai un ins-
ant de la réalité de la mort de la femme. » (M.)

D. *Quel est l'état de la matrice après l'accou-
hement?*

R. La matrice, se resserrant et diminuant de
apacité à mesure que l'enfant s'en dégage, se
rouve réduite immédiatement après l'accouche-
ent, à un volume tel que son fond est plus
as que l'ombilic. Elle perd encore de ce vo-
ume, à la sortie du placenta, et n'excède guère
elui du poingt après la délivrance: mais elle ne
arde pas à se tuméfier un peu, par rapport à
engorgement de ses parois, pour diminuer in-
ensiblement ensuite, et revenir plus lentement

encore à son état naturel ; ce qui n'a lieu qu'au
bout d'un mois, même six semaines, et quelquefois plus tard.

D. *La matrice se resserre-t-elle aussi promp-*
tement et au même point chez toutes les femmes,
après la sortie de l'enfant ?

R. Non : il arrive quelquefois qu'elle ne se
resserre pas dans les proportions ci-dessus, soit
parce que ses facultés se trouvent affoiblies par
un travail trop long, soit parce qu'elle se déliv
trop promptement de l'enfant ; dans l'un
l'autre cas, ses parois tombent dans une espè
d'affaissement et de relâchement, au lieu
se contracter et de se durcir, comme dans
précédent ; la matrice reste souple et flasque à
toucher : on a peine à la distinguer et à la
connoître. On a coutume d'exprimer cet é
de foiblesse et de relâchement, par le mot *ato*
ou *inertie* : il peut avoir des suites très-fâch
ses, comme on le verra ci-après (1).

EXPLICATION DE LA PLANCHE V.

Cette figure représente la forme extérieure de la ma
dans le neuvième mois de la grossesse.

AA. Le corps de la ma- trice.	EEEE. Les ligamens r
BB. Le col de la matrice.	FFFF. Les trompes de F lope.
C. L'orifice externe.	GG. Les ovaires.
DDDD. Les ligamens larges	

(1) *Voyez* atonie, article *Délivrance*.

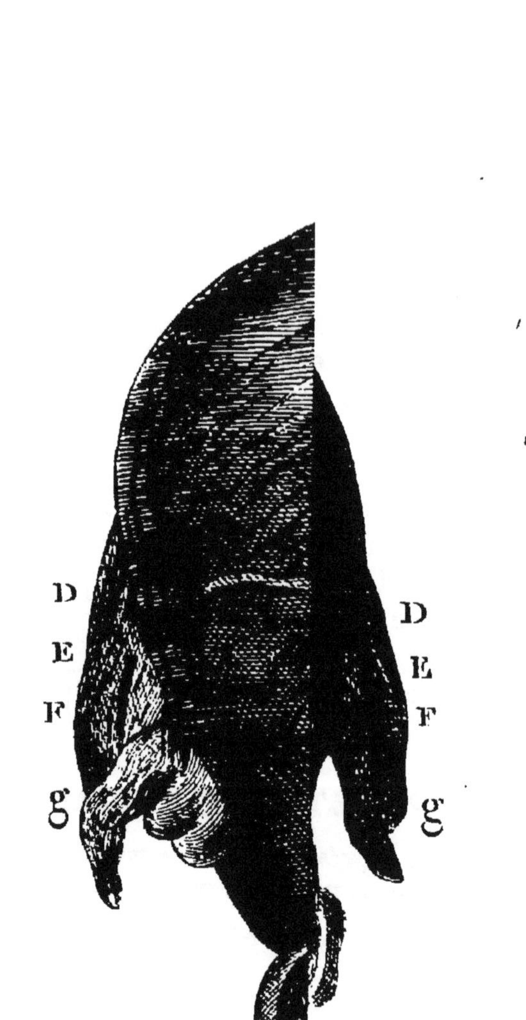
D
E
F
g
D
E
F
g

encore à son état naturel ; ce qui n'a lieu qu'à
bout d'un mois, même six semaines, et quelquefois plus tard.

D. *La matrice se resserre-t-elle aussi promptement et au même point chez toutes les femmes,
après la sortie de l'enfant ?*

R. Non : il arrive quelquefois qu'elle ne se
resserre pas dans les proportions ci-dessus, soit
parce que ses facultés se trouvent affoiblies par
un travail trop long, soit parce qu'elle se délivre
trop promptement de l'enfant ; dans l'un et
l'autre cas, ses parois tombent dans une espèce
d'affaissement et de relâchement, au lieu de
se contracter et de se durcir, comme dans le
précédent ; la matrice reste souple et flasque au
toucher : on a peine à la distinguer et à la reconnoître. On a coutume d'exprimer cet état
de foiblesse et de relâchement, par le mot *atonie*
ou *inertie* : il peut avoir des suites très-fâcheu-
ses, comme on le verra ci-après (1).

EXPLICATION DE LA PLANCHE V.

Cette figure représente la forme extérieure de la matrice
dans le neuvième mois de la grossesse.

AA. Le corps de la ma- trice.	EEEE. Les ligamens ronds.
BB. Le col de la matrice.	FFFF. Les trompes de Fal- lope.
C. L'orifice externe.	GG. Les ovaires.
DDDD. Les ligamens larges	

---

(1) *Voyez* atonie, article *Délivrance*.

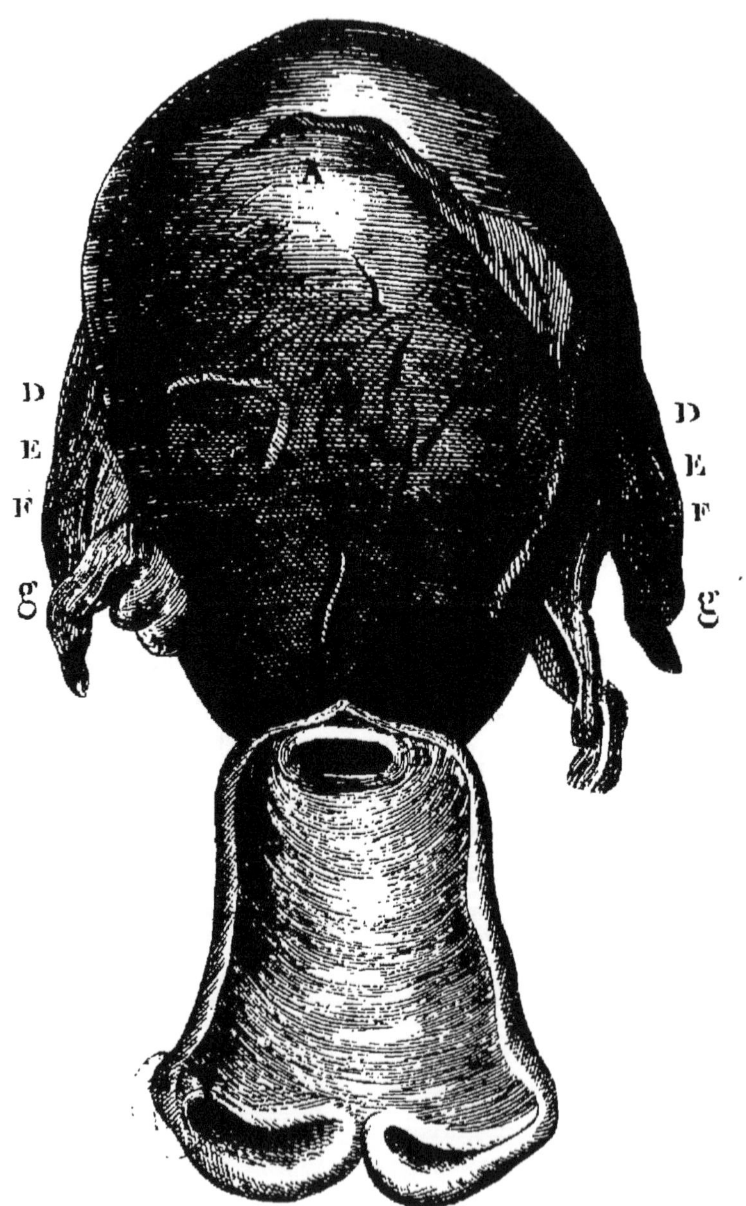
A
D
E
F
g
D
E
F
g

CHAPITRE II.

Des règles, de la fécondité, de la stérilité, et de la conception; de la grossesse, et du produit de la conception.

ARTICLE PREMIER.

Des règles de la fécondité, de la stérilité, et de la conception.

SECTION PREMIÈRE.

Des règles.

D. *Qu'entendez-vous par règles?*

R. On désigne sous ce nom l'évacuation de ang qui se fait périodiquement par le vagin, epuis l'âge de douze à quatorze ans jusqu'à ceui de quarante-cinq à cinquante. On substitue cette dénomination celle de *mois*, de *flux luaire*, *de flux menstruel*, *d'ordinaires*, etc.

D. *Les règles commencent-elles toujours à paoître à l'âge de douze à quatorze ans, et cessentlles constamment à celui de quarante à cinquante?*

R. Non : elles paraissent quelquefois beaucoup lus tôt, souvent plus tard, et finissent de ême. On a vu des enfans à peine sortis du bereau éprouver cette évacuation, et des femmes être sujettes jusque dans l'extrême vieillesse.

« Ces faits ne doivent être considérés que omme des exceptions qui doivent fixer l'atten-

CHAPITRE II.

Des règles, de la fécondité, de la stérilité, et de la conception ; de la grossesse, et du produit de la conception.

ARTICLE PREMIER.

Des règles de la fécondité, de la stérilité, et de la conception.

SECTION PREMIÈRE.

Des règles.

D. *Qu'entendez-vous par règles?*

R. On désigne sous ce nom l'évacuation de sang qui se fait périodiquement par le vagin, depuis l'âge de douze à quatorze ans jusqu'à celui de quarante-cinq à cinquante. On substitue à cette dénomination celle de *mois*, de *flux lunaire*, *de flux menstruel*, *d'ordinaires*, etc.

D. *Les règles commencent-elles toujours à paroître à l'âge de douze à quatorze ans, et cessent-elles constamment à celui de quarante à cinquante?*

R. Non : elles paraissent quelquefois beaucoup plus tôt, souvent plus tard, et finissent de même. On a vu des enfans à peine sortis du berceau éprouver cette évacuation, et des femmes y être sujettes jusque dans l'extrême vieillesse.

« Ces faits ne doivent être considérés que comme des exceptions qui doivent fixer l'atten-

tion du médecin, et réclamer des soins particuliers, car cette précocité chez les enfans peut
être pour eux la source de maladies, et la continuité de ce flux chez les femmes âgées, s'allie
souvent avec des lésions organiques.» (M.)

D. *Toutes les femmes sont-elles réglées?*

R. Il en est bien peu qui ne le soient pas ; et
il n'est pas rare chez ces femmes qu'une évacuation quelconque, telle qu'un saignement de nez,
un flux hémorrhoïdal, ou toute autre hémorrhagie, même une diarrhée, ne remplace périodiquement les règles. Ces femmes sont regardées comme inhabiles à la génération.

« Dans ces cas, avant de donner son avis, il
est de la plus haute importance de s'assurer s'il
n'existe pas de vice de conformation, s'il y a
imperforation, oblitération du vagin, si l'utérus
est incomplétement développé, ou s'il manque
entièrement. » (M.)

D. *D'où vient le sang des règles ?*

R. Ce sang transsude de la surface interne de
la matrice, par les ouvertures nombreuses qu'on
appelle orifices des sinus utérins ; et, dans l'o-
pinion de quelques auteurs, il découle immédiatement des artères ou des veines de la matrice.
Les vaisseaux du vagin et ceux du museau de
tanche en fournissent peut-être une partie.

«Une femme de 35 à 36 ans, après un accouchement laborieux, fut atteinte d'une inflammation du col, qui détermina des adhérences ; à
chaque époque mensuelle, il survenait du côté
de l'hypogastre des phénomènes absolument
semblables à ceux des règles. Peu à peu le
ventre se tuméfia ; Dupuytren reconnut bientôt

la cause du mal, il pensa que le meilleur moyen était une ponction dans l'intérieur de l'utérus. L'opération fut pratiquée immédiatement, il s'écoula un mélange de sanie noirâtre moitié purulente, moitié sanguinolente. La malade fut soulagée pendant quelques heures. Mais bientôt des accidens inflammatoires se manifestèrent, et elle succomba au bout de trois jours. A l'autopsie, on trouva la surface interne de l'utérus, noire, tapissée par du sang demi-concret et purulent; il n'y avoit rien dans le vagin. Dans le prolapsus de la matrice, on voit l'exhalation sanguine se faire à travers le col.» (M.)

D. *Quelle est la qualité du sang des règles ?*

R. Chez une femme saine, ce sang est pur comme celui qu'on tireroit d'une veine du bras : il n'a aucune des mauvaises qualités que des auteurs lui ont assignées, et auxquelles on n'a que trop ajouté foi, comme de faire tourner à l'aigre des liqueurs en fermentation ou les boissons fermentées, d'exciter la pourriture des viandes, de ronger le fer, etc. etc.

Si on le trouve altéré, et d'une odeur fétide, etc., chez quelques femmes, il faut l'attribuer à leur mauvaise santé, à l'altération de leurs humeurs, à quelques maladies des voies utérines, et à ce que ces femmes négligent, dans le temps de cette évacuation même, les soins que demande la propreté.

D. *Les règles reparoissent-elles souvent, et de combien est leur durée ?*

R. La plupart des femmes n'éprouvent cette évacuation qu'une fois le mois; quelques-unes sont réglées tous les quinze à vingt jours, et d'autres quelques fois seulement dans le cours d'une année.

Sa durée est de quatre à six jours, de huit à l'égard de certaines femmes; et chez d'autres les règles n'ont lieu que pendant un jour, et même moins.

D. *Quelle est la quantité de sang qui s'évacue chaque fois?*

On ne peut l'apprécier, quoiqu'on l'estime de trois à quatre onces, parce qu'elle diffère selon la constitution de la femme, sa manière de vivre, le climat qu'elle habite, etc. Les femmes d'une constitution sanguine perdent en général plus que les autres; celles qui habitent les villes et qui vivent dans l'aisance, plus celles de la campagne, qui font plus d'exercice et se nourrisent d'alimens grossiers et peu succulens.

D. *Les femmes enceintes sont-elles réglées ?*

R. Non : cette évacuation se supprime pendant la grossesse, et ne reparoît, le plus souvent chez les femmes qui ne nourrissent pas leurs enfans, que six semaines ou deux mois après l'accouchement, et même plus tard. Il s'en trouve néanmoins qui sont réglées une ou deux fois dans le commencement de la grossesse; quelques-unes jusqu'à un terme plus avancé; il y en a bien peu, s'il en existe, chez qui cette évacuation se soutienne périodiquement jusqu'au moment de l'accouchement.

« L'apparition des règles pendant le cours de la grossesse est un fait beaucoup plus rare qu'on ne le pense généralement : la plupart des fe mes que j'ai eu occasion d'observer et qui disaient être réglées, n'éprouvaient que des accidens de grossesse, dépendant soit d'un état morbide de l'utérus ou de l'œuf, soit, ce qui est bien plus fréquent, de quelques violences extérieures; quand on interroge ces femmes avec soin on acquiert presque toujours la certitude que ces prétendues règles n'ont rien de fixe dans leur retour, qu'elles se rencontrent tantôt après huit ou quinze jours, d'autres fois après trois ou six semaines, et cela chez la même femme. » (M.)

D. *D'où vient le sang des règles pendant la grossesse ?*

R. Il ne peut venir de toute la surface interne du corps de la matrice, comme chez les femmes qui ne sont pas enceintes, puisque le produit de la conception remplit la cavité de ce viscère, et y est adhérent de toutes parts. On présume, avec raison, que ce sang ne vient que des vaisseaux du col de la matrice, et peut-être de quelques-uns du vagin : aussi a-t-on observé que les règles étoient alors moins abondantes et plus séreuses.

D. *Peut-on assurer qu'une femme a été réglée pendant sa grossesse, parce qu'elle a perdu du sang de temps à autre ?*

R. Non : pour qu'une femme soit réglée, il faut que l'évacuation dont il s'agit vienne périodiquement, comme avant la grossesse, et aux mêmes époques. Celle qui ne voit du sang qu'à des intervalles irréguliers, est dans un état de perte ; et presque toujours ce sang vient de ce qu'une portion du placenta s'est détachée de la matrice.

D. *Est-il bien important de distinguer les règles d'avec la perte ?*

R. Cette distinction seroit utile en quelques
cas, mais elle est bien difficile à établir. Ell
seroit utile, en ce que les règles, qui sont
évacuation naturelle, ne peuvent influer aus
défavorablement sur la grossesse qu'une pert
qui proviendroit du détachement d'une porti
du placenta : peu abondantes alors, elles duren
peu de temps ; et, s'arrêtant d'elles-mêmes
elles soulagent la femme au lieu de l'affoiblir
mais il n'en est pas de même de la perte, q
peut augmenter si l'on ne prend des précautio
convenables, et être suivie de fausse couche
d'accouchement prématuré.

D. *Comment pourroit-on distinguer ces de
espèces d'évacuations ?*

R. Voici quelques observations qui peuv
servir à établir cette distinction. Les règles
roissent au temps marqué comme avant la gr
sesse ; le sang coule en petite quantité ; il
plus fluide, plus pâle, se coagule difficilement,
et cette évacuation n'est précédée d'aucune ca
se remarquable à laquelle on puisse l'attribuer
La perte, au contraire, s'annonce à la suite
l'une de ces causes : tantôt c'est une chute,
effort, une violente passion qui la déterminen
ou bien c'est une pléthore excessive. Elle n'
point de temps marqué ; elle est accompagn
d'un sentiment de pesanteur, de douleurs sou
des vers les lombes et la matrice, le sang en e
plus épais, plus rouge, se coagule plus aisémen
et souvent il sort sous forme de caillot.

D. *Les femmes enceintes doivent-elles prendre quelques précautions pendant le cours des règles?*

R. Lorsque cette évacuation est peu abondante, la femme évitera de faire de grands mouvemens et d'excès dans le régime; mais elle gardera le repos, elle restera au lit, et elle fera usage de quelques boissons tempérantes et acidules, si les règles deviennent abondantes : si elles se renouveloient ainsi tous les mois, il seroit à propos d'en prévenir le retour ou de le modérer, par une saignée du bras faite quelques jours avant leur apparition, et lorsque la femme en éprouve les symptômes avant-coureurs.

D. *Que doit-on prescrire à la femme dans le cas de perte ?*

R. Lorsque la perte ne fait que s'annoncer, si elle n'a pour cause qu'un mouvement violent, une passion vive, etc., la conduite que doit tenir la femme est encore celle qui vient d'être prescrite; mais quand cet accident provient de la plénitude des vaisseaux, qui a détruit une partie des adhérences du placenta, il faut commencer par une ou deux petites saignées du bras, prescrire le repos le plus exact, donner des boissons fortement acidulées, et employer encore d'autres moyens selon que l'accident devient plus ou moins grave (1).

D. *Les femmes qui allaitent leurs enfans sont-elles réglées comme dans l'état habituel?*

R. Il est rare que ces femmes soient sujettes à cette évacuation périodique. Les règles ne repa-

____

(1) *Voyez* l'article *Perte*, dans la suite de cet ouvrage.

4.

roissent chez la plupart que lorsqu'elles ont sevré l'enfant; et chez d'autres, que vers la fin
de l'allaitement, après les huit ou dix premiers
mois, et rarement avant. Il en est cependant
aussi chez qui les règles reviennent plus tôt, et
l'opinion qu'on a de ces femmes est telle, qu'on
les regarde généralement comme de mauvaises
nourrices.

D. *Pourquoi ces femmes ne seroient-elles pas
aussi bonnes nourrices que les autres?*

R. 1° Une nourrice qui est réglée périodiquement et dès les premiers temps, est plus disposée qu'une autre à devenir grosse; 2° son lait
souvent s'éclaircit et diminue pendant le cours
des règles; et quelquefois il s'altère au point
d'influer sur la santé de l'enfant. Mais il est
beaucoup de femmes dont le lait ne perd aucune
de ses bonnes qualités, quoiqu'elles soient réglées tous les mois : s'il convient de changer
l'enfant de nourrice dans le premier cas, on ne
seroit nullement fondé à le faire dans le second.

SECTION II.

De la fécondité et de la stérilité.

D. *Qu'est-ce que la fécondité?*

R. La fécondité, chez la femme, est la faculté
de concevoir.

D. *A quel âge la femme jouit-elle de cette
faculté?*

R. Dès qu'une femme est bien réglée, elle
peut concevoir et devenir grosse, et elle ne pe

cette faculté qu'après la cessation absolue des règles : conséquemment elle est féconde, dans les climats tempérés, depuis l'âge de douze à quatorze ans jusqu'à celui de quarante-cinq à cinquante.

D. *La femme ne peut-elle pas devenir grosse avant la première apparition des règles, et après leur cessation absolue?*

R. Quoique les règles soient le présage de la fécondité, et que la plupart des femmes ne conçoivent qu'autant que cette évacuation s'est manifestée et se manifeste encore à l'ordinaire, il en est cependant qui ont conçu ou qui sont devenues grosses avant d'être réglées, et d'autres, plusieurs années après la suppression absolue de cette évacuation.

D. *D'où provient la fécondité?*

R. Cette aptitude à concevoir ne paroît pas seulement une suite de la bonne constitution de la femme, de la bonne conformation des parties de la génération, de la qualité des fluides qui arrosent ces parties, et de la sensibilité dont elles jouissent; car on ne voit que trop de femmes valétudinaires, infirmes même, concevoir et devenir mères, tandis que d'autres restent stériles, quoique bien constituées.

D. *Qu'est-ce que la stérilité?*

R. La stérilité est l'inaptitude à concevoir; c'est la privation de la faculté connue sous le nom de *fécondité*. La stérilité est chez la femme la même chose qui l'impuissance chez l'homme.

D. *Quelles sont les causes de la stérilité?*

R. L'obturation du vagin et celle du col de

la matrice sont les seules causes apparentes de stérilité : tant qu'elles existent, la femme ne peut concevoir ; mais il n'est pas difficile de détruire ces obstacles. Les vices de conformation des parties tant externes qu'internes de la génération ; la mauvaise qualité des fluides qui arrosent et qui vivifient toutes ces parties ; le défaut accidentel d'évacuations menstruelles, ou leur abondance ; les écoulemens d'humeurs blanches qu'éprouvent habituellement certaines femmes, l'embonpoint excessif, etc., qu'on a regardés comme autant de causes de stérilité, ne peuvent passer absolument pour telles.

D. *Est-il facile de déterminer d'où provient la stérilité de beaucoup de femmes ?*

R. Il est d'autant plus difficile de le faire, que souvent on a vu des femmes très-fécondes, quoique affectées de plusieurs de ces maladies, ou de ces vices de conformation dont on vient de parler, tandis que d'autres femmes saines, du moins en apparence, et bien conformées, sont restées stériles. Combien n'en a-t-on pas vu de ces dernières long-temps stériles avec un premier mari, et avoir des enfans avec un second, ou ne pouvoir en donner à celui-ci, quoique en ayant eu plusieurs en premières noces !

D. *Ne peut-on pas remédier à la stérilité ?*

R. On peut y remédier en beaucoup de cas, surtout lorsqu'elle dépend de l'obturation du vagin et de celle du col de la matrice, ou de quelques-unes des maladies qui semblent devoir rendre la femme stérile, etc.; mais les moyens d'y parvenir, toujours au-dessus des lumières d'une sage-femme, sont du ressort d'un accoucheur instruit, ou du médecin.

SECTION III.

De la conception et de la génération.

D. *Qu'est-ce que la conception?*

R. On ne sauroit en donner une définition bien claire. C'est l'union, qui se fait dans le sein de la femme, des principes nécessaires à la formation de l'enfant et de ses dépendances. L'arrangement, le développement de ces mêmes principes se nomment *génération.*

D. *Quels sont les principes que l'homme et la femme fournissent à la génération?*

R. La nature de ces principes nous est inconnue. L'Etre suprême a couvert d'un voile impénétrable tout ce qui a rapport à la génération; et, malgré le travail infatigable des plus savans naturalistes, nous ignorerons encore long-temps comment s'accomplit cette fonction, surtout en quoi l'homme et la femme y contribuent. Tous les systèmes établis à ce sujet se réduisent à deux principaux : l'un dans lequel on admet le mélange des semences fournies par les deux sexes; l'autre dans lequel on suppose, chez la femme, des œufs qui contiennent les rudimens du fœtus, et que l'homme ne fait que féconder ou vivifier : ce dernier système est le plus généralement admis; et le premier n'a aujourd'hui que très-peu de partisans.

D. *Dans quelle partie de la femme se fait* conception?

Quel que soit le système qu'on admette, celui du mélange des liqueurs prolifiques ou celui des œufs, on s'accorde généralement sur le lieu où se fait la conception : on croit que c'est dans l'un des ovaires où l'on a trouvé des enfans bien formés. Dans l'un de ces systèmes, l'œuf fécondé dans l'ovaire s'en détache, en est exprimé par le pavillon de la trompe, et transporté dans la matrice, où il se nourrit et se développe pendant neuf mois ou environ. Quelquefois le premier produit de la conception s'arrête dans le milieu de la trompe, et s'y développe de même pendant plus ou moins de temps; d'autres fois, le pavillon de cette trompe le laisse échapper, et il tombe dans le bas-ventre, où il peut aussi se développer; ce qui constitue autant d'espèces de grossesses, que nous indiquerons dans la suite.

D. *Le produit de la conception est-il toujours* de la même nature?

R. Si l'on peut assurer qu'il est constamment de la même nature dans les premiers momens, du moins présente-t-il quelquefois de grandes différences dans la suite. Il en provient presque toujours un ou plusieurs enfans avec leurs annexes, quelquefois il n'en résulte qu'une espèce de masse fongueuse et comme charnue, qu'on désigne sous le nom de *môle,* ou de *faux germe*: de là ces dénominations de *bonne conception* et de *fausse conception.*

D. Quels sont les signes qui dénotent qu'une femme vient de concevoir?

R. Il n'en existe pas d'après lesquels on puisse 'assurer sans craindre de se tromper. Si quelques femmes éprouvent, à l'instant même de la onception, des changemens remarquables dans eur manière d'être, soit en bien, soit en mal, ui les portent à croire qu'elles viennent de oncevoir, le plus grand nombre n'en est affecté n aucune façon.

ARTICLE II.

e la grossesse et de ses différentes espèces; des signes qui les font reconnoître; du toucher.

SECTION PREMIÈRE.

De la grossesse et de ses espèces.

D. Qu'est-ce que la grossesse?

R. On désigne sous ce nom l'état d'une feme qui a conçu, et qui porte en elle le produit e la conception.

D. Combien peut-on établir d'espèces de grossesses?

R. On ne peut en établir que deux espèces générales, qui diffèrent par la nature du produit de la conception. L'une est formée par un ou plusieurs enfans avec leurs dépendances : on doit l'appeler *vraie grossesse*; l'autre, qui est également la suite de la conception, n'étant formée que d'une masse fongueuse de la nature du placenta, qu'on désigne tantôt sous le nom de *môle*, tantôt sous celui de *faux germe*, se nomme *fausse grossesse* (1).

D. *La vraie grossesse ne présente-t-elle pas elle-même différentes espèces?*

R. La vraie grossesse présente de très-grandes différences : 1° selon le lieu où se développent les substances qui la constituent; 2° selon le nombre d'enfans qui la forment; 3° selon les accidens qui l'accompagnent; et, relativement à toutes ces différences, elle a reçu des dénominations particulières.

On appelle *bonne grossesse, grossesse ordinaire, grossesse utérine*, celle où le produit de la conception se développe dans la matrice; et on la distingue en simple, en composée, et en compliquée. La grossesse simple, qui est la plus ordinaire, est celle où il n'y a qu'un seul enfant ; la grossesse composée, celle où il se trouve plusieurs enfans, ou bien un seul avec une môle ou faux germe : l'une et l'autre de ces grossesses peuvent être compliquées d'accidens ou de maladies.

La grossesse extra-utérine, qu'on peut appeler *mauvaise grossesse*, parce que l'issue en est toujours fâcheuse, a reçu également des dénominations particulières selon le lieu où se trouvent l'enfant et ses dépendances : on l'appelle *grossesse tubaire*, quand elle est dans

---

(1) On a également donné le nom de *fausses grossesses* à diverses affections ou maladies, comme l'hydropisie de la matrice, des amas de sang dans ce viscère, etc.; mais une telle dénomination ne pouvant caractériser ces maladies, ne leur convient nullement.

'une des trompes; *des ovaires*, quand elle a
on siége dans l'un des ovaires; enfin, *gros-
esse abdominale*, lorsque l'enfant se développe
ans le bas-ventre même.

Il peut exister en même temps une grossesse
térine et une grossesse extra-utérine; mais
exemples en sont rares.

SECTION II.

Des signes de la grossesse.

D. *Quels sont les signes de la grossesse?*

R. On a toujours distingué ces signes en ra-
onnels et en sensibles. Les premiers se dédui-
nt des changemens que la femme éprouve
ans sa manière d'être; tels que la suppression
es règles, les lassitudes spontanées, les dégoûts,
s nausées, les vomissemens, le désir de cer-
ines choses de peu d'usage, soit comme alimens
u comme boissons, le gonflement et la tension
ouloureuse des mamelles, etc. Les signes sen-
les ne se découvrent qu'au moyen du toucher
u de la vue.

D. *Peut-on assurer d'après les signes rationnels
e la femme est grosse?*

R. Si le plus grand nombre des femmes qui
rouvent ces symptômes sont réellement en-
intes, il en est quelques-unes qui ne le sont
s, et chez lesquelles ces symptômes ne dé-
ndent que de la suppression des règles. La
ossesse d'ailleurs ne donne pas toujours lieu
ces petits accidens; s'ils en ont paru comme

autant de signes, il faut convenir qu'il sont trè
douteux.

La sécrétion du lait, son excrétion par l
mamelons, ne sont pas des indices plus sûrs
la grossesse, puisqu'on a remarqué l'une
l'autre à la suite d'une suppression accidente
des règles, et même chez de très-jeunes filles (1

« Un phénomène remarquable est la modi
fication que l'état de grossesse imprime a
système nerveux : en général, la sensibilitéd
femmes est singulièrement exaltée, leur é
moral, intellectuel est alors réellement chang'
J'ai vu des femmes habituellement bonnes, d
venir irascibles, jalouses, acariâtres ; c'est ce
exaltation du système nerveux qui pour nou
constitue en partie cet état puerpéral, qui f
de la pathologie et de la thérapeutique d
femmes grosses, en couches ou nourrices, u
médecine en quelque sorte spéciale. » (M.)

D. *Les signes sensibles de la grossesse sont-*
plus sûrs que les signes rationnels ?

R. Ces signes, qu'on ne déduit que de l'ét
de la matrice, des changemens qu'elle a épro
vés, et de l'existence de l'enfant, ne laiss
aucun doute sur la grossesse ; ils en font mêm
connoître l'espèce, dans le plus grand no
des cas, ainsi que le terme auquel elle est p

(1) On a vu à Paris une petite fille de l'âge de h
ans, en fournir abondamment, de la meilleure qualité
et assez pour aider sa mère à supporter le fardeau
l'allaitement, et nourrir elle-même son petit frère
dant plusieurs mois.

nue : le toucher est le seul moyen de bien
ger de toutes ces choses.

SECTION III.

toucher, de son utilité dans l'art des accouchemens,
et de la manière d'y procéder.

D. *Que doit-on entendre par le toucher, dans*
sens relatif à l'art des accouchemens ?

R. Le toucher, dans ce sens, consiste à porter
doigt dans le vagin, pour s'assurer de l'état
la matrice et de ce qu'elle renferme. On
ut l'entendre également de l'application des
ains à l'extérieur du ventre, faite dans les
êmes vues.

D. *Le toucher est-il d'une grande utilité dans*
t des accouchemens ?

R. Il est tellement utile, qu'on doit le regarder
mme la boussole de l'accoucheur, et qu'aucun
tre sens ne peut y suppléer. Les occasions de
pratiquer sont très-fréquentes. C'est par le
ucher qu'on juge de la bonne ou de la mau-
ise conformation du bassin; de l'état sain ou
orbifique des parties internes de la génération;
'on reconnoît la grossesse, et qu'on apprécie
s différens termes; qu'on distingue la gros-
sse utérine d'avec la grossesse extra-utérine,
la grossesse composée d'avec la simple; les
aies douleurs de l'enfantement d'avec les faus-
s douleurs, ou celles qui lui sont étrangères;
fin, c'est par lui que nous jugeons des pro-
ès du travail, que nous reconnoissons la partie

que l'enfant présente à l'orifice de la matrice
la position de cette partie, etc., etc.

D. *Comment doit-on procéder au toucher?*

R. Pour se rendre habile dans l'art de toucher
il faudroit s'exercer fréquemment et sur bea
coup de femmes, en commençant par celles q
ne sont pas enceintes, afin de prendre une con
noissance exacte de la matrice dans l'état
turel ou de vacuité : car ce n'est qu'au moy
de ces connoissances préliminaires, qu'on p
apprécier les changemens que la grossesse o
certaines affections morbifiques ont opérés da
la forme et le volume de la matrice.

On touchera d'abord la femme debout, po
juger plus sainement de la position de la matric
de sa pesanteur et de sa mobilité; et ensui
étant couchée sur le dos, pour mieux en appr
cier le volume. Le doigt indicateur de l'une
l'autre main étant enduit de beurre, de po
made ou de tout autre corps gras, on cherc
doucement l'entrée du vagin, en écartant l
grandes lèvres, et on l'introduit jusqu'à ce qu'
rencontre le museau de tanche. On examin
quelle est la longueur, la grosseur, la dureté
cette partie, et le degré d'ouverture de
orifice; ensuite on fait attention à sa situation
à la pesanteur, et à la mobilité de la matrice.

Après ces premières recherches, la fem
étant couchée sur le dos, on lui fait relever l
genoux de manière que les cuisses et les jam
soient à demi fléchies; on place un oreiller so
la tête et les épaules pour que la poitrine soi
plus haute que le bassin, et que les muscles d
bas-ventre soient dans un état de relâchement

n applique alors la main gauche sur le ventre paume vers le pubis et les doigts allongés du té de l'ombilic. On déprime les enveloppes bdominales par une pression convenable, qu'on ugmente graduellement et en portant le bout es doigts réunis alternativement d'un côté à autre, jusqu'à ce qu'on rencontre la matrice, i se présente profondément sous la forme un corps assez dur.

On s'assure que ce corps est réellement la atrice, en le fixant entre la main placée extéeurement, et le doigt appliqué au museau de nche : on juge aisément de sa forme et de sa osseur quand elle est fixée de cette manière.

D. *Le procédé que vous venez de décrire est-il cile à exécuter?*

R. Il ne présente de grandes difficultés que ez les femmes qui ont beaucoup d'embonpoint, u dont le bas-ventre est extrèmement sensible; ais il est d'une exécution facile sur les femmes aigres, et surtout chez celles qui ont eu des fans. Nous observerons qu'une partie de ces cherches devient inutile quand l'accoucheur est acquis une grande expérience dans l'art de ucher : le doigt introduit dans le vagin lui ffit pour juger de l'état de la matrice, et disnguer celle qui est saine et en vacuité, de celle i est affectée d'engorgemens, ou qui est dans tat de grossesse.

D. *Comment doit-on pratiquer le toucher pour terminer si une femme est enceinte ou non?*

R. Quand il s'agit d'une grossesse douteuse au-dessous du terme de quatre mois, il faut rocéder au toucher comme on vient de le

décrire ; c'est-à-dire qu'il faut toucher la femm
debout et ensuite couchée, afin de pouvoir sais
et fixer la matrice entre le doigt porté dans
vagln et la main appliquée au-dessus du pubis
dans un cas de grossesse plus avancée, il s
de toucher la femme debout.

D. *A quels signes reconnoît-on une grossesse
deux ou trois mois au plus?*

R. On ne peut en assurer l'existence
d'après le volume de la matrice. Au terme
six semaines à deux mois, on trouve le
de ce viscère manifestement plus gros que da
son état naturel; il s'est arrondi dans tous
sens, et son volume surpasse celui d'un
d'oie. Souvent à ce terme la matrice se trouv
un peu plus basse que dans l'état ordinaire.
troisième mois, son corps plus arrondi encor
et plus développé, paroît égaler la gross
du poing d'un homme, et quelquefois la t
d'un très-petit enfant de naissance.

« Le toucher exige de la part de celui qui
pratique quelques précautions préliminair
qui sont rarement indiquées dans les livres.
exécuter convenablement cette opération,
faut se servir du doigt indicateur, fléchir
trois derniers doigts et écarter le pouce; de ce
manière on peut refouler le périnée de bas
haut, et gagner près d'un pouce. L'ongle
doit pas être trop long, car si le col est sen
ble, ramolli, saignant, on pourrait occasion
de la douleur ou produire une excoriation ;
autre précaution, c'est de ne pas pratiquer ce
opération, lorsque le doigt est excorié ou m
lade.

Avant de procéder au toucher, on enduit le oigt d'un corps gras, afin de pénétrer plus failement et d'éviter l'absorption de virus conagieux. Cela fait, on met un genou en terre et autre entre les jambes de la femme, de maère à pouvoir y appuyer le coude. On passe nsuite la main sous les vêtemens, dans une potiou moyenne entre la pronation et la supinaon; lorsqu'on est arrivé aux parties de la énération, on place le pouce au devant des bis et on loge l'indicateur dans l'écartement es grandes lèvres. Il suffit d'abaisser un peu le oignet et de relever l'extrémité libre du doigt dioateur, pour pénétrer sans difficulté dans le agin.

Après l'introduction du doigt, la première hose à faire, est de saisir entre le pouce et indicateur les grandes lèvres, afin de s'assurer eleur état; on explore ensuite avec la face palaire du doigt la paroi supérieure du vagin; il 'est pas rare de rencontrer sous la forme d'un rdon, un corps mobile, qui n'est autre chose e le canal de l'urètre, souvent tuméfié chez s femmes grosses. En continuant l'exploraon, on gagne le cul-de-sac du vagin; le doigt ouve alors un petit corps qui forme une illie d'environ cinq lignes; c'est le col de utérus; l'on arrive sur les lèvres cntre leselles existe une scissure linéaire chez les mmes primipares, déchirée, inégale, chez lles qui ont eu des enfans. Sur cent femmes, uatre-vingts ont la scissure plus prolongée à auche qu'à droite.

Lorsqu'on a convenablement apprécié la

forme, la grosseur, la chaleur du col, on dirige la face palmaire du doigt vers la concavité du sacrum, et en exerçant une pression modérée et uniforme de haut en bas, on juge de la bonne ou de la mauvaise conformation de cette partie. Si l'extrémité du doigt peut atteindre l'angle sacro-vertébral, il y a rétrécissement du diamètre antéro-postérieur; s'il ne peut le toucher, ce diamètre offre assez d'étendue.

L'examen de la partie postérieure du vagin fait reconnoître le rectum, puis le bourrelet hémorrhoïdaire ordinairement très-développé chez les femmes grosses, et enfin l'état du périnée.

En même temps qu'on explore avec une main les parties de la génération, il faut tenir l'autre sur la région hypogastrique, soit pour fixer l'utérus, soit pour le rapprocher de la main qui touche. » (M.)

D. *Peut-on s'assurer, d'après ces signes, qu'une femme est réellement grosse ?*

R. Non : ces signes n'appartenant pas exclusivement à la grossesse, l'engorgement des parois de la matrice et nombre d'autres maladies peuvent en augmenter le volume à ce point, et même bien plus. Mais dans le cas d'engorgement et d'obstruction, le corps de la matrice est dur, il est inégal au toucher ; et le plus souvent le col est affecté de la même manière. Dans la grossesse, au contraire, la matrice plus volumineuse que dans l'état ordinaire, est égale et présente une sorte de souplesse au toucher, ainsi que le museau de tanche, qui n'a subi encore aucun changement.

Les petits accidens que la femme éprouve depuis qu'elle se soupçonne grosse, et que nous avons regardés comme autant de signes rationnels de la grossesse, donnent un degré de certitude de plus aux signes que nous déduisons de l'augmentation de la matrice, parce qu'ils n'ont pas lieu ordinairement dans les maladies de ce viscère.

« Au commencement du troisième mois, deux signes méritent de fixer l'attention ; l'augmentation de poids et la fixité de l'utérus, le poids dépend naturellement du développement de l'utérus et de l'œuf. La fixité du développement régulier uniforme de la matrice qui, occupant le détroit abdominal, se trouve appuyée, soutenue, par la circonférence de ce détroit. De là l'impossibilité de lui imprimer des mouvemens en avant, en arrière ou sur les côtés. Dans les développemens morbides, la fixité n'est jamais aussi grande. » (M.)

D. *Ne peut-on pas juger aussi de la grossesse commençante par l'état du col de la matrice seulement ?*

R. Beaucoup d'auteurs l'ont pensé, d'après l'opinion où ils étoient que l'orifice de la matrice se refermoit exactement après la conception : mais comment s'assurer de l'état où est l'orifice interne, le doigt ne pouvant y atteindre avant les derniers mois de la grossesse ? S'il est fermé dans ces premiers temps, l'orifice externe ne l'est jamais assez étroitement chez les femmes qui ont eu des enfans, pour qu'on ne puisse avancer un peu le bout du doigt.

5

D. *Quels sont les signes qui indiquent le qua-*
trième et le cinquième mois de la grossesse?

R. Au quatrième mois, le corps de la matr
paroît au-dessus des os pubis, et son fond s'é
lève à peu près vers le milieu de l'espace com
pris entre ces os et l'ombilic; le museau de la
che est tourné vers le sacrum, et en général
peu plus élevé que dans les deux premi
mois.

Au cinquième mois, le corps de la matrice
plus volumineux qu'au quatrième, occupe tou
la région hypogastrique, qui en devient pl
saillante, et son fond est à la distance de de
travers de doigt ou environ de l'ombilic.

C'est entre ces deux époques que la plupa
des femmes ressentent les mouvemens de l'e
fant. L'époque de ces premiers mouvemens n'
cependant pas invariable: des femmes les disti
guent dès le troisième mois; d'autres n'en so
affectées qu'après le cinquième ou le sixiè
mois, et même plus tard. (1)

D. *De quelle espèce sont les mouvemens q*
la femme ressent dans ces premiers temps?

R. Ces mouvemens dépendent de l'actio
musculaire de l'enfant même : ce sont ses mem
bres qui s'agitent, et qui frappent la surface in
terne de la matrice avec assez de force pour qu

---

(1) Nous avons donné des soins à plusieurs femm
qui nous ont assuré n'avoir ressenti les premiers mo
vemens de l'enfant que vers la révolution du septièm
mois; une autre femme n'en a remarqué aucun avan
l'accouchement, et toutes sont accouchées d'un enfa
de grosseur ordinaire et bien portant.

femme en soit affectée. La tête et le tronc de
enfant se meuvent également; mais ces mou-
mens impriment une sensation différente de
lle qui résulte du mouvement des extrémités.

D. *L'enfant ne commence-t-il à remuer qu'à
époque où la femme s'aperçoit de ses mouve-
ens ?*

R. Étant animé dès l'instant de la concep-
on, l'enfant doit remuer beaucoup plus tôt;
ais ces premiers mouvemens ne sont ni assez
rts ni assez étendus pour que la femme puisse
s distinguer.

D. *L'enfant n'a t-il pas d'autres mouvemens
e ceux dont vous venez de parler ?*

R. L'enfant peut faire d'autres mouvemens,
'on pourrait appeler de *déplacement* ou de
llottement; mais l'action de ses organes n'y
ntribue en rien. Entouré d'un volume d'eau
ujours très-grand relativement à sa petite
asse dans les premiers mois, et étant spéci-
uement plus pesant que ce fluide, il peut
re déplacé par les mouvemens de la femme,
ttitude qu'elle prend, ou par les secousses
e l'accoucheur communique à la matrice,
nt au moyen du doigt porté dans le vagin,
e par les mains appliquées extérieurement.

D. *Indiquez d'une manière plus précise com-
nt on peut exciter et reconnoître ce ballote-
nt.*

R. Pour le bien comprendre, établissons
abord que l'enfant, étant plus pesant qu'un
reil volume d'eau, doit occuper la partie la
s basse de la cavité de la matrice; consé-

quemment la région qui avoisine le col de
viscère, quand la femme est debout; et qu
est aisé de l'écarter de ce point sur lequel il d
retomber, si on cesse de l'agiter, et si l'attitu
de la femme reste la même. Cela posé, po
exciter et reconnoître ce ballottement, on
conduit de la manière suivante.

On avance l'index d'une main jusqu'au fo
du vagin, le plus haut possible entre le muse
de tanche et la symphyse du pubis, et on pla
l'autre main sur le ventre à la hauteur du fo
de la matrice. Alors on agite doucement ce
cère au moyen du premier doigt, pour dépla
l'enfant et l'obliger de s'élever au milieu
eaux; puis on donne de suite une autre seco
avec les doigts placés extérieurement, pour
célérer sa chute sur le point d'où on l'avait él
gné. L'enfant, ainsi ballotté à diverses repri
frappe, en retombant, le doigt introduit d
le vagin, et le fait avec d'autant plus de f
que la grossesse est plus avancée.

Ce ballottement, ou ce choc de l'enfa
est si peu remarquable au toucher avant
quatrième mois de la grossesse, que les per
nes peu exercées ne sauroient le reconnoît
mais il devient d'autant plus sensible, que
grossesse se rapproche davantage du huitiè
mois; c'est pourquoi les commençans fer
bien de s'habituer à le reconnoître d'abord
cette époque, puis à celle de sept mois, de
et de cinq, pour se mettre à même de le
apprécier au quatrième.

« Ce mouvement de ballottement ne
perçoit pas également bien chez toutes

mmes : en général il est d'autant plus facile,
u'elles ont moins d'embonpoint ; *et vice versâ,*
ec de l'habitude, on peut chez une femme
aigre le percevoir du quatrième au cinquième
ois. » (M.)

D. *La mère peut-elle distinguer nettement ce
ouvement de ballottement de l'enfant ?*

R. On pourroit croire qu'elle ne le remar-
e pas, car elle n'en fait aucune mention ;
qu'il y a de certain, c'est qu'il ne peut être
ssi remarquable pour elle que les mouvemens
dinaires dont nous avons parlé, excepté ce-
ndant quand l'enfant est mort : dans ce der-
ier cas, la femme ressent ce mouvement de
llottement, et quelquefois d'une manière in-
mmode ; elle annonce qu'une espèce de boule
sante tombe constamment sur le côté où elle
couche, et suit les mouvemens qu'elle exé-
te elle-même.

D. *Puisque la matrice contient beaucoup d'eau,
lativement à la grosseur du fœtus, dans les pre-
iers temps de la grossesse, ne devroit-on pas
istinguer aussi l'ondulation de ce fluide, comme
le fait dans l'hydropisie du ventre ?*

R. Les eaux de l'amnios ne sont jamais en as-
z grande quantité dans la grossesse ordinaire,
ur qu'on puisse en distinguer l'ondulation.
n ne pourroit d'ailleurs regarder cette ondula-
n comme un signe appartenant exclusive-
à la bonne grossesse, puisqu'il auroit lieu
ément dans quelques-unes des fausses gros-
sses.

D. Quels sont les signes qui caractérisent le sixième et le septième mois de la grossesse ?

R. Au sixième mois le fond de la matrice s'é-lève généralement au-dessus de l'ombilic, qui en paroît moins enfoncé ; le col semble un peu plus court que dans l'état naturel, la base du museau de tanche, ou sa partie supérieure, est plus développée, plus large et plus épaisse ; l'o-rifice est encore plus en arrière et plus haut qu'aux époques précédentes.

Au septième mois le fond de la matrice oc-cupe une partie de la région épigastrique, et se trouve à plus de trois à quatre travers de doigt au-dessus de l'ombilic. La forme du ventre est telle, que sa plus grande convexité est à la hau-teur de cette cicatrice.

Le col de la matrice est plus court que dans l'état naturel, sa base encore plus large qu'au sixième mois, et le museau de tanche quelquefois si éloigné de la vulve, que le doigt ne peut y at-teindre que très-difficilement. A ce terme, on trouve presque toujours la tête de l'enfant au dé-troit supérieur, et on la distingue aisément à tra-vers l'épaisssur des parois de la matrice.

D. La tête de l'enfant ne se présente-t-elle au détroit qu'au septième mois de la grossesse ?

R. On la reconnoît également au sixième mois, et même plus tôt chez quelques femmes, quand on est suffisamment exercé dans le toucher ; mais ce n'est qu'au septième, pour l'ordinaire, qu'elle se présente de manière à être reconnue des ac-coucheurs les moins versés dans ces sortes de recherches. La facilité avec laquelle on la dé-couvre alors a fait croire au plus grand nombr

e praticiens qu'elle ne se présentoit qu'à cette
'poque, et que c'étoit le temps où l'enfant se re-
ournoit et faisoit la culbute(1).

D. *Quels sont les signes qui caractérisent le hui-
ième mois de la grossesse?*

R. A ce terme, le fond de la matrice est telle-
ient élevé chez la plupart des femmes, qu'il tou-
he presque au bord antérieur et inférieur de la
oitrine. Le museau de tanche a peu de lon-
ueur; ce n'est qu'une espèce de mamelon très-
ourt, ou un bourrelet très-peu saillant et assez
ouple: souvent il n'existe plus. Il est rare que
'orifice chez les femmes enceintes de leur preier enfant, à cette époque, soit ouvert; mais
 y introduit assez facilement le doigt chez
elles qui ont eu d'autres grossesses. La tête de
enfant paroît plus basse, et on la trouve plus
lide et plus grosse qu'au septième mois. Pres-
ue toujours l'orifice de la matrice est si élevé
ers le sacrum, qu'on ne peut y atteindre qu'a-
ec une extrême difficulté.

D. *Quels sont les signes qui dénotent le neu-
ème mois de la grossesse ?*

R. Le fond de la matrice, au lieu de s'élever
e plus en plus vers la poitrine dans le neuvième
ois de la grossesse semble s'en éloigner et se
pprocher de l'ombilic, de manière que la ré-
on épigastrique en devient plus libre: ce qui
it dire aux femmes que leur ventre a baissé, et
'elles ne tarderont pas à accoucher. Cette es-

(1) Nous discuterons cette opinion en parlant de la sition de l'enfant dans le sein de sa mère.

pèce d'affaissement du ventre se fait insensiblement chez quelques-unes, en quelque sorte subitement chez d'autres. La matrice après ce temps
paroît acquérir plus de largeur d'un côté à l'autre, et présente en devant plus de rondeur.

Le museau de tanche achève de se développer dans le cours de ce dernier mois; il s'efface
complétement, le bord de l'orifice devient très-
mince, et cet orifice s'élargit assez pour permettre
au doigt de toucher les membranes qui enveloppent l'enfant.

La réunion de tous ces signes fait connoître
que le terme de l'accouchement n'est pas éloigné; et il en est d'autres qui annoncent qu'il est
très-proche.

« Outre les signes sensibles qui viennent d'être
décrits, il en est d'autres fournis par l'auscultation, et qui ont été indiqués par M. de Kergaradec. Ces signes sont de deux espèces, le bruit
du cœur du fœtus, et le bruit du souffle appelé
placentaire parce qu'on a cru devoir le rapporter au mode de circulation du placenta.

Les bruits du cœur sont très-faciles à distinguer du bruit placentaire, ils se rapprochent
beaucoup des tic-tac d'un moulin. Si l'on applique l'oreille sur l'abdomen de la femme, on peut
compter de 130 à 140 battemens par minute;
ils diffèrent de ceux de la mère, en ce qu'ils
sont plus rapides que ceux de son pouls. Quelquefois ces battemens s'accélèrent tellement qu'il
devient impossible de les compter, puis sans raison appréciable, ils reviennent au type normal;
le fœtus éprouve-t-il des sensations capables de

nodifier sa circulation, ce phénomène semble-
oit le faire croire?

A quelle époque de la gestation ces mouvemens
lu cœur se manifestent-ils? Ils sont subor-
onnés au développement du fœtus : dans les
remiers mois, ils ne peuvent être perçus,
arce que les parois du cœur n'ont pas acquis
ssez de développement; et à cause de la
rande quantité de liquide contenue dans
'utérus. Ce n'est que vers quatre mois et demi,
inq mois, qu'ils peuvent être perçus, et encore
n explore très-souvent les femmes après cette
'poque sans pouvoir les entendre. Il est d'obser-
ation que presque toutes les fois que beaucoup
e liquide se trouve interposé entre le fœtus et
'oreille de l'observateur, les battemens ne sont
as perceptibles; il faut pour cela que la région
lorsale, ou une des parties latérales de son tronc
oient appliqués contre la paroi antérieure de
'utérus; si le ventre de l'enfant est tourné en
vant, il sera très-difficile de les entendre. On
oit donc que les battemens du cœur ne s'ob-
ervent que dans des circonstances détermi-
ées.

Lorsqu'on parvient à les percevoir, ils ser-
ent à constater l'existence de la grossesse, et de
)lus la vie de l'enfant.

Le second bruit, appelé souffle placentaire,
liffère du précédent en ce qu'il est simple et iso-
hrone aux pulsations de la mère, tandis que
autre est à doubles battemens. Il ne se mani-
este pas avant le quatrième mois. Plusieurs ob-
ervateurs prétendent cependant l'avoir perçu
)lus tôt, dès la deuxième semaine (Kennedy).

5.

Lorsque je lus le mémoire de M. de Kergaradec, je lui fis observer qu'une des femmes sur laquelle il avait entendu le bruit du souffle était accouchée d'un enfant putréfié, que la circulation placentaire ne devrait plus exister, qu'il falloit chercher une autre explication ce phénomène.

En y réfléchissant, et en auscultant un grand nombre de femmes, je reconnus bientôt que bruit avec souffle s'observoit surtout vers les parties latérales de l'utérus, que ces régions étoi précisément celles où se trouvent accumulés gros troncs artériels et veineux qui se rendent cet organe. Dès-lors je pensai que ce phén mène dépendoit du mode de circulation qui s' tablit dans les parois mêmes de l'utérus penda la grossesse, et que ce bruit de soufflé, analo à celui que produisent les anévrismes variqueu étoit le résultat des anastomoses fréquentes, communications nombreuses qui existoit en les vaisseaux utérins pendant la grossesse. Cet opinion, que nous avons professée depuis ce ment, paroîtroit hors de doute, d'après les cherches de notre collègue et ami M. P. Duboi qui a perçu ces bruits avec souffle après la d vrance.

Cependant, je n'accorde pas encore une gran confiance à cette explication, car le bruit de so fle a été observé aussi sur des tumeurs qui avoie leur siége dans l'intérieur du bassin hors l'é de grossesse. Ce bruit ne seroit-il pas dû à compression que l'aorte et les gros vaisseau éprouvent de la part de l'utérus distendu, et la gêne qu'éprouve la circulation par suite

lle compression? C'est une question qui mérite
'être examinée. » (M.)

D. *Quels sont les signes qui indiquent que le tra-
il de l'accouchement ne tardera pas à se décla-
r?*

R. On peut les distinguer, comme ceux de la
ossesse, en signes rationnels et en sensibles. Les
remiers se déduisent du temps de la suppression
es règles, de l'époque des premiers mouvemens
e l'enfant, des maladies qu'éprouve la femme;
es douleurs qu'elle ressent, tantôt vers les lom-
s, et tantôt dens le bas-ventre; des envies fré-
entes d'uriner; de l'humidité des parties, des
aires qui en découlent, et souvent de l'appa-
tion d'un peu de sang : mais ils sont moins cer-
ins que les suivans, que nous appelons *signes
nsibles.*

Le moment de l'accouchement n'est jamais
oigné, quand le col de la matrice est complé-
ment développé et entr'ouvert; quand le bord
l'orifice se durcit momentanément, et se re-
che ensuite; lorsque les membranes qui se pré-
ntent à cet orifice se tendent et se détendent
ternativement : car ces effets sont comme le pré-
de du travail, et les douleurs n'attendent, pour
faire sentir, qu'un dégré d'action de plus de
part de la matrice; ce qui ne tarde pas alors à
oir lieu (1).

———————

(1) On n'a parlé dans cet article que des signes de la
ossesse la plus ordinaire, devant exposer ailleurs ceux
la grossesse de plusieurs enfans, et des grossesses ex-
a-utérines, autant qu'ils peuvent être connus.
Nous observerons de plus que tout ce qui a été dit de

ARTICLE III.

Du produit de la conception, ou du fœtus ; du placenta, du cordon ombilical, des membranes , et des eaux.

SECTION PREMIÈRE.

Du fœtus , de son attitude, et de sa position dans la matrice.

D. *Qu'est-ce que le fœtus ?*

R. On donne ce nom à l'enfant, depuis l'instant de la grossesse où toutes ses parties sont ébauchées de manière à être reconnues, jusqu'au moment de sa naissance, et celui d'*embryon* avant le terme de six semaines à deux mois.

D. *Peut-on assigner l'âge du fœtus d'après sa longueur ou sa pesanteur ?*

R. Nous croyons qu'on ne le peut pas sans crainte de se tromper, si ce n'est peut-être jusqu'au deuxième ou au deuxième mois et demi de la grossesse. Avant ce temps on remarque

la hauteur du fond de la matrice , jusqu'au huitième mois de la grossesse, et de l'état du museau de tanche, a rapport spécialement à une première grossesse. Nous ajouterons ici que le fond de la matrice paroît un peu moins élevé à chacune des époques assignées, chez les femmes qui ont eu plusieurs enfans, que le museau de tanche conserve un peu plus d'épaisseur , et s'ouvre de meilleure heure : mais ces différences ne sauroient tromper l'accoucheur instruit, sur le terme de la grossesse.

peu de différence dans la forme, la grandeur, et même la pesanteur des embryons : ils paroissent tous dessinés d'après le même modèle. Ceux du terme d'un mois ou environ ne sont ni plus gros ni plus longs qu'une fourmi ordinaire; et ceux de six semaines ont à peu près le volume d'une grosse mouche à miel. Quoique les fœtus de deux mois et de deux mois et demi, soient beaucoup plus grands, ils ne présentent guère plus de différence entre eux, qu'on n'en remarque dans le même nombre des premiers.

Après ce temps le fœtus augmente bien plus d'une quinzaine de jours à l'autre qu'il ne l'a fait avant. Si la différence qu'on observe entre l'embryon d'un mois et celui de deux est très-grande, elle l'est bien plus encore entre ce dernier et le fœtus de trois mois, et ainsi de mois en mois jusqu'au terme de neuf. Cette différence est telle, qu'en comparant un fœtus de deux mois avec celui de trois, on ne sauroit se persuader qu'il se fût autant développé en si peu de temps, et que la marche de la nature, si lente dans les premiers mois de la grossesse, soit aussi rapide dans la suite : de même en comparant un fœtus de trois mois avec celui de quatre, ce dernier avec un fœtus de cinq mois, et ainsi des autres.

D. *Les enfans de même terme ne présentent-ils pas quelques différences entre eux ?*

R. Oui : ils offrent des différences qu'on pourroit appeler *individuelles*. Les uns sont plus grands, plus gros et plus pesans; les autres plus courts, plus grêles et d'un moindre poids : mais il est un caractère propre, en quelque sorte, à chaque âge, qui mettra toujours à même de distinguer un fœtus d'un âge quelconque, d'un autre fœtus d'un âge au-dessus ou au-dessous.

D. *Quelle est en général la longueur du fœtus à terme ?*

R. La longueur la plus ordinaire du fœtus est de dix-huit à vingt pouces : il s'en est rencontré de seize à dix-sept pouces seulement, et d'autres de vingt-deux à vingt-trois.

D. *Quelle est la pésanteur de ces mêmes enfans ?*

R. Elle est en général de six livres et demie à sept livres ; mais on en a vu de trois à quatre livres, de quatre à cinq, et de cinq à six : on en trouve du poids de huit, de neuf, de dix livres, et même de plus ; mais ces derniers sont excessivement rares. On en cite encore de plus gros, puisqu'on assure qu'ils pesoient vingt-cinq livres et au-delà ; mais ces faits ne sont pas avérés, et nous les croyons faux (1).

D. *Comment doit-on considérer le fœtus relativement à l'accouchement ?*

R. On doit connoître, 1° son attitude dans

---

(1) Un accoucheur se trouvant chez moi à l'instant où l'on me présentoit un enfant assez gros, qui était mort dans le travail de sa naissance, le jugeant comparativement à un de vingt-cinq livres qu'il disoit avoir reçu depuis peu, l'estima de vingt-trois à vingt-quatre livres, quoique je ne l'évaluasse que de huit livres au plus : la balance fit connoître qu'il n'en pesoit que huit moins un quart.

J'en ai reçu plusieurs du poids de dix livres ; un seul du poids de douze, et un de treize moins un quart. Ce dernier étoit d'une grosseur énorme.

le sein de la mère, ou la manière dont il est
replié sur lui-même; 2° sa situation à l'égard de
la matrice; 3° les diverses régions de sa surface, et les caractères qui les distinguent les
unes des autres; 4° la structure de ses parties
principales, telles que la tête et la poitrine; les
changemens qu'elles peuvent éprouver dans
l'accouchement; leurs dimensions, et les mouvemens variés qu'elles peuvent exécuter, ainsi que
les extrémités, tant supérieures qu'inférieures.

D. *Quelle est l'attitude du fœtus dans le sein
de sa mère?*

R. Le corps du fœtus est courbé sur sa partie
antérieure; sa tête est abaissée sur le haut de la
poitrine; les cuisses sont fléchies sur le bas-ventre, et les jambes sur les cuisses, mais de manière que les genoux se trouvent écartés l'un
de l'autre, et les pieds très-rapprochés, même
croisés, et appliqués sur les fesses; les bras sont
couchés sur les côtés de la poitrine: les coudes
portés en avant; les avant-bras pliés et appliqués sur la poitrine même : attitude que l'enfant reprend dans les premiers temps de sa
naissance, toutes les fois qu'on le tient en liberté, ou qu'on le débarrasse de ses langes.

Replié ainsi, il se présente sous la forme d'un
corps ovoïde, dont le plus grand diamètre, qui
est de dix pouces au moins, passe du haut de la
tête aux pieds appliqués sur les fesses, et le
plus petit diamètre, qui est de quatre pouces et
demi à cinq pouces, d'une épaule à l'autre (1).

____

(1) On peut juger de l'attitude du fœtus pas celle
qu'on lui a donnée sur la planche VIII.

« La position demi-fléchie du fœtus, tient-elle à une disposition primordiale, ou, comme on l'a dit, à la prédominance des muscles fléchisseurs sur des extenseurs? La première opinion, me paroît la plus probable, car à une époque où les muscles sont à peine ébauchés, le fœtus est déjà demi-fléchi, recourbé sur lui-même. » (M.)

D. Quelles inductions peut-on tirer de cette observation relativement à l'accouchement?

R. La plus importante de toutes, c'est que l'enfant ne peut sortir du sein de sa mère, s'il ne présente à l'orifice de la matrice une des extrémités de l'espèce de corps ovoïde qu'il forme dans l'attitude que nous venons de décrire, c'est-à-dire s'il ne présente pas la tête, les pieds, les genoux ou les fesses, comme on le remarquera ci-après.

D. Quelle est la situation la plus ordinaire de l'enfant dans le sein de sa mère?

R. Les auteurs sont encore partagés sur sa situation avant le septième mois : ils conviennent tous qu'il n'a point de position déterminée dans les premiers mois, parce qu'il est alors très-petit; mais que, dans la suite, il en prend une qu'il conserve jusqu'à l'époque de sept mois, temps où, dans l'opinion des uns, il se retourne, pour en prendre encore une autre.

D. Quelle est donc la position que ces derniers auteurs donnent à l'enfant, et comment le font-ils retourner?

R. Cette position est telle que les fesses et les pieds sont en bas, la tête au fond de la matrice, le dos à la partie postérieure de ce viscère, la face et la poitrine en devant. Au moment où il se retourne, le sommet de la tête descend le long de la partie antérieure de la matrice, et vient se présenter au détroit supérieur, de manière que l'occiput alors répond au pubis et le front au sacrum; tandis que les fesses et les pieds remontent le long de la partie postérieure de la matrice pour se rendre vers le fond, de sorte qu'après ce déplacement le dos se trouve en devant et au-dessus du pubis.

D. *Comment a-t-on désigné ce déplacement, et peut-on l'admettre?*

R. On l'a désigné sous le nom de *culbute.* Quoique généralement admis, et par des hommes d'une grande autorité dans tout ce qui concerne l'art des accouchemens, nous croyons devoir le rejeter. Sur mille enfans, il n'en est pas un qui se retourne ainsi, ou qui fasse la **culbute** au terme indiqué par ces auteurs.

D. *Comment prouver que l'enfant ne fait pas cette culbute?*

R. La raison et l'observation autorisent à nier la possibilité de cette culbute. De toutes les positions dans lesquelles on peut se représenter l'enfant entouré d'eau, la plus incommode, la moins conforme au rapport des parties, et la plus difficile à conserver deux instans de suite, est précisément celle que lui donnent les partisans de la culbute, jusqu'à l'époque où elle s'exécute. La position de la tête sur le détroit abdominal, après la culbute, n'est pas plus commode, ni plus naturelle, et on ne la remarque presque jamais au temps de l'accouchement

quel que soit le terme de la grossesse où il se fasse. L'observation nous instruit également que, dans les avortemens qui se font avant le septiè. me mois, c'est presque toujours la tête qui se présente la première, et qu'à l'ouverture des femmes mortes, avant cette époque, on a le plus souvent trouvé cette partie sur le col de la matrice; enfin, qu'on la reconnoît de très-bonne heure à travers l'épaisseur des parois de ce viscère, au moyen du doigt introduit dans le vagin, quand on est suffisamment instruit dans l'art de de toucher, etc., etc.

D. L'enfant ne peut-il pas se retourner, au moins en quelques cas ?

R. Il en est en effet quelques-uns où il peut le faire ; mais ce seroit alors un grand hasard s'il se retournoit comme dans la culbute que nous venons de rejeter. Dans ces cas d'exception à la loi générale, l'enfant peut changer de position, et présenter successivement à l'orifice de la matrice diverses parties éloignées les unes des autres, même diamétralement opposées ; la tête, par exemple, dans un instant ; le dos, la poitrine, un de ses côtés, ou les pieds dans l'instant qui suit ; de même qu'il peut présenter d'abord l'une de ces dernières parties, et la tête un moment après. On a vu, dans l'un de ces cas d'exception, toutes les parties dont on vient de parler se présenter successivement à l'orifice de la matrice, chez une femme parfaitement à terme, dont le travail à duré plus de trente-six heures ; de même que sur une femme qui accouchoit au terme de cinq mois.

D. *Quels sont les cas où l'enfant peut ainsi changer de position ?*

R. Il n'a point de position absolument fixe, et il peut en changer lorsqu'il est entouré d'une grande quantité d'eau relativement à son volume, parce qu'il jouit d'une extrême mobilité : ce qui a toujours lieu dans les premiers mois de la grossesse, et quelquefois sur la fin. Les dimensions de la cavité de la matrice étant alors beaucoup plus grandes que celles de cet enfant, il peut changer de position, selon l'attitude que prend la femme, et les mouvemens extraordinaires dont il se trouve quelquefois agité ; si la tête se présente d'abord à l'orifice de la matrice, elle peut se porter de là vers le fond ou vers l'un des côtés de ce viscère, etc.

D. *Cette observation peut-elle être de quelque utilité dans la pratique des accouchemens ?*

R. Oui : elle nous apprend, 1° que nous ne devons prononcer sur la position de l'enfant, en quelques cas, qu'après l'écoulement des eaux de l'amnios, puisque ce n'est que dans ce moment qu'elle devient fixe ; 2° qu'il seroit avantageux, dans les circonstances où l'enfant présente successivement des parties si différentes à l'orifice de la matrice, de faire écouler les eaux à l'instant où la tête se trouve en bas, pourvu toutefois que l'orifice soit déjà bien dilaté.

D. *Quelle est donc la position la plus ordinaire de l'enfant ?*

R. Cette position est telle, que le sommet de la tête se présente au détroit supérieur, l'occiput, le plus souvent, vers la cavité cotyloïde gauche, et le front vis-à-vis la symphyse sacro-iliaque droite; de sorte que les fesses occupent le fond de la matrice (1).

« La présentation de la tête à l'orifice de l'utérus a beaucoup occupé les auteurs. On croit assez généralement qu'elle est due à la pesanteur spécifique de la tête, qui étant plus considérable que celle des autres parties du corps du fœtus, et du liquide qui l'entoure, doit se porter vers le lieu le plus déclive qui est le col. D'autres l'ont attribuée au mode d'insertion du cordon ombilical, qui est d'autant plus rapproché de l'extrémité pelvienne du fœtus, que celui-ci est moins avancé dans son développement. Mais pour admettre l'une ou l'autre de ces explications, il faudroit, 1° que la femme fût constamment debout, car lorsqu'elle est couchée, le lieu le plus déclive, n'est plus le col : 2° que le fœtus fût suspendu au cordon ombilical, et que l'insertion du placenta se fît toujours au fond de l'utérus, ce qui n'est pas exact.

Dans ces derniers temps M. P. Dubois a attribué cette présentation à une détermination instinctive du fœtus; il se fonde sur ce que les présentations de l'extrémité pelvienne sont en général plus fréquentes dans les accouchemens prématurés que dans les accouchemens à terme.

Il me paroît plus rationnel d'attribuer cette présentation à une disposition primordiale analogue à celle qui fait que lorsqu'une graine placée d'une manière quelconque à la surface du sol, vient à germer la radicule de la plante.

(1) *Voyez* la planche VIII.

irige vers le centre de la terre, et la tige vers
e ciel. C'est cette même disposition qui, comme
'a observé M. Virey, fait que, dans les ovi-
eres, la grosse extrémité de l'œuf, à laquelle
orrespond la tête du fœtus, sort toujours la pre-
ière, soit que l'œuf ait été ou non fécondé. » (M.)

SECTION II.

De la division du fœtus.

D. *Comment divise-t-on la surface du fœtus?*

R. On peut la diviser en quatre grandes ré-
ions : une antérieure, une postérieure et deux
atérales.

L'antérieure comprend la face, le devant du
ol, la poitrine, le bas-ventre, le devant du bas-
in, et les genoux. La région postérieure com-
rend l'occiput, le derrière du col, le dos, les
ombes, et les fesses. Chaque région latérale,
° le côté de la tête ; 2° le côté du col, l'épaule ; le
ôté proprement dit, et la hanche. Il faut ajou-
er à toutes ces régions, pour compléter la sur-
ace de l'enfant, le sommet de la tête et les pieds.

D. *Toutes ces régions peuvent-elles se présenter
l'orifice de la matrice dans le temps de l'accou-
hement?*

R. Il n'en est aucune qui ne puisse s'y présen-
er ; mais elles ne s'y présentent pas toutes aussi
équemment que quelques-unes d'elles. Celles
u'on trouve le plus souvent sont le sommet de
a tête, les pieds, les fesses, l'une ou l'autre
paule, le dos, l'une ou l'autre hanche. Quoique

les autres regions se présentent très-rarement, il n'en est pas moins nécessaire que l'accoucheur les connoisse et sache les distinguer.

D. *Comment peut-on reconnoître toutes ces régions, et les distinguer les unes des autres?*

R. Elles ont toutes des caractères particuliers qui servent à les faire connoître; et ce sont ces mêmes caractères plus ou moins apparens, que l'accoucheur devroit s'habituer à bien saisir au moyen du toucher, puisqu'il n'a d'autre guide que ce sens dans presque tous les cas.

D. *Que doit-on considérer à la tête du fœtus relativement à l'accouchement?*

R. On doit en considérer la forme, la structure et les dimensions; son articulation avec le tronc, et les mouvemens qu'elle peut exécuter.

D. *Quelle est la forme de la tête du fœtus?*

R. La tête du fœtus, séparée du corps, est d'une forme à peu près ovoïde, et légèrement aplatie en différens sens, de sorte qu'on peut y distinguer cinq régions et deux extrémités.

La région supérieure se nomme *vertex*, ou *sommet*; la région inférieure est la *base du crâne*; l'antérieure la *face*, et les côtés s'appellent *régions temporales* ou *pariétales*.

Le menton forme l'une des extrémités de la tête, et l'occiput en constitue l'autre; nous appellerons cette dernière extrémité, *postérieure* ou *occipitale*.

D. *Quelle est la structure de la tête du fœtus?*

R. La tête du fœtus, comme celle de l'homme, comprend le crâne et la face; mais il suffit de connoître la structure du crâne. Cette boîte osseuse, qui renferme le cerveau, est formée d'un grand nombre de pièces dans le fœtus, et de huit seulement dans l'adulte, plusieurs se réunissant, vec le temps, pour n'en faire qu'une seule. Ces uit os sont le coronal, l'occipital, les deux pariétaux, les deux temporaux, l'os sphénoïde, et 'os ethmoïde.

Ces os fortement articulés dans l'adulte, et ssez épais, sont très-minces chez le fœtus, se ouchent à peine par leurs bords, et ne sont liés ntre eux que par des membranes; de sorte qu'ils euvent se plier légèrement, se croiser ou s'éloiner un peu les uns des autres, selon que la tête st pressée dans un sens ou dans un autre: ce ui permet à celle-ci de s'aplatir, de s'allonger, t de changer de forme au besoin.

Les endroits où les os du crâne se joignent et e lient entre eux, se nomment *sutures*; et ceux ù aboutissent plusieurs sutures s'appellent *fon-anelles*.

D. *Quelles sont les principales sutures qui se re-arquent à la tête du fœtus?*

R. Ces sutures sont la sagittale ou médiane, coronale, la lambdoïde, et celles qui unissent es os temporaux aux os pariétaux.

La suture sagittale ou médiane est celle qui rè-ne le long du sommet de la tête, la coronale ommence à l'extrémité antérieure de la sagit-ale, et descend de chaque côté jusqu'aux tem-es; la lambdoïde commence de même à l'autre ut de la sagittale, et descend derrière les reilles.

Les sutures écailleuses, ou temporales, s'éten.
dent du bas de la suture coronale au bas de la
lambdoïde, en formant un demi-cercle au-dessus
des oreilles.

On remarque chez le fœtus une autre suture
qui monte de la racine du nez à la suture sagit.
tale, et qui coupe l'os coronal en deux parties
égales : elle est plus serrée et plus étroite que les
précédentes.

D. Combien remarque-t-on de fontanelles ?

R. Elles sont en grand nombre, si on prend
pour fontanelles tous les endroits où plusieurs
sutures semblent se rencontrer. Les plus remarquables, et les plus importantes à connoître sont
l'antérieure et la postérieure. La première, qu'on
appelle vulgairement la fontaine de la tête, se
voit à l'endroit où la suture sagittale semble se
joindre à la suture coronale, et à celle qui monte
le long du milieu du front. Cette fontanelle
quelquefois si grande qu'on ne peut la couvrir
de l'extrémité du pouce ; elle est toujours mem
braneuse au terme de la naissance, et le crâ
ne s'ossifie en cet endroit qu'après plusieurs an
nées.

La fontanelle postérieure se remarque à l'en
droit où la suture sagittale se joint à la la
doïde : elle est très-petite pour l'ordinaire,
on ne la trouve pas membraneuse comme
première.

D. Comment distingue-t-on ces deux fon
nelles l'une de l'autre ?

R. Le toucher nous les fait aisément disti
guer. On trouve à la première un espace me

raneux assez étendu , auquel viennent se
rendre quatre branches de sutures , et autant
d'angles osseux : deux de ces angles appartiennent aux pariétaux , deux au coronal.

La fontanelle postérieure n'est que le point de
réunion de trois branches de sutures et de trois
angles osseux , dont le plus allongé est formé par
l'occipital , et les deux autres appartiennent aux
pariétaux.

D. *Ne trouve-t-on pas quelquefois à la fontanelle
postérieure autant de branches de suture et d'angles osseux qu'on en remarque à la fontanelle antérieure ?*

R. On y trouve quelquefois quatre branches
de sutures et quatre angles osseux , mais ce cas
est très-rare ; et malgré cette disposition , l'accoucheur instruit saura toujours distinguer ces
deux fontanelles.

D. *N'existe-t-il pas dans la fontanelle antérieure
une sorte de pulsation ou battement qui puisse la faire
distinguer de l'autre fontanelle ?*

R. S'il existe une pulsation quelconque dans
cette fontanelle, avant la naissance de l'enfant,
on ne sauroit la reconnoître au toucher, et l'accoucheur , en la recherchant long-temps au
moyen du doigt introduit dans le vagin, pourroit
s'y tromper, en prenant la pulsation des artères
de son doigt pour celle de la fontanelle.

D. *Quelle est la grosseur de la tête du fœtus, et
quelles en sont les dimensions ?*

R. Pour déterminer la grosseur de la tête du
fœtus, il faut en connoître les diamètres, qu'on
fixe au nombre de quatre. Le plus grand traverse

la face et le crâne obliquement du menton à l'extrémité postérieure de la suture sagittale; il est de cinq pouces et quelques lignes. Le second va du milieu du front au milieu de l'occiput, il est de quatre pouces et quelques lignes. Le troisième traverse la tête d'une bosse pariétale à l'autre au-dessus des oreilles; et le quatrième du sommet à la base du crâne: ils sont pour l'ordinaire de trois pouces cinq à six lignes. Le premier se nomme diamètre oblique, ou occipito-mentonnier; le second, occipito-frontal, ou diamètre longitudinal; le troisième, transversal; et le quatrième perpendiculaire.

On a déjà fait observer que chacun de ces diamètres pouvoit s'augmenter ou diminuer un peu, selon la pression que la tête éprouvoit en s'engageant dans le bassin, et l'altération de sa forme.

On voit, d'après la longueur et la direction de ces diamètres, que la circonférence de la tête du fœtus, en passant sur les extrémités du diamètre occipito-mentonnier, doit être au moins de treize pouces; et, en passant sur les extrémités des diamètres transverse et perpendiculaire, de dix pouces et demi à onze pouces au plus: ce qu'il est bien important d'observer dans la pratique des accouchemens.

D. *Quels sont les mouvemens que la tête du fœtus peut exécuter?*

R. Au moyen de la disposition et de la mobilité des vertèbres qui appartiennent au cou, et de la manière dont la tête est articulée avec la première de ces vertèbres, le fœtus peut baisser le menton sur le haut de la poitrine, renverser la tête sur le dos, l'incliner sur l'une et l'autre épaule, et tourner la face vers les côtés, en lui faisant décrire un quart, et même un tiers de cercle ou environ; mouvement qu'on appelle de *pivot* ou de *rotation*.

D. *Est-il bien nécessaire de connoître la forme, la structure et les dimensions de la tête du fœtus, ainsi que les mouvemens qu'elle peut exécuter?*

R. Ces connoissances sont tellement liées à celles que nous avons établies sur le bassin de la femme, que sans elles ces dernières deviendroient inutiles: 1° d'après la forme de la tête du fœtus, nous voyons qu'elle ne peut traverser aisément le bassin, qu'autant qu'elle s'y engage en présentant une de ses extrémités; savoir, l'occipitale, quand elle vient de la première; et le menton, quand on amène l'enfant par les pieds.

2° D'après la structure du crâne nous concevons comment la tête peut passer à travers un bassin un peu resserré; comment en s'allongeant dans un sens, et diminuant dans un autre, elle peut encore quelquefois s'accommoder à la forme de ce bassin défectueux.

3° La connoissance de ses diamètres nous fait voir comment elle doit se présenter, soit au détroit supérieur, soit au détroit inférieur, pour passer plus facilement, et de quelle manière on doit la diriger dans les cas difficiles.

4° Les mouvemens qu'elle peut exécuter prescrivent également des règles salutaires. Connoissant ces mouvemens et leurs bornes, nous ne craignons pas de faire rouler la tête sur son axe, de faire parcourir à la face le quart de la circonférence intérieure du bassin et même plus, pour obtenir une position avantageuse, etc.

Enfin, l'ensemble de ces connoissances nous met à même d'expliquer la marche que suit cette tête dans l'accouchement le plus naturel.

D. Quelle est la structure du tronc du fœtus?

R. La charpente osseuse du tronc du fœtus est formée d'un bien plus grand nombre de pièces que celle de la tête; et ces pièces sont liées entre elles d'une manière bien plus lâche encore que ne le sont les os du crâne; ce qui fait qu'elles peuvent éprouver de plus grands déplacemens, que le tronc peut exécuter de plus grands mouvemens, et s'affaisser au point de traverser librement un bassin que la tête ne sauroit franchir.

D. Dans quel sens le tronc du fœtus est-il le plus mobile?

R. Le tronc peut se courber en devant, en arrière et sur les côtés; mais de toutes ces courbures, aucune ne peut être plus facile, plus grande, moins fatigante pour l'enfant, que celle qu'il fait en se ployant en devant.

Le tronc peut encore exécuter un mouvement de rotation, dans lequel la colonne épinière est comme légèrement torse selon sa longueur; mais ce mouvement, quoique plus libre et plus étendu dans le fœtus que dans l'homme, ne peut s'étendre au-delà d'un quart ou d'un tiers au plus de cercle, sans que les ligamens de la colonne épinière n'éprouvent une forte distension, et que la moelle que renferme cette colonne n'en soit fatiguée.

La connoissance de tous ces mouvemens devroit nous engager. 1° à ramener constamment les extrémités inférieures sur le devant du tronc, et à recourber celui-ci sur sa partie antérieure, toutes les fois que nous sommes obligés de retourner l'enfant, pour l'extraire par les pieds; 2° à ne jamais porter les mouvemens de rotation, nécessaires en quelques cas, au-delà d'un tiers de cercle, sans s'assurer auparavant si la tête, qui est retenue dans la matrice, exécute le même mouvement.

D. *Les mouvemens des extrémités tant supérieures qu'inférieures exigent-ils les mêmes attentions?*

R. Il faut y donner la même attention qu'aux mouvemens de la tête et du tronc, quand il est question de dégager les pieds, et de les amener du fond de la matrice au dehors, ainsi que dans l'abaissement des bras, lorsque les épaules sont parvenues à la vulve, pour ne pas luxer ou fracturer ses extrémités. Il suffit de faire remarquer ces mouvemens une seule fois à la sage-femme pour lui en donner une bonne idée; et de lui faire faire l'application de ces connoissances à la pratique des accouchemens, pour lui en faire sentir toute l'importance.

EXPLICATION DE LA PLANCHE VI.

FIGURE I.

Cette figure représente la tête du fœtus séparée du corps.

A. Le menton.

B. L'extrémité occi-
pitale.

AB. Diamètre oblique
occipito - men-
tonnier, le plus
grand de tous les
diamètres de la
tête.

CC. Diamètre antéro-
postérieur, ap-
pelé souvent,
dans la suite de
l'ouvrage, grand
diamètre, ou oc-
cipito-frontal.

DD. Diamètre perpen-
diculaire , qui
va du sommet à
la base du crâne.

FIGURE II.

Cette figure représente le sommet de la tête.

A. Le haut du front.

B. Le haut de l'oc-
ciput.

CC. Diamètre antéro-
postérieur , ou
occipito-frontal.

DD. Diamètre trans-
versal, ou petit
diamètre.

E. La fontanelle an-
térieure.

F. La fontanelle pos-
térieure.

G. La suture sagit-
tale, ou médiane.

HH. La suture coronale.

I. La suture qui des-
cend de la fonta-
nelle antérieure à
la racine du nez.

KK. La suture lamb-
doïde.

SECTION III.

Du placenta.

D. *Qu'est-ce que le placenta?*

R. Le placenta, qu'on connoît également sous
le nom de *délivre* ou *d'arrière-faix,* est un

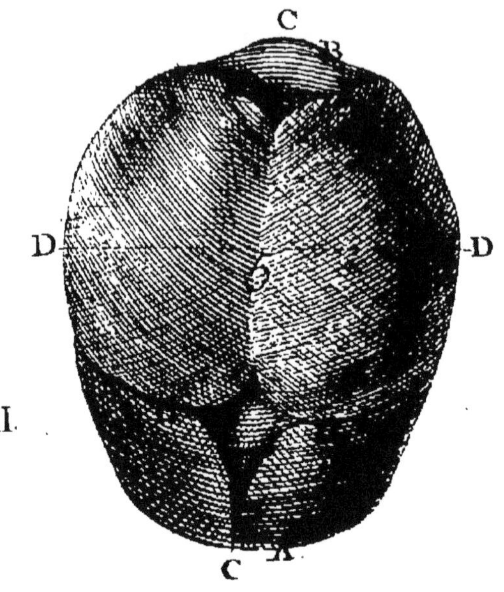
C
B
D
D
C
A

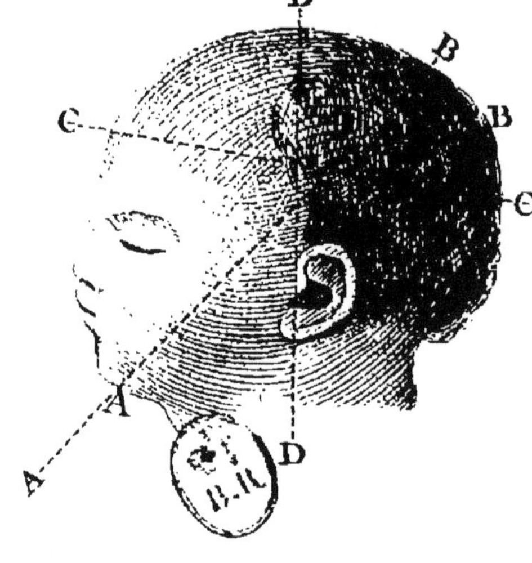
D
B
B
C
C
A
D
A
B. R.

co
pa
à
se

ex
ur
se
rii

qu
m
es
ét
lie
qu
pe
m

ou
de
ra
ta

ca
vo
qu
—

re
po
pe
lai

corps spongieux et vasculeux, assez semblable par sa forme à un gâteau un peu applati, de six à huit pouces de largeur, et d'un pouce d'épaisseur ou environ dans son milieu (1).

D. Faites la description du placenta ?

R. On considère deux faces au placenta, une externe, par laquelle il est lié à la matrice, et une interne qui regarde l'enfant. Celle-ci peut se nommer face fétale, et la première, face utérine.

La face utérine est convexe, et assez unie quand le placenta n'a été ni tiraillé ni déchiré ; mais on y découvre des sillons profonds et des espèces de lobes assez gros, lorsque ce corps a été détaché et extrait avec effort. Ces lobes sont liés entre eux dans l'état naturel, et les sillons qui les séparent extérieurement sont très-superficiels et recouverts d'une membrane fort mince.

On découvre çà et là, dans cette surface, des ouvertures qui correspondent à l'embouchure des sinus utérins, et l'on remarque, en séparant ce corps d'avec la matrice, qu'il n'y est attaché qu'au moyen d'un tissu cellulaire très-fin.

La face fétale ou interne du placenta est concave et recouverte par des membranes : on y voit un grand nombre d'artères et de veines, qui s'étendent en manière de rayons d'un cen-

____

(1) Nous en avons trouvé plusieurs dont la figure ressemblait à un croissant : quelquefois il y en avait deux pour un seul enfant ; mais ils étaient beaucoup plus petits que de coutume, et ces deux masses réunies égalaient au plus celle d'un placenta ordinaire.

tre commun vers tous les points de circonférence. Ces artères et ces veines, qui ne sont
que les principales branches des vaisseaux ombilicaux, en se distribuant ainsi, jettent çà et là
des ramifications très-déliées, qui se plongent
dans la substance même du placenta, où elles
vont elles-mêmes se terminer, après s'être sub-
divisées à l'infini.

« L'état normal du placenta n'importe pas
seul à connoître; les considérations fournies par
les anomalies et l'anatomie pathologique de cet
organe sont aussi d'une haute importance.

Il existe quelquefois en dehors du placenta
des masses isolées qui communiquent avec lui
par des vaisseaux; quand la masse principale
est enlevée, si ces petits corps restent, il peut
arriver des accidens.

Lorsqu'il y a plusieurs fœtus, chacun d'eux
a son placenta, les masses placentaires se touchent par leurs bords, et paroissent confondues.
Cette confusion n'est qu'apparente, dans la majeure partie des cas, la circulation est distincte,
la vie d'un fœtus est isolée de celle de son con-
genère. Mais quelquefois la fusion est réelle, et
des vaisseaux vont par arcade s'anastomoser avec
ceux de l'autre placenta. J'ai rencontré plusieurs fois cette disposition. La connaissance de
ce fait est très-importante; dans ce cas, la vie
des fœtus est liée l'une à l'autre; aussi lorsqu'on
coupe le cordon du premier enfant, faut-il lier
le bout qui tient à la mère; sans cette précaution
l'autre fœtus pourroit périr d'hémorrhagie. »

Ses altérations sont nombreuses et assez variées; une des plus ordinaires est la production

des cordons jaunâtres ou blanchâtres qui offrent un tissu plus ou moins dense, formés par des espèces de petits cordons solides. L'opinion la plus générale est que ces cordons sont le résultat d'oblitérations de vaisseaux. Souvent en effet j'ai pu constater leur continuité avec des vaisseaux. La production de ces cordons me paroît avoir une influence marquée sur la constitution du fœtus; lorsqu'ils se montrent de bonne heure, et envahissent l'épaisseur du placenta, j'ai toujours vu les fœtus grêles et délicats; souvent l'accouchement est prématuré.

Quelquefois le placenta acquiert une densité très-grande, cartilagineuse et même osseuse. Il y a quelques années, je fus appelé pour délivrer une femme qui était accouchée depuis quinze heures, en introduisant une main entre l'utérus et le placenta, j'entendis distinctement un craquement. Lorsque j'eus amené cet organe au dehors, je trouvai qu'il présentait des concrétions crétacées.

Enfin le placenta peut encore subir une transformation squirrheuse, vésiculeuse ou hydatique. » (M.)

D. *A quelle partie de la matrice le placenta s'attache-t-il le plus communément?*

R. On pense généralement qu'il s'attache presque toujours ou fond de ce viscère; quoique ce soit bien plus souvent à la partie antérieure, ou à la partie postérieure, ou à l'un des côtés, tantôt plus près du fond, et tantôt plus près du col. Il peut donc s'attacher indistinctement à toutes les régions de la matrice, et sur le col même, de manière qu'il en recouvre l'orifice, ce qui est alors constamment fâcheux pour la mère et pour l'enfant.

D. Peut-on juger, d'après quelques signes extérieurs, du lieu où est attaché le placenta?

R. Non : si ce n'est peut-être lorsqu'il est attaché à la partie antérieure de la matrice, et surtout quand il se trouve sur le col et recouvre l'orifice. On le reconnoît dans le premier cas en palpant le ventre de la femme, et dans le second en introduisant le doigt dans l'orifice de la matrice, ce qu'on ne doit se permettre que dans un cas très-pressant d'hémorrhagie.

D. En examinant le placenta, après sa sortie, peut-on déterminer le lieu qu'il occupoit dans la matrice?

R. Si l'on ne peut déterminer au juste, dans tous les cas, la région que le placenta occupoit, du moins peut-on évaluer à quelle distance il étoit de l'orifice de la matrice. Quand l'ouverture qui s'est faite aux membranes pour la sortie des eaux et de l'enfant, se trouve directement vis-à-vis le milieu du placenta, et également éloignée de tous les points de son bord, on peut assurer qu'il étoit attaché au fond de la matrice, et qu'il étoit dans le voisinage de l'orifice, lorsque cette ouverture des membranes se trouve près de l'un des bords de cette masse spongieuse.

SECTION IV.

Du cordon ombilical.

D. *Faites la description du cordon ombilical ?*

R. Le cordon ombilical est cette espèce de corde qui s'étend de l'ombilic de l'enfant à la surface interne du placenta. Il est formé de deux artères et d'une veine assez grosse, qu'on nomme *ombilicales.* Ces trois vaisseaux rampent les uns autour des autres, à peu près comme les brins d'osier qui forment l'anse d'un panier ; ils sont liés entre eux par du tissu cellulaire, et enveloppés étroitement par les membranes qui servent comme de tégumens au cordon.

D. *Quelle est l'origine des vaisseaux qui forment le cordon, et où vont-ils se terminer ?*

R. Les artères ombilicales sont la continuation des artères iliaques du fœtus, c'est-à-dire de ces deux artères qui résultent de la bifurcation de l'aorte inférieure. Elle montent dans le tissu cellulaire du péritoine, derrière et à côté de la vessie, jusqu'à l'ombilic, où elles se joignent et s'adossent l'une à l'autre ainsi qu'avec la veine. Parvenues au placenta, ces artères se divisent en plusieurs branches, et celles-ci en de beaucoup plus petites qui vont se perdre dans les cellules du placenta même. On assure qu'une partie de ces vaisseaux traversent cette masse, et se rendent dans le sinus de la matrice : ce qui n'est pas très-bien démontré.

La veine ombilicale semble prendre naissance dans le placenta même, par un nombre infini de ramifications; d'où elle se porte vers l'enfant. Ayant traversé l'ombilic, elle s'écarte des deux artères, monte vers le dessous du foie : et va se rendre dans le sinus de la veine-porte.

D. *La veine ombilicale va-t-elle toujours se rendre en entier dans le sinus de la veine porte?*

R. Non : il arrive quelquefois qu'elle se divise en deux branches, dont l'une se rend dans ce sinus, et l'autre dans la veine-cave inférieure; cette dernière branche s'appelle *canal veineux.* Ce canal, le plus souvent, naît du sinus de la veine-porte même, et va se terminer à la veine-cave.

D. *Ne trouve-t-on que ces trois vaisseaux dans le cordon ombilical?*

R. On ne trouve réellement que ces trois vaisseaux dans le cordon du fœtus humain; mais dans le fœtus de plusieurs espèces de brutes, il en existe un quatrième, qu'on appelle *ouraque.* Chez l'homme, l'ouraque n'est qu'une espèce de ligament qui monte du sommet de la vessie à l'ombilic, où il se termine.

« Dans les premiers temps de la vie embryonnaire on trouve de plus dans le cordon : la vésicule ombilicale, et les vaisseaux omphalo-mésentériques. Dans les quadrupèdes, on trouve la vésicule allantoïde, que quelques anatomistes admettent par analogie dans l'espèce humaine.

La vésicule ombilicale est une poche membraneuse que l'on rencontre au centre du cordon, dans les deux premiers mois, et rarement au-delà du troisième. Son existence niée par Monpo, a été admise et démontrée par Fabrice d'Aquapendente, Albinus et les anatomistes modernes. Le dessin qu'en a donné Albinus, représente une petite vésicule placée entre le chorion et l'amnios au milieu du cordon ; elle paroît partir de l'ombilic du fœtus, et communiquer avec l'intestin grêle ; le mode de communication presque généralement admis aujourd'hui établit une analogie très-grande entre la vésicule ombilicale et la membrane vitelline de l'œuf des oiseaux. A cette époque, la vésicule a environ deux lignes et demie de diamètre et la grosseur d'un grain de coriandre. Elle contient un liquide, que l'on a comparé au jaune de l'œuf, et qui paroît servir à la nutrition du fœtus.

A mesure que celui-ci se développe, la vésicule diminue ; vers la fin du deuxième mois, elle est ridée, revenue sur elle-même, et ne renferme plus de liquide. La vésicule est alimentée par des vaisseaux spéciaux, appelés *omphalo-mésentériques*, et qui sont fournis par l'artère mésentérique supérieure, et par la grande veine mésaraïque.

La vésicule allantoïde, que Baudelocque a considérée comme une membrane, est plutôt admise par analogie, que démontrée anatomiquement, quoique dans ces derniers temps, M. Velpeau ait prétendu en avoir rencontré des débris dans l'œuf humain. Elle existe dans les espèces animales, et acquiert un développement énorme chez les ruminans ; chez l'homme, on pourroit considérer l'*ouraque*, cordon ligamenteux, qui fait suite à la vessie, et qui dans quelques cas est canaliculé, comme les restes de la vésicule allantoïde. De même que la vésicule ombilicale, il se trouveroit logé, entre le chorion et l'amnios, et seroit également distendu par un fluide plus ou moins abondant. » (M.)

D. *Quelle est la longueur, la grosseur du cordon ombilical?*

R. La longueur du cordon est ordinairement de vingt à vingt deux pouces, et sa grosseur à peu près semblable à celle du petit doigt : mais l'une et l'autre présentent souvent de grandes différences.

On a vu des cordons qui n'étaient que de six à huit pouces de longueur, et d'autres de quarante, quarante-huit pouces et au-delà, même de cinquante-sept pouces. Les uns sont très-grèles, et les autres très-gros; mais on remarque que cette grosseur extraordinaire n'est pas la même dans toute la longueur du cordon, et provient d'une humeur glaireuse infiltrée dans son tissu cellulaire.

« Le cordon présente de très-grandes variétés sous le rapport de la longueur : on cite des cordons de deux pouces, et d'autres de six pieds (Evrat). Désormeaux disait en avoir vu un dans le muséum anatomique de Mayence, qui avait sept pieds de long. On a prétendu que le cordon pouvoit manquer et que des enfans étoient venus au monde sans cordon. C'est une erreur, cela ne peut avoir lieu que dans le cas où la paroi antérieure de l'abdomen adhéreroit au placenta, ainsi qu'on en cite un exemple. » (M.)

D. *Que peut-il résulter de toutes ces variétés,*

t dans la longueur que dans la grosseur du cor-
on ?

R. Le cordon qui a beaucoup de longueur
eut s'entortiller sur le col de l'enfant, sur l'une
u l'autre des extrémités, et y former plusieurs
irculaires : il peut encore se nouer sur lui-
ême et former des nœuds, qu'il ne faut pas
nfondre avec certains replis que décrit sou-
ent la veine ombilicale, et dont le nombre, dans
opinion du commun des femmes, leur fait con-
oître celui des enfans qu'elles doivent encore
voir (1).

Le cordon qui est très-court ne sauroit se
ouer, ni entourer le col de l'enfant comme le
récédent ; mais il peut être tiraillé, distendu,
mesure que l'enfant se dégage de la matrice
endant l'accouchement ; ce qui peut donner
ieu au décollement prématuré du placenta ou à
'autres accidens. Le cordon qui est très-grêle,
elui qui est très-gros et infiltré, ne peuvent sup-
orter les efforts qu'on exerce communément
essus pour opérer la délivrance ; et il ne faut
'en servir alors qu'avec beaucoup de ménage-
ent.

D. *L'entortillement du cordon sur le col, et les
œuds dont on vient de parler, peuvent ils influer
ur la vie de l'enfant, ou sur la facilité de l'accou-
hement ?*

R. L'enfant n'a rien à redouter des circulai-

(1) Nous conservons un cordon noué jusqu'à trois fois,
dans le même endroit. Ces trois nœuds forment une
spèce de natte ou d'entrelacement difficile à expliquer.
e cordon formait en outre deux circulaires sur le col de
nfant : celui-ci était robuste et des mieux portans.

res que forme le cordon autour de son col,
pendant qu'il est dans le sein de sa mère, et c
circulaires ne sauroient s'opposer davantage à
la sortie de la tête, ni la rendre plus difficile,
quoique la plupart des accoucheurs en aient
pensé autrement. Mais, lorsque la tête est dehors, ces circulaires peuvent se serrer assez pour
donner lieu à la bouffissure et à la lividité de la
face, surtout lorsqu'on veut extraire le corps.
Il faut alors défaire un de ces circulaires, ou
couper le cordon, comme on le dira dans la suite.

Quant aux nœuds du cordon, ils ne peuvent
donner aucune atteinte à la vie de l'enfant, ni
pendant la grossesse ni pendant l'accouchement. Si on a remarqué de ces nœuds sur le cordon de quelques enfans morts avant leur naissance, cet accident dépendoit d'une autre cause.

• Je ne partage nullement l'opinion de Beaudeloque. Je pense, avec beaucoup d'autres personnes, que les circulaires du cordon autour du
col de l'enfant, peuvent, dans des circonstances
données, être la cause d'un retard dans la marche du travail. On pourroit, d'après ce que dit
Beaudelocque, également croire, que cette disposition n'influe pas sur la vie de l'enfant ; à la vérité, il ne m'est jamais arrivé de perdre un enfant pour semblable cause ; mais j'ai été témoin
d'un fait, dans lequel la personne qui m'avoit
précédée, n'ayant pas eu le soin de dégager ou
de couper le cordon qui entouroit le col de
l'enfant, ou n'ayant reconnu cette circonstance qu'après l'expulsion de l'enfant, qu'il
abandonna à la nature, eut la douleur de ne
pouvoir le rappeler à la vie, quoique l'enfant eût

poussé un cri dans le temps écoulé entre la sortie de la tête et l'expulsion des épaules.

Relativement aux nœuds, je ferai observer que je ne les ai jamais rencontrés sur les cordons courts. Beaudelocque ne croit pas qu'ils puissent avoir d'influence sur la vie, et il se fonde sur huit au dix faits d'enfans venus au monde sains et bien portans, avec des nœuds au cordon. Mais n'est il pas possible que ces faits soient exceptionnels? Smellie assure avoir reçu des enfans morts, putréfiés, qui présentoient un nœud très-serré. Levret et d'autres accoucheurs ont rapporté des observations semblables. Pourquoi, en effet, la constriction forte d'un nœud, n'intercepteroit-elle pas le cours du sang dans le cordon ? » (M.)

D. Le cordon ombilical s'insère-t-il toujours au milieu de la face fœtale du placenta?

R. Non : s'il paroît s'insérer le plus souvent au milieu du placenta, quelquefois il semble sortir du bord de cette masse : comme la forme du placenta ressemble alors en quelque sorte à celle d'une raquette, on le nomme aussi *placenta en raquette.*

SECTION V.

Des membranes du fœtus.

D. Quelles sont les membranes qui enveloppent le fœtus ?

R. Le fœtus n'est enveloppé que de deux membranes, l'une appelée *chorion*, et l'autre *amnios.*

« Les opinions les plus diverses ont été émi
ses sur le nombre des membranes; mais depui
Hunter, qui le premier a appelé l'attentio
sur la membrane externe de l'enfant, on en
admis trois, la caduque, le chorion et l'amnios,
La plus externe, la caduque, est, sur un œuf
terme, mince, opaque, peu résistante, elle tapi
toute la surface de l'œuf, à l'exception du poin
qu'occupe le placenta. La caduque préexiste
la descente de l'œuf; quand l'ovule arrive, i
recule et décolle une partie de la membrane qui
distendue et amincie, s'applique sur l'hémis
phère saillant dans la cavité utérine.

Tous les points de l'œuf qui ne sont pas e
contact immédiat avec l'utérus, sont recouver
par cette membrane, qui tapisse de même to
les points de la surface interne de l'utérus, au
quel l'œuf n'adhère pas. On a prétendu que l
caduque ne contenoit pas de vaisseaux : les injections de Lobstein, et nos propres recherches,
ne permettent pas d'adopter cette opinion.

Les usages de la caduque sont nombreux. Je
crois être le premier, qui ait appelé l'attention
sur ce point. 1° Elle fixe l'œuf à la cavité utérine, jusqu'à ce qu'il ait contracté des adhérences avec elle; 2° elle limite et détermine la forme, l'étendue et le lieu d'insertion du placenta;
5° elle s'oppose aux superfécondations, si rares
dans l'espèce humaine. » (M.)

D. *Qu'est-ce que le chorion?*

R. C'est une membrane assez épaisse et molle,
composée de plusieurs lames de tissu cellulaire
appliquées étroitement les unes sur les autres,

ce n'est vers le bord du placenta où cette mem-
rane paroît plus celluleuse. Elle est adhérente
la matrice dans toute son étendue, excepté le
eu où est attaché le placenta. Cette adhérence
détruit aisément ; mais il n'en est pas de même
e celle du chorion à la face fétale du placenta,
n ne sauroit l'en détacher.

« Le chorion est placé en dedans de la cadu-
ue, en dehors de l'amnios; c'est la membrane
oyenne de l'œuf. Ce que Beaudeloque indique
mme lames de tissu cellulaire, n'est autre
hosé que la membrane caduque. » (M.)

D. *Qu'est-ce que l'amnios ?*

R. C'est une membrane plus mince et plus
nsparente que le chorion, auquel elle sert
me de doublure, et elle est liée par un tissu
ulaire très-fin. Ces deux membranes forment
ne espèce de sac ou de coque ovoïde, qui con-
ent les eaux et le fœtus.

D. *Les membranes qui enveloppent le fœtus ne*
nt-elles qu'au nombre de deux ?

R. On peut assurer qu'il n'y a que le chorion
l'amnios dans l'espèce humaine; que la troi-
ème membrane, appelée *allantoïde*, et qui se
ouve dans presque tous les animaux, n'existe
as chez l'homme, quoique plusieurs anatomistes
sent l'avoir rencontrée quelquefois.

D. *Ces membranes sont-elles toujours d'un tis-*
également fort et également serré ?

R. Non : ces membranes sont, en quelques cas,
denses et si serrées, qu'elles résistent long-
ps aux efforts naturels de l'accouchement;
d'autres, elles sont si minces et si délicates,

qu'elles se déchirent dès les premières douleur
et laissent échapper de trop bonne heure les ea
qu'elles contiennent. En résistant trop lon
temps aux contractions de la matrice, dans
premier cas, elles rendent le travail de l'acco
chement plus long; la sortie de l'enfant en e
retardée, même empêchée. En se déchirant
trop bonne heure, dans le dernier cas, elles lai
sent échapper les eaux avant que l'orifice de
matrice ne soit bien ouvert; les progrès du tr
vail en sont encore retardés, et il en devient ég
lement plus long et plus douloureux : c'est al
que les femmes ont coutume de dire que l'acco
couchement se fait à sec.

Lorsque les membranes sont aussi min
non-seulement elles ne peuvent résister aux p
mières contractions de la matrice, et elles se d
chirent dès les premières douleurs de l'acco
chement, mais souvent il arrive encore qu'ell
s'ouvrent avant la fin de la grossesse, sans qu'a
cun effort de la femme ait pu y contribuer;
sorte que l'accouchement en est la suite, et
fait prématurément.

SECTION VI.

Des eaux de l'amnios.

D. *Quelle est la nature des eaux que contienne
les membranes?*

R. Ces eaux sont ordinairement assez clair
un peu grasses au toucher, et d'une odeur fa
ou nauséabonde.

Quelquefois elles sont d'une couleur pâle, ver-
âtre ou jaunâtre, d'autres fois roussâtre ou blan-
hâtre, même comme bourbeuse, et d'une odeur
très-fétide.

D. *Quelle est la quantité de ces eaux ?*

R. Le volume de ces eaux n'est pas le même
chez toutes les femmes. Souvent il n'en existe
pas une chopine (une livre); d'autres fois il s'en
trouve une pinte (deux livres), et même plus.

Ce fluide, relativement au volume de l'enfant,
est toujours en plus grande quantité dans les deux
ou trois premiers mois de la grossesse que vers
la fin; ce qui fait que les mouvemens de cet enfant sont bien moins libres dans les derniers temps
qu'au commencement.

D. *Quelle est la source des eaux de l'amnios ?*

R. Ces eaux découlent en manière de rosée,
de la surface interne de l'amnios, et paroissent
venir des vaisseaux de la matrice et de ceux du
placenta. On est aussi dans l'opinion qu'elles
transsudent de la surface de l'enfant; mais cette
opinion n'est pas vraisemblable.

D. *Les eaux qui s'écoulent pendant le travail de
l'accouchement ne viennent-elles que du sac formé
par l'amnios ?*

R. On a pensé qu'indépendamment des eaux
qui viennent de l'amnios même, il pouvoit en
exister dans la duplicature des membranes, c'est-
à-dire entre l'amnios et le chorion, même entre
cette dernière membrane et la matrice: on a donné à ces dernières le nom de *fausses eaux*, et
celui de *vraies eaux* à celles qui sont contenues
dans l'amnios, et qui mouillent la surface même

de l'enfant. S'il s'en amasse quelquefois entre l
chorion et l'amnios, ou bien entre la matrice et l
chorion, on peut assurer que ce cas est infiniment rare.

D. *Quels sont les usages des eaux de l'amnios?*

R. On pense assez généralement, 1° qu'une
partie de ces eaux est employée à la nourriture
du fœtus, surtout dans les premiers temps de sa
formation, où il ne paroît se nourrir que par l'absorption du fluide dans lequel il nage en quelque
sorte; 2° que ces eaux sont un des instrumens
que la nature emploie pour opérer la dilatation
de la matrice; 3° qu'elles rendent les mouvemens
de l'enfant moins fatigans pour la mère en diminuant l'impression qu'ils feroient alors sur la matrice; 4° qu'elles favorisent ces mêmes mouvemens
et modèrent l'effet des coups qui pourroient affecter l'enfant; 5° qu'elles servent à la dilatation de
l'orifice dans le moment de l'accouchement, à humecter et à lubrifier les parties qui constituent
le passage.

SECTION VII.

De la nutrition du fœtus et de ses dépendances.

D. *De quelle nature sont les fluides qui servent
à la nutrition et au développement du fœtus?*

R. Ces fluides ne sont pas d'une nature différente de ceux qui servent journellement à réparer les pertes qu'éprouve chacune des parties de
l'enfant après sa naissance, et qui sont employés
à l'accroissement et à la perfection de ces mêmes

arties : ce sont des sucs lymphatiques, conve-
ablement élaborés par les organes de la mère.

D. *Comment ces sucs parviennent-ils au fœtus ?*

R. Les opinions sont encore très-partagées sur
ce point. Quelques-uns prétendent que le fœtus
absorbe uue partie de ces sucs par tous les points
de sa surface ; d'autres, qu'il les reçoit par la
bouche, et les avale, comme nous usons des alimens : la plupart qu'ils sont puisés dans les vaisseaux de la matrice par les nombreuses ramifications de la veine ombilicale ; ou bien dans le
placenta même, où ces vaisseaux utérins versent
le sang de la mère, ce qui semble mieux démontré.

D. *Les veines ombilicales ne puisent-elles dans
le sang de la mère que des sucs blancs et lymphatiques ?*

R. On pourroit croire qu'elles n'en absorbent
pas d'autres dans les premières semaines de la
grossesse, parce que ces veines sont alors excessivement petites, et que le germe ne présente
encore que des fluides de cette espèce ; mais dans
la suite elles puisent le sang même qui contient
les sucs nutritifs ; de sorte qu'il s'établit alors
une circulation de la mère au fœtus et du fœtus
à la mère.

D. *Indiquez comment se fait cette circulation ?*

R. Une partie du sang de la mère, étant versée par les sinus utérins dans les petites cavités
du placenta qui y correspondent, est absorbée
par les nombreuses ramifications de la veine ombilicale, et transmise dans la veine-porte du fœtus.
Ce sang, chargé des parties nutritives, s'étant

mêlé dans le sinus de la veine-porte avec celui que cette veine reçoit d'ailleurs, passe dans la veine-cave inférieure, au moyen du canal veineux et des veines hépatiques, pour être transporté, conjointement avec le sang qui revient de tout le bas-ventre et des extrémités inférieures, dans l'oreillette gauche du cœur au moyen du trou de Botal; tandis que la veine-cave supérieure verse dans l'oreillette droite celui qu'elle rapporte de la tête et des extrémités supérieures.

Le sang de l'oreillette droite passe aussitôt dans le ventricule du même côté, qui le chasse à son tour dans l'artère pulmonaire, dont la principale branche, connue sous le nom de *canal artériel*, se rend dans l'aorte inférieure; tandis qu'une partie de ce sang traverse le poumon, et se rend à l'oreillette gauche par les veines pulmonaires, l'autre partie, qui est la plus considérable, est transmise dans l'aorte inférieure, où il se mêle avec celui qui y est poussé par l'action du ventricule gauche.

L'oreillette gauche, qui reçoit le sang de la veine-cave inférieure et des veines pulmonaires, le transmet dans le ventricule gauche, dont la fonction est de le distribuer, sans exception, à toutes les parties du corps, même au poumon, tant au moyen de l'aorte supérieure qu'au moyen de l'aorte inférieure.

Le sang de l'aorte inférieure, dans le fœtus, se distribue fort au-delà du cercle qu'il décrit dans l'homme: une grande partie étant transmise par les artères ombilicales, dans les cellules du placenta, où il se mêle de nouveau avec le sang de la mère pour réparer les pertes qu'il a faites, y puiser d'autres sucs nutritifs, et y subir de nouvelles préparations.

« La description donnée par Baudelocque ne nous paroissant pas assez claire, et les travaux récens sur la circulation du fœtus ayant d'ailleurs fait connoître plusieurs faits nouveaux, nous allons entrer dans quelques détails à ce sujet, en nous aidant de l'excellent tableau publié par M. le docteur Martin Saint-Ange.

Née par une infinité de branches, la *veine ombilicale*, s'étend depuis le placenta jusque dans le foie du fœtus, en offrant une longueur qui varie depuis deux à trois pouces jusqu'à vingt-quatre, trente-six et plus. Parvenue à la face inférieure du foie, elle se loge dans le sillon longitudinal, et change de direction pour se porter dans le sillon transversal. L'endroit où ce changement a lieu mérite de fixer l'attention, car avant de suivre la direction transversale, la veine ombilicale envoie de sa partie supérieure une petite branche dite *canal veineux*, qui après s'être logée dans la continuation du sillon longitudinal, gagne le bord postérieur du foie, et va s'ouvrir dans la veine-cave inférieure, au-dessous du point de jonction des veines hépatiques.

Au milieu du trajet de la veine ombilicale dans le sillon transversal, vient s'aboucher la veine-porte. Le tronc qui en résulte se subdivise ensuite en plusieurs branches dont les unes vont s'ouvrir dans les veines hépatiques, et les autres dans une portion de la veine-cave inférieure.

Ceci posé, voici comme la circulation s'effectue dans ces vaisseaux : le sang apporté par la veine ombilicale, du placenta dans le foie, arrive pur dans le lobe gauche, le lobe de Spigel, le canal veineux, et dans le lobe droit, mélangé avec celui de la veine-porte. Par là se trouve expliqué le développement considérable du lobe gauche du foie chez le fœtus. Le sang apporté par la veine ombilicale, la veine-porte, l'artère hépatique et le canal veineux, est porté par ce dernier par les veines hépatiques dans la portion sous-diaphragmatique de la veine-cave inférieure. La disposition que présente l'angle formé par la veine-porte et la veine ombilicale, est importante à connoître, D'autant plus ouvert que le fœtus se rapproche davantage de la naissance, il est presque droit à cette époque. Cette obliquité de la veine-porte sur l'ombilicale est très-favorable pendant la gestation, tandis qu'elle ne l'est plus après la naissance. En effet dans le second cas, la circulation a lieu de droite à gauche, et dans le premier, elle se fait de gauche à droite pour la portion de l'ombilicale que loge le sillon transversal.

Examinons maintenant la direction que prend le sang dans le cœur du fœtus. En supposant, les oreillettes contractées : la diastole succédant immédiatement, les cavités auriculaires se vident, et le sang y afflue par les deux veines-caves, les coronaires et les pulmonaires. L'oreillette gauche, qui ne peut se remplir suffisamment au moyen du sang que lui apportent les veines pulmonaires, va en chercher dans l'oreillette gauche par le trou Botal. Pendant que l'oreillette gauche aspire ainsi la quantité de sang qui est nécessaire pour le remplir, la cavité auriculaire droite se laisse aussi pénétrer par le sang mélangé provenant des deux veines-caves et des veines coronaires. Les oreillettes, stimulées par la présence du sang qu'elles contiennent, se contractent, leurs cavités se vident pour remplir celles des ventricules, et le sang tend à revenir par les ouvertures qui lui ont livré passage; l'oreillette droite le repousse vers les veines-caves, mais ce reflux est en grande partie arrêté par le valvule d'Eustachi. L'oreillette gauche à son tour repousse le sang vers le trou ovale, mais la valvule de Botal s'oppose d'autant plus à son reflux, que le fœtus est moins jeune. De cette manière le sang des oreillettes trouvant des obstacles pour revenir en arrière, passe dans les ventricules par les ouvertures auriculo-ventriculaires, qui lui offrent une disposition plus favorable. Les ventricules, à leur tour, se contractent aussitôt qu'ils ont reçu le sang des oreillettes correspondantes, et le poussent dans les troncs artériels auxquels ils donnent naissance.

Le reflux du sang dans les cavités auriculaires est empêché par la valvule mitrale, placée à l'orifice auriculo-ventriculaire gauche, et par la valvule tricuspide, située à l'ouverture auriculo-ventriculaire droite. Le sang du ventricule droit passe dans le tronc pulmonaire, qui est garni à son origine de trois valvules sygmoïdes, servant à soutenir la colonne de sang. Un peu au-dessus de ces valvules, naît l'artère pulmonaire droite, et un peu plus loin la gauche, après quoi le tronc se continue sous le nom de canal artériel, et va s'ouvrir dans l'aorte au point où elle se recourbe pour constituer la crosse. Cette dernière, qui naît du ventricule gauche, a aussi à son origine trois valvules sygmoïdes, dont les fonctions consistent à soutenir la colonne de sang poussée dans l'aorte.

L'utilité de la valvule d'Eustachi peut se déduire aisément d'après son développement, qui est en raison inverse des autres organes. Dans le premier âge, elle recouvre presque complètement le trou de Botal et l'orifice des deux veines-caves, tandis que plus tard elle finit par les laisser à découvert. De cette disposition, il résulte évidemment qu'elle est destinée chez l'homme, 1° à favoriser le mélange du sang des deux veines-caves; 2° à en diriger la plus grande partie dans l'oreillette gauche; 3° à empêcher son reflux dans la veine-cave inférieure, lors de la contraction des oreillettes.

En résumé, les radicules placentaires vont puiser dans les sinus utérins, par imbibition ou endosmose, les matériaux que le placenta modifie pour les rendre propres à la nutrition du fœtus. Le sang du placenta est transmis au fœtus par la veine ombilicale; il passe pur dans le lobe gauche du foie, dans le lobe de Spigel et dans le canal veineux; puis il se mêle avec celui de la veine-porte, et va dans tout le lobe droit du foie. Il est conduit ensuite par les veines hépatiques dans la portion sous-diaphragmatique de la veine-cave, où il rencontre le sang provenant du canal veineux, celui de la veine-cave elle-même, et celui des veines diaphragmatiques; delà il passe dans l'oreillette droite, se combine avec le sang de la veine-cave supérieure et celui des veines coroaires, se dirige (en quantité plus ou moins grande suivent l'âge du fœtus) dans l'oreillette gauche par le trou ovale où il se rencontre avec le sang provenant des veines pulmonaires.

La contraction simultanée des oreillettes pousse le sang qu'elles reçoivent dans les ventricules correspondans. Celui du ventricule droit le fait passer en petite quantité aux poumons, et en grande quantité dans le canal artériel. Celui du ventricule gauche passe dans la crosse de l'aorte, où le sang du canal artériel a déjà été versé, et se distribue aux divers organes.

Une grande partie de ce sang, arrivé à la bifurcation des iliaques, passe dans les artères ombilicales, pour aller chercher, au moyen du placenta, de nouveaux matériaux nécessaires à sa modification, et revient au cœur par la veine ombilicale. » (M.)

D. Cette circulation éprouve-t elle quelques changemens remarquables, soit pendant le travail de accouchement, soit à l'instant de la naissance de enfant?

R. Il s'en opère de très-grands à mesure que la matrice se contracte, se resserre sur le produit de la conception, et l'expulse. Le passage du sang de la mère au fœtus se ralentit, devient plus difficile, et cesse, comme le retour de celui du fœtus à la mère, quoique le placenta conserve encore toutes ses adhérences avec la matrice : de là plusieurs phénomènes très-remarquables, tels que la cessation des hémorrhagies utérines en quelques cas, la suffocation sanguine du fœtus, sa mort même avant la naissance, etc. Dès

que l'enfant est né, et qu'il respire librement,
la circulation cesse également dans les vaisseaux
ombilicaux : au point que les artères, coupées à
quelques travers de doigt du ventre de cet enfant,
ne laissent échapper que quelques gouttes de
sang de loin en loin après le premier jet qui
suit leur section. Quand la respiration s'établit difficilement, ou lorsqu'elle ne peut s'établir à l'instant de la naissance, le sang continue
de passer dans les artères du cordon ; elles en
versent beaucoup, et l'enfant pourroit en perdre
assez pour mourir, si on ne lioit pas ce cordon
exactement, etc.

EXPLICATION DE LA PLANCHE VII.

FIGURE I.

La figure Ire représente le fœtus, le cordon ombilical et
le placenta.

A. Thymus relevé.
BB. Poumons.
C. Cœur.
DD. Diaphragme.
E. Rate.
F. Pancréas.
GG. Capsules surréna-
les.
H. Reins.
JJ. Uretères.
K. Vessie.
L. Rectum, coupé et
lié.
PL. Placenta.
CH. Chorion.
AM. Amnios.
111. Radicules de la veine
ombilicale.

222. Radicules des artères
ombilicales.
333. Artères ombilicales.
44444. Veine ombilicale.
55. Veine-cave infér.
66. Artère aorte descen-
dante.
77. Artères iliaques pri-
mitives, divisions
de l'aorte descen-
dante communi-
quant avec les ar-
tères ombilicales.
88. Veine-porte et ses
divisions.
9. Lieu où s'ouvre la
veine-porte dans
le sillon transver.

Fig. 3.
C
C
C
A
B
B
D
Fig. 4.
LG
2
3
LD
VP
3
ST
ST
V
SL
o

Dessiné par

Gravé par Ambroise Tardieu.

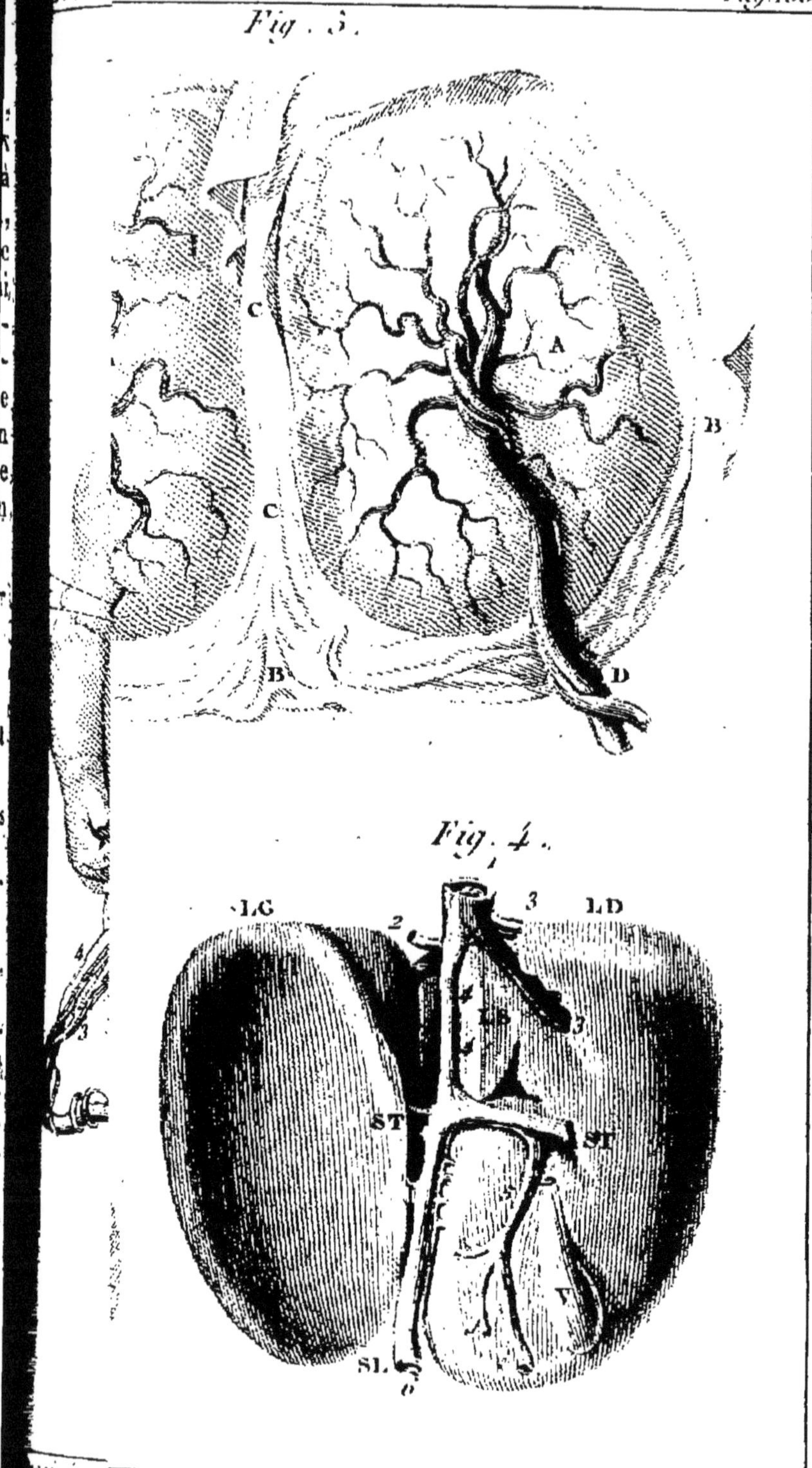

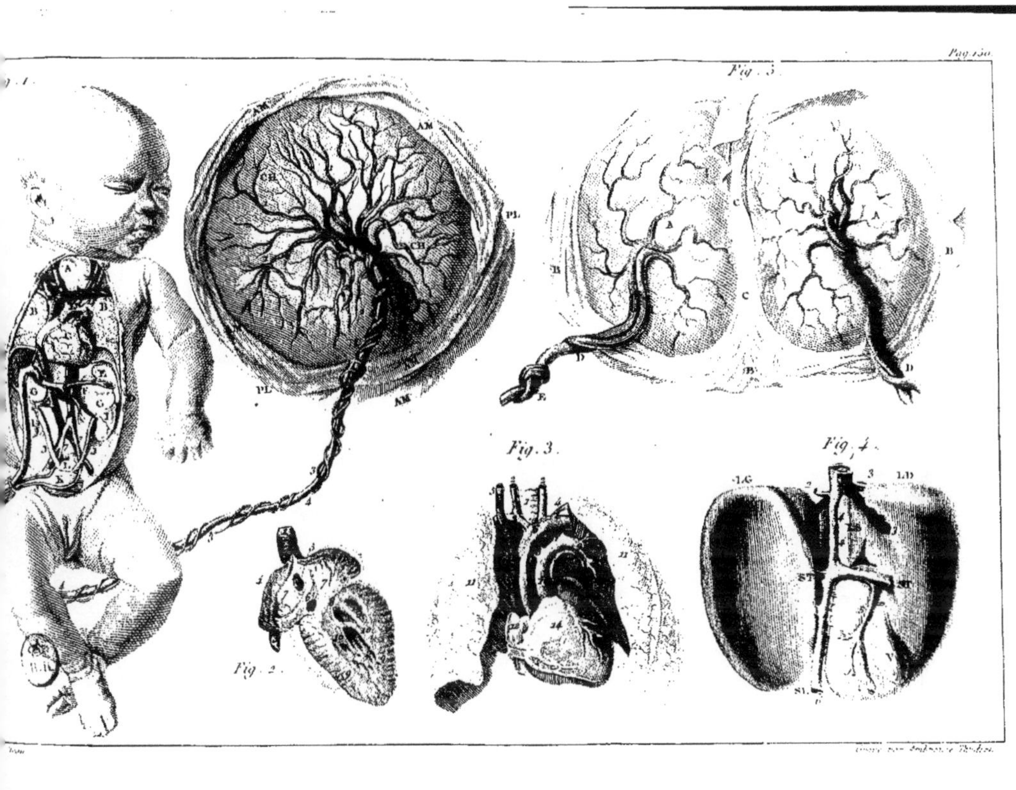

Fig. 5.
Fig. 1.
Fig. 3.
Fig. 4.
Fig. 2.

sal du foie où est logée la veine ombilicale.

10. Canal veineux ou d'Arantius, continuation de la veine ombilicale.

11. Lieu où le canal veineux s'ouvre dans la veine-cave inférieure, au point de jonction des veines sus-hépatiques.

12. Canal artériel, continuation de l'artère pulmonaire s'ouvrant dans

l'aorte à l'endroit où celle-ci se recourbe pour former l'aorte descendante.

13. Crosse de l'aorte.

14. Tronc brachio-céphalique.

15. Artère carotide primitive droite.

16. Artère carotide primitive gauche.

17. Artère sous-clavière du même côté.

18. La veine-cave supérieure.

19.19. Les veines jugulaires

FIGURE II.

La figure II représente l'oreillette droite et le ventricule droit.

1. Veine-cave supérieure.

2. Son ouverture dans l'oreillette droite.

3. Veine-cave infér.

4. Son ouverture dans l'oreillette droite.

5. Trou de Botal, qui perce la cloison des oreillettes.

6. Valvule d'Eustache.

77. Cavité de l'oreillette droite.

8. Valvules tricuspides et orifice auriculo-ventriculaire.

99. Parois charnues du ventricule.

10.10. Cavité du ventricule droit.

FIGURE III.

La figure III représente les poumons, le cœur, et le système artériel naissant de cet organe.

1. Trachée-artère.

22. Artères carotides.

3. Tronc brachio-céphalique.

4. Artère sous-clavière gauche.

5. Veine-cave supérieure.

6. Crosse de l'aorte.

7. Canal artériel.

8. Division de l'artère pulmonaire droite.

9. Division de l'artère pulmonaire gauche.
10. Tronc de l'artère pulmonaire.

11.11. Les poumons.
12. Oreillette droite.
13. Oreillette gauche.
14. Ventric. du cœur.

FIGURE IV.

La figure IV représente la face postérieure du foie ; les divisions de la veine ombilicale et le canal veineux, continuation de cette veine.

LG. Lobe gauche.
LD. Lobe droit.
SL. Sillon longitudinal.
STST. Sillon transversal.
V. Vésicule biliaire.
LS. Lobe de Spigel.

I. Veine – cave infér.
2,3,3. Veines hépatiques.
44. Canal veineux.
5. Veine porte.
6. Tronc de la veine ombilicale.

FIGURE V.

La figure V représente un placenta double.

AA. Le placenta.
BBB. Les membranes.
CC. La cloison formée par les membranes de l'un et l'autre enfant ; cette cloison est reployée sur elle-même.

DD. Les cordons ombilicaux.
E. L'espèce de nœud que forme quelquefois le cordon quand il est très long.

CHAPITRE III.

l'accouchement naturel, des soins qu'on doit donner
à la mère et à l'enfant pendant et immédiatement
après l'accouchement.

ARTICLE UNIQUE.

e l'accouchement naturel, de ses différences, de ses
causes, de ses phénomènes.

D. *Qu'est-ce que l'accouchement naturel?*

R. L'accouchement naturel est celui qui s'o-
ère par les seules forces de la femme, quelle
ue soit la durée du travail, et la manière dont
enfant se présente.

D. *Quelles sont les différences que présente cette
pèce générale d'accouchement?*

R. Ces différences se déduisent, 1° de la par-
e que l'enfant présente à l'orifice de la matrice;
° de la manière dont cette même partie se pré-
nte; 3° des obstacles qui rendent la sortie de
enfant plus ou moins difficile.

D. *Indiquez les conditions qui sont réquises pour
e l'accouchement se fasse naturellement?*

R. Pour que l'accouchement se fasse naturel-
ment, il est nécessaire, 1° que la femme ait des
rces suffisantes: 2° que le travail n'en soit trou-
é ou empêché par aucun des accidens qui
uvent exposer la vie de la mère ou celle de
nfant, comme perte abondante, convulsions;
c: 3° que le bassin soit bien conformé, et d'une
andeur relative à la grosseur de l'enfant; 4° que

les parties molles qui forment le passage puissent se développer et se dilater convenablement; 5° que l'obliquité de la matrice, si elle existe, ne soit pas excessive; 6° que l'enfant présente à l'orifice le sommet de la tête, les pieds, les genoux, ou les fesses; 7° enfin, que la grosseur de cet enfant n'excède pas la largeur naturelle du bassin.

D. *Peut-on juger, dès les premiers temps du travail, si l'accouchement se fera facilement ou avec difficulté ?*

R. L'accouchement se fera aisément et en peu de temps, 1° si les douleurs se succèdent rapidement et avec force; 2° si le bord de l'orifice de la matrice est souple au toucher, s'il est humide, s'il a peu d'épaisseur, et s'il se dilate facilement; 3° si le bassin est bien conformé, si les parties extérieures de la génération sont dans un état aussi favorable à la dilatation que l'orifice même de la matrice; enfin, si le sommet de la tête se présente dans une bonne position.

L'accouchement, quoique naturel, sera plus long et plus difficile, si quelques-unes des conditions énoncées viennent à manquer.

D. *Quel est en général le temps que la nature emploie pour opérer l'accouchement ?*

R. On ne peut fixer d'une manière précise la durée du travail nécessaire pour l'accouchement. Il est des femmes chez lesquelles ce travail se soutient au plus une heure, tandis que chez d'autres il se prolonge au-delà de vingt-quatre heures : en général, sa durée n'est guère moins de cinq à six heures.

Nous observerons que le premier accouchement, toutes choses égales d'ailleurs, est plus long et plus difficile que les accouchemens subséquens ; ce qui vient de ce que le col de la matrice et les parties extérieures de la génération se développent plus difficilement alors que dans la suite.

SECTION PREMIÈRE.

Des causes de l'accouchement en général, et particulièrement de celles de l'accouchement naturel.

D. *Quelles sont les causes de l'accouchement ?*

R. Tout ce qui peut exciter la contraction de la matrice, entretenir cette action, et provoquer la sortie de l'enfant, doit être regardé comme cause de l'accouchement.

D. *Quelles sont les causes qui peuvent exciter la matrice à se contracter et à redoubler ses efforts pour expulser l'enfant ?*

R. Ces causes sont en grand nombre : on pourroit en distinguer de naturelles et d'accidentelles. Les premières paroissent agir constamment de la même manière, et, à quelques jours près, au même terme de la grossesse; elles entrent dans le plan de la nature. Les autres peuvent agir indistinctement dans tous les temps de la grossesse, et provoquer l'avortement ; telles sont les grandes passions de l'âme, quelques-unes des maladies de la matrice ou de ses dépendances, les coups, les chutes, etc., comme on l'expliquera en traitant de l'avortement.

D. *Quelles sont les causes qui excitent le plus constamment les efforts ou les contractions de la*

*matrice vers la fin du neuvième mois de la gros-
sesse ?*

R. L'opinion des auteurs a été long-temps
partagée sur ce point, et l'est encore. Les uns
ont pensé que l'enfant ne pouvoit séjourner au-
delà de neuf mois dans le sein de sa mère sans y
manquer de nourriture, ou sans y éprouver le
besoin de respirer, et que, dans l'état de gêne
où il se trouvoit à cet égard, il sollicitoit vivement la matrice à se contracter et à l'expulser;
comme le poulet, au terme de sa maturité,
rompt la coque de l'œuf pour s'en dégager. D'autres ont imaginé que le méconium qui remplit
à ce terme les gros intestins, les irritoit; que
cette irritation déterminoit l'enfant à faire de
plus grands mouvemens, et que ces mouvemens provoquoient les contractions de la matrice. Mais ces diverses opinions ne sont nullement fondées; car la matrice n'est pas moins
sollicitée à expulser l'enfant qui est mort depuis
quelque temps que celui qui est vivant , quoique aucune de ces causes ne puisse agir sur lui.

On doit rechercher la cause déterminante
des contractions de la matrice, ou du travail de
l'accouchement, dans l'état où est la matrice,
même vers la fin du neuvième mois de la grossesse. Ces efforts paroissent une suite naturelle
du développement complet de toutes les parties
de l'organe, et notamment de son col, qui devient alors la partie la plus foible; de la distension et du tiraillement qu'en éprouvent toutes
les fibres; de la sensibilité et de l'irritabilité dont
elles jouissent éminemment dans cet état de
distension, etc. Mais ce sentiment, quoique bien

mieux fondé que le précédent, n'est pas encore sans réplique; on peut de même lui opposer de grandes objections.

D. Quelles sont les puissances qui opèrent l'accouchement?

R. Dans l'ordre naturel, ce sont la matrice, les muscles abdominaux et le diaphragme, ainsi que beaucoup d'autres muscles, dont on ne pourroit expliquer ici la manière d'agir sans entrer dans de grands détails. Dans les accouchemens contre nature, et dans ceux qu'on appelle *laborieux*, la main de l'accoucheur, tantôt seule, tantôt armée d'instrumens, est la puissance qui opère, et qui devient la plus nécesssaire.

D. Comment la matrice peut-elle opérer l'expulsion de l'enfant?

R. Pour expliquer cet effet, il faudroit rappeler ici la structure et la situation de la matrice au temps de l'accouchement, et tout ce qui a été dit ailleurs de l'action dont elle jouit alors éminemment. Par cette action, qu'on appelle *contraction*, la matrice se resserre, diminue de capacité, et presse de toutes parts l'enfant et ses dépendances : le col, plus foible que les autres parties de ce viscère, supporte alors non-seulement presque tout l'effort qu'elles exercent, mais encore celui des autres puissances musculaires dont on a parlé : l'orifice s'entr'ouvre de plus en plus à chaque effort ; et les membranes chargées des eaux, s'y engageant dans la suite en manière de coin, achèvent de le dilater. Après l'écoulement des eaux, la tête du fœtus, succédant à cette espèce de coin, s'avance de même dans l'orifice de la matrice, et le traverse à mesure que les efforts se multiplient. Ces efforts enfin ne discontinuent qu'autant que la matrice a complétement évacué ce qu'elle contenoit; car, après la sortie de l'enfant, le même travail recommence pour l'expulsion du placenta et du sang.

En se contractant ainsi, la matrice se vide à la manière d'une bourse qu'on presserait extérieurement de toutes parts, en dirigeant l'effort de son fond à son ouverture.

D. *La matrice seule, par ses contractions redoublées, peut-elle opérer l'accouchement?*

R. On ne trouveroit peut-être pas un exemple bien constaté qui tende à prouver que l'accouchement puisse s'opérer par l'action seule de la matrice, tandis que le besoin de quelques puissances accessoires se manifeste tous les jours, même dans l'accouchement le plus facile. Est-il une seule femme, en effet, qui ne pousse fortement en en-bas, comme si elle vouloit aller à la garde-robe, aussitôt qu'elle se sent affectée par la douleur de l'accouchement? Ces efforts, le plus souvent involontaires vers la fin du travail, dénotent évidemment une action étrangère à la matrice.

＊ Ce que dit Baudelocque prouve que les muscles soumis à l'empire de la volonté, sont des auxiliaires puissans dans l'accomplissement de l'accouchement, mais ne prouve nullement que l'utérus ne puisse se débarrasser seul du produit de la conception. Ne voyons-nous pas tous les jours accoucher des femmes pusillanimes, qui craignant la douleur, abandonnent l'utérus à ses propres forces? ne voit-on pas de temps en temps d'autres femmes accoucher dans un état comateux, dans un état de mort apparente, après la mort même, ainsi que Riolan en a rapporté un exemple? Or, dans ces différentes circonstances, les fonctions du cerveau étant annihilées, suspenduœs, anéanties, n'est-il pas évident que l'accouchement se fait sous l'influence des seules forces de l'utérus? » (M.)

D. *D'où proviennent ces efforts étrangers à l'action de la matrice?*

R. Ils dépendent de la contraction de tous les muscles qui forment l'enceinte du bas-ventre, du diaphragme, de quelques-uns des muscles de la respiration, et des extrémités tant supérieures qu'inférieures.

D. *Comment toutes ces puissances musculaires contribuent-elles à l'accouchement?*

R. Les unes, comme les muscles de la respiration et ceux des extrémités, n'y contribuent qu'indirectement, et en prêtant, pour ainsi dire, un point d'appui aux autres puissances, soit en fixant la poitrine, et en la maintenant dans un état de dilatation, soit en retenant le bassin, et en l'empêchant d'obéir à l'action des muscles du bas-ventre; mais ces derniers, ainsi que le diaphragme, agissent en resserrant la cavité du ventre de toutes parts, en pressant fortement les viscères qu'elle renferme, et notamment la matrice, qui offre alors le plus de volume et le plus de surface, et sur laquelle ils agissent presque partout immédiatement.

D. *Qu'observe-t-on pendant ces efforts?*

R. On observe alors les mêmes effets qu'on éprouve soi-même dans l'état de constipation en allant à la garde-robe; et de plus, tout ce qui est relatif à l'accouchement. Pendant ces efforts, les vaisseaux du visage et du col se gonflent, les joues se colorent; la femme ressent une pesanteur douloureuse à la tête; elle rend contre sa volonté ses urines et ses excrémens, quand la vessie et les gros intestins en contiennent; enfin, l'enfant s'engage et s'avance bien plus que si la femme n'exerçoit aucun de ces efforts. Lui recommander de *faire valoir ces douleurs*, c'est l'exciter à ces efforts; lui reprocher de *perdre ses douleurs*, c'est lui faire sentir la nécessité de ces mêmes efforts, et l'engager à les soutenir.

D. *D'après cette théorie, l'enfant ne paroîtroit-il contribuer en rien à l'accouchement, et ne faire aucun effort pour sortir?*

R. Si le vulgaire se persuade que l'enfant *s'aide* dans l'accouchement, et y contribue par ses propres efforts, l'accoucheur ne doit pas adopter une telle opinion. L'enfant est passif dans cette opération, et ne fait pas plus pour accélérer sa sortie, que ne le feroit un corps solide, inanimé et du même volume, qui seroit renfermé dans la matrice.

La sortie d'un enfant mort, celle du placenta ou d'une môle, s'opère de la même manière que la sortie d'un enfant vivant et bien portant, quoique ces corps n'exercent aucun effort.

D. *C'est donc à tort que tant de femmes re-*

doutent d'accoucher d'un enfant mort, ou d'une môle, etc. ?

R. La crainte où elles sont à cet égard naît de cette fausse opinion que nous venons de réfuter, c'est-à-dire de la persuasion où sont ces femmes que les efforts de l'enfant même sont nécessaires à l'accouchement.

SECTION II.

Des signes de l'accouchement.

D. *Quels sont les signes qui annoncent que le travail de l'accouchement commence?*

R. Les femmes ne reconnoissent d'autres signes du travail de l'accouchement que la douleur qu'elles éprouvent, avec tension, dureté et resserrement de tout le bas-ventre.

Cette douleur commence le plus souvent vers les reins, et semble se propager en manière de ceinture, pour se terminer tantôt vers le pubis, et tantôt vers un autre point. Quelquefois elle paroît affecter tout le bas-ventre, et va se perdre du côté des reins, ou au-dessous du fondement.

Toutes ces douleurs dépendent essentiellement des contractions de la matrice; elles se répètent à chacune de ces contractions en laissant comme elles des intervalles marqués: elles sont si foibles dans les premiers temps, que les femmes y font peu d'attention, ne les regardent que comme autant de douleurs préparantes à l'accouchement, et ne les désignent que sous le nom de *mouches*; elles deviennent plus fréquentes, plus longues et plus fortes dans la suite, et se font sentir spécialement au-dessus du fondement.

La femme préfère ces dernières douleurs à celles qui se perdent vers les lombes, et qu'elle appelle *douleurs de reins* : si elles sont plus longues, elles laissent à leur suite un calme plus parfait, et elles accélèrent bien davantage l'accouchement ; les douleurs de reins sont plus fatigantes. et elles avancent moins le travail.

D. *Peut-on assurer que la femme est en travail, toutes les fois qu'elle dit éprouver de pareilles douleurs ?*

R. Ce n'est que d'après le toucher que nous devons prononcer ; car la femme peut éprouver des douleurs qui ont quelques ressemblances avec celles de l'accouchement, et qui lui sont étrangères. Pendant celles de l'enfantement on remarque que le bord de l'orifice de la matrice se durcit, que les membranes se tendent, et que la tête de l'enfant, si c'est elle qui se présente, semble s'éloigner. Lorsque ces douleurs cessent, le col de la matrice se relâche, les membranes deviennent flasques, et la tête de l'enfant se rapproche. Le corps de la matrice éprouve les mêmes changemens ; il se durcit pendant la douleur, et redevient souple ensuite comme il l'étoit auparavant.

On n'observe aucun de ces symptômes lorsque les douleurs sont étrangères à l'accouchement ; le col de la matrice et les membranes qui sont sur l'orifice, ne passent point alternativement de cet état de tension, au relâchement dont on vient de parler.

D. *Peut-on assurer, d'après ces signes, que la*

femme est véritablement en travail, et que l'ac-
couchement en sera la suite?

R. Le travail de l'enfantement a lieu toutes les fois que de pareils changemens se remarquent dans le col et le corps de la matrice pendant les douleurs; parce qu'il ne consiste que dans la récidive des contractions de ce viscère, que ces symptômes dénotent exclusivement. Mais ce même travail peut être prématuré, il peut être l'effet d'une cause accidentelle; il pourra cesser si la femme n'est pas à terme, et si on administre les soins qu'il exige. Avant de prononcer que l'accouchement sera la suite du travail qui existe, il faut donc faire attention au terme de la grossesse, et à tout ce qui a précédé les douleurs (1).

D. *Quels sont les signes qui dénotent les progrès du travail?*

R. Dans les progrès du travail, les douleurs deviennent plus fortes, plus longues et plus fréquentes; l'orifice de la matrice s'élargit, et son bord s'amincit; les humeurs muqueuses qui humectent le vagin prennent souvent une teinte rougeâtre, que la femme regarde comme un signe favorable: les membranes se tendent davantage pendant la douleur, et forment, à l'orifice de la matrice, une sorte de tumeur proportionnée à sa dilatation; elles s'engagent dans la suite à travers cet orifice, et s'avancent dans le vagin jusqu'à ce qu'elles se déchirent, et que les eaux s'évacuent.

---

(1) *Voyez*, à l'article du *Toucher*, les signes caractéristiques des derniers temps de la grossesse, et ceux qui annoncent les approches de l'accouchement.

On est dans l'usage de dire que la *poche des eaux se forme*, quand les membranes s'avancent ainsi à travers l'orifice de la matrice; et qu'*elle est bien formée*, lorsque ces membranes, fortement tendues pendant la douleur, décrivent une tumeur semblable à la moitié d'une boule.

D. *Les membranes forment-elles toujours une tumeur de cette espèce?*

R. Non : la tumeur qu'elles forment n'est telle qu'on vient de la décrire, qu'autant que ces membranes sont d'une texture ordinaire, et que l'orifice de la matrice est largement ouvert. Quand elles sont d'une texture lâche, elles s'engagent de meilleure heure à travers cet orifice, souvent un peu dilaté, et s'avancent dans le vagin sous la forme d'un boyau, pour y prendre quelquefois celle d'une bouteille dont le goulot seroit dans l'orifice même de la matrice.

D. *La poche des eaux s'ouvre-t-elle toujours au même terme du travail?*

R. Ce n'est qu'au moment de la plus grande force du travail que la poche des eaux se déchire chez la plupart des femmes, et que ce fluide s'évacue; mais elle peut résister au-delà de ce temps, ou s'ouvrir beaucoup plus tôt, selon que les membranes sont d'un tissu plus foible ou plus robuste; ce qui n'en est pas plus avantageux.

D. *Pourquoi n'est-il pas indifférent que les membranes se déchirent à telle ou telle époque du travail de l'accouchement?*

R. Lorsque les membranes ne se déchirent qu'au moment où le travail est dans sa plus grande

force, la matrice alors vivement irritée continue d'agir et de se contracter comme auparavant, malgré l'évacuation de la majeure partie
des eaux, et l'accouchement ne tarde pas à se
terminer.

Quand elles résistent plus long-temps aux contractions de la matrice et aux efforts de la femme,
l'accouchement en est retardé; et il le seroit
souvent alors de plusieurs heures, si l'on ne prenoit le parti de déchirer ces membranes (1).

Lorsque les membranes se déchirent dès les
premières douleurs, et avant que l'orifice de la
matrice ne soit bien dilaté, les eaux s'écoulent
comme furtivement et en petite quantité à la fois;
elles coulent de cette manière pendant plusieurs
heures, et quelquefois pendant plusieurs jours,
avant que de fortes douleurs ne se fassent sentir, et que le travail ne fasse de grands progrès.
Comme l'évacuation des eaux précède alors de
beaucoup l'époque des bonnes douleurs, et qu'il
ne s'en écoule plus pendant celles-ci, on a coutume de dire que l'accouchement se fait à sec.

La crainte d'un accouchement pénible et long,
qu'inspire à toutes les femmes cet écoulement prématuré des eaux, n'est cependant fondée qu'autant que le col de la matrice est encore dur et
épais à l'instant où ce fluide cesse de couler; car
le travail n'en devient ni plus fatigant ni plus

---

(1) On a vu quelquefois l'enfant sortir enveloppé de
ces membranes au terme de neuf mois, comme on le voit
bien souvent dans l'avortement qui a lieu dans les premiers mois; mais le travail de son expulsion a été beaucoup plus long et plus douloureux pour la femme.

douloureux, lorsque le col de la matrice est souple et effacé.

D. La poche des eaux s'ouvre-t-elle constamment au milieu de l'orifice de la matrice?

R. Non: si elle s'ouvre le plus souvent au milieu de cet orifice, quelquefois la déchirure s'en fait au-dessus du bord de celui-ci, et les phénomènes qui suivent présentent quelques différences.

Quand elle s'ouvre au milieu, les eaux s'écoulent à grands flots, et l'on touche à nu la partie que l'enfant présente. Lorsqu'elle s'ouvre au-dessus du bord de l'orifice de la matrice, il s'échappe peu d'eau à la fois : ce n'est qu'au commencement et sur le déclin de chaque douleur que ce fluide coule, et, dans le fort de ces mêmes douleurs, les membranes se tendent, la poche se forme et se durcit, comme avant sa rupture.

La tête de l'enfant, en s'engageant, dans ce dernier cas, fait refluer les eaux qui sont au-dessous d'elle, vers la crevasse des membranes; elle vient s'appliquer à ces mêmes membranes, les pousse au-devant d'elle, et en paroît coiffée: c'est cette espèce de coiffe que bien des gens conservent, et regardent comme un présage de prospérité pour l'enfant.

D. Quels sont les symptômes du travail de l'accouchement, après la déchirure des membranes?

R. On a déjà remarqué que ces symptômes étoient différens, selon le temps du travail où la rupture se faisoit, et qu'il s'écouloit alors plus ou moins d'eau. Quand il s'évacue peu d'eau à la fois, comme dans le cas où les membranes déchirent au commencement du travail, et au-dessus du bord de l'orifice de la matrice, les douleurs n'augmentent pas aussi rapidement; et quelquefois même elles se ralentissent pour un temps plus ou moins long. Lorsque la matrice se décharge subitement d'une grande quantité de ce fluide, la femme éprouve à l'instant même un calme qui lui étoit inconnu, mais dont la durée est fort courte: à peine a-t-elle goûté ce calme pendant quelques minutes, que de nouvelles douleurs se font sentir, et qu'elles acquièrent plus de force qu'auparavant. Lorsque c'est la tête de l'enfant qui se présente, elle s'engage alors dans l'orifice de la matrice, et s'avance en le poussant un peu au-devant d'elle jusqu'à ce que sa plus grande épaisseur l'ait traversé. Le bord de l'orifice, assez près de l'entrée du vagin à l'instant où commence la douleur qui doit pousser la tête aussi loin, disparoît à la fin de cette même douleur, et devient inaccessible au toucher, parce qu'il se retire alors vers le haut du cou de l'enfant. L'instant où la tête traverse l'orifice de la matrice est un des plus douloureux du travail, pour la plupart des femmes; et c'est au même instant qu'elles commencent à sentir plus vivement le besoin de pousser de toutes leurs forces. C'est aussi à cette époque du travail que quelques femmes éprouvent une sorte d'envie d'aller à la garde-robe, et demandent à descendre du lit pour y satisfaire: ce qu'on ne doit pas leur permettre, dans la crainte qu'elles n'accouchent debout, ou qu'elles le fassent dans une attitude peu convenable, pour elles et pour l'enfant, comme sur leur chaise percée, etc.

C'est aussi lorsque la tête de l'enfant occupe le fond du bassin, que le travail acquiert le plus de force, que le pouls de la femme s'anime le plus, et que la chaleur devient plus grande dans toute l'habitude du corps ; que la face rougit le plus, que la tête s'appesantit, qu'il se manifeste quelques envies de vomir, et que certaines femmes sont le plus tourmentées de crampes douloureuses dans le derrière de l'une où l'autre jambe.

D. Quels sont les symptômes du dernier temps du travail ?

R. Ce temps, qui est celui où la tête de l'enfant se dégage du bassin et traverse la vulve, est ordinairement fort court pour les femmes qui ont eu précédemment d'autres enfans ; car il ne faut alors que peu d'efforts pour terminer l'accouchement : mais il est plus long et plus fatigant pour celles qui accouchent de leur premier ; et plusieurs heures de travail peuvent encore devenir nécessaires. La tête de l'enfant se dégage plus lentement, parce que la vulve est plus étroite, que les parties qui la forment résistent davantage, et se développent plus difficilement. Pendant chaque douleur, si la femme la fait bien valoir, cette tête s'avance un peu en poussant au-dehors le périnée, et en lui faisant décrire une convexité plus ou moins marquée ; mais, après la douleur, elle remonte, elle semble rentrer, et le périnée s'affaisse. Elle avance un peu plus à la douleur suivante, et s'éloigne de même dès qu'elle est passée ; ce qui se répète de cette manière jusqu'à ce que sa plus grande largeur soit descendue au-dessous de la partie antérieure des tubérosités ischiatiques. A cette époque, la tête ne entre plus après la douleur, et le périnée, qui la recouvre encore dans une grande étendue, orme une tumeur considérable.

Lorsque la tête s'est engagée à ce point, il est ifficile que la femme suspende ses efforts : la pesanteur et le tiraillement qu'elle éprouve vers la vulve et le fondement, l'excitent à pousser sans relâche : si elle ne modère pas alors ces mêmes efforts, le périnée court le plus grand danger de se déchirer; et les soins de l'accoucheur ne sauroient toujours l'en préserver.

La tête de l'enfant, parvenue au point de ne plus remonter après la douleur, s'engage de plus en plus à chaque effort, et franchit enfin la vulve; mais souvent c'est en déchirant plus ou moins la fourchette. Bientôt après, les épaules paroissent et le corps se dégage.

Les grandes douleurs cessent alors jusqu'au moment du travail de la délivrance, où de nouvelles, mais plus foibles, se font sentir. Après ce temps, s'il ne survient pas quelques tranchées, la femme n'éprouve que des cuissons vers la vulve, et un peu de lassitude dans toute l'habitude du corps.

SECTION III.

De l'accouchement dans lequel l'enfant présente le sommet de la tête à l'orifice de la matrice.

D. A quels signes reconnoît-on que l'enfant présente le sommet de la tête?

R. Il est aisé de reconnoître que c'est la tête à sa rondeur, à son volume et à sa solidité; mais on ne juge pas de même de la région qu'elle présente, et ce n'est que par des signes particuliers qu'on la distingue. Ceux qui caractérisent le sommet sont la suture sagittale, la fontanelle antérieure et la fontanelle postérieure : ces signes sont très-apparens au toucher, dès qu'on peut introduire le doigt dans l'orifice de la matrice, soit qu'on touche la tête à nu, soit qu'on ne la touche qu'à travers les membranes.

D. *Quelle induction doit-on tirer de la présence du sommet de la tête à l'orifice de la matrice?*

R. L'enfant ne peut se présenter d'une manière plus favorable, soit qu'on le considère relativement à lui-même, soit qu'on le considère relativement à la mère. De toutes les parties qui peuvent se présenter, cette région est celle qui le fait le plus constamment. Sur neuf mille sept cent cinquante enfans, neuf mille trois cent quatre-vingt-neuf ont présenté le sommet de la tête (1).

D. *De combien de manières le sommet de tête peut-il se présenter?*

R. On peut rapporter à six positions principales toutes celles que cette région paroît susceptible de prendre à l'égard de l'orifice de la matrice.

Dans la première, l'occiput répond à la cavité cotyloïde gauche, et le front à la jonction sacro-iliaque droite (2).

----

(1) Hospice de la Maternité, depuis le 19 frimaire an vi jusqu'au 15 frimaire an xiii.
(2) *Voyez* la planche viii.

Dans la deuxième, l'occiput regarde la cavité cotyloïde droite, et le front la symphyse sacro-iliaque gauche.

Dans la troisième, l'occiput répond à la symphyse du pubis, et le front à la saillie du sacrum.

Dans la quatrième, l'occiput est placé vis-à-vis la jonction sacro-iliaque droite, et le front derrière la cavité cotyloïde gauche.

Dans la cinquième, l'occiput est devant la symphyse sacro-iliaque gauche, et le front derrière la cavité cotyloïde droite.

Dans la sixième enfin, l'occiput est contre la saillie du sacrum, et le front derrière la symphyse du pubis.

D. *Ces six positions se rencontrent-elles aussi fréquemment les unes que les autres, et sont-elles également favorables à l'accouchement?*

R. Non : il en est qui s'observent fréquemment, d'autres qui sont excessivement rares, et bien moins favorables que les autres.

La première est la plus ordinaire et la meilleure : elle paroît avoir eu lieu sept mille sept cent quatre-vingt-six fois sur neuf mille sept cent cinquante enfans (1).

« A quelle cause doit-on attribuer cette présentation si fréquente? il est impossible de l'assigner d'une manière rigoureuse. Cette direction été rapportée sans raison au décubitus de la mère. Il est plus probable qu'elle est due à la pression exercée par l'intestin rectum, habi-

______

(1) Observations faites à l'Hospice de la Maternité.

tuellement distendu par des matières stercorales pendant la grossesse. » (M.)

La seconde, qui est ensuite la plus avantageuse, ne s'est présentée que quinze cent soixante-quatre fois sur le même nombre d'enfans.

La quatrième et la cinquième sont très-rares, l'une n'ayant eu lieu que vingt fois, et l'autre seize.

La troisième et la sixième le sont encore bien plus, la troisième ne s'étant rencontrée que deux fois, et la sixième dans un seul cas.

Les deux premières positions sont les meilleures; viennent ensuite la quatrième et la cinquième; puis la troisième et la sixième, qui sont beaucoup moins avantageuses, et qui pourroient même en quelques cas être regardées comme autant de positions très-peu favorables.

D. Pourquoi dites-vous que la troisième position du sommet de la tête, celle où l'occiput répond à la symphyse du pubis et le front à l'angle sacro-vertébral, est si rare et si peu favorable, tandis que presque tous les auteurs l'ont regardée comme la plus ordinaire et la meilleure ?

R. L'observation confirme à chaque instant ce que nous avançons à ce sujet. Les auteurs qui ont assuré que cette position étoit la plus ordinaire et la plus avantageuse, n'ont fait attention sans doute à la manière dont la tête se présentoit qu'à l'instant où elle paroissoit à la vulve : dans ce moment, en effet, presque toujours la face regarde le sacrum, et l'occiput le pubis : s'il ne peut y avoir de meilleure position par rapport au détroit périnéal (1), il n'en est pas de même à l'égard du détroit abdominal.

D. *Pourquoi cette position est-elle moins avantageuse à l'égard du détroit abdominal, que du détroit périnéal ?*

R. Si la tête se présentoit de cette manière dans le premier temps du travail, son grand diamètre se trouvant dans la direction du plus petit diamètre du détroit, elle ne le traverseroit que bien plus difficilement qu'elle ne le fait dans les autres positions, la sixième en étant exceptée; mais il n'en est pas de même dans le dernier temps, parce que le grand diamètre du détroit périnéal est celui qui va du pubis à la pointe du coccix.

D. *Pourquoi cette position est-elle si ordinaire dans le dernier temps du travail, et si rare au commencement ?*

R. Si l'occiput répond si rarement au pubis dans le premier temps du travail de l'accouchement, il faut l'attribuer à la forme du détroit du bassin, et à celle de la tête même; à la rondeur du front, à la convexité de la colonne lombaire, et à la saillie de la base du sacrum, sur lesquelles il paroît difficile que le front reste deux instans de suite, par rapport à la mobilité de la tête, et de l'enfant même dans la matrice. Si l'occiput se présente si constamment sous le pubis dans le dernier temps, c'est parce que la tête exécute un mouvement de rotation sur elle-même en passant du détroit abdominal au dé-

____

(1) *Voyez* la planche ix.

troit périnéal, comme on l'expliquera dans la suite. La sixième position doit être aussi rare que la troisième, l'occiput, encore plus arrondi que le front, ne pouvant rester plus long-temps que celui-ci appuyé sur la saillie du sacrum et la convexité de la colonne lombaire.

D. *Pourquoi les trois premières positions du sommet sont-elles plus favorables à l'accouchement que les trois dernières?*

R. Les deux premières sont plus favorables que les autres, en ce que le grand diamètre de la tête répond à l'un des plus grands du détroit supérieur, et que, dans la suite du travail, l'occiput se porte naturellement sous l'arcade des os pubis, où il doit être, pour que la tête traverse aisément le détroit inférieur. La troisième position ne paroît également avantageuse, quand le détroit supérieur est d'une largeur ordinaire, que parce que l'occiput se présente dans la suite à cette arcade. La quatrième et la cinquième position ne sont pas aussi favorables que les deux premières, quoique le grand diamètre de la tête corresponde à l'un des plus grands du détroit abdominal, parce que le front vient se présenter à l'arcade du pubis dans le dernier temps du travail : ce qui rend la sortie de cette tête plus difficile que dans les autres cas, et même quelquefois impossible sans les secours de l'art, quand le bassin n'est pas très-spacieux.

D. *Doit-on assurer que l'accouchement s'opérera naturellement toutes les fois que la tête se présente dans l'une des meilleures positions?*

R. Non : il peut encore devenir très-difficile

malgré cette bonne position, et quoique le bassin de la femme soit bien conformé. L'accouchement se fera naturellement, et pour l'ordinaire avec facilité, si la tête s'avance alors en présentant de plus en plus la région de la fontanelle postérieure; mais il se fera difficilement, si elle s'engage en présentant la fontanelle antérieure ou le haut du front, et comme en se renversant sur le dos de l'enfant.

D. *Comment peut-on reconnoître la position du sommet de la tête à l'égard du détroit supérieur ?*

R. C'est la direction de la suture sagittale et la situation des fontanelles, respectivement au bassin même, qui nous en instruisent. Exemple : lorsqu'on trouve la fontanelle postérieure vers la cavité cotyloïde gauche, et l'antérieure au-devant de la symphyse sacro-iliaque droite, c'est la première position qui a lieu; ainsi des autres.

D. *Quelle marche suit la tête de l'enfant en traversant le bassin, lorsqu'elle se présente dans la première et dans la seconde position ?*

R. Dans l'une et l'autre de ces positions, à mesure que la tête s'avance, elle présente de plus en plus son extrémité occipitale, et la fontanelle postérieure devient plus accessible au toucher. Cette fontanelle, dans le premier cas, paroît se dégager de dessous la cavité cotyloïde gauche, et descendre derrière le trou ovalaire de ce côté, jusqu'à ce qu'elle soit parvenue vers le milieu de la branche de l'ischium : elle en fait autant vers le côté droit du bassin, dans la seconde position.

Lorsque la tête a franchi le détroit supérieur,

elle tourne comme sur son axe au milieu de l'excavation du bassin, de manière que l'occiput vient se placer sous l'arcade du pubis (1), et s'y engage ensuite en s'avançant dans la vulve, et en s'élevant au-dehors du côté du ventre de la femme, tandis que la face se dégage vers le bas de la vulve (2).

Aussitôt que la tête est sortie, la face se tourne un peu vers l'une ou l'autre cuisse de la femme; savoir, vers la cuisse droite à la suite de la première position, et vers la cuisse gauche dans le cas de la seconde : une épaule paroît aussitôt au-dessous du pubis, et l'autre au-devant du sacrum, pour se dégager aux premiers efforts, ainsi que le reste du corps.

« Les mouvemens qu'exécute la tête de l'enfant en traversant le bassin, peuvent être ramenés à quatre dans les 1re, 2e, 4e et 5e positions de Baudeloque, et à deux seulement, flexion et extension, dans les 5e et 6e; 1° le mouvement de flexion, qui rapproche le menton de la poitrine, 2° le mouvement de rotation, qui conduit l'occiput ou le front derrière la symphyse des pubis; 5° le mouvement d'extension, par lequel la tête se dégage du bassin ; 4° enfin, le mouvement de restitution, par suite duquel la tête reprend à l'extérieur la position qu'elle avait au-dessus du détroit abdominal. » (M.)

D. *Quelle marche décrit la tête dans la troisième position ?*

R. Dans cette position, la région occipitale

___

(1) *Voyez* la planche ix.
(2) *Voyez* ibid.

descend le long de la symphyse du pubis : à mesure que la tête s'engage, la fontanelle postérieure se rapproche du bord inférieur de cette symphyse, et paroît ensuite vers le milieu de l'arcade : l'occiput alors s'avance dans la vulve en manière de coin, et continue de sortir en se relevant, comme à la suite des deux premières positions. Une des épaules se place au-dessous du pubis, et l'autre vers le bas de la vulve, et elles se dégagent de la même manière que dans les cas précédens.

D. En quoi consistent les grands avantages de la marche que vous faites suivre à la tête dans ces trois premières positions ?

R. Ceux qui observeront cette marche attentivement remarqueront sans peine qu'elle est telle que, dans tous les instans du travail, la tête ne présente que ses plus petits diamètres aux détroits du bassin, et qu'elle ne peut le traverser d'une manière plus favorable. Cette marche est tellement conforme au rapport des parties, que la tête ne sauroit s'en écarter sans que l'accouchement n'en devienne difficile : c'est elle que nous devons lui faire suivre, quand les circonstances nous déterminent à opérer l'accouchement.

D. Expliquez en quoi la tête peut s'écarter de cette marche, et comment l'accouchement peut en devenir difficile.

R. Il arrive quelquefois que la tête, en s'engageant dans le bassin, se renverse vers le dos de l'enfant, et que le menton, qui doit rester sur le haut de la poitrine jusqu'à l'instant où l'occiput paroît à l'arcade du pubis, s'en écarte dès le premier pas que la tête fait en avant : ce qui ne peut avoir lieu qu'elle ne présente de front le plus grand de ses diamètres à l'un de ceux du bassin, et presque toujours au plus petit du détroit inférieur (1), et que l'accouchement n'en devienne très-difficile (2).

Pour répandre plus de jour sur ce point de doctrine, prenons pour exemple la première position. Lorsque la tête s'engage de la manière dont nous parlons, la fontanelle postérieure semble s'éloigner en remontant au-dessus de la cavité cotyloïde gauche ; et la fontanelle antérieure se découvre de plus en plus vers le bas de la symphyse sacro-iliaque droite, en s'approchant du centre du détroit inférieur, où elle se présente dans la suite. Le plus grand de tous les diamètres de la tête correspond alors à celui du bassin, qui va du trou ovalaire gauche à l'échancrure ischiatique droite ; une épaule s'appuie sur l'os pubis gauche près la symphyse, et l'autre s'arrête sur le côté gauche de la saillie du sacrum : de sorte que le corps de l'enfant paroît renversé et couché sur la fosse iliaque de ce même côté. En cet état l'accouchement ne peut se faire naturellement, qu'autant que le bassin est très-grand et la tête très-petite : et, malgré ces conditions avantageuses, il est toujours extrêmement pénible pour la femme et pour l'enfant : lorsque ces conditions ne se rencontrent pas, il ne peut se terminer.

______

(1) On entend ici le diamètre de la tête qui va du menton à la fontanelle postérieure.

(2) Voyez la planche x.

D. Comment s'opposer à cette marche désavan-
tageuse, et déterminer la tête à suivre celle qui
est la plus naturelle?

R. Quand on s'aperçoit de bonne heure
que la tête s'engage en se renversant vers le
dos, il suffit presque toujours, pour la déterminer à suivre une autre marche, de faire coucher la femme sur le côté opposé à l'obliquité
de la matrice. Quand cette précaution ne suffit
point, on soutient et on repousse le front de
l'enfant au moyen d'un doigt, même de deux,
appliqués sur le haut de cette partie, en observant de ne le repousser ainsi que dans le moment
des douleurs.

D. Peut-on encore ramener la tête à sa marche
naturelle, quand elle s'est engagée profondément,
en se renversant vers le dos?

R. On le peut encore, et souvent on y
trouve peu de difficulté : la première position
nous servira d'exemple une seconde fois, pour
rendre le procédé opératoire plus facile à comprendre. La tête de l'enfant, dans cette position,
ne suit ordinairement la marche défavorable
dont il s'agit, qu'autant que la matrice est inclinée vers le côté gauche. Pour ramener alors
la tête à sa marche naturelle, on fera coucher
la femme sur le côté droit, afin que le fond de
la matrice s'y porte et s'y incline ; puis, au
moyen de deux doigts de la main gauche introduits dans le vagin, on soutiendra et on repous-
sera même le front jusqu'à ce que la fontanelle
postérieure soit beaucoup plus basse que la fontanelle antérieure, et qu'elle réponde au trou
ovalaire gauche. On se conduira suivant les

mêmes principes dans tous les autres cas. Il arrive quelquefois qu'on ne peut redresser la tête de cette manière, parce qu'elle est trop étroitement serrée dans le bassin, et que les eaux de l'amnios sont évacuées depuis très-long-temps : alors il faut opérer l'accouchement avec les instrumens.

D. *Indiquez la marche que suit la tête de l'enfant dans la quatrième et la cinquième position.*

R. L'occiput, placé vis-à-vis l'une des symphyses sacro-iliaques, descend le long de ces symphyses, jusqu'à ce que la tête soit parvenue dans l'excavation du bassin ; puis il se tourne, pour l'ordinaire, vers le milieu du sacrum, tandis que le front se place derrière le pubis. La tête continuant d'avancer à chaque douleur, l'occiput suit le plan incliné que décrit la partie inférieure du sacrum, le coccix et le périnée ; de manière que la fontanelle postérieure vient se manifester au bas de la vulve pendant que le front semble remonter derrière la symphyse du pubis. La tête achève de sortir en se renversant vers l'anus de la femme (1), tandis que la face se dégage de dessous la symphyse du pubis, pour se tourner ensuite un peu obliquement vers l'une des cuisses. Les épaules se présentent au détroit inférieur, comme dans les autres cas, et le traversent de même.

D. *La tête suit-elle constamment cette marche lorsqu'elle se présente dans la quatrième et la cinquième positions ?*

R. Non : il arrive quelquefois que l'occiput

---

(1) *Voyez* la planche XI.

au lieu de se tourner vers le sacrum, revient insensiblement vers l'un des trous ovalaires, et se rapproche de l'arcade du pubis sous laquelle il se place dans la suite : de sorte que tout se passe alors comme dans les meilleures positions du sommet. Nous observerons qu'il n'est pas fort difficile de faire suivre cette direction avantageuse à l'occiput, toutes les fois qu'il se présente vers l'une des symphyses sacro-iliaques ; le doigt appliqué convenablement à la tête, pouvant la diriger ainsi.

D. *Quelle marche suit la tête lorsqu'elle se présente dans la sixième position ?*

R. L'occiput descend alors le long du sacrum, du coccix et du périnée, jusqu'à ce que la fontanelle postérieure soit parvenue au bas de la vulve : et, à mesure qu'il franchit cette ouverture, il se renverse sur le périnée de la femme, tandis que le front et la face se dégagent de dessous le pubis, comme à la suite de la quatrième ou de la cinquième position (1).

______

(1) Nous rappellerons que l'accouchement est constamment plus difficile dans ces trois dernières positions où la face se présente sous le pubis vers la fin du travail, que dans les trois premières ; et nous ajouterons ici qu'une tête qui ne trouveroit, de la part du détroit inférieur, que les dimensions absolument requises pour son passage dans le cas où l'occiput se présente à l'arcade du pubis, ne pourroit nullement traverser ce détroit sans les secours de l'art, si la face venoit en dessus ; que les parties extérieures de la génération doivent également éprouver plus de distension, et que le périnée court bien plus de risque de se déchirer.

EXPLICATION

DES PLANCHES VIII, IX, X ET XI.

La planche viii représente l'enfant dans l'attitude la plus ordinaire, offrant le sommet de la tête à l'orifice de la matrice, l'occiput tourné vers la cavité cotyloïde gauche.

La planche ix représente l'enfant offrant la tête au détroit inférieur, dans la position la plus ordinaire, vers les derniers temps du travail de l'accouchement, l'occiput étant placé sous le pubis.

Le trait qui est au-dehors indique de quelle manière et à quel point l'occiput s'élève au-devant du pubis de la femme, à mesure que la tête se dégage.

La planche x offre l'attitude de l'enfant; lorsque sa tête se renverse sur le dos à mesure qu'elle s'engage dans le bassin.

La planche xi représente spécialement la position que prend la tête à l'égard du détroit inférieur, à la suite des quatrième, cinquième et sixième positions, décrites dans le texte.

Le trait qui est au-dehors indique à quel point elle se renverse vers l'anus de la femme, en se dégageant complétement.

SECTION IV.

De l'accouchement dans lequel l'enfant présente les pieds, considéré comme naturel.

D. *Doit-on ranger parmi les accouchemens naturels celui où l'enfant présente les pieds à l'orifice de la matrice?*

R. On doit le considérer comme tel, puisque l'enfant dont les pieds se présentent à l'orifice

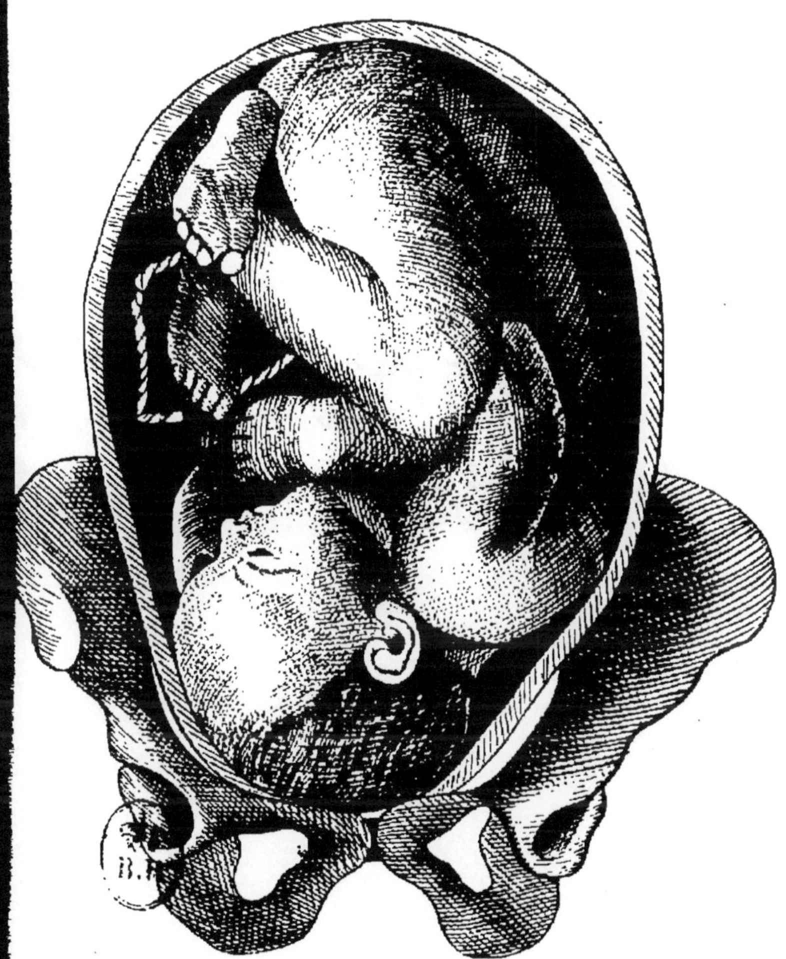

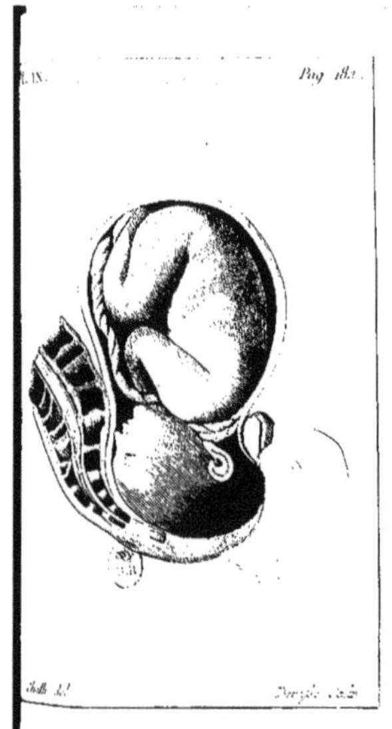

Pl. IX.
Pag. 182.
Challe del.
Dupin sculp.

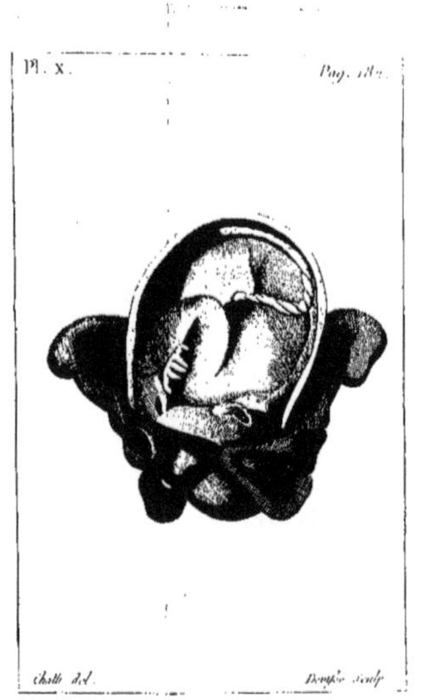
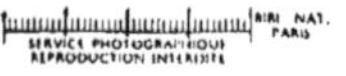

Pl. X.
Pag. 184.
Challe del.
Dupin sculp.

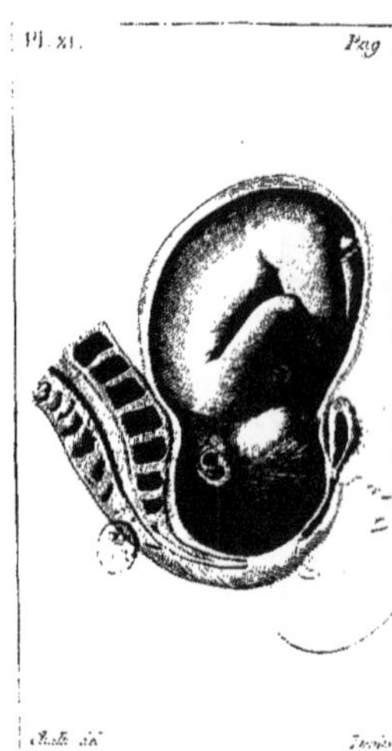

Pl. XI.
Pag.
Challe del.
Dupin

de la matrice peut naître aussi naturellement que s'il venoit en offrant la tête ; ce que l'observation a prouvé mille fois. Nous remarquerons seulement que l'enfant peut être alors exposé à quelques inconvéniens de plus que dans l'accouchement ordinaire.

« Les présentations des pieds que Baudelocque place au premier rang, ne sont qu'une déviation des positions des fesses, qui doivent être considérées, comme présentation fondamentale de l'extrémité pelvienne. » (M.)

D. Dans quels cas peut-on livrer aux soins de la nature l'accouchement où l'enfant présente les pieds ?

R. On le peut, et on le doit même, toutes les fois que la femme n'éprouve aucun accident fâcheux, que son bassin est bien conformé, que les autres parties qui servent à l'accouchement sont bien disposées, et que les pieds se présentent dans une bonne position.

D. A quels signes reconnoît-on que les pieds se présentent, et de combien de manières peuvent-ils se présenter ?

R. Les douleurs de l'accouchement suivant la même marche que dans les autres cas, l'orifice de la matrice se dilatant de même, et la poche des eaux ne prenant pas une forme différente, on ne peut être sûr que ce sont les pieds qui se présentent, que quand on les a touchés : ils peuvent se présenter dans quatre positions différentes.

Dans la première, les talons regardent le côté gauche du bassin, et les orteils le côté droit : c'est la plus ordinaire.

Dans la seconde, les talons répondent au côté droit du bassin, et les orteils au côté gauche; c'est la position la plus fréquente après la première.

Dans la troisième, les talons regardent le pubis, et les orteils le sacrum : dans la quatrième, ils répondent au sacrum, et les orteils au pubis: mais ces deux positions sont très-rares.

D. Est-il bien nécessaire de s'assurer de la position des pieds à l'égard de l'orifice de la matrice?

R. Cette précaution n'est pas des plus nécessaires, les pieds pouvant se dégager également dans toutes les positions possibles : mais il est important d'observer la position dans laquelle les fesses, les épaules et la tête de l'enfant se présenteront dans la suite au détroit supérieur; parce qu'il n'est pas indifférent, pour la facilité de l'accouchement, que ces parties se présentent de telle ou telle manière, comme on a dû le remarquer quand la tête même s'avance la première.

D. Quelles sont les positions des pieds qui paroissent les meilleures, et pourquoi les regarde-t-on comme telles ?

R. Les deux premières positions sont les plus ordinaires et les plus avantageuses. Alors la plus grande largeur des fesses, celle des épaules et la longueur de la tête, répondent dans la suite à l'un des plus grands diamètres du détroit supérieur, le dos et l'occiput descendant derrière l'une ou l'autre des cavités cotyloïdes, la poitrine et la face vis-à-vis l'une des symphyses sacro-iliaques.

D. *Faites connoître de quelle manière l'enfant se dégage quand les pieds se présentent dans la première position ?*

R. Dans ce cas, comme dans tous les autres, les pieds ne peuvent descendre qu'autant que les fesses de l'enfant, sur lesquelles ils sont appuyés, s'engagent et s'avancent dans le bassin ; ce qui ne se fait pas toujours sans quelque difficulté. Les pieds étant dehors, le tronc se dégage facilement jusqu'à ce que les aisselles touchent au détroit supérieur : mais alors sa marche se ralentit un peu, par rapport à la largeur des épaules et à ce que les bras sont comme forcés dans ce moment de se relever vers le cou et la tête. Dans la première position, on remarque que les fesses de l'enfant se présentent obliquement au détroit inférieur, de manière qu'une des hanches répond à la jambe droite de l'arcade des os pubis, et l'autre à l'échancrure ischiatique gauche, le dos étant sous la cavité cotyloïde et le trou ovalaire de ce dernier côté.

Les épaules traversent le détroit supérieur dans la même direction ; et la base du crâne vient s'y présenter de façon que l'occiput répond à la cavité cotyloïde gauche, et la face à la symphyse sacro-iliaque droite.

La tête poussée par de nouveaux efforts, s'engage en présentant le menton de plus en plus vers le bas de la symphyse sacro-iliaque et l'échancrure ischiatique droite. Aussitôt qu'elle a traversé le détroit, la face se porte dans la courbure du sacrum, et la nuque ou le derrière du ou vient sous la symphyse du pubis.

Après ce mouvement de rotation de la part

de la tête, on observe que le menton, la bouche, le nez, le front et le sommet de la tête paroissent successivement au bas de la vulve; tandis que la nuque semble rouler sur le bord inférieur de la symphyse du pubis: c'est l'occiput qui se dégage le dernier dans cet accouchement.

A l'instant où la tête arrive dans la cavité du bassin, on aperçoit que les bras sont relevés sur les côtés du cou et la face: ces extrémités se dégagent à mesure que la tête s'avance dans le détroit inférieur (1).

D. Comment s'opère la sortie de l'enfant dans la seconde position des pieds?

R. La sortie de l'enfant se fait alors comme dans le cas précédent, le tronc et la tête exécutent les mêmes mouvemens, mais dans un sens différent. Le dos descend le long de la partie latérale droite et antérieure du bassin, et la poitrine vis-à-vis la symphyse sacro-iliaque gauche. La face, dans la suite, répond à cette symphyse, d'où elle se tourne dans la courbure du sacrum dès que la tête a franchi le détroit supérieur: après cela le reste s'exécute comme on l'a remarqué dans la première position.

D. Comment s'opère la sortie de l'enfant dans la troisième position des pieds?

R. Il est rare que le dos de l'enfant, qui répond à la partie antérieure de la matrice dans cette position, ne se détourne pas de dessous la symphyse du pubis à mesure que les fesses des-

____

(1) On remarque la même chose à la suite des trois autres positions des pieds.

cendent, et que celles-ci ne viennent pas à se
présenter obliquement au détroit inférieur,
comme dans la première ou dans la seconde position. pour sortir de même.

Soit que le tronc de l'enfant prenne cette
position en descendant, ou qu'il ne la prenne
pas, lorsque la base du crâne s'approche du détroit supérieur, la face qui semble appuyée sur
la convexité des dernières vertèbres lombaires
s'en détourne, et se porte vers l'un ou l'autre côté;
de sorte que le menton répond encore dans la
suite à l'une des symphyses sacro-iliaques, et
l'occiput à la cavité cotyloïde opposée. Au moyen
de ce changement de direction, la tête traverse
le bassin, comme elle fait dans la première ou
dans la seconde position des pieds.

D. *La marche que suit la tête de l'enfant dans la
troisième position des pieds n'est donc pas telle que
la plupart des auteurs l'ont assignée?*

R. Ces auteurs, il est vrai, ont annoncé que
la face de l'enfant descendoit alors directement
en dessous; qu'elle devoit descendre constamment dans cette direction, et qu'il falloit la tourner ainsi toutes les fois qu'elle se présentoit
différemment; mais ils paroissent n'avoir observé
la position de la tête qu'à l'instant où elle franchis-
soit le détroit inférieur et la vulve. Quelques-
uns des modernes, plus exacts, ont remarqué
que la tête se présentoit différemment au détroit
supérieur, et que la face se tournoit alors vers
l'un des côtés de la saillie du sacrum; de sorte que
la plus grande longueur de la base du crâne répon-
doit à l'un des diamètres obliques de ce détroit.

Si la face descendoit vis-à-vis la colonne lombaire, la tête, en bien des cas, ne pourroit franchir le détroit supérieur, parce qu'elle présenteroit alors son grand diamètre au plus petit de ce détroit, et que le menton pourroit s'arrêter à la saillie du sacrum : comme on est dans l'opinion qu'il s'accroche quelquefois au rebord des os pubis, dans la position des pieds où la face vient en-dessus.

D. *Comment s'opère la sortie de l'enfant dans la position des pieds où les orteils répondent au pubis?*

R. Quand on observe la marche de l'accouchement dans cette position des pieds, on remarque que la poitrine de l'enfant se détourne un peu de dessous la symphyse du pubis, à mesure que le tronc s'engage; que les fesses se présentent obliquement au détroit inférieur, et le traversent ainsi; dans la suite, que le menton se détourne également de dessus la symphyse du pubis, en se portant vers l'une des cavités cotyloïdes, et que l'occiput en fait autant à l'égard de la saillie du sacrum; de sorte que la longueur de la base du crâne répond encore à l'un des diamètres obliques du détroit supérieur. C'est dans cette nouvelle position que la tête s'engage : la face descend derrière la cavité cotyloïde et le trou ovalaire de l'un ou de l'autre côté, pour se tourner ensuite sous le pubis; tandis que l'occiput se porte de même dans la courbure du sacrum. Après ce temps, le menton commence à paroître au haut de la vulve, et toute la face se dégage insensiblement de dessous le pubis; pendant que la nuque, ou la partie postérieure du col, semble tourner sur la commissure inférieure de la vulve, et se renverser vers l'anus de la femme.

D. La tête, dans ce cas, franchit-elle le détroit périnéal avec autant de facilité que dans celui où la face répond au sacrum?

R. Non : pour qu'elle traverse le détroit inférieur quand la face est sous le pubis, il faut qu'elle soit d'une grosseur médiocre relativement à ce détroit : elle ne pourroit pas le franchir s'il n'avoit que les dimensions absolument requises pour son passage dans le cas où la face répond au sacrum.

D. La face de l'enfant se détourne-t-elle de dessus la symphyse du pubis toutes les fois que les pieds se présentent dans la quatrième position?

R. Il arrive quelquefois que la tête ne prend pas cette direction, et ne change pas de position en s'approchant du détroit supérieur : la face alors s'engage ou tend à s'engager derrière la symphyse du pubis même, l'occiput étant vis-à-vis la saillie du sacrum ; mais la tête s'arrête bientôt, et cesse d'avancer, si le détroit supérieur n'est pas très-large de devant en arrière. C'est dans cette circonstance qu'on a cru que le menton s'accrochoit au rebord du pubis. Quand il s'accroche ainsi, les secours de l'art deviennent nécessaires.

D. La connoissance du mécanisme de l'accouchement où l'enfant présente les pieds est-elle une grande importance dans la pratique?

R. Elle est d'autant plus nécessaire que c'est ce mécanisme même que nous devons imiter dans tous les cas où il convient de retourner l'enfant et de l'extraire par les pieds. C'est cette marche naturelle qui vient d'être décrite, qu'il faut faire suivre à l'enfant dans tous ces cas; or, comment la lui faire observer, si on ne la connoît pas exactement?

SECTION V.

Des accouchemens où l'enfant présente les genoux et les fesses.

D. *L'accouchement où l'enfant présente les genoux peut-il être encore regardé comme naturel?*

R. On peut le regarder comme tel lorsque l'enfant présente les deux genoux, puisqu'il peut alors s'opérer par les seules forces de la femme, avec autant d'avantage et de facilité que celui où les pieds s'avancent les premiers. Mais il est excessivement rare que les genoux se présentent ensemble; l'un d'eux, pour l'ordinaire, reste appuyé sur la marge du bassin, tandis que l'autre s'avance un peu : ce qui retarde de beaucoup l'accouchement, et s'y oppose même quelquefois de manière à exiger les secours de l'art (1).

« Nous ferons pour les présentations des genoux la même remarque que pour celles des pieds : les unes et les autres ne sont que des modifications ou des déviations de la présentation fondamentale, celle des fesses. Ces positions sont encore plus rares que celles des pieds : l

---

(1) On indiquera dans la suite de quelle manière on doit se comporter quand l'enfant présente ses genoux.

peine en observe-t-on une sur 5000 accouchemens; pour qu'elles aient lieu il faut que l'u-
érus soit fortement incliné, et que l'enfant soit
en quelque sorte assis sur un des points de la
irconférence du bassin, ayant les pieds engagés
ous le siége. » (M.)

D. *Quelle est la marche que suit l'enfant en se
égageant du sein de sa mère, dans tous les cas
à les genoux se présentent?*

R. Il s'en dégage alors, en exécutant les
êmes mouvemens que s'il eût présenté les
ieds.

D. *Comment doit-on considérer l'accouchement
à l'enfant présente les fesses à l'orifice de la ma-
rice?*

R. On peut encore admettre cet accouche-
ent au nombre de ceux qu'on appelle natu-
els : car l'observation apprend qu'il se fait le
lus souvent sans les secours de l'art.

D. *Dans quels cas peut-on confier aux soins de
e la nature l'accouchement où l'enfant présente
s fesses?*

R. On doit le faire toutes les fois que la femme
éprouve aucun accident un peu grave, et
en est pas menacée; toutes les fois que le
assin est bien conformé, que l'enfant n'est que
une grosseur médiocre, que les fesses sont
lacées convenablement à l'égard du détroit su-
érieur, et s'y engagent aisément après l'ouver-
ure de la poche des eaux. La femme pouvant
passer de nos secours, dans tous ces cas, si
ous prescrivons, dans la suite, de lui en ac-

corder quelques-uns, on ne doit pas les regarder comme d'une indispensable nécessité.

D. Peut-on reconnoître aisément que ce sont les fesses de l'enfant qui se présentent à l'orifice de la matrice?

R. Il est souvent difficile d'en acquérir la connoissance avant l'ouverture de la poche des eaux; mais on le fait aisément après l'écoulement de ce fluide. On trouve alors sur l'orifice de la matrice une partie volumineuse, assez arrondie, assez souple au toucher, divisée par un sillon d'une profondeur remarquable, dans lequel se trouvent l'anus et les parties sexuelles. La sortie du méconium est un autre indice de la présence des fesses de l'enfant à l'orifice de la matrice.

D. De quelles manières les fesses peuvent-elles se présenter à l'orifice de la matrice?

R. Elles peuvent s'y présenter de quatre manières différentes. Dans la position qui est la plus ordinaire, le dos de l'enfant répond à la partie antérieure et latérale gauche de la matrice, au-dessus de la cavité cotyloïde; et la poitrine ainsi que la face sont au-dessus de la symphyse sacro-iliaque droite.

Dans la deuxième position, le dos se trouve sous la partie antérieure et latérale droite de la matrice, au-dessus de la cavité cotyloïde: et la poitrine répond à la partie postérieure et latérale gauche.

Dans la troisième, le dos est situé sous la partie antérieure de la matrice, au-dessus de la symphyse du pubis; et la poitrine ainsi que la

face regardent la partie postérieure de ce viscère.

Dans la quatrième, la poitrine et la face sont
au-dessus du pubis, et le dos répond à la partie
postérieure de la matrice.

*D. Ces quatre positions sont-elles également
fréquentes et favorables à l'accouchement ?*

R. Non : la première et la seconde sont en
même temps les plus ordinaires et les meilleures : la troisième et la quatrième sont très-
rares, et ne peuvent passer pour être favorables.

*D. Indiquez comment s'opère l'accouchement
où l'enfant présente les fesses dans l'une des deux
premières positions.*

R. Dans l'un et l'autre cas, les fesses de l'enfant s'engagent en offrant leur plus grande largeur à l'un des diamètres obliques du détroit
supérieur : elles viennent se présenter de même
au détroit inférieur, de manière qu'une des
hanches passe sous la symphyse du pubis, et
l'autre vers le bas de la vulve. En sortant dans
cette direction, elles se relèvent un peu obliquement vers le mont de Vénus, et le tronc
de l'enfant semble se recourber en manière d'arc
au devant du pubis de la mère.

A mesure que les fesses s'avancent ainsi, les
cuisses de l'enfant s'appliquent étroitement sur
son ventre, et les jambes s'allongent vers le
devant de sa poitrine, sur laquelle les pieds se
trouvent appuyés dans la suite ; de sorte qu'ils
ne se dégagent que lorsque le corps est presque
entièrement dehors. Après ce temps, le reste

de l'accouchement s'opère comme on l'a dit en parlant de la première et de la seconde position des pieds.

D. *Dites de quelle manière se fait la sortie de l'enfant dans la troisième et la quatrième position des fesses.*

R. Dans l'une de ces positions, le dos de l'enfant, en descendant, se détourne ordinairement de dessous le pubis de la mère, de manière que les fesses viennent présenter encore leur plus grande largeur un peu obliquement au détroit inférieur : ce qui rend leur passage à travers ce détroit aussi facile que dans les positions précédentes.

Dans la quatrième position, ce sont les cuisses et les jambes de l'enfant appuyées sur le ventre et sur la poitrine, qui descendent le long du pubis de la mère : les fesses éprouvent plus de difficultés à s'approcher de la vulve, et à sortir, quoiqu'elles prennent aussi une situation un peu diagonale à l'égard du détroit inférieur, comme dans le troisième cas. Après la sortie du tronc, l'accouchement s'achève comme dans la quatrième position des pieds, c'est-à-dire que la face se dégage sous la symphyse du pubis.

CHAPITRE IV.

Des soins qu'on doit donner à la femme pendant l'accouchement, et de ceux qu'exige l'enfant immédiatement après sa naissance.

ARTICLE PREMIER.

Des soins qu'on doit à la femme.

D. Quels sont les soins qu'on doit donner à la femme pendant le travail de l'enfantement?

R. La nature des secours qu'on doit porter à la femme pendant le travail ne peut être déterminée que par les circonstances mêmes que présente ce travail. On observera d'abord pendant quelques instans la marche des douleurs, et on pratiquera le toucher, 1° pour s'assurer si ces douleurs sont celles de l'accouchement, ou si elles ne proviendroient pas d'une autre cause; 2° pour apprécier le temps de la grossesse, la femme ayant pu se tromper, et se croire à terme lorsquelle en est encore éloignée; 5° pour reconnoître le degré d'ouverture et la situation du col de la matrice, ainsi que la conformation du bassin et la manière dont l'enfant se présente. Ce n'est qu'au moyen de toutes ces connoissances qu'on peut se tracer un plan de conduite raisonné: s'il est des cas où la nature puisse se suffire pour opérer l'accouchement, et dans lesquels l'accoucheur n'a rigoureusement parlant, qu'à soutenir le courage de la femme, il en est aussi où l'on peut procurer une délivrance plus prompte, plus facile et plus heureuse : d'autres, enfin, où, sans nos secours, la mère et l'enfant succomberoient aux efforts impuissans de la nature : le toucher seul peut nous faire connoître et distinguer tous ces cas.

SECTION PREMIÈRE.

Des choses qui exigent l'attention de l'accoucheur dès le commencement du travail de l'enfantement.

D. *A quels signes distinguera-t-on les vraies douleurs de l'enfantement de celles qui lui sont étrangères ?*

R. Les douleurs de l'enfantement, étant dépendantes de l'effet des contractions de la matrice, ne se reconnoissent qu'aux symptômes qui dénotent ces mêmes contractions.

Pendant la durée de ces douleurs, le bord de l'orifice de la matrice, se roidit et se durcit ; les membranes du fœtus, soumises au toucher, se tendent et sont poussées légèrement en avant : toutes ces parties se relâchent et reviennent à leur premier état à mesure que la douleur diminue, s'affoiblit, et cesse. Le corps de la matrice se durcit de même pendant la douleur, et redevient ensuite très-souple.

Les douleurs qui sont étrangères à l'accouchement ne produisent aucun de ces changemens dans l'état de la matrice : elle reste souple pendant la durée, comme dans l'intervalle de ces douleurs.

D. *Est-il bien important de s'assurer du terme de la grossesse, lorsqu'on est certain que les douleurs sont celles de l'accouchement ?*

R. Il est très-nécessaire de s'en assurer, parce que le travail a pu s'établir prématurément à l'occasion d'une cause accidentelle ; qu'il est alors possible de le calmer, et de mettre la femme dans le cas de parcourir heureusement les derniers temps de la grossesse, comme on l'a souvent observé. Si l'accoucheur cherchoit à favoriser les progrès d'un pareil travail, au lieu de s'occuper des moyens de rétablir le calme, quels reproches n'auroit-il pas à se faire ! Sa conduite ne seroit-elle pas une sorte d'attentat contre la vie de l'enfant, d'autant plus chancelante encore que cet enfant est alors plus éloigné du terme de sa maturité (1) ?

« Je fus appelé dans le cours de l'année 1836, pour donner des soins à une jeune dame qui étoit grosse de cinq mois et demi. Déjà il y avoit écoulement de sang ; en la touchant je reconnus que le col étoit dilaté, mais ne présentant pas cet amincissement caractéristique d'un avortement prochain ; je fis mettre la malade au lit, j'eus recours à l'emploi des opiacés, de la saignée, du repos. Deux mois se passèrent sans aucun accident ; mais cette jeune dame, fatiguée de son régime, ayant fait de longues courses, fut prise des douleurs de l'enfantement, et accoucha prématurément. » (M.)

____

(1) Nous parlerons de ces espèces de faux travail, ou ce travail accidentel, en traitant de l'avortement.

D. A quels signes peut-on reconnoître que la grossesse est à son terme, et que le travail est réellement celui de l'accouchement ?

R. La grossesse, quoique souvent éloignée du neuvième mois est à son terme, et le travail subsiste selon le vœu de la nature, toutes les fois que le col de la matrice est complètement développé, que l'orifice est dilaté, et que le bord en est souple et mince ; car, quelque chose qu'on fasse alors, on ne pourra ni arrêter les progrès de ce travail, ni prolonger cette grossesse, si ce n'est peut-être momentanément, et l'accouchement aura lieu.

D. Pourquoi faut-il faire attention à la situation du col de la matrice, à l'état de son orifice, à la conformation du bassin, et à la manière dont l'enfant se présente dès les premiers temps du travail ?

R. On doit observer, 1° quelle est la situation du col de la matrice, afin de faire prendre de bonne heure à la femme la position qui lui convient, celle qui peut la mettre dans le cas de tirer plus d'avantage de ses douleurs, cette position ne devant pas être la même dans tous les cas (1) ; 2° en quel état est l'orifice, s'il se dilate facilement, si son bord est souple et mince ; si les douleurs sont fréquentes et fortes ; si le bassin est bien conformé, et comment l'enfant se présente, afin d'asseoir son jugement sur la durée du travail nécessaire à l'acco-

(1) *Voyez* l'article où l'on parle de la position de la femme qui est en travail.

chement, et sur la manière dont il se terminera ; car il doit s'opérer d'autant plus promptement et plus facilement, que toutes ces choses se présenteront plus favorablement.

SECTION II.

Du régime et des remèdes généraux qui peuvent être utiles dans le cours du travail.

D. *Quel est le régime que doit observer la femme pendant le travail de l'enfantement ?*

R. Ce régime doit être différent selon que le travail est plus ou moins violent, et qu'il doit durer plus ou moins de temps. La femme ne doit prendre aucun espèce d'alimens solides lorsque le travail fait de grands progrès, et que l'accouchement est au moment de se terminer ; mais on soutiendra ses forces par quelques tasses de bouillon, même par de légers potages, si les douleurs ne font que commencer, si elles se répètent rarement et avec peu de violence ; en un mot, si le travail doit être long sans être pénible. On ne lui permettra dans aucun cas l'usage des liqueurs spiritueuses, telles que l'eau-de-vie, l'eau des Carmes, même du vin chaud avec la canelle, comme on en donne si fréquemment encore aux femmes du peuple, à dessein de les fortifier, et d'animer leur travail. Ces liqueurs raréfient le sang, augmentent son mouvement, développent la chaleur, disposent à l'hémorrhagie, ainsi qu'à d'autres accidens. Cet usage ne sauroit être toléré qu'à l'égard des femmes qui ont besoin de légers cordiaux :

alors on préfère quelques cuillérées de bon vin rouge.

La boisson ordinaire des femmes en travail doit être tempérante et rafraîchissante. Ce sera de l'eau de chiendent, de l'eau commune avec du sucre, ou avec quelques sirops, tels que celui de limon, de verjus, de groseilles, etc. Le vin avec de l'eau convient moins que ces boissons, parce qu'il s'aigrit dans l'estomac, et provoque le vomissement, auquel la violence du travail n'expose que trop la plupart des femmes.

On observera qu'il n'y ait dans la chambre de la femme que les personnes absolument nécessaires, pour qu'il s'y fasse moins de bruit, que l'air n'en soit pas trop raréfié ni trop chargé de vapeurs animales. On y fera peu de feu, même en hiver, pour prévenir les mêmes inconvéniens; et on ouvrira de temps à autre une croisée, ou la porte, pour que l'air puisse se renouveler.

D. Quels sont les remèdes généraux qu'on peut employer dans le cours du travail de l'accouchement ?

R. Il est presque toujours utile de faire administrer un lavement dans le commencement du travail, et même deux, si la femme n'a pas été à la selle depuis quelque temps, afin d'évacuer les matières durcies et amoncelées dans les gros intestins. On y emploiera l'eau commune, la décoction de graine de lin, ou celles des herbes émollientes. Il est nécessaire de répéter ces lavemens quand le travail dure long-temps, afin de calmer la chaleur et l'irritation des entrailles.

La saignée du bras paroît indispensable en certains cas, et quelquefois celle du pied ou de la gorge. On la fera faire du bras lorsque le travail sera long; que les douleurs se succéderont avec force et sans beaucoup de succès; que le ventre de la femme sera douloureux au toucher; qu'elle éprouvera beaucoup de chaleur vers les reins; que les parties seront sèches, sensibles et chaudes; que le pouls sera plein, robuste et accéléré; que la face sera rouge et animée, la tête pesante et douloureuse; qu'il y aura de l'engourdissement dans les membres, et une grande propension au sommeil dans l'intervalle des douleurs, sans qu'on puisse l'attribuer au besoin réel de dormir. Si tous ces symptômes ne cèdent pas à une première saignée, il conviendra de la réitérer quelques temps après.

« La saignée générale est un très-bon moyen, mais elle exige quelques précautions : toutes les fois que la femme est molle, lymphatique, dé-bilitée, sans énergie morale, il ne faut pas recourir à ce moyen; elle convient seulement chez les femmes fortes, et encore faut-il certaines conditions, telles qu'une disposition aux congestions viscérales, la rigidité du col, son épaisseur. L'infiltration, lorsqu'elle survient chez des femmes fortes, n'est pas une contre-indication à son emploi; mais c'est surtout dans les derniers temps de la grossesse, lorsqu'il y a menaces de convulsions, que la saignée est indiquée. » (M.)

La saignée du pied et celle de la gorge ne doivent être prescrites que par des personnes éclairées , et d'après des circonstances plus graves que celles dont nous venons de parler; telles que des convulsions avec perte de connoissance, l'apoplexie, etc.

Les bains, en bien des cas, ne sont pas moins utiles que la saignée; mais on ne doit les employer qu'après celle-ci, dans quelques-unes des circonstances énoncées. Ils conviennent surtout aux femmes qui sont d'une constitution sèche et irritable; à celles dont les parties naturelles sont étroites, rigides et peu humectées: à celles dont le ventre est sensible au toucher, et chez lesquelles les douleurs sont aiguës et fréquentes, sans avancer beaucoup l'accouchement. Les demi-bains et les bains de fauteuil peuvent tenir lieu de bains entiers dans presque tous ces cas. Comme les femmes de la campagne ont rarement les moyens de se baigner, et sont privées de cette ressource, on peut y suppléer en quelques circonstances par des fomentations émollientes, tant sur le bas-ventre que sur les parties naturelles, ainsi que par des injections dans le vagin. Ces fomentations et ces injections se feront avec la décoction de graine de lin, ou de racine de guimauve, si on ne peut se procurer les plantes suivantes :

♃ Mauves,	⎱	de chacune une poignée
Guimauve,	⎟	qu'on fera bouillir pen-
Pariétaire ,	⎬	dant un quart d'heure
Mercuriale,	⎟	dans quelques pintes
Bouillon blanc ,	⎰	d'eau.

Indépendamment des fomentations et des injections prescrites, on peut user de cette décoction de la manière suivante : On la mettra dans un bassin, dont l'entrée sera très-large, et la femme s'assiéra dessus pour en recevoir la vapeur. Il vaudroit mieux encore qu'elle y fût assise de manière que les parties trempassent dans la liqueur même.

SECTION III.

Du lit et des choses nécessaires pour l'accouchement.

D. *Quelles sont les choses qui peuvent être utiles pendant ou immédiatement après l'accouchement, et qu'il convient de se procurer avant ?*

R. Il convient d'avoir, pour ainsi dire, sous la main. 1° les linges nécessaires pour la mère et pour l'enfant, ce que l'on appelle communément *layette*; 2° de quoi construire le lit de travail, du linge pour le garnir, et y tenir la femme proprement ; 3° des ciseaux pour couper le cordon ombilical, et des cordonnets de fil pour le lier; 4° de la pommade douce, de l'huile ou du beurre pour oindre le doigt toutes les fois qu'il sera nécessaire de toucher, ainsi que les parties de la femme quand elles seront sèches et rigides; 5° de l'eau commune pour ondoyer l'enfant au cas de danger imminent; de l'eau-de-vie, du vin ou du vinaigre, pour le ranimer, s'il venoit dans un état de foiblesse, etc.; de même que pour la mère, s'il survenoit des défaillances ou une perte.

D. *Ne pourroit-on pas se dispenser de ce qu'on appelle le lit de travail ?*

R. On peut, à la rigueur, s'en dispenser,

puisqu'il n'est en usage encore que chez peu de nations, et qu'en France même on ne s'en sert, pour ainsi dire, que dans les villes. Parmi les femmes de la campagne, les unes accouchent debout, en se faisant soutenir, par un homme robuste; les autres, étant assises et ayant le corps un peu renversé sur le dos de la chaise, ou bien étant agenouillées sur un carreau ou coussin, et s'appuyant des coudes sur une chaise ordinaire. Chez quelques nations voisines, des chaises plus compliquées sont destinées aux accouchemens : mais on ne trouve dans aucune de ces positions ni la commodité ni les avantages que procure le petit lit; et il seroit à souhaiter que son usage devînt plus général; la femme y est plus commodément; elle peut y faire valoir ses douleurs plus efficacement et plus sûrement; la position qu'elle y garde l'expose à moins d'inconvéniens que les autres, et l'application des secours de l'art s'en fait plus facilement.

D. *Comment prépare-t-on ce lit ?*

R. On préfère un lit de sangle à tout autre, et, à son défaut, une couchette ordinaire. On y place deux matelas; on le garnit d'alèzes, ou draps liés en carrés longs; on y ajoute un traversin, des draps, une couverture, et un oreiller, comme pour un lit ordinaire : on peut attacher à son extrémité une traverse de bois pour appuyer les pieds de la femme.

Il est utile de placer entre les matelas et au milieu du lit un coussin épais et solide, pour le rendre plus ferme, et le relever un peu en cet endroit, de manière que les fesses de la femme ne s'y enfoncent pas profondément ; ce qui nuiroit à la sortie de l'enfant, et rendroit d'une application plus difficile les secours qu'il convient souvent d'administrer dans ce dernier temps du travail.

Si les femmes indigentes, celles de la campagne, ne peuvent se procurer toutes ces commodités, elles ont toutes des paillasses et un lit, sur le bord duquel elles peuvent accoucher, après l'avoir disposé et garni de façon qu'elles ne soient pas obligées d'en descendre après leur délivrance, pour le refaire.

D. *Quel est le temps du travail où il convient de faire mettre la femme sur ce lit?*

R. La plupart ne se mettront sur ce lit qu'autant que les douleurs seront fréquentes et fortes, et que le travail sera prêt à se terminer, à moins qu'elles ne désirent s'y placer plus tôt, pour leur plus grande commodité. Les femmes foibles et délicates, celles qui sont menacées d'accidens, comme perte de sang, descente de matrice, etc., doivent être couchées pendant tout le travail.

Celles dont la matrice est située très-obliquement, se mettront aussi de meilleure heure sur le lit, et elles y garderont une position différente, selon l'espèce d'obliquité que présentera la matrice. Elles se tiendront sur le dos, quand la matrice sera inclinée en devant, et le ventre tombant sur les cuisses ; elles se coucheront sur le côté gauche, lorsque l'obliquité sera du côté droit, et sur le côté droit, quand l'obliquité sera du côté gauche. Toutes ces femmes seront sur le dos dans le dernier moment de l'accouchement, et auront le siége un peu élevé.

Elles seront couvertes au moins d'un drap, quand il fera chaud, et d'une bonne couverture, si c'est en hiver. La décence exige qu'on les accouche à couvert.

Lorsqu'elles seront obligées de pousser en en-bas, ou de faire des efforts, elles releveront les genoux, elles auront les cuisses et les jambes à demi fléchies et médiocrement écartées : elles seront maintenues par des aides, et elles s'accrocheront des mains au bord des matelas, pour y trouver d'autres points d'appui. La femme ne doit avoir aucune ligature sur le corps, ni jarretières, ni collier, dans le temps où elle est obligée de se livrer à de grands efforts.

D. Doit-on approuver l'usage de faire marcher la femme, de la tenir debout, de la traîner en quelque sorte, en la tenant sous les bras, jusqu'au dernier moment du travail ?

R. On permet à la femme de se promener autant qu'elle le désire, quand les circonstances n'exigent pas qu'elle reste au lit; mais il y auroit autant d'inhumanité que d'ignorance à la traîner par la chambre, et à la faire marcher jusqu'au dernier moment, uniquement dans la vue d'augmenter ses douleurs et d'accélérer l'accouchement.

SECTION IV.

Des secours dont la femme peut avoir besoin dans les derniers temps de l'accouchement.

D. Quels sont les secours qui peuvent être nécessaires dans les derniers temps du travail?

R. Ces secours se réduisent encore à très-peu de chose, lorsque tout se passe de la manière la plus ordinaire et la plus avantageuse. On touchera la femme de temps à autre seulement, pour juger des progrès du travail, et de la marche de la tête de l'enfant. On évitera de le faire trop souvent, et surtout de ne jamais porter plusieurs doigts sans nécessité dans le vagin. Des attouchemens fréquens et sans méthode sont non-seulement inutiles, mais encore nuisibles; ils irritent et dessèchent les parties, en les dépouillant des mucosités destinées à les lubrifier : ils les rendent douloureures, les disposent à l'inflammation, et retardent l'accouchement. Il faut toucher rarement, le faire avec soin, et ne jamais porter le doigt qu'on ne l'ait enduit de beurre, ou de tout autre corps gras.

D. N'est-on pas quelquefois obligé d'ouvrir la poche des eaux?

R. Lorsque les membranes sont si denses et si fortes, qu'elles ne peuvent s'ouvrir d'elles-mêmes, et qu'en résistant trop long-temps, elles retardent l'accouchement, il convient de les déchirer et de faire écouler les eaux; mais il faut choisir le moment favorable, et il y aura toujours moins d'inconvéniens à différer l'ouverture de la poche des eaux, qu'à le faire prématurément.

D. Quel est donc l'instant où l'on doit ouvrir cette poche ?

R. C'est lorsque les douleurs se soutiennent avec force et se répètent souvent, que l'orifice de la matrice est bien dilaté, et son bord d'ailleurs assez souple pour qu'il puisse se dilater encore davantage, si les circonstances l'exigent: alors, en donnant issue aux eaux, les douleurs en deviendront plus expulsives, et l'accouchement se terminera plus tôt.

Il n'est permis d'ouvrir la poche des eaux avant ce temps, que dans un cas de perte abondante, comme nous l'observerons dans la suite.

D. Comment doit-on ouvrir la poche des eaux?

R. On introduit le doigt dans l'orifice de la matrice jusqu'aux membranes ; on attend qu'elles soient fortement distendues par la violence de la douleur, et on les crève ou bien les déchire, en y enfonçant l'extrémité de ce doigt.

Lorsqu'on ne peut les déchirer dans une première douleur, on en attend une seconde, une troisième, pour faire de nouvelles tentatives, jusqu'à ce que l'on y soit parvenu.

D. Est il toujours possible d'ouvrir la poche des eaux de cette manière?

R. Il y a des cas où l'on ne peut y parvenir, soit parce que les membranes sont trop épaisses, trop denses, ou trop celluleuses, soit parce

qu'elles ne se distendent pas assez pour se cre-
ver contre le bout du doigt qu'on leur oppose.

Dans tous ces cas, on doit affoiblir les membranes en les raclant du bout de l'ongle; et,
après en avoir diminué l'épaisseur, on les crève
à l'ordinaire.

Quand elles sont si dures et si compactes,
qu'elles résistent au doigt comme aux efforts
de l'accouchement, quelques bonnes femmes
sont dans l'usage de les ouvrir avec un grain
de sel adapté, nous ne savons trop comment,
à l'extrémité du doigt; avec une pièce de
monnoie, connue sous le nom de *six liards*,
ou bien avec la pointe de leurs ciseaux. Si elles
étoient assez fortes pour qu'on ne puisse pas
les percer avec le doigt, on attendroit qu'elles
se soient avancées jusqu'à l'entrée du vagin,
ce qui arrive toujours un peu plus tôt ou un
peu plus tard, et on les déchireroit avec la
pointe des ciseaux.

Ceux qui ont souvent employé le grain de
sel, la pièce de monnoie ou la pointe des ciseaux, pour ouvrir les membranes, ont sans
doute manqué de méthode dans les tentatives
qu'ils avoient faites au moyen du doigt seul;
car il est bien rare qu'on ne puisse y parvenir
de cette manière.

*D. En supposant qu'il y ait des cas où il faille
se servir d'instrumens pour ouvrir les membranes, quelles sont les précautions qu'il faut prendre
pour ne pas blesser la femme ou l'enfant?*

R. Dans ces sortes de cas, il faut observer
soigneusement de ne porter l'instrument que

sur les membranes : des personnes peu ins.
truites pourroient le porter sur l'enfant même,
ou sur quelques parties de la mère, si elles n'y
faisoient pas la plus grande attention.

Quand les membranes s'ouvrent d'elles.
mêmes dans le cours du travail, quelquefois
il s'en échappe si peu d'eau qu'on se persuade
à peine qu'elles sont ouvertes. Si la tête de l'en.
fant s'engage difficilement après, le cuir che-
velu se tuméfie, dépasse bientôt du côté du
vagin le bord de l'orifice de la matrice, et forme
une tumeur lisse, tendue, élastique, qui a
quelque ressemblance avec la poche des eaux,
et sur laquelle on pourroit agir du bout de l'ongle, ou de la pointe des ciseaux, si l'on n'y
prenoit pas garde.

D'autres fois la tête de l'enfant engagée dans
le bassin, s'y trouve comme enveloppée par la
partie antérieure et inférieure de la matrice,
qu'elle a poussée au-devant d'elle, tandis que
l'orifice est tellement en arrière du côté du
sacrum, qu'on ne peut y atteindre que difficilement : des personnes peu attentives peuvent
encore prendre cette espèce de coiffe pour les
membranes, et s'efforcer de la déchirer, soit
au moyen de l'ongle, soit autrement.

Pour se garantir de pareilles fautes, il est
important de bien s'assurer de l'état du col
de la matrice, en promenant le doigt sous le
bord de de l'orifice, avant d'essayer de percer
ou de déchirer les membranes.

*D. Que faut-il faire lorsque les douleurs se ra-
lentissent et s'affoiblissent dans le cours du travail, au lieu d'augmenter graduellement, soit*

avant, soit après l'ouverture de la poche des eaux ?

R. Le parti le plus sage et le plus conforme au vœu de la nature, est d'attendre que le travail se ranime de lui-même : si la femme a besoin de repos, il faut lui en accorder; si la matrice est lasse d'agir, il convient qu'elle répare ses forces. Nous avons déjà proscrit l'usage des liqueurs spiritueuses, et des élixirs, qu'on donne aux femmes pour animer leur travail; nous condamnons de même toutes espèces de potions médicinales, les lavemens irritans, composés d'eau et de vinagre, d'une dissolution de sel marin, d'urine, ou de décoction de séné, qu'on administre encore si souvent dans l'intention d'exciter les douleurs. Des frictions légères faites avec la main sur le ventre de la femme, des serviettes chaudes appliquées sur cette partie; voilà tout ce qu'il est permis de faire pour ranimer les douleurs languissantes, après avoir accordé quelque repos.

« Les contractions utérines peuvent être ralenties par une multitude de causes. Quelquefois ce ralentissement est dû à la foiblesse de la constitution de la femme, ou bien à l'épuisement causé par l'abstinence, la misère, par un travail trop long. Dans d'autres circonstances, il est le résultat de la pléthore générale ou locale; suivant que l'un ou l'autre de ces états existe, on a recours à des moyens différens. Si la femme est foible, languissante, on lui recommande le repos, on la soumet à un régime légèrement substantiel, tel que bouillons, gelées de viande, potages, vins généreux (Espagne, Roussillon). Ordinairement, à l'aide de ces moyens, au bout d'un quart-d'heure, une demi-heure, les contractions utérines se réveillent, le travail suit sa marche habituelle. Lorsque le ralentissement des douleurs dépend de la longueur du travail, au lieu de fatiguer la femme à marcher, à la tenir debout, à lui faire pousser des douleurs insignifiantes, on l'engage à se reposer, à sommeiller, et souvent après une heure ou deux, les contractions se raniment. Enfin si les femmes sont éminemment pléthoriques, le meilleur moyen de rappeler les douleurs, est de faire une saignée. On peut encore, au moyen d'une pression exercée sur l'intestin rectum, augmenter le sentiment de ténesme qu'éprouvent les femmes dans les derniers momens du travail, et accélérer ainsi l'expulsion de de l'enfant.

Depuis quelques années, on a beaucoup préconisé l'usage d'une substance végétale, l'ergot de seigle pulvérisé, comme exerçant une action spéciale sur la matrice. A l'instar de toutes les choses nouvelles, ce médicament a été trop vanté par les uns, trop déprécié par les autres. Pour moi, je suis convaincu qu'il a une action forte, puissante, et, par cela même, qu'il est loin de convenir dans tous les cas. C'est d'ailleurs un médicament sujet à s'altérer, très-infidèle, et auquel j'ai *très-rarement* recours. Pour lui conserver ses propriétés thérapeutiques, il faut le soustraire au contact de l'air et de la lumière, ne le pulvériser qu'au moment de l'administrer. Si on le fait prendre ainsi préparé, il produit des contractions longues continues, dont l'action permanente peut causer la mort du fœtus ; aussi en Amérique l'a-t-on désigné sous le nom de *pulvis ad partum*, pour la mère, et de *pulvis ad mortem*, pour l'enfant.

Voici maintenant les principales circonstances dans lesquelles il peut être employé ; 1° lorsque les contractions utérines cessent, la dilatation étant faite ou sur le point de s'achever, la femme n'étant point primipare, il ne faut que quelques efforts pour voir l'accouchement se terminer. Mais si le travail doit encore se prolonger une ou plusieurs heures, je crois qu'il faut s'en abstenir. J'ai vu, dans un cas de ce genre, des contractions vives, permanentes, en quelque sorte convulsives, suivre son administration, et être impuissantes pour faire avancer la tête qu'il fallut ensuite extraire avec le forceps ; l'enfant vint mort.

2° Le seigle ergoté est surtout utile dans les hémorrhagies utérines, dans les cas d'atonie, d'insertion du placenta sur le col. Une dame de mes clientes avoit perdu beaucoup de sang par suite de cette disposition du placenta, le col étoit peu dilaté, la malade s'affoiblissoit : je donnai un gros et demi de poudre d'ergot en trois quarts d'heure ; les douleurs se réveillèrent ; cette dame accoucha et se rétablit bien, l'enfant étoit mort. Depuis j'ai eu occasion, dans un cas semblable, de faire prendre à une dame, sœur d'un de nos jeunes confrères, jusqu'à deux gros de seigle sans provoquer aucune contraction ; je fus obligé de terminer l'accouchement par la version, l'enfant étoit mort, et la mère ne lui survécut que six jours.

La meilleure manière d'administrer le seigle ergoté est de le donner en poudre, suspendu dans un véhicule quelconque, tel que le bouillon gras, l'eau rougie, l'eau sucrée, à la dose de 12, 24, 36 grains, ordinairement de dix minutes en dix minutes. J'ai porté la quantité de ce médicament à un gros en une heure et même à deux gros. » (M.)

D. Quelle est la conduite qu'on doit tenir après l'ouverture de la poche des eaux, quand le travail se soutient avec force?

R. On touchera la femme de nouveau pour s'assurer encore de la position de l'enfant, et de la direction que suit la tête, si c'est elle qui s'engage. Quand les choses sont bien disposées, on laisse agir la nature, on encourage la femme, et on l'excite à faire quelques efforts pendant les douleurs. Lorsque l'enfant ne se présente pas convenablement, on profite de l'instant où les eaux s'écoulent pour le retourner.

D. Doit-on exciter toutes les femmes à faire valoir leurs douleurs, c'est-à-dire à faire des efforts dans le moment dont il s'agit?

R. Non : si la plupart des femmes peuvent en faire sans inconvéniens, si elles peuvent les proportionner à l'état de leurs forces, et au désir qu'elles ont de se délivrer, il en est quelques unes auxquelles on doit interdire ces efforts, du moins recommander de les modérer, parce qu'ils pourroient leur devenir nuisibles.

D. Quelles sont les femmes qui ne peuvent exer-

cer de pareils efforts sans inconvénieus, et qui fe-
roient bien de les modérer?

R. Ce sont celles qui ont des descentes, ou hernies, soit à l'ombilic, soit aux aînes ; celles dont le col de la matrice pourroit être poussé au-dehors avec la tête de l'enfant ; celles qui sont sujettes au crachement ou au vomissement de sang ; celles en qui on soupçonne des anévrismes cachés ; celles qui se plaignent d'avoir la tête lourde et douloureuse, et qui sont menacées d'un coup de sang, parce que des efforts aussi soutenus pourroient avoir des suites fâcheuses. Il seroit même avantageux que les femmes dont nous venons de parler n'en exerçassent aucun : si elles ne peuvent s'en abstenir, elles ne doivent en faire que de légers, elles se délivreront plus lentement, mais elles le feront plus sûrement.

D. *Que faut-il faire quand il existe une hernie, au descente, et quand la femme est menacée de celle de la matrice, dans le cours du travail de l'accouchement?*

R. Il faut réduire la descente, si elle peut être réduite, et appliquer sur l'endroit même une petite pelotte de linge qu'on soutiendra de plusieurs doigts pendant les efforts de la femme, pour que cette descente ne reparoisse pas : quand on ne peut la réduire, on recommande à la femme de ne faire que de légers efforts, pour que la tumeur ne s'augmente pas au point de s'étrangler.

Lorsqu'on s'aperçoit que la matrice est menacée de sortir, ou que son col est poussé très en avant par la tête de l'enfant, on soutient le bord de l'orifice au moyen de plusieurs doigts introduits à l'entrée du vagin et convenablement écartés, jusqu'à ce que la tête paroisse à la vulve.

D. *Quelles attentions doit-on avoir quand la tête de l'enfant est parvenue dans le fonds du bassin?*

R. Lorsque les parties extérieures sont sèches, rigides, étroites, on les enduit souvent de corps gras, et on en porte même à l'entrée du vagin. S'il est nécessaire d'élargir le passage en se servant des doigts, on le fait avec ménagement, et seulement dans l'intervalle des douleurs et des efforts qu'exerce la femme. On recommande à celle-ci de ne faire ces efforts qu'en soulevant un peu les fesses, et en les écartant du lit, dans l'épaisseur duquel elles sont presque toujours enfoncées, pour que la tête s'avance plus facilement à travers la vulve. Si la femme n'est pas assez forte ni assez courageuse pour se soulever d'elle-même dans le temps de ces efforts, deux personnes la soulèveront un peu au moyen d'une serviette pliée en long, et placée sous les lombes: ce que l'on fait également toutes les fois qu'elle éprouve de ces douleurs de reins qui la fatiguent horriblement.

D. *Que doit-on faire quand la tête de l'enfant commence à s'engager dans la vulve?*

R. Souvent on a très-peu de chose à faire dans ce moment: lorsque les parties sont souples, humides, et bien disposées pour le passage de l'enfant, on borne ses soins à soutenir légèrement le périnée au moyen de la main, pour que la tête ne passe pas trop précipitamment, et ne produise pas de déchirure. Indépendamment de ces soins, on recommande encore à la femme de modérer ses efforts, jusqu'à ce que l'extrémité occipitale de la tête puisse s'avancer librement dans la vulve : alors on lui permet de faire valoir un peu plus ses douleurs, tandis que de la main appuyée contre le périnée, on le soutient toujours, et on favorise la sortie de la tête en la relevant vers le pubis, jusqu'à ce que la face soit complètement dégagée.

D. *Dans quels cas la tête de l'enfant, poussée au point de paroître à la vulve, et de faire bomber le périnée, remonte t-elle, ou semble-t-elle rentrer après la douleur ?*

R. La tête s'avance et remonte alternativement toutes les fois que les parties extérieures de la femme sont peu disposées à lui donner issue; ce qui se remarque spécialement lors d'un premier accouchement, et se répète à l'égard de quelques femmes, pendant des heures entières.

D. *A quoi doit-on attribuer la rentrée de la tête après chaque douleur, et que doit faire l'accoucheur en pareil cas ?*

R. La plupart des accoucheurs l'attribuent aux circulaires que fait le cordon ombilical sur le col de l'enfant; dans leur opinion, c'est ce cordon distendu et tiraillé pendant la douleur, qui pousse la tête en avant, qui la retire vers le dedans du bassin, dès que cette douleur discontinue : mais on ne doit attribuer cet effet qu'à la réaction des parties extérieures de la femme, et des muscles cachés dans l'épaisseur du périnée.

La rentrée de la tête, ou son éloignement après chaque douleur des derniers temps du travail, ne prescrit rien de particulier, si ce n'est d'humecter et de relâcher les parties de la femme, afin d'en diminuer la résistance : on ne doit alors recourir à aucun des moyens proposés par les auteurs pour empêcher la tête de remonter : l'entortillement du cordon ombilical sur le col de l'enfant n'exige un peu d'attention qu'après la sortie de la tête même.

D. Quelles sont les précautions qu'exige alors cette disposition du cordon ?

R. Les circulaires qui entourent le col peuvent se serrer assez après la sortie de la tête, pour étrangler les vaisseaux jugulaires, et donner lieu à l'engorgement du cerveau, au gonflement et à la lividité de la face; ou bien le cordon peut alors conserver assez peu de longueur pour que le placenta en soit tiraillé et détaché, ou le fond de la matrice entraîné, à mesure que le tronc de l'enfant se dégage. Pour prévenir ces inconvéniens, aussitôt que la tête est dehors, on développe le cordon, en faisant passer un des circulaires sur la tête même, en le conduisant de l'occiput vers la face, toutes les fois qu'on le peut; autrement on coupe ce cordon avant d'essayer de dégager les épaules et d'extraire le corps.

D. Doit-on extraire le tronc de l'enfant en tirant sur la tête dès qu'elle est dehors?

R. Quoique l'expulsion du tronc puisse s'opérer par les seuls efforts de la nature, comme se fait l'expulsion de la tête, on est dans l'usage de l'extraire; et on épargne quelques douleurs à la femme au moyen de cette précaution : mais auparavant on tourne la face de l'enfant vers l'une des cuisses de la mère, et toujours

vers celle où elle semble se diriger naturellement. On saisit la tête au moyen des deux
mains placées sur ses côtés, et on tire légèrement, d'abord en la portant un peu en bas,
puis en la relevant, pour faire descendre les
épaules successivement, et dans la suite, celle
des deux qui passe au bas de la vulve. Avant
d'exercer de pareils efforts sur la tête, on examine si l'une des épaules se trouve sous le pubis, et l'autre vers le sacrum; on leur donne
cette position, si elle n'a pas lieu; car c'est dans
cette direction qu'elles doivent sortir ou traverser le détroit inférieur et la vulve.

On ne doit jamais s'efforcer de faire prendre
cette position aux épaules, en roulant la tête
qui est dehors, parce qu'avant de les déplacer
d'une seule ligne, on pourroit faire éprouver
au col de l'enfant une torsion dangereuse. C'est
au moyen du doigt introduit à l'entrée du vagin, et appliqué successivement à l'une et à
l'autre épaule, qu'on les dirige convenablement.

On ne doit jamais tirer avec force sur la tête
de l'enfant, pour en extraire le tronc, à moins
qu'on ait déjà la certitude de sa mort, parce
qu'on le feroit mourir s'il étoit vivant, en se
conduisant de cette manière. Pendant qu'on
tirera avec ménagement sur la tête, on engagera la femme à pousser de toutes ses forces;
et, lorsque les épaules ne descendront pas au
moyen de ces efforts combinés, on introduira
l'index de l'une et l'autre main sous les aisselles,
pour s'en servir en manière de crochets. Ces
cas, où l'on rencontre autant de difficulté à

extraire les épaules, sont on ne peut plus rares.

SECTION V.

Des soins qu'on doit à l'enfant immédiatement après sa naissance.

D. Quels sont les premiers soins qu'on doit à l'enfant après sa naissance?

R. On doit le coucher transversalement sur l'un de ses côtés, entre les jambes de la mère, de manière qu'il ait le dos tourné vers la vulve, et que le cordon ombilical ne soit ni comprimé ni tiraillé. On lui donne cette position, pour que les eaux et le sang qui découlent de la matrice ne tombent pas dans sa bouche, et qu'il puisse rendre plus facilement les humeurs muqueuses et glaireuses qui la remplissent souvent à l'instant où il paroît; pour que sa face ne baigne pas dans les eaux et autres fluides qui inondent le lit. On lie, on coupe le cordon ombilical, et on éloigne l'enfant de sa mère, pour être plus à même de lui donner les secours que son état pourroit exiger.

D. Combien fait-on de ligatures au cordon, et quelle en est la nécessité?

R. On est dans l'usage d'en faire deux, et de couper le cordon entre elles, de sorte qu'une de ces ligatures se trouve à la portion qui reste à l'enfant, et la seconde sur le bout qui répond au placenta. Par la première, on se propose d'empêcher le sang de l'enfant de sortir par les artères ombilicales ; et par la seconde, de prévenir l'issue de celui de la mère par la veine.

D. *Ces ligatures sont-elles absolument nécessaires ?*

R. Celle qu'on place sur le cordon du côté du placenta est absolument inutile, parce que le sang de la mère ne peut se perdre par cette voie ; si ce n'est peut-être en quelques cas excessivement rares, et dans lesquels cette ligature ne conviendroit pas encore (1). Elle paroît même en général plus nuisible que nécessaire ; en ce que, s'opposant au dégorgement des vaisseaux du placenta, ce corps en conserve plus de volume, et doit éprouver plus de difficulté à sortir.

Si la ligature qui se fait du côté de l'enfant n'est pas essentiellement nécessaire dans le premier moment, elle peut le devenir tellement dans la suite, qu'il y auroit de l'impéritie à ne pas la faire, et même à ne pas la faire avec toute l'attention possible. Mais le moment de pratiquer cette ligature n'est pas indifférent ; il ne sauroit être le même à l'égard de tous les enfans.

D. *Quel est donc le moment où l'on doit lier le cordon ?*

R. Lorsque l'enfant respire librement en naissant, s'agite et remue avec aisance, on peut lier le cordon aussitôt : on peut également le couper, et ne le lier qu'un instant après : il ver-

---

(1) Ces cas regardent spécialement l'inertie de la matrice : on ne peut les exposer ici.

sera peu de sang, si la respiration continue de se faire aisément.

Lorsque l'enfant a été long-temps exposé à l'action de la matrice après l'évacuation des eaux de l'amnios, à cause des grands obstacles qu'il a trouvés de la part du bassin, s'il vient avec la face tuméfiée, brune ou livide, il faut couper le cordon, et ne le lier que quand il en sera sorti au moins deux cuillerées de sang. La ligature avant ce dégorgement seroit nuisible à l'enfant, et ne feroit qu'entretenir, même aggraver l'état de suffocation dans lequel il est né.

Lorsqu'il vient au monde foible et décoloré, respirant avec peine, il faut conserver le cordon entier pendant quelques instans, si les pulsations y sont encore fréquentes et fortes; ne le lier et le couper que quand la respiration sera plus facile, ou pleinement établie.

D. *A quelle distance de l'ombilic doit-on lier et couper le cordon, et quelles sont les précautions qu'on doit prendre pour bien faire cette ligature ?*

R. Il est assez indifférent de lier le cordon plus près ou plus loin du ventre de l'enfant, puisque ce n'est jamais dans le lieu de la ligature qu'il se détache, et qu'il le fait constamment sous les tégumens mêmes de l'ombilic. Mais comme le vulgaire, toujours ignorant et souvent injuste, est dans l'opinion que l'ombilic est plus saillant ou plus enfoncé après la chute du cordon, selon qu'on a lié celui-ci très-loin ou très-près du ventre, attribue à la même cause les ulcérations et les hernies de cette partie, et nous taxe à cet égard d'inattention ou d'impéritie, **nous** lierons le cordon à deux ou trois travers de doigt du ventre de l'enfant, pour prévenir toute espèce de reproche. Les précautions que cette ligature exige, consistent à la serrer suffisamment pour s'opposer au passage du sang, dans le cas où il seroit forcé de reprendre son cours vers les vaisseaux ombilicaux.

Quelques accoucheurs ont aussi recommandé de blanchir le cordon avant de le lier, c'est-à-dire d'en exprimer le sang et le peu d'humeur muqueuse et glaireuse qui en infiltre le tissu. Plusieurs se sont fait illusion, au point de croire qu'on extirperoit, par ce moyen, le germe de la petite-vérole; d'autres, qu'on préviendroit l'espèce de jaunisse qui survient aux enfans nouveau-nés dès les premiers jours, ainsi que les gales humides qui couvrent dans la suite le visage de quelques-uns. Quelque ridicules que soient ces opinions, on doit, en quelques cas, avant de lier le cordon, en exprimer le sang et l'humeur glaireuse autant qu'on le peut, en le pressant avec les doigts garnis de linge.

D. *Comment se fait la ligature du cordon?*

R. On prépare avant l'accouchement deux ou trois cordonnets, longs de sept à huit pouces, composés de plusieurs fils de moyenne grosseur; et avec l'un de ces cordonnets on lie le cordon avant de retirer l'enfant de dessus le petit lit.

On fait d'abord un circulaire avec ce cordonnet, qu'on ne fixe qu'au moyen d'un nœud simple; puis un second, un troisième circulaire soutenus d'un double nœud. On presse le cordon en allant de l'ombilic vers cette ligature, pour voir si elle est assez serrée pour résister à l'effort du sang.

Dans la crainte que cette première ligature, quoique serrée, n'oblitère pas encore complétement les vaisseaux, et ne s'oppose pas assez fortement au passage du sang, quand le cordon est très-gros et infiltré, on en fait une seconde, un peu au-dessous, et on la serre également.

Quoique le sang cesse, le plus souvent, de couler dans les vaisseaux ombilicaux avant qu'on en fasse la ligature, quoique ces vaisseaux n'en répandent pas sous nos yeux, quand on les a liés avec peu de soin, on ne sauroit négliger les précautions que nous venons de prescrire, et répéter trop souvent aux sages-femmes, que nombre d'enfans sont morts d'hémorrhagie par le cordon, les uns quelques heures après leur naissance, et les autres un peu plus tard.

D. *Les premiers soins qu'on doit à l'enfant se bornent-ils à ceux qu'on vient d'indiquer ?*

R. Ces premiers soins suffisent pour l'instant, quand l'enfant se porte bien ; mais il en exige de plus importans, lorsqu'il vient dans un état de foiblesse considérable, d'apoplexie, ou de suffocation sanguine, donnant à peine quelques signes de vie, et souvent même n'en manifestant aucun; de manière qu'après l'avoir bien examiné, l'on ne sait s'il est vivant ou mort.

D. Quels sont les secours qu'on doit adminis-trer dans ces divers états ?

R. Lorsque l'enfant vient au monde foible, décoloré, ayant les membres flasques, ne pouvant respirer, dans cet état de mort apparente qu'on désigne sous le nom d'*asphyxie*, quelques accoucheurs veulent qu'on le tienne chaudement entre les jambes de sa mère, et qu'on ne lie point le cordon ombilical avant qu'il ne se soit ranimé : si le placenta est expulsé avant ce moment, ils recommandent de le mettre dans de l'eau chaude, dans du vin, ou bien sur de la cendre échauffée, pour y entretenir la chaleur et le mouvement du sang, pendant qu'on administre à l'enfant les secours convenables : mais toutes ces précautions sont inutiles. Dès qu'il n'y a plus de battemens au cordon, on doit le couper à la distance ordinaire de l'ombilic, et le lier si on le juge à propos, la ligature n'étant pas nécessaire dans ce premier moment, et ne pouvant être nuisible. On éloigne l'enfant de sa mère, on le place sur un oreiller, dans un lieu où l'air plus pur que celui qui règne sous les couvertures du petit lit, n'est ni trop froid ni trop chaud ; et là on lui administre les secours suivans :

Une personne saine, adaptant sa bouche à celle de l'enfant, y souffle avec ménagement, pour insinuer de l'air dans le poumon, et l'en faire sortir aussitôt, en pressant légèrement la poitrine et le bas-ventre au moyen d'une main ; ce qu'on répète plusieurs fois de suite, comme pour imiter la respiration (1). On irrite ensuite l'intérieur du nez au moyen de la barbe d'une plume, ainsi que le dedans de la bouche et du gosier, après en avoir retiré les glaires et les mucosités qui les remplissent souvent. On frotte les tempes de l'enfant et la région de la colonne épinière, avec un linge trempé dans le vinaigre ou quelque liqueur spiritueuse, comme l'eau-de-vie, l'eau de mélisse, l'eau de Cologne, etc.; ou bien encore l'eau commune, à laquelle on ajoute quelques gouttes d'alkali volatil.

Si l'on a sur soi un flacon de cet alkali, on le présente à diverses reprises sous le nez de l'enfant; à son défaut, on se sert d'ognons et d'ail écrasés.

On brosse légèrement la plante des pieds, le dedans des mains de l'enfant, et le dos depuis le haut du col jusqu'aux fesses, avec une brosse un peu rude. Lorsque ces secours paroissent inutiles, on insinue dans l'anus, au moyen d'un instrument convenable, de la fumée de cartes, même celle de tabac; enfin, on plonge le corps de l'enfant jusqu'aux aisselles, dans un bain chaud, animé de vin ou d'eau-de-vie, etc., et on le tient dans ce bain pendant quelque temps. On varie et on continue ces secours pendant une demi-heure, et au-delà, s'il le faut; car ce n'est qu'après ce temps que bien des enfans ont

____

(1) Il y auroit beaucoup d'observations à faire sur cette respiration artificielle, qui n'est pas aussi efficace qu'on se le persuade, et qui pourroit quelquefois avoir des inconvéniens.

donné les premiers signes de vie. On en a vu qui ont été plus long-temps encore dans cet état d'asphyxie, et qu'on avoit déjà abandonnés comme morts, lorsqu'ils ont annoncé leur existence par des cris plaintifs. La moindre négligence envers ces enfans est une faute impardonnable.

Les secours qui conviennnent à ceux dont la face est gonflée, livide ou noirâtre, sont les mêmes ; mais il faut commencer par couper le cordon ombilical, et le faire saigner. Si le sang ne coule pas de lui-même, on le fait sortir en l'exprimant en quelque sorte au moyen des doigts, et en pressant le ventre mollement et à diverses reprises : souvent ce n'est qu'en tenant le corps de l'enfant dans l'eau chaude animée de vin ou d'eau-de-vie, qu'on obtient du cordon le dégorgement nécessaire (1). Quand cette saignée a fait disparoître la lividité de la face, on administre les autres secours à l'enfant.

D. *Comment doit-on prendre l'enfant pour le retirer de dessus le petit lit, et le transporter ailleurs ?*

R. On passe une main sous les épaules, de manière que les doigts écartés embrassent l'un des bras près l'aisselle et les côtés du cou, et de l'autre main on saisit les cuisses, de sorte qu'un doigt soit placé entre elles : en le tenant de cette

----

(1) Nous pourrions confirmer, par de nombreuses observations, l'utilité de tous ces secours, et spécialement du dernier.

manière, on le porte aussi sûrement que commodément (1).

D. Lorsque l'état de l'enfant exige cette longue suite de secours dont on vient de parler, l'accoucheur doit-il passer tout ce temps sans se rapprocher de la mère?

R. Non : il seroit même quelquefois dangereux de ne pas s'occuper de celle-ci par préférence à l'enfant. On se rapproche de temps à autre de son lit, on s'assure de l'état de la matrice au moyen d'une main appliquée sur le ventre, on examine si le sang ne coule pas en trop grande quantité; on épie, en un mot, le moment de procéder à la délivrance, et on opère celle-ci pendant qu'une personne intelligente prend soin de l'enfant.

---

(1) Quelques femmes saisissent l'enfant par un bras ou par une jambe, le soulèvent ainsi, et le transportent du petit lit en un autre lieu, le placent sur un oreiller voisin, ou le mettent dans le tablier d'une autre femme; mais, en le prenant de cette manière, elles peuvent le blesser, lui luxer le bras ou la cuisse, le laisser tomber, etc..

ARTICLE II.

De la délivrance.

SECTION I.

Du mécanisme de la délivrance, et de la manière d'y procéder.

D. *Qu'entendez-vous par délivrance ?*

R. On exprime, par ce mot, la sortie du placenta et des membranes, comme on désigne la sortie de l'enfant par le mot *accouchement.*

D. *Comment s'opère la délivrance ?*

R. La délivrance, chez la plupart des femmes, s'opéreroit de la même manière que l'accouchement, si on laissoit agir la nature. Les contractions de la matrice, soutenues de quelques efforts très-ménagés de la part de la femme, suffiroient pour détacher le placenta et l'expulser, ainsi que les membranes qui viennent à sa suite.

D. *Dans quels cas la femme pourroit-elle donc se délivrer seule ?*

R. Elle le pourroit toutes les fois que l'accouchement n'est suivi d'aucun accident, et que la matrice conserve la faculté de se contracter. Si nous aidons la femme à se délivrer, ce n'est que pour lui épargner quelques douleurs, toujours plus supportables que celles de l'accouchement même, et pour la mettre à même de jouir plus tôt du calme auquel elle aspire; car nos secours ne sont pas alors d'une nécessité indispensable. Nous ajouterons que l'empressement que mettent bien des sages-femmes à extraire le placenta indistinctement dans tous les cas, est plus condamnable que la sécurité de celles qui en attendent patiemment l'expulsion, parce qu'il y a plus de femmes qui se délivreroient seules, qu'il n'y a de cas où nos secours sont absolument nécessaires, et qu'une délivrance trop précipitée peut avoir des suites fâcheuses.

D. Quels sont les inconvéniens qu'il y auroit à délivrer trop promptement?

R. Par ces mots délivrer promptement, nous n'entendons pas extraire *brusquement et rapidement le placenta*, mais l'extraire avant le temps marqué par la nature.

Quand on entreprend de délivrer la femme avant ce moment, dans l'opinion où l'on est qu'elle ne sauroit l'être trop tôt, les efforts de la nature n'ayant pas encore détaché le placenta, et l'orifice de la matrice n'étant pas alors des mieux disposés à lui donner issue, on est obligé d'exercer plus de forces en tirant sur le cordon ombilical, soit pour détacher cette masse, soit pour l'entraîner. Le cordon, trop grêle en quelques circonstances pour supporter de pareils efforts, se casse, et l'accoucheur se croit dans la nécessité de porter la main dans la matrice pour achever son opération, ce qui la rend au moins plus douloureuse, s'il n'en résulte pas d'autres inconvéniens.

Si le cordon résiste à ces efforts, et si l'on entraîne ainsi le placenta, la matrice n'ayant pas eu le temps de se resserrer assez sur elle-même, il peut en résulter une perte de sang plus ou moins abondante, et souvent inquiétante.

Le renversement de la matrice peut être également la suite de ces efforts prématurés.

D. *Exposez quels sont les inconvéniens qu'il y auroit à ne pas aider la femme à se délivrer.*

R. Il n'y en auroit aucun à l'égard de la plupart des femmes, les contractions de la matrice, après un délai pour l'ordinaire fort court, n'ayant besoin d'être soutenues que de quelques efforts de la femme même, pour détacher et mettre dehors le placenta. Ce n'est que dans les cas où l'accouchement est accompagné ou suivi d'accidens, et seulement en quelques circonstances particulières, qui seront détaillées ci-après, que nous sommes indispensablement obligés de délivrer la femme.

D. *Quel est l'instant où il convient de procéder à la délivrance?*

R. On ne doit entreprendre d'extraire le placenta que lorsque la matrice est bien contractée sur elle-même, réduite à la forme d'une boule un peu ferme au toucher, qu'on la distingue ainsi en palpant au-dessus du pubis, et quand la femme éprouve de nouvelles douleurs qui annoncent que la nature s'occupe de la délivrance.

« L'intervalle qui s'écoule avant l'apparition des douleurs, est d'environ dix minutes, un quart-d'heure, une demi-heure. Pendant ce temps, il faut laisser reposer la femme. » (M.)

D. *Comment doit-on procéder à la délivrance?*

R. Pendant qu'on sollicite les contractions de la matrice au moyen d'une main placée sur le ventre de la femme, de l'autre main garnie d'un linge sec, on tire doucement et avec ménagement sur le cordon ombilical, en baissant un peu d'abord, et en allant alternativement de l'une à l'autre cuisse de la femme, jusqu'à ce que le placenta paroisse à l'entrée du vagin; alors on relève la main en tirant obliquement en haut, pour l'amener à la vulve; dans le moment où il franchit celle-ci, on le reçoit d'une main, et on le saisit de l'autre pour achever de le dégager, en le roulant plusieurs fois sur lui-même, afin de ramasser les membranes qui le suivent, et de les tordre de manière à leur donner la forme d'une corde. Quand le placenta n'obéit pas aux efforts qu'on exerce sur le cordon, quoique poussé d'ailleurs par ceux de la femme, il faut attendre et solliciter la matrice à se contracter plus fortement, en continuant les frictions sur le ventre.

« La méthode de Baudelocque ne me paraît pas assez précise; voici celle qu'il convient d'employer : si le placenta est encore contenu dans l'utérus, il faut exercer des tractions sur le cordon de haut en bas, de devant en arrière et parallèlement à l'axe de l'utérus, en faisant avec deux doigts une poulie de renvoi; une fois le placenta arrivé dans le vagin, les efforts de traction doivent être dirigés de bas en haut et d'arrière en avant, en admettant que la femme soit couchée horisontalement sur le dos. Immédiatement après la délivrance, on doit examiner le placenta et ses annexes, afin de s'assurer s'il est entier, pratiquer le toucher pour reconnoître si l'utérus se contracte, s'il revient sur lui-même, s'il est convenablement situé, s'il n'y a ni prolapsus, ni renversement, ni lésion d'aucune espèce. » (M.)

Quelquefois il est si volumineux, qu'il traverse difficilement le col de la matrice, malgré ses efforts combinés des mieux dirigés ; et beaucoup d'accoucheurs le supposant alors adhérent, quoiqu'il soit entièrement détaché, vont le chercher en portant la main dans le vagin, tandis que les obstacles qui l'empêchent de sortir n'exigent que de simples précautions et un peu de patience. Dans ce même cas, pendant qu'un aide continuera de faire les frictions dont on vient de parler, sur le ventre de la femme, l'accoucheur tirera d'une main sur le cordon, et avec plus ou moins de force, selon qu'il sera plus ou moins en état de supporter ces efforts, et de deux doigts de l'autre main, même d'un seul, introduits à l'orifice de la matrice, et derrière la symphyse du pubis, il abaissera le placenta, et en dégagera le bord en premier lieu.

Lorsqu'on s'aperçoit que le cordon ombilical se déchire, se casse, et se sépare du placenta, dans le cas dont il s'agit, ou dans tout autre, il faut cesser de tirer dessus, afin de ne pas le déchirer complétement, quoique ce soit plutôt un léger désagrément pour l'accoucheur qu'un accident pour la femme.

D. *Que faudroit-il faire si le cordon ombilical*

avoit été arraché, ou s'il étoit assez foible pour qu'il ne puisse supporter le moindre effort?

R. Ceux qui se font une loi de délivrer la femme dans tous les cas de cette espèce, ne manquent pas alors de porter la main dans la matrice pour en extraire le placenta; mais l'accoucheur, instruit que la plupart des femmes peuvent se délivrer seules, attend patiemment que les efforts de la nature aient poussé l'arrièrefaix dans le vagin, au point qu'il puisse l'accrocher de quelques doigts, et le dégager. On ne doit aller le prendre dans la matrice qu'autant qu'il y a des accidens qui l'exigent; et ce seroit ignorance ou témérité, si l'on n'y étoit pas autorisé par ces accidens.

L'obliquité que conserve quelquefois la matrice après la sortie de l'enfant; la situation de la femme dont le siége est enfoncé dans l'épaisseur des matelas, peuvent mettre obstacle à la délivrance : on change alors la direction de la matrice, et on recommande à la femme de tenir le siége un peu élevé.

SECTION II.

Des cas où la délivrance est plus difficile, et qui exigent quelques précautions particulières, relativement au temps et à la manière d'y procéder?

D. *Quels sont les cas où l'on doit s'écarter des règles qu'on vient de prescrire relativement à la délivrance?*

R. On doit s'écarter de ces règles toutes les fois que la femme éprouve des accidens à l'insiant de l'accouchement, comme une perte de sang, des convulsions, des syncopes ou défaillances; lorsque la matrice tombe dans l'inertie immédiatement après la sortie de l'enfant, lorsque son orifice se contracte fortement, et se referme en quelque sorte subitement ; lorsque le placenta est très-adhérent, enkisté ou chatonné, ou bien attaché sur le col de la matrice, et bouche en quelque sorte son orifice; enfin à la suite de l'avortement, et après l'accouchement de plusieurs enfans.

D. *Quel est celui de tous ces accidens qui exige les secours les plus prompts?*

R. De tous les accidens qui peuvent se manifester immédiatement après l'accouchement, aucun ne demande des secours plus prompts que la perte de sang, parce que la femme peut en être victime en très-peu de temps. Comme cet accident provient toujours de ce que le placenta est détaché en totalité ou en partie, et ne cesse le plus souvent qu'après la sortie de ce corps, il faut opérer la délivrance le plus tôt possible.

D. *Comment doit-on y procéder dans un cas de perte inquiétante?*

R. On opérera la délivrance comme dans les circonstances les plus ordinaires, si le cordon ombilical est assez solide pour supporter les efforts nécessaires : quand il est trop foible, ou lorsqu'il a été arraché, on porte la main dans la matrice pour en extraire le placenta.

Dans l'un et l'autre de ces cas, on commence par faire des frictions un peu fortes avec la

main, sur la région hypogastrique de la femme; on jette de l'eau bien froide sur le ventre,
on y applique, ainsi que sur le haut des cuisses,
des serviettes mouillées de vinaigre; on renouvelle ces serviettes pendant la délivrance et
même après, si la perte continue, pour ranimer
l'action affoiblie de la matrice, et dissiper l'inertie dont elle est alors affectée.

*D. Indiquez les précautions qu'il faut observer
quand on porte la main dans la matrice, pour
opérer la délivrance?*

R. L'introduction de la main se fait aisément
dans le cas de perte; elle exige peu de soins,
mais la délivrance en demande toujours beaucoup. Quand le placenta est entièrement détaché, on le saisit convenablement de l'extrémité
de tous les doigts, et on l'entraîne en retirant la
main. Lorsqu'il n'est détaché qu'en partie, on
insinue les doigts derrière la portion qui est
libre, et en les avançant ainsi, de manière que
le dos de la main regarde la matrice, on en
détache le reste; après cela on en fait l'extraction. Cette manière de détacher le placenta
ressemble assez à ce que l'on opère tous les jours
pour séparer deux feuilles de papier appliquées
l'une à l'autre : on insinue la main entre elles
pour les désunir sans les déchirer. Il est toujours bien important de détacher la totalité du
placenta avant de chercher à l'extraire : car,
en tirant sur la portion qu'on trouve en quelque sorte flottante, on pourroit la déchirer,
l'amener seule, et laisser le reste; ce qui met-
troit dans l'obligation de réintroduire la main,
et souvent à plusieurs reprises encore, pour

opérer entièrement la délivrance. Pendant qu'on opère ainsi d'une main, de l'autre, placée extérieurement, on fixe la matrice, on l'empêche de rouler, d'obéir ou de céder à celle qui est dedans.

D. Quelles sont les précautions qu'exigent les convulsions, relativement à la délivrance ?

R. Le plus souvent ce genre d'accidens n'en exige aucune, parce qu'il ne dépend pas de la rétention du placenta, et ne peut s'opposer à sa sortie. Les convulsions ne peuvent retarder la délivrance que quand elles affectent la matrice comme les autres parties ; l'orifice pouvant alors se trouver fortement contracté, on attend que la convulsion soit dissipée, que cet orifice puisse s'ouvrir librement, et on procède à l'extraction du placenta, comme dans l'état ordinaire. Si quelque motif pouvoit engager à extraire plus tôt le placenta, ce seroit celui de faire perdre un peu de sang à la femme, dans un cas où la saignée devient si souvent nécessaire, et ne peut toujours être faite de suite.

D. Les syncopes ou défaillances qui surviennent quelquefois à l'instant de l'accouchement, prescrivent-elles des indications particulières à l'égard de la délivrance ?

R. Quand elles ne sont accompagnées d'aucun autre accident, et ne sont pas la suite d'une grande hémorrhagie, on diffère la délivrance jusqu'à ce que les forces de la femme se soient ranimées, et l'on n'administre, en attendant, que les secours qu'on donne dans tous les cas de syncopes. On laisse la femme couchée à plat, on lui frotte les tempes avec un linge trempé dans le vinaigre, ou imbibé d'une liqueur spiritueuse quelconque, on lui fait inspirer de ces liqueurs par le nez; et de plus, on comprime le bas-ventre avec ménagement au moyen des deux mains.

D. *Qu'entend-on par* inertie de la matrice?

R. L'inertie est un état de foiblesse, ou de diminution d'action, telle que la matrice ne peut se contracter sur elle-même, se resserrer et se durcir après la sortie de l'enfant, comme elle le fait chez la plupart des femmes. La matrice qui est affectée d'inertie, reste molle et flasque, insensible ou presque insensible, au lieu de former au-dessus du pubis cette espèce de boule solide et un peu douloureuse dont on a parlé plus haut.

Elle est menacée de tomber dans cet état toutes les fois que l'accouchement se fait précipitamment, sans beaucoup de douleur, et que l'enfant semble s'écouler, pour ainsi dire, avec les eaux de l'amnios.

D. *Quels sont les accidens qui peuvent résulter de l'inertie de la matrice?*

R. Cet état de foiblesse ou de syncope utérine est toujours accompagné de perte de sang, quand le placenta est détaché partiellement ou dans son entier; il prédispose la matrice à se renverser ou à se retourner sur elle-même, comme le feroit une bourse; mais il faut que d'autres causes agissent alors, et produisent ce renversement comme on l'expliquera plus loin.

D. *Comment doit-on se comporter quand la matrice est frappée d'inertie?*

R. Lorsque l'inertie n'est point accompagnée d'hémorrhagie, il ne faut rien tenter pour délivrer la femme, que cet état ne soit dissipé, que la matrice ne soit bien revenue sur elle-même, et fortement contractée : autrement ou pourroit donner lieu à son renversement, ou bien détacher le placenta prématurément et exciter une perte. On attendra donc, pour opérer la délivrance, que la matrice forme au-dessus des os pubis ce globe solide qui dénote sa contraction, et le délai pour l'ordinaire n'est pas long si on fait de fortes frictions sur la région hypogastrique.

Quand il existe une grande hémorrhagie, quel que soit l'état de foiblesse ou d'inertie, on commence par extraire le placenta qui est alors détaché, et on donne d'autres secours à la femme.

D. *Quels sont ces autres secours?*

R. On applique sur la région sus-pubienne ou hypogastrique, des linges trempés dans l'eau froide et le vinaigre, même dans le vinaigre pur; on plonge les mains de la femme dans des bassines remplies de ces mêmes liqueurs; on en injecte dans la matrice : on a eu recours à la neige, à la glace même, qu'on a introduite dans ce viscère.

« Ces derniers moyens ne sont pas sans danger. Lorsque l'atonie persiste, il vaut mieux introduire une main dans l'utérus, en stimuler les parois avec la pulpe des doigts, ou promener à sa surface interne un citron écorcé dont on exprime le suc par la pression. Il est rare qu'à l'aide de ce moyen puissant, l'organe ne revienne sur lui-même. » (M.)

D. L'inertie de la matrice peut-elle résister à tous ces secours ?

R. Il n'est que trop vrai qu'elle peut résister à tant de moyens. Quelquefois les propriétés vitales de la matrice sont tellement affoiblies, qu'on pourroit croire qu'elles sont détruites entièrement, puisque le vinaigre pur, l'eau-de-vie, la glace, n'ont pu en exciter aucune, ni faire contracter ce viscère; la mort en est la suite : mais ce cas est heureusement très-rare.

D. L'inertie de la matrice ne s'annonce-t-elle constamment qu'immédiatement après l'accouchement?

R. Le plus souvent c'est dans ce moment qu'elle a lieu : mais on l'a vu aussi ne se manifester que quelques heures après la délivrance, et même plusieurs jours ensuite.

D. Cet accident peut-il se reproduire plusie fois dans les premiers jours de couches?

R. De même que la matrice qui s'est bie contractée sur elle-même immédiatement apr' l'accouchement, peut être atteinte d'inert' quelques heures ou quelques jours ensuite, d même aussi celle qui en a été affectée d'abord peut l'être de nouveau, comme un homme qui éprouvé une syncope peut être atteint d'une s conde, d'une troisième, etc.

D. Que faut-il faire pour prévenir le retour d cet accident ?

R. On doit veiller souvent à l'état de la m trice; l'irriter, l'agacer; exciter sa contractio par de fortes frictions, des serviettes très-chaudes, des linges mouillés d'eau froide, d'oxicrat, etc.

D. *Quels sont les soins qu'exige le resserrement extraordinaire de l'orifice de la matrice, relativement à la délivrance ?*

R. Le resserrement extraordinaire du col de la matrice s'observe rarement à la suite d'un accouchement à terme, mais assez fréquemment après les avortemens qui ont lieu dans les premiers mois de la grossesse. Quand il existe après un accouchement à terme, il ne peut durer que peu de temps; et il n'exige d'autres précautions que celle de différer la délivrance, jusqu'à ce que l'orifice paroisse disposé à s'ouvrir de nouveau.

D. *Comment peut-on reconnoître que le placenta est fortement attaché à la matrice ?*

R. On ne juge communément des adhérences du placenta que d'après les difficultés qu'on éprouve à l'extraire en tirant sur le cordon ombilical, quoique ces difficultés ne dépendent presque toujours que de la contraction et du resserrement du col de la matrice. Ces adhérences extraordinaires sont excessivement rares, et on ne peut les reconnoître et les apprécier qu'en portant la main dans la matrice.

D. *Que faut-il faire quand on a reconnu que de fortes adhérences ont lieu?*

R. Lorsqu'on ne peut opérer la délivrance en tirant méthodiquement sur le cordon, et qu'on est assuré que les difficultés ne proviennent d'aucune des causes énoncées ci-devant, on introduit la main avec soin dans la matrice; on examine si le placenta y est encore attaché, soit dans sa totalité ou dans une partie seulement, et l'on essaie de le détacher et de l'extraire. Lorsqu'il est encore lié de toutes parts à la matrice, on fait en sorte de l'en séparer dans un point quelconque de son bord; on insinue les doigts derrière la portion qu'on a détachée, avec l'attention de ne pas blesser la matrice, et on continue de le séparer dans son entier. Quand il est déjà détaché d'un côté, avant qu'on introduise la main, la délivrance présente moins de difficulté.

Il arrive quelquefois qu'on le trouve très-adhérent dans toute l'étendue de son bord, quoique le milieu ait été détaché par les efforts de la nature et ceux qu'on a pu exercer sur le cordon ombilical; alors si la portion détachée forme une saillie assez grande pour qu'on puisse la pincer du bout des doigts, on tire dessus pour essayer de détacher le reste. Quand on ne peut y parvenir de cette manière, on cherche encore à séparer le bord d'un côté, pour insinuer la main derrière cette masse, comme on l'a recommandé ci-dessus.

On doit se rappeler, surtout dans ce cas, qu'il ne faut entreprendre d'extraire le placenta qu'après l'avoir détaché entièrement, pour ne pas s'exposer à en laisser quelques lambeaux: et que, pendant qu'on le détache, on doit fixer la matrice d'une main placée sur le ventre.

D. *Existe-t-il des cas où il soit impossible de détacher le placenta; et, s'il en existe, comment doit-on se comporter?*

R. Ces cas sont excessivement rares. s'il en existe : mais il en est qui offrent tant de difficultés, que les sages-femmes feroient bien de ne point s'en charger : ils exigent toute la sagacité d'un praticien consommé.

Dans ces cas où l'on **ne** peut détacher le placenta sans craindre d'en laisser quelque lambeau, ou de déchirer la matrice même, il vaudrait mieux l'abandonner aux soins de la nature pendant quelque temps, que de s'efforcer de l'extraire dès le premier moment. Nous en excepterons cependant celui de ces cas où la femme éprouve une perte abondante; mais, s'il faut alors opérer la délivrance. on n'y trouve plus autant d'obstacles, puisqu'une partie du placenta est détachée.

D. *N'est-il pas plus prudent en quelque cas de laisser une portion du placenta dans la matrice, que de s'efforcer de l'extraire en entier ?*

R. Oui : lorsqu'une portion du placenta est dure, comme squirrheuse, et si intimement attachée à la matrice qu'on ne peut l'en séparer sans craindre de déchirer celle-ci. il vaut mieux la laisser que d'exposer la femme à une pareille déchirure.

D. *Que devient cette portion de placenta qu'on ne peut extraire ? Que devient le placenta lui-même dans le cas où de trop fortes adhérences s'opposent à la délivrance ?*

R. La nature s'en délivre dans l'un et l'autre cas, et le plus souvent encore sans qu'il en résulte de grands inconvéniens pour la femme. L'espèce de fonte putride que le placenta, ou la portion qu'on a laissée, ne tarde pas à éprouver, en relâche et en détruit les adhérences ; l'action de la matrice pousse ce corps en avant, et l'expulse ; mais elle le fait plus tôt ou plus tard, selon les circonstances.

D. Quelle conduite doit-on tenir envers la femme dans ces sortes de cas ?

R. Les femmes qu'on ne peut délivrer immédiatement après l'accouchement, se croyant menacées d'une foule d'accidens plus fâcheux les uns que les autres, on doit d'abord les rassurer contre de pareilles craintes, et leur faire comprendre qu'il y auroit bien plus de danger à les délivrer à quelque prix que ce soit : du reste on se conduit selon les circonstances qui se présentent. Lorsque le ventre se tend et devient douloureux, on emploie les bains et les fomentations émollientes ; on prescrit des boissons délayantes et adoucissantes, telles que l'eau de veau, de poulet, de graine de lin, de pariétaire, etc., et l'on administre des lavemens de même espèce. Quand le placenta se putréfie, ce qu'on reconnoît aux lochies bourbeuses, noirâtres et fétides, on fait des injections plusieurs fois le jour, dans la matrice même, avec la décoction d'orge, de camomille romaine, de quinquina, ou de toutes autres substances anti-putrides. On attend qu'il soit détaché, qu'il se présente à l'orifice de la matrice, et on en fait l'extraction. On continue les injections jusqu'à ce que les vidanges soient d'une bonne qualité, etc. : on administre intérieurement les antiputrides, et l'on prescrit le régime le plus propre à en seconder les effets ; on écarte ces boissons, et ces potions échauffantes, auxquelles on attribue la propriété de chasser le délivre, parce qu'elles ne feroient qu'augmenter les accidens.

D. Qu'entendez-vous par placenta chatonné ou enkisté, et comment doit on alors opérer la délivrance?

R. Le placenta est chatonné ou enkisté, toutes les fois qu'au moment de procéder à la délivrance, on le trouve comme renfermé dans une espèce de poche distincte de la cavité principale de la matrice, dont elle fait cependant partie, et avec laquelle elle communique. Pour avoir une idée juste de ce chatonnement, il faut supposer que la contraction de la matrice, après la sortie de l'enfant, se fait d'une manière tellement irrégulière, que la cavité en est partagée comme en deux parties, dont l'une est située, tantôt à côté de l'autre, et tantôt au-dessus. Le placenta doit nécessairement se rencontrer dans l'une de ces cavités, ou bien en partie dans l'une et en partie dans l'autre. On procède à la délivrance dans ces sortes de cas comme dans tous les autres, c'est-à-dire en tirant d'abord méthodiquement sur le cordon ombilical, et, quand on ne peut extraire le placenta de cette manière, en introduisant la main dans la matrice. Cette main, lorsque le placenta est réellement chatonné, se trouve dans une cavité peu spacieuse, sur l'un des côtés de laquelle se remarque une ouverture plus ou moins grande, par où passe le cordon ombilical, si on ne l'a point arraché. On insinue les doigts successivement dans cette ouverture jusqu'au placenta, qu'on détache, et qu'on retire comme dans la plupart des autres circonstances. On reporte la main ensuite dans la matrice, si on le juge convenable ; on introduit les doigts de nouveau dans l'entrée de la bourse qui contenoit le placenta pour la tenir ouverte, afin que la matrice se contracte régulièrement, et ne forme plus ensuite qu'une seule cavité comme elle le fait après l'accouchement le plus ordinaire.

« Les uns ont considéré l'enchatonnement comme une cavité accidentelle, distincte de la cavité de l'utérus et dans laquelle se trouve le placenta. D'autres, mais en petit nombre, l'ont attribué à un vice de conformation ; plusieurs enfin pensent qu'il est dû à une contraction spasmodique et partielle de l'utérus ; cette dernière opinion me paroît la plus probable. En effet, quand le travail marche lentement, et que la poche des eaux est rompue de bonne heure, l'utérus se vide du liquide qu'il contient, puis se resserre en vertu des contractilités organiques, sensibles et insensibles, et embrasse avec exactitude le corps du fœtus. Si douze ou quinze heures s'écoulent, après la sortie des eaux, la tête restant contenue dans la cavité du col, tandis que le tronc se maintient dans celle de l'utérus ; le point d'intersection qui sépare le col de l'enfant de son corps répond à l'orifice interne du col de la matrice : or, les fibres de cette dernière partie, déjà plus courtes que celles du corps, se raccourcissent beaucoup plus que celles qui restent distendues.

Bientôt des contractions vives, énergiques, ont lieu dans les fibres du corps et du fond, elles surmontent la résistance de l'orifice interne du col, l'enfant est expulsé, et l'utérus passe subitement d'un grand degré d'extension au plus grand degré de raccourcissement. Mais comme les fibres du corps sont plus longues, et n'ont point encore été raccourcies, elles reviennent plus lentement que celles du col; il en résulte donc une poche supérieure, constituée par le corps et le fond de l'utérus, et une inférieure formée par le col. En touchant, on arrive dans la cavité du col, et en suivant le cordon, on pénètre dans celle du corps, où est inséré le placenta. Si cet organe est inséré sur le côté, une moitié pourra se trouver dans le col et l'autre dans le corps de l'utérus; c'est ce qu'on appelle le demi-enchatonnement.

On voit donc, par ce qui précède, que l'enchatonnement n'a rien d'extraordinaire, qu'il dépend tout simplement d'un défaut d'harmonie dans la contraction de l'utérus. » (M.)

D. *A quels signes reconnoît-on que le placenta est attaché sur le col de la matrice, et en recouvre l'orifice?*

R. Le toucher seul peut nous en instruire. Au lieu de membranes lisses et unies, on touche alors sur l'orifice de la matrice un corps mollasse et spongieux, d'où le sang découle abondamment. Une grande perte précède toujours le moment de l'accouchement, quand le placenta est attaché sur cette partie. Elle s'annonce le plus souvent du sixième au septième mois, quelquefois seulement dans le cours du huitième, et chez certaines femmes, vers les dernières semaines de la grossesse; mais aucune n'accouche sans l'éprouver d'une manière inquiétante. Lorsqu'elle s'annonce de bonne heure, comme du sixième au septième mois de la grossesse, elle est pour l'ordinaire peu considérable, et elle peut subsister pendant quelques semaines sans affoiblir la femme; elle peut même s'arrêter comme d'elle-même; mais elle reparoît bientôt avec plus de force, et devient d'autant plus abondante, que la grossesse se rapproche davantage de son terme. Elle augmente encore dans les premiers temps du travail, à mesure que le col de la matrice s'efface et que l'orifice se dilate.

D. *La perte de sang est-elle toujours un symptôme de la présence du placenta sur l'orifice de la matrice?*

R. Non : elle peut également avoir lieu, quoique le placenta occupe toute autre région que le col de la matrice; mais elle est alors accidentelle, et la grossesse auroit pu parvenir à son dernier terme sans être troublée par cet accident: elle peut s'arrêter sans retour, au lieu que dans le premier cas, si elle s'arrête, elle reparoît nécessairement.

D. *Quelle est la destinée de la mère et celle de l'enfant, quand le placenta est attaché sur le col de la matrice ?*

R. Cette circonstance peut être aussi fâcheuse pour l'un que pour l'autre : la mère ainsi que l'enfant succomberoient le plus souvent à l'hémorrhagie, si l'on ne venoit pas à leur secours.

Lorsque c'est le bord du placenta qui recouvre l'orifice de la matrice, la perte est ordinairement moins considérable, la femme peut y ré sister plus long-temps, et accoucher seule après avoir répandu beaucoup de sang; mais elle est toujours beaucoup plus abondante, quand le milieu du placenta répond à cet orifice, et la conservation de la mère et celle de l'enfant ne dépendent que des secours qu'on leur donne.

D. *En quoi consistent ces secours?*

R. Lorsque la perte de sang ne fait que commencer et est peu abondante, si le pouls de la femme est robuste et dur, si les vaisseaux sont pleins, on a recours à la saignée du bras; on fait garder le lit, on recommande à la femme de s'y tenir couchée sur le dos, de ne faire aucun mouvement, et de modérer ceux de l'âme autant que ceux du corps; on ne permet que des alimens de facile digestion, et en petite quantité à la fois; on lui fait boire de la limonade, de l'eau de riz avec le sirop de vinaigre, de limons, etc.; ou de la tisane de racine de grande consoude : on lui interdit l'usage du vin, du café et des liqueurs spiritueuses. Quand la perte est abondante, on n'a d'autre ressource que dans l'accouchement, et souvent il faut l'opérer, quoique la nature y soit encore peu disposée, et que la femme n'éprouve, pour ainsi dire, aucune douleur.

D. *Peut-on opérer l'accouchement, sans délai, toutes les fois que la perte est assez grave pour exposer la vie de la mère et de l'enfant?*

R. Non : il y a des cas où l'on est forcé de le différer encore, parce que le col de la matrice conserve beaucoup de longueur, qu'il est peu souple et peu dilatable, qu'il peut à peine admettre un seul doigt : comme on le remarque souvent quand la perte se déclare au septième mois de la grossesse. Ne pouvant alors entreprendre l'accouchement sans aggraver le danger dont la femme est déjà menacée, on insiste sur les moyens proposés ci-dessus ; on applique des serviettes imbibées de vinaigre sur le ventre et le haut des cuisses de la femme ; on entretient le moins de chaleur possible dans la chambre ; on remplit le vagin de lambeaux de linge fin, trempés dans l'eau et le vinaigre, ou bien de charpie, de filasse fine, d'agaric ou d'amadou, afin de s'opposer à l'écoulement du sang. On n'ôte ce tampon que le plus tard possible, s'il ne s'oppose pas à la sortie des urines, et on le renouvelle si les circonstances l'exigent (1).

D. *Comment doit-on procéder à l'accouchement lorsque les choses y paroissent disposées?*

R. Quelques praticiens ont conseillé de trouer le placenta qui recouvre l'orifice de la matrice, et de passer la main à travers pour aller prendre les pieds de l'enfant : mais ce procédé entraîne de nouveaux inconvéniens, et ne doit pas être admis. On ne peut trouer le placenta et passer la main à travers sans le détacher en totalité, et l'entraîner ensuite avec l'enfant, qu'on force de descendre également à travers cette masse : ce qui augmente la perte, tant du côté de la mère que du côté de l'enfant, etc. Il vaut bien

---

(1) On a prescrit aussi de percer le placenta du bout du doigt, pour donner issue aux eaux de l'amnios; mais cette pratique est défectueuse et bien moins recommandable que l'usage du tampon dont nous venons de parler.

mieux détacher le placenta du côté où son bord paroît le plus près de l'orifice de la matrice, et déchirer les membranes au-dessus de ce point ; ce qui est en même temps plus facile et plus sûr. Les membranes ouvertes de cette manière, on plonge la main jusqu'aux pieds de l'enfant, on les dégage aussitôt, et l'on termine l'accouchement en suivant les préceptes qui seront dictés par la suite. Après avoir donné le temps à la matrice de se contracter et de se resserrer, on fait l'extraction du placenta à l'ordinaire. Nous observerons seulement qu'il est alors plus difficile d'entraîner la totalité des membranes, si l'on n'y donne pas un soin particulier, parce que, les ayant déchirées d'un côté au bord du placenta, elles achèvent de s'en séparer circulairement au moindre tiraillement.

D. *La délivrance est-elle plus facile ou plus difficile à la suite de l'avortement qu'après un accouchement à terme, et exige-t-elle d'autres soins ?*

R. Si l'on n'entend par le mot *délivrance* que la sortie de l'arrière-faix, elle pourra paroître d'autant plus difficile, que la grossesse sera moins avancée à l'époque où se fera l'avortement, parce que dans les premiers mois nous ne pouvons employer aucun des moyens connus pour extraire cet arrière-faix. On ne peut tirer sur le cordon ombilical pour l'entraîner, ni porter la main dans la matrice pour l'en délivrer ; et il faut en outre beaucoup plus d'efforts de la part de cet organe pour l'expulser. Plus la grossesse s'éloigne du troisième mois et se rapproche de son terme, plus la délivrance devient facile.

D. Que faut-il donc faire dans le cas d'avor-tement, quand l'arrière-faix ne vient pas avec le fœtus?

R. Il faut en attendre l'expulsion, si le cordon, trop foible encore, ne peut servir à l'extraire. L'accoucheur doit se borner à solliciter les contractions de la matrice par des frictions plus ou moins fortes sur la région hypogastrique de la femme; et, quand l'arrière-faix sera descendu complétement dans le vagin, il l'accrochera du doigt, si les efforts de la nature ne peuvent l'expulser.

D. La sortie du placenta suit-elle de près celle du fœtus dans tous ces cas?

R. Quelquefois tout semble venir en même temps; d'autres fois ce n'est que plusieurs heures, même plusieurs jours après la sortie du fœtus, que la nature rejette l'arrière-faix. Quand on laisse agir celle-ci, le plus souvent elle expulse tout à la fois le fœtus et ses enveloppes; quand on la contrarie en voulant l'aider, quelquefois elle ne rejette l'arrière-faix que par lambeaux.

D. Ne pourroit-on pas épargner tant d'efforts à la nature, en pinçant le placenta du bout des doigts, dès qu'il est assez engagé dans le col de la matrice?

R. Si l'on a extrait le placenta, en quelques cas, en tirant sur la portion engagée dans le col de la matrice, c'est que les choses étoient avancées au point que la délivrance ne devoit pas tarder à se terminer spontanément. Le plus souvent l'accoucheur déchireroit la portion qu'il auroit pincée, et rendroit la sortie du reste plus difficile. Il vaut donc mieux abandonner les choses à elles-mêmes.

D. *Le placenta du fœtus abortif peut-il séjourner quelque temps dans la matrice sans donner lieu à des accidens?*

R. Il y en a bien moins à craindre dans ces sortes d'occasions, qu'à la suite d'un accouchement à terme. D'un côté, l'écoulement du sang sera moins abondant qu'après celui-ci; et de l'autre, la putréfaction du placenta apportera moins de trouble dans les fonctions.

D. *Que faudroit-il faire si la rétention de cet arrière-faix entretenoit une perte abondante?*

R. Il faudroit modérer cette perte, même l'arrêter par des moyens convenables; car on ne peut extraire l'arrière-faix, si le col de la matrice n'est pas disposé à lui donner issue.

On applique des serviettes imbibées de vinaigre ou d'eau froide, sur le ventre et sur les cuisses de la femme; et, si ce moyen ne suffit pas, on tamponne le vagin, en le remplissant de lambeaux de linge fin, de filasse, etc., comme on l'a prescrit plus haut. Ce moyen est bien plus efficace dans le cas dont il s'agit, qu'à la suite de l'accouchement à terme.

D. *Que devient l'arrière-faix, si on s'oppose à sa sortie par le moyen d'un tampon?*

R. Son expulsion n'en devient que plus prompte. Le tampon, le caillot qui se forme au-dessus jusque dans la matrice même, et le placenta, seront expulsés en même temps, quand les contractions de la matrice auront acquis assez de force pour surmonter les obstacles qui nuisoient à la délivrance. D'ailleurs, on peut ôter le tampon, quand ces efforts se soutiennent assez pour en espérer l'expulsion du délivre. L'ignorance seule pourra se récrier contre l'usage de ce moyen; mais on doit se mettre au-dessus de ces clameurs.

D. Que faudroit-il faire si le placenta du fœtus abortif venoit à se putréfier dans la matrice?

R. Il faudroit employer les injections recommandées à l'occasion de la rétention du placenta ou d'une partie du placenta seulement après l'accouchement à terme, et faire observer à la femme le même régime que dans ce dernier cas.

D. La délivrance exige-t-elle quelques soins particuliers, à la suite de l'accouchement de plusieurs enfans?

R. Pour déterminer ce qu'on doit faire dans ce cas, il faut exposer d'abord ce que les jumeaux ont de commun quant à leur arrière-faix.

Le plus souvent ils ne paroissent avoir qu'un placenta qui leur est commun, ou s'ils ont chacun le leur, ces deux masses sont tellement liées l'une à l'autre, qu'elles n'en paroissent former qu'une seule. Il est très-rare que chaque enfant ait son placenta et ses membranes séparées et bien distinctes.

Aucun signe ne pouvant faire connoître, avant la délivrance, si les jumeaux ont chacun leur enveloppes particulières et leur placenta, ou si toutes ces parties leur sont communes, nous ne devons entreprendre de délivrer la femme qu'après la sortie du dernier enfant, dans la crainte qu'en amenant l'arrière-faix du premier, on ne détache et on n'entraîne aussi celui du second ; ce qui pourroit avoir des inconvéniens. Nous en excepterons le cas où le placenta vient comme de lui-même après le premier enfant. Quand on procède à la délivrance, on ne tire que sur l'un des cordons, afin que le placenta se présente sous le moindre volume possible à l'orifice de la matrice, et qu'il le traverse, ainsi que le canal du vagin, avec plus de facilité. Si on ne peut l'entraîner en tirant sur le cordon qu'on a saisi d'abord, on essaie de le faire en agissant sur l'autre ; et, lorsqu'on ne peut encore l'extraire en se conduisant de cette manière, on en abaisse le bord au moyen de deux doigts introduits assez loin dans le col de la matrice.

CHAPITRE V.

Des suites naturelles des couches; du régime et du traitement des femmes en couches; des soins qu'on doit à l'enfant jusqu'au moment du sevrage.

ARTICLE PREMIER.

SECTION PREMIÈRE.

Des suites naturelles des couches.

D. *Quelles sont les suites les plus ordinaires des couches ?*

R. A peine l'accouchement est-il fait, que la plupart des femmes se plaignent de ressentir un peu de froid, et éprouvent un tremblement plus ou moins fort, qui va chez quelques-unes jusqu'au claquement des dents. Souvent cet état de spasme se manifeste même avant la délivrance, et la retarde un peu. Le pouls se resserre, la peau se sèche, et une sorte de lassitude ou d'accablement succède à l'agitation du travail; mais ces effets ne sont que momentanés; bientôt le pouls se relève, la chaleur se ranime, la peau s'humecte, et le calme s'établit.

Des douleurs connues sous le nom de *tranchées*, pendant lesquelles la matrice se durcit et semble s'élever au-dessus du pubis, s'annoncent plus tôt ou plus tard, et se répètent à des intervalles assez réguliers comme celles de l'accouchement, pendant les premières heures et même les deux premiers jours. Ces douleurs sont accompagnées de tiraillement vers les lombes, les aînes et dans les cuisses, quelquefois de frissons, de nausées, de vomissement, et suivies de l'écoulement d'un peu de sang fluide. Rarement ces tranchées ont lieu après le premier accouchement : mais elles sont très-ordinaires dans les couches subséquentes (1).

Pendant les premiers jours des couches, il coule du sang avec plus ou moins d'abondance, tantôt clair et tantôt coagulé : il est rouge, assez épais et pur d'abord; mais après vingt-quatre ou trente six heures, il devient séreux, et ne ressemble qu'à de la lavure de chair. Cet écoulement prend ensuite un caractère lymphatique et muqueux, puis il devient en quelque sorte puriforme et blanchâtre. Ces diverses nuances ont fait donner à cet écoulement le nom de *lochies rouges* dans les premiers jours, et de *lochies séreuses* et *laiteuses* après ce temps.

La quantité de ces diverses espèces de lochies n'est pas la même pour toutes les femmes, ni chaque fois qu'elles accouchent. Quelle qu'en soit la quantité, il ne faut rien faire qui puisse les arrêter quand les forces de la femme ne s'en affoiblissent pas.

Quoique le sang pur cesse de couler après les premiers jours, il reparoît souvent et à di-

---

(1) Ces tranchées n'ont aucun rapport avec celles de l'enfant, quoique l'opinion des femmes soit telle, qu'il n'en éprouve pas quand la mère en ressent.

verses époques pendant plusieurs semaines, sans que l'état de la femme en devienne plus inquiétant. Il est rare que les lochies blanches ou laiteuses cessent avant un mois, même six semaines.

Du deuxième au troisième jour de couches, les mamelles commencent à devenir douloureuses : elles augmentent de volume, elles s'emplissent et se durcissent. Assez souvent cette révolution s'annonce par un léger frisson, un peu de lassitude, d'accablement, de pesanteur dans les membres et de douleurs de tête. Le pouls devient petit et serré, la peau sèche, et les vidanges diminuent, même se suspendent; mais bientôt le pouls se développe, devient gros et fréquent, la peau s'amollit, s'humecte, et il s'établit une sueur abondante et d'une odeur aigre, qui se soutient pendant vingt-quatre, trente-six, et même quarante-huit heures, avec ou sans rémission. Cette révolution se nomme *fièvre de lait*.

Les mamelles restent tuméfiées, dures et douloureuses pendant plusieurs jours encore, puis elles se détendent et s'amollissent, quoique souvent elles ne laissent pas échapper une seule goutte de lait par le mamelon. Pendant ce temps, les lochies, qui s'étoient supprimées, reparoissent, ou elles deviennent plus abondantes quand elles n'avoient fait que diminuer.

Les urines sont rares pendant le premier jour des couches chez la plupart des femmes; quelques-unes ressentent fréquemment le besoin d'en rendre, et ne le peuvent dans les premières heures; mais elles le font ensuite sans peine.

Les garde-robes sont plus rares encore; et souvent, malgré les lavemens qu'on administre chaque jour, on n'en obtient qu'après la fièvre de lait.

Toutes ces suites de couches, tous ces phénomènes ont lieu chez les femmes qui allaitent leurs enfans, comme chez celles qui ne nourrissent pas, et la marche en est la même : conséquemment ces femmes exigent les mêmes soins, et elles doivent observer le même régime.

SECTION II.

Des soins qu'on rend à la femme immédiatement après la délivrance.

D. *Quels sont les soins qu'on doit donner à la femme immédiatement après la délivrance ?*

R. 1° Dès que l'arrière-faix est sorti, on doit introduire le doigt dans le vagin, pour s'assurer si le fond de la matrice n'a point suivi cette masse; si cet organe ne s'est pas renversé, afin d'en faire aussitôt la réduction si l'accident avoit lieu. De l'autre main placée sur l'abdomen, on fait de nouvelles frictions pour exciter la matrice à se resserrer de plus en plus, et à expulser le sang qui pourroit s'être épanché dans sa cavité. On répète ces frictions de temps à autre pendant les premières heures, et on recommande à la femme de les faire elle-même. Au moyen de ces soins, il ne s'accumule pas de sang dans la matrice, et il ne s'y forme pas de gros caillots, les parois de ce viscère s'engorgent moins, et la femme a moins de tranchées à supporter.

2° On met de suite la femme sèchement, en substituant de nouveaux linges à ceux qui sont mouillés, et qui constituoient la garniture du petit lit. On la couvre convenablement pour la défendre du froid et des courans d'air de la chambre, surtout lorsqu'il y a eu de la sueur pendant le travail, et si la peau est encore humide.

3° On lui donne une tasse de bouillon, si elle a besoin de réparer ses forces ; une tasse d'eau sucrée, pure ou teinte de vin, si elle se plaint de la soif et de sécheresse à la bouche.

4° On ne permet l'usage d'aucune de ces boissons échauffantes, de ces liqueurs spiritueuses, de ces élixirs, dont les bonnes femmes vantent l'efficacité pour relever les forces abattues, pour prévenir les tranchées, ou calmer le tremblement qui se manifeste presque toujours après la délivrance, et que bien des accouchées attribuent au froid.

5° On recommande à la femme de tenir les cuisses et les jambes rapprochées et allongées, de garder le silence, et de modérer les mouvemens de l'âme autant que ceux du corps, trop d'agitation de corps et d'esprit pouvant lui devenir funeste. On la laisse sur le petit lit pendant une heure ou deux, et même plus, si elle est menacée de perte ou de défaillance, ou lorsqu'elle a répandu beaucoup de sang en accouchant.

6° On a soin de la tenir éveillée, pour qu'elle

puisse prévenir de ce qu'elle éprouve ; et , dans le cas où elle ne pourroit s'abstenir de dormir, on examine de temps en temps si le sang ne coule pas trop abondamment, ou s'il ne se forme pas d'épanchement dans la matrice ; plusieurs femmes ayant été victimes de l'un ou l'autre de ces accidens, pendant un sommeil de peu de durée, et d'autres s'étant éveillées dans un état d'épuisement.

Après ce délai, on habille la femme , on la garnit convenablement , on la transporte dans le lit préparé pour le temps des couches, et on s'occupe de son régime.

SECTION III.

De l'habillement des femmes en couches.

D. *Quel est l'habillement qui convient aux femmes récemment accouchées ?*

R. Elles devroient se couvrir assez pour se préserver du froid , et de manière à ne se procurer que le degré de chaleur qui leur convient ; car les deux extrêmes sont également nuisibles.

En hiver. elles se couvriront la tête d'un bonnet de toile de coton piquée et d'une coiffe ordinaire (1) ; le cou d'un ou plusieurs fichus ,

---

(1) Celles qui désirent conserver leur chevelure feront très-bien de se faire peigner à fond avant d'accoucher, pour dépouiller les cheveux de la pommade et de la poudre, si elles en font usage habituellement. Cette précaution, d'ailleurs, facilite la transpiration ; elle préserve de quelques maux de tête, des démangeaisons souvent insupportables, etc.

et le sein d'une serviette mollette, pliée en plusieurs doubles, qu'elle soutiendront d'une seconde assez longue pour entourer la poitrine et se croiser sur le devant. Elles peuvent substituer à la première de ces deux serviettes, même à l'une et à l'autre, des pièces préparées pour le même usage, qu'on appelle *pièces de sein*.

On couvre le ventre également d'une serviette molle, pliée en carré ou en triangle, qu'on soutient d'une autre placée en manière de bandage de corps.

Une chemise, une camisole de toile piquée, de molleton ou de flanelle; une alèze en forme de jupon, et une serviette à demi usée, placée entre les cuisses et contre la vulve, compléteront l'habillement.

Nous observerons, 1° qu'une chemise très-courte, fendue par-devant dans toute sa longueur, ayant de longues manches et une espèce de collet, vaudroit mieux qu'une chemise ordinaire dans les premiers jours des couches (1); 2° que la camisole devroit être assez large pour se croiser sur la poitrine sans être trop serrée; que les manches doivent en être assez longues

---

(1) Cette chemise, qui ne descend que jusqu'aux lombes de la femme, ne se trouvant pas mouillée par les lochies dès le premier moment, comme une chemise ordinaire, on n'est point obligé d'en changer aussi souvent, et il est bien plus facile d'entretenir la femme dans la propreté qu'exige son état. Quand on préfère une pareille chemise, l'alèze recommandée ci-dessus pour entourer le bas du tronc, ainsi que les cuisses et les jambes, devient indispensable.

pour descendre jusqu'aux poignets, et assez étroites en bas pour les envelopper.

La femme nouvellement accouchée se couvrira moins en été qu'en hiver.

D. *Est-il bien nécessaire d'appliquer autour de la poitrine et du ventre, l'espèce de bandage de corps dont on vient de parler?*

R. Cette précaution est assez inutile quant à la poitrine; mais souvent on ne peut s'en dispenser à l'égard du bas-ventre, sans exposer la femme à quelques inconvéniens.

D. *Que se propose t-on en général en entourant la poitrine de l'accouchée de cette espèce de bandage?*

R. Quelques femmes ne se proposent que de se défendre du froid; mais d'autres, en serrant cette espèce de bandage un peu plus, imaginent pouvoir s'opposer à la montée du lait, prévenir le gonflement du sein, et les vergetures qui en sont la suite et que rien ne peut effacer. C'est dans les mêmes vues que ces dernières ont recours à des topiques astringens, et qu'elles s'en recouvrent le sein dès les premiers momens; mais cette pratique est on ne peut plus pernicieuse, et les personnes de l'art doivent fortement s'y opposer.

Les femmes de la campagne, qui ne pensent qu'à satisfaire au devoir de la nature en allaitant leurs enfans, ignorent ces usages dangereux.

D. *Quelle est l'utilité du bandage qu'on applique autour du ventre?*

R. Les avantages de ce bandage sont évidens

chez les femmes dont la grossesse a été volumineuse ; chez celles qui ont déjà eu plusieurs enfans, chez celles enfin dont le ventre étoit en besace avant d'accoucher, et conserve beaucoup de capacité après l'accouchement. Il soutient le poids des viscères, et modère les efforts qu'ils exercent continuellement sur les muscles et les tégumens affoiblis; il prévient certaines espèces de hernies, ces éventrations, ces gros ventres en besace, qui sont si incommodes, si nuisibles à la plupart des femmes. Ce bandage est tellement nécessaire dans les premiers momens à l'égard de quelques-unes de ces femmes, qu'elles ne sauroient se tenir un instant sur leur séant, sans éprouver des tiraillemens incommodes vers le bas de la poitrine, sans se plaindre de vertiges, de défaillance, et même sans tomber en syncope, si on ne l'employoit pas.

D. Quel est l'instant où il convient de placer ce bandage?

R. Il convient de le faire immédiatement après la délivrance, chez quelques femmes, et chez d'autres, seulement au moment où elles vont quitter le petit lit ; mais il faut observer de ne le serrer que médiocrement dans les premiers momens, et un peu plus dans la suite. Trop lâche d'abord, il ne rempliroit pas son objet; et trop serré, il pourroit donner lieu à quelques accidens.

D. La femme doit-elle garder long-temps ce bandage?

R. Ce temps ne peut être fixé que par l'état du ventre même de la femme; quelques-unes le porteront une semaine ou deux; et d'autres feront bien de le garder plusieurs mois.

D. *Comment le lit de l'accouchée doit-il être disposé?*

R. On n'ajoutera rien au lit ordinaire de la femme; on le garnira seulement de manière qu'on puisse l'entretenir proprement, en substituant du linge sec et blanc de lessive à celui qui sera gâté par les vidanges. Pour se procurer cet avantage, on le garnira d'une alèze, et même de deux, depuis le dessous de l'oreiller jusqu'au-delà du point où doivent porter les fesses de la femme. On fera ces alèzes d'un drap plié en plusieurs doubles, et on les attachera par les quatre coins au bord du lit.

On chauffera ce lit, au moyen d'une bassinoire, un instant avant d'y faire entrer la femme, surtout en hiver, par rapport au froid et à l'humidité des draps. Si on ne peut se procurer de bassinoire, dont l'usage est peu familier dans les campagnes, on enveloppera la femme jusqu'au-delà des pieds dans une alèze chaude. En été, il suffira que les linges de la garniture du lit, et ceux qui entourent le corps de la femme, soient bien secs de lessive.

D. *La femme récemment accouchée peut-elle, sans inconvéniens, passer d'elle-même d'un lit dans un autre?*

R. La plupart peuvent le faire: il suffit d'approcher le lit sur lequel elles sont accouchées, de celui qui doit servir pendant les couches: mais il en est de trop foibles pour soutenir ce léger exercice, ou qui ne pourroient le faire sans être incommodées; on portera ces dernières.

SECTION IV.

Du régime que doit observer la femme en couches; des remèdes qui lui conviennent.

D. Quel est le régime qui convient le plus pendant le temps des couches?

R. Ce régime doit être fixé par l'état même de la femme; par la nature des accidens qui auront accompagné le travail de l'enfantement, ou qui se manifesteront après l'accouchement. Il ne consiste pas seulement dans le choix et la quantité des alimens qu'on doit accorder à la femme; il embrasse tout ce qui l'environne, et tout ce qui pourroit lui devenir nuisible.

Il est important, 1° que la femme en couches respire un air libre et pur, c'est-à-dire qu'il ne soit ni trop chaud ni trop froid, ni trop sec ni trop humide, et qu'il ne soit chargé d'aucune odeur; le parfum de la rose, du jasmin, de la violette, etc., pouvant être aussi nuisible que l'odeur pénétrante du musc, de l'ambre, et que les miasmes putrides qui surchageroient cet air. On fera donc en sorte que la chambre de l'accouchée ne soit ni trop chaude ni trop froide, et d'en renouveler l'air plusieurs fois le jour, en ouvrant la porte ou la croisée pendant un instant, même en hiver. On ne renfermera pas la femme sous les rideaux du lit; on ne l'accablera pas du poids de ses vêtemens et de ses couvertures ; on n'admettra que peu de personnes à la fois dans sa chambre; et on en refusera l'entrée à toutes celles qui porteront des fleurs ou des odeurs. Il faudroit en écarter de même les eaux stagnantes, celles qui contiennent des substances animales ou végétales en putréfaction.

On changera fréquemment les linges qui servent d'alèzes et de chauffoirs à l'accouchée, et on ne laissera aucun de ces linges dans la chambre, où on a la dangereuse coutume de les entasser les uns sur les autres, soit dans un coin, soit dans le fond d'une armoire: c'est ainsi qu'on entretiendra la salubrité de l'air.

La chambre de l'accouchée devroit être éloignée du grand bruit, et il ne sauroit y régner trop de silence. Il ne faut la tenir ni dans une trop grande obscurité, ni trop éclairée. En hiver, et surtout pendant la nuit, ou aura l'attention de n'avoir qu'une seule lumière; et, si on se sert d'huile, on observera qu'elle ne répande pas de ces odeurs suffocantes que les personnes même en bonne santé ont peine à supporter.

L'accouchée ne s'abandonnera à aucune passion violente, de quelque espèce qu'elle soit, un accès de joie immodérée pouvant lui devenir aussi funeste qu'un grand mouvement de colère, etc.

On ne l'obligera pas à garder la même position des jours entiers, comme ou l'exige encore assez souvent à l'égard de quelques-unes. Elle se couchera tantôt sur le dos, tantôt sur un côté ou sur l'autre, et s'assiéra même si les forces le lui permettent. Ces mouvemens, ces

changemens de positions, ne doivent être dé-
fendus qu'aux femmes qui sont épuisées par
l'hémorrhagie, parce qu'elles ne sauroient s'y
livrer sans éprouver de grands maux de tête,
des vertiges, des bourdonnemens d'oreilles et
des défaillances.

D. *Quels sont les alimens qu'on doit accorder
à la femme nouvellement accouchée?*

R. Il est assez difficile de procurer à toutes
les femmes les alimens qui leur conviendroient
le plus : ils doivent être de facile digestion, et
en assez grande quantité pour réparer et soutenir les forces, une diète trop sévère pouvant
avoir les mêmes inconvéniens que l'excès contraire. En général, il faut donner un peu plus
d'alimens à la femme qui nourrit son enfant
qu'à celle qui n'allaite pas.

On accorde une soupe pour déjeûner; une
autre soupe, avec un peu de légumes, ou un
œuf frais, pour le dîner; un bouillon, avec
une croûte de pain, pour le goûter, et autant
pour le souper. On retranche quelque chose de
ces alimens, le troisième et le quatrième jour, si
le lait se porte au sein avec abondance, s'il survient de l'élévation et de la fréquence dans le
pouls; en un mot, si la femme éprouve, à un
degré marqué, ce que nous appelons *fièvre de
lait.* Après ce temps on donne des alimens plus
solides, et la femme reprend insensiblement sa
manière ordinaire de vivre.

La femme qui n'allaite pas son enfant semble avoir moins besoin de nourriture que celle
qui allaite, mais il faut également la soutenir :
si on lui accorde chaque jour quelques légers

potages jusqu'au moment de la montée du lait, on peut les lui retrancher pendant le temps de cette révolution, et ne lui donner alors que du bouillon (1). Après ce temps, on augmentera graduellement ses alimens; on lui accordera des légumes, des œufs, de la volaille, etc.

D. *Quelle est la boisson qu'on doit accorder aux femmes en couches?*

R. Toutes les espèces de boissons conviennent aux femmes en couches à l'heure des repas. On donnera du vin à celles qui pourront se le procurer; mais elles le couperont à moitié, même aux deux tiers, avec de l'eau; les autres boiront de l'eau pure, de la bière ou du cidre, selon l'habitude qu'elles ont à cet égard.

L'eau commune, légèrement sucrée, ou édulcorée avec le sirop de capillaire, de violette ou de guimauve, servira de boisson ordinaire dans l'intervalle des repas : on peut y substituer une tisane d'orge, de chiendent et de réglisse, ou bien une légère infusion de capillaire, de véronique, de bourrache, etc., selon les circonstances et les lieux.

D. *Doit-on donner ces boissons chaudes ou froides?*

R. L'usage de ne donner à la femme que des

____

(1) Autant qu'il est possible, le bouillon sera fait avec le bœuf, le veau ou la volaille. On présume bien que toutes les femmes de campagne ne pourront pas se procurer cet avantage : mais nous observerons que c'est le plan de conduite générale que nous avons en vue, et non le traitement de telles ou telles classes de femmes.

boissons chaudes ou tièdes, a peut-être moins d'avantages que d'inconvéniens; elles affoiblissent les forces de l'estomac, et rendent les digestions long-temps pénibles à la suite des couches. On ne doit donner ces boissons tièdes que lorsqu'il y a de la moiteur à la peau, ou de la sueur. Dans le reste du temps, on peut les donner à la température ordinaire, et telles que la femme les prendroit dans l'état de santé, excepté cependant à la glace.

D. *Ne doit-on rien changer à la boisson des femmes en couches pendant ou après la fièvre de lait ?*

R. La femme qui nourrit son enfant peut s'en tenir à la même. Mais on fera prendre aux autres quelques verres de ces infusions théiformes dont nous avons parlé, afin d'exciter ou d'entretenir la transpiration, et d'augmenter les urines. Quelques tasses de thé léger, d'infusion de fleurs de sureau, de tilleul, etc., rempliront toutes ces vues.

D. *Ces boissons suffisent-elles pour évacuer le lait chez les femmes qui ne nourrissent pas leurs enfans ?*

R. Elles suffiroient à l'égard de toutes, si ces femmes évitoient soigneusement de s'exposer à l'intempérie de l'air, et ne commettoient aucune faute dans le régime. Mais il est rare qu'on s'en tienne chez elles à des remèdes aussi simples et aussi peu dispendieux, soit parce qu'elles ne se croiroient point en sûreté après l'usage de pareils moyens, soit parce que des circonstances particulières ne permettent pas de s'y borner. Aussitôt que la fièvre de lait est passée, et que la matière des vidanges commence à blanchir ou à devenir *laiteuse*, on administre tous les matins, ou de deux jours l'un seulement, un lavement composé de la décoction de quelques plantes émollientes, et de trois ou quatre onces de miel commun ou de miel mercuriel, auquel on ajoute encore parfois quelques gros de cristal minéral, et plus souvent de sel de Duobus, ou de toute autre espèce.

On donne à ces femmes quelques verres d'une tisane faite avec la racine de canne, de roseau, de persil, et autres semblables. On leur fait rendre tous les matins deux ou trois tasses d'infusion de chicorée sauvage, de bourrache, de cerfeuil ; ou bien on fait de ces plantes une espèce de bouillon, ou d'apozème, auquel on ajoute un gros ou deux de sel d'Epsom, de lauber, ou de Duobus, pour le rendre un peu purgatif.

Après l'usage de ces remèdes, on administre une ou plusieurs médecines, composées de deux gros de séné mondé, de deux onces de canne, et deux gros de sel d'Epsom ou de lauber.

D. *Ne doit-on pas aussi employer quelques toniques sur le sein des femmes qui ne nourrissent pas leurs enfans ?*

R. L'accoucheur ne doit approuver aucun de ceux que les bonnes femmes prescrivent à cet égard. Les unes font appliquer des linges trempés dans l'eau-de-vie ; d'autres, des linges enduits de beurre salé, de suif, d'huile, de cérat, d'onguent populéum, ou de diverses pom—

mades, dont la formule se transmet de génération en génération dans la même famille; celles-
ci le font couvrir de persil; celles-là le garnissent de pervenche, etc. La nature n'a besoin
d'aucun de ces prétendus secours : il suffit de
tenir le sein couvert mollement et chaudement,
pour le défendre du contact de l'air froid. Loin
de chercher à modérer la *montée du lait*, et de
s'y opposer, comme le font bien des femmes,
il faut la favoriser autant qu'il est possible.

D. *L'état des parties sexuelles de la femme
n'exige-t-il pas quelques soins après l'accouchement ?*

R. Il est important de s'en occuper lorsque
ces parties ont éprouvé quelques contusions ou
déchirures, qu'elles ont été violemment distendues lors du passage de l'enfant, parce qu'elles
se tuméfient presque aussitôt après l'accouchement, et qu'elles peuvent s'enflammer et s'ul-
cérer. Les urines et la matière des vidanges
dont elles sont baignées à chaque instant, excitent d'ailleurs des cuissons et des douleurs insupportables, qu'il faut s'efforcer de calmer.
On fera plusieurs fois le jour des fomentations
émollientes et résolutives sur ces parties, jusqu'à ce que le gonflement en soit dissipé, que
la douleur ait cessé, et que la réunion ou la
consolidation de celles qui ont été déchirées
se soit opérée.

La décoction de racine de guimauve, de cerfeuil, ou le lait chaud, dans les premiers momens, sera fort utile : on emploiera dans la
suite l'infusion de fleurs de sureau, de camo-

mille, et de mélilot; ou bien le vin chaud, auquel on ajoutera un peu de miel.

Quoiqu'il ne survienne ni gonflement, ni tension douloureuse à ces parties, chez bien des femmes, il est bon néanmoins d'y faire des lotions une ou plusieurs fois le jour, soit avec du lait, comme le font la plupart des femmes, soit avec de l'eau de guimauve, de sureau ou de cerfeuil, pour les nettoyer, prévenir les cuissons et les démangeaisons que le passage des vidanges peut exciter : mais ces lotions se feront sans exposer la femme au froid et sans la découvrir, surtout dans le temps des sueurs qui accompagnent la révolution du lait.

D. *Doit-on approuver l'usage de ne changer de linges et de lit qu'après les six ou les sept premiers jours des couches?*

R. Cet usage, que l'ignorance seule a pu perpétuer et conserver jusqu'à nous, peut avoir beaucoup d'inconvéniens.

On doit changer de linges toutes les fois qu'ils sont mouillés par les sueurs, par le lait, ou par les vidanges : on a seulement la précaution de ne pas le faire pendant la sueur, et de ne donner que des linges bien secs et un peu chauds. Si l'on peut se dispenser de changer de chemise tous les jours, on doit au moins renouveler les alèzes qui garnissent le lit, et surtout les serviettes qui reçoivent les vidanges.

On peut aussi transporter la femme tous les jours d'un lit sur un autre, excepté pendant la fièvre de lait, et lorsque des circonstances particulières s'y opposent.

12.

D. *A quel terme des couches la femme peut-elle se lever et commencer à marcher?*

R. Ce terme ne peut être le même pour toutes les femmes : les unes peuvent se tenir levées et marcher après les cinq ou six premiers jours, et d'autres ne sauroient le faire au dixième, même au douzième, sans en être incommodées et sans éprouver des pesanteurs de matrice, des tiraillemens douloureux dans le bas-ventre, etc.

En général, les femmes de la campagne quittent leur lit, et reprennent leurs occupations domestiques de trop bonne heure : la plupart vont à l'église et aux champs, s'exposent au froid et à l'humidité, dans un temps où elles devroient au plus rester levées quelques instans de la journée. L'usage où elles sont de nourrir leurs enfans ne sauroit les dispenser de prendre plus de précautions, puisque l'allaitement ne les met pas à couvert d'une foule d'infirmités, plus ordinaires chez elles que chez les femmes qui habitent les villes.

ARTICLE II.

Des soins qu'on doit à l'enfant, de son habillement, de son régime et de sa nourriture jusqu'au sevrage.

SECTION PREMIÈRE.

Des premiers soins qu'exige l'enfant.

D. *Quels sont les soins qu'on doit donner à l'enfant avant de l'emmaillotter?*

R. Quelques uns de ces soins semblent ne

regarder que la propreté, tandis que d'autres sont de la plus grande importance. Les premiers consistent à dépouiller le corps de l'enfant d'une espèce de pommade visqueuse et tenace qui le recouvre en quelques endroits, et souvent partout : les derniers, à rechercher s'il n'existe aucuns vices de conformation, ou accidens, qui puissent influer sur la vie de l'enfant, afin d'y apporter les remèdes nécessaires.

D. *Comment doit-on nettoyer le corps de l'enfant de l'enduit visqueux dont il s'agit ?*

R. La plupart des femmes qui se chargent de ce soin s'efforcent de détacher cet enduit, en essuyant rudement les endroits où il se trouve, soit avec un linge sec, soit avec un linge trempé dans l'eau chaude ou le vin : ce n'est que par des frottemens réitérés qu'elles y parviennent, et encore ne le font-elles qu'imparfaitement, et en tourmentant horriblement l'enfant, parce que cet enduit tient fortement à la peau, et ne peut être détrempé ni par l'eau ni par le vin.

On commence par le rendre bien liquide et coulant, en frottant légèrement partout où il se trouve, avec les doigts trempés dans l'huile ou le beurre fondu, et on le détache ensuite facilelement en essuyant avec un linge sec. Ce sont surtout les aisselles, et les plis des aines, où il est pour l'ordinaire très-épais, qu'il faut en dépouiller ainsi, afin que la rancidité qu'il acquiert promptement par la chaleur du corps, n'excite pas la rougeur et l'excoriation de ces parties.

On apporte plus de soins encore à en nettoyer les parties naturelles des petites filles, parce qu'elles s'enflamment et s'ulcèrent bien plus aisément que les autres; et qu'indépendamment de la douleur qui en est inséparable alors, il s'y établit des écoulemens qu'on pourroit attribuer à des maladies moins bénignes.

Après avoir dépouillé l'enfant de cette espèce de pommade, on le lave avec de l'eau tiède, pure, ou mêlée avec du vin. On ne doit ni le laver ni le baigner à l'eau froide dans les premiers temps, comme quelques-uns le recommandent : si le bain froid peut entrer dans le plan de l'éducation physique des enfans, il convient de les y accoutumer insensiblement, en diminuant de jour en jour en jour, et par degrés, la chaleur de l'eau.

D. Quels sont les accidens et les vices de conformation qui exigent quelques secours dès les premiers momens de la naissance ?

R. Des enfans naissent avec des contusions, des bosses ou des dépressions à la tête, avec une fracture ou une luxation à l'une des extrémités; d'autres avec des vices de conformation auxquels il convient de remédier également dès les premiers jours, tels que le filet, l'imperforation de l'anus et celle du canal de l'urètre (1).

––––––––––––––––

(1) Ces accidens et ces vices de conformation feront le sujet d'un chapitre particulier.

SECTION II.

De l'emmaillottement, ou de l'habillement de l'enfant.

D. *Comment doit-on habiller l'enfant ?*

R. On couvre sa tête d'une espèce de coiffe appelée *béguin*, et d'un bonnet de toile piquée, de coton ou de laine, qu'on fixe au moyen d'une bandelette qui passe sous le menton, de l'un à l'autre côté de cette coiffure.

On lui met ensuite une demi-chemise et une camisole, appelées *brassières*, qui se croisent sur le dos : la camisole doit être de toile, de futaine, de molleton, ou de tricot, selon la saison.

La tête et la poitrine étant couvertes, on place autour du ventre un petit appareil propre à soutenir le bout du cordon qu'on a conservé et lié soigneusement : il consiste en deux compresses à peu près carrées, et une troisième en forme de bande et assez longue pour faire le tour du corps. L'une des deux premières doit être fendue au milieu de l'un de ses bords jusqu'au centre, où l'on fait une petite échancrure ; on passe le cordon dans cette échancrure ; on le couche sur le côté gauche de cette compresse, qu'on recouvre de la seconde, et on contient le tout au moyen de la troisième, qu'on croise par-dessus, et qu'on fixe avec des épingles.

On observe de ne pas trop serrer ce bandage, et de le renouveler toutes les fois qu'il est gâté par les urines ou les excrémens de l'enfant.

Pour que le cordon ne s'attache pas fortement aux premières compresses en se desséchant, et qu'on puisse aisément l'en détacher et les changer sans tirailler l'ombilic, on est dans l'usage de les enduire de beurre frais ; ce qui a souvent aussi des inconvéniens : il vaut mieux ne pas en employer.

On enveloppe ensuite le corps de deux langes, l'un de toile à demi usée et l'autre de toile piquée, depuis les aisselles jusqu'au-delà des pieds. On croise ces langes sur le devant de la poitrine, on relève l'excédant de leur longueur sur les jambes, et on les assujettit au moyen de quelques épingles, mais de manière que la poitrine et le ventre ne soient pas serrés, et que l'enfant puisse remuer aisément les extrémités.

On met un fichu sur le cou, un lange de futaine ou de laine par-dessus les premiers, si c'est en hiver. On garnit ce dernier lange d'une serviette, et on y renferme les bras de l'enfant lorsqu'il fait très-froid.

Pour fixer la tête ou l'empêcher de ballotter et de tomber brusquement de côté et d'autre, lorsqu'on porte l'enfant sur les bras, ce qui pourroit avoir des inconvéniens, on la fixe au moyen d'une bandelette passée dans la sous-gorge du bonnet, et attachée en manière de martingale, sur le devant de la poitrine, ou bien en faisant monter le dernier lange du maillot assez au-dessus de la tête pour en former une espèce de chaperon (1).

---

(1) On ne sauroit trop recommander aux femmes chargées d'emmaillotter l'enfant, de le changer de lan-

D. *L'espèce de maillot qu'on vient de décrire est-il aussi commode et aussi sûr que celui qu'on affermit par des tours de bandes multipliées, ainsi que cela se fait encore dans la plupart des campagnes ?*

R. Les femmes de la campagne, forcées par la nature de leurs occupations, de laisser l'enfant à la garde d'un autre à peine assez fort pour le porter, trouveront ce maillot moins sûr et moins commode que celui qu'elles affermissent par des tours de bandes, et dans lequel les bras sont serrés contre le corps, les cuisses et les jambes allongées, et fortement rapprochées l'une de l'autre. Quelques-unes préféreront ce dernier maillot, dans la crainte que l'enfant enveloppé plus lâchement n'éprouve du froid, ou que ses membres trop en liberté ne prennent une tournure vicieuse, etc. Mais qu'elles se rassurent contre tant de craintes : les enfans tenus en liberté dans leurs langes sont ceux qui se ressentent le moins de la rigueur des saisons, parce que la chaleur qui leur convient dépend bien plus de l'activité de leurs organes et de leurs mouvemens que des langes dont le poids

---

ges dans les premiers temps et de le porter sur les bras, de prévenir ce ballottement et ces secousses, l'enfant pouvant en être promptement la victime. Nous en avons vu un frappé de convulsions, et mourir avant qu'il ne fût emmaillotté : il était né bien portant, et sans aucun symptôme de l'engorgement du cerveau. Ces femmes doivent éviter aussi de tenir l'enfant suspendu par l'un des bras, tandis qu'elles passent sous lui les langes qui doivent l'envelopper, parce qu'elles peuvent luxer ce bras.

les accable. Les enfans les mieux faits après les premières années, sont ceux qui ont été le moins exposés à la gêne ou à la torture, qui est inséparable d'un pareil maillot.

On ne sauroit trop répéter à ces femmes combien l'usage de ces bandes est pernicieux, combien il est contraire à l'intention de la nature, à la tranquillité et au développement de l'enfant, surtout chez les habitans de la campagne, qui n'ont que des langes de grosse toile, dont la trame se voit profondément imprimée sur le corps de l'enfant toutes les fois qu'on le change.

D. Doit-on se faire une règle de ne changer les enfans de langes qu'à des heures marquées de la journée ?

R. Cet usage, encore trop généralement observé dans les campagnes, n'a pu naître que de la pauvreté même qui manque du nécessaire pour ce qu'il conviendroit si fort d'adopter. La meilleure règle est de changer l'enfant toutes les fois que ses langes sont mouillés, soit par ses urines ou ses excrémens; et toutes les femmes l'adopteroient, si elles consultoient un peu plus leurs propres intérêts. Non-seulement elles changeroient leurs enfans toutes les fois qu'ils sont mouillés, mais elles auroient encore le soin de laver les parties du corps qui ont été salies par les excrémens, au lieu de se borner à les essuyer à demi. Au moyen de ces soins, les femmes assureroient davantage leur repos et celui de l'enfant, parce qu'elles préviendroient ces rougeurs de fesses et du pli des aînes, ces gerçures et ces excoriations, qui les entretiennent dans un état de douleur cuisante, et de veille permanente.

D. *De quelle manière l'enfant doit-il être couché dans son berceau ?*

R. Soit qu'on se serve d'un berceau ordinaire, ou de l'un de ces paniers connus sous le nom de *barcelonnettes*, l'enfant doit y être couché, pendant les premières heures, sur l'un de ses côtés, la tête un peu plus élevée que les pieds, afin qu'il puisse rendre plus facilement les humeurs muqueuses qui abondent dans la bouche : dans la suite on le couchera tantôt sur un côté, tantôt sur l'autre, ou sur le dos. On placera constamment le berceau en face de la croisée d'où la chambre reçoit son plus grand jour, afin que la lumière tombe directement sur les yeux, et que l'enfant ne s'habitue pas à loucher.

D. *Doit-on bercer l'enfant, c'est-à dire agiter le berceau dans lequel il est couché, lorsqu'on se propose de l'endormir ?*

R. Une douce agitation du berceau ne peut devenir nuisible à l'enfant; mais une agitation violente pourroit avoir des inconvéniens. Continuée pendant quelques instans, elle détermine le sommeil; mais c'est plutôt un état comateux qu'un sommeil naturel. On pourroit le comparer à celui qu'on procure momentanément à une poule, en lui faisant décrire des mouvemens en fronde, après lui avoir placé la tête sous l'une des ailes, expérience assez familière aux jeunes gens de la campagne.

SECTION III.

Du régime et de la nourriture de l'enfant.

D. Quel est le régime qui convient à l'enfant dans les premiers jours de sa naissance ?

R. L'enfant n'a besoin de nourriture que lorsqu'il a évacué abondamment son méconium. On lui donne de l'eau sucrée quelques instans après sa naissance, et on continue de lui en faire boire dans le cours des premières heures. S'il n'évacue pas, on lui administre une once de sirop de chicorée composé, en y ajoutant une pareille quantité d'eau : on lui fait prendre ce sirop en plusieurs fois, à des intervalles plus ou moins longs, et on continue ensuite l'eau sucrée ou miellée.

Ce sirop est préférable aux potions purgatives plus composées; à ces petites boules de beurre roulées dans le sucre, que bien des femmes administrent à leurs enfans dès les premiers momens; à l'huile d'amandes douces, que celles de la campagne mêlent souvent à la bouillie, qui sert chez elle de premier aliment à l'enfant, et aux autres substances grasses, comme la manne, etc.

Rien ne peut remplacer ce léger purgatif amer, quand l'estomac de l'enfant est tapissé de glaires qui lui ôtent toute aptitude pour téter, et lui font éprouver de fréquentes nausées; il excite le dégorgement des glandes salivaires et muqueuses, il évacue l'estomac et les intestins. Il est utile d'en continuer l'usage au-delà des premiers jours, quand la teinte jaune qui survient à l'enfant paroît un peu plus foncée que de coutume; mais on ne le donne alors qu'à la dose d'un quart de cuillerée, le matin et le soir, toujours mêlé avec quelques parties d'eau.

D. *A quel temps l'enfant commence-t-il à évacuer le méconium et les urines?*

R. Quelquefois c'est à l'instant même de la naissance; d'autres fois ce n'est que cinq ou six heures après, et même plus tard. Lorsqu'il n'évacue pas dans le cours des vingt-quatre ou trente-six premières heures, il faut examiner si l'intestin rectum ou le canal de l'urètre ne seroit pas imperforé, afin de remédier promptement, autant que cela se peut, à ces vices de conformation.

D. *Quel est l'instant où l'enfant doit commencer à téter?*

R. Lorsque l'enfant n'est pas allaité par sa mère, on ne le fait téter que dix-huit ou vingt-quatre heures après sa naissance, et même plus tard, s'il n'a pas évacué son méconium, et si les mucosités abondent encore dans la bouche.

La femme qui allaite son enfant peut le présenter au sein une heure ou deux après l'accouchement, et même plus tôt si elle se trouve assez forte pour le faire, parce qu'elle lui donnera peu de lait dans ces premiers temps, et que celui que contient alors son sein est regardé tellement comme le meilleur purgatif qu'on puisse administrer à l'enfant, que bien des gens se persuadent qu'on ne doit en employer aucun autre, et que le sirop de chicorée que nous avons recommandé devient alors inutile (1). D'autres femmes s'imaginent qu'en commençant à donner le sein de très-bonne heure, elles auront moins de difficultés à surmonter dans l'allaitement.

D. *Est-il rigoureusement nécessaire que la femme donne à téter aussitôt après l'accouchement, pour réussir dans l'allaitement?*

R. Cette attention n'est pas nécessaire, puisque des milliers de femmes n'ayant commencé à donner à téter que le deuxième, le troisième jour et même plus tard, n'ont pas éprouvé plus de difficultés que celles qui l'avoient fait un instant après leur délivrance, et ont eu le même succès : bien plus, c'est que quelques-unes n'ont pu réussir, parce qu'elles avoient commencé de trop bonne heure. On évitera seulement d'en faire le premier essai dans le temps où le sein sera fortement distendu par le lait, parce que le mamelon se développe moins facilement, et que la succion excite plus de douleurs. On commencera donc avant ce moment, ou bien on attendra que le sein soit devenu un peu plus souple.

D. *L'époque de la montée du lait ou du gonflement du sein n'indique-t-elle pas le moment où l'on devroit commencer à faire téter l'enfant?*

R. Quelques femmes sont dans l'opinion que l'enfant n'a besoin d'aucun aliment avant ce moment, qui arrive ordinairement au troisième jour, attribuant à cette cause l'inaptitude à pren-

---

(1) Ce premier lait s'appelle *colostrum*.

dre le sein, ou l'espèce d'indifférence qu'il témoigne lorsqu'on le lui présente. Sous ce faux prétexte qu'il n'a aucun besoin, ces femmes le laissent jeûner pendant des jours entiers, et affamer ou affoiblir, de manière qu'il n'a plus dans la suite la force de téter, et qu'il succombe d'inanition.

Quand un enfant ne tette pas avec avidité après vingt-quatre ou trente-six heures, c'est qu'il a encore besoin d'être évacué, ou qu'il ne peut saisir le bout du sein. Son inaptitude, dans ce dernier cas, vient de ce qu'il a le filet, ou bien de ce que le bout du sein est trop court, trop gros, ou trop aplati, etc.

D. *Toutes les femmes peuvent-elles nourrir leurs enfans ?*

R. En leur accordant le titre de mère, si la nature semble leur prescrire d'allaiter leurs enfans, elle ne paroît pas avoir donné également à toutes les qualités nécessaires pour bien remplir ce devoir. Si elle accable les unes de maux et d'infirmités, pour s'être soustraites volontairement à la loi rigoureuse qu'elle semble leur imposer, trop d'asservissement à cette loi ne deviendroit pas moins préjudiciable à d'autres femmes qu'aux enfans qu'elles entreprendroient d'allaiter. Il est de ces femmes dont la santé est trop délicate pour qu'elles puissent le faire : d'autres perpétueroient chez leurs enfans les principes qu'elles leur ont transmis, d'une maladie souvent incurable dont elles sont elles-mêmes affectées, telles que la phthisie, le virus psorique, etc. Il en est enfin qui ne peuvent allaiter, quoiqu'elles jouissent de tous les avantages d'une bonne constitution, et qu'elles aient beaucoup de lait, parce qu'elles ont le bout du sein peu disposé à transmettre cet aliment à l'enfant.

D. *Quels sont les vices du mamelon qui peuvent rendre l'allaitement difficile, ou impossible ?*

R. On doit regarder comme tels la dureté extrême de cette partie, et son défaut de longueur. Quelquefois le mamelon, au lieu d'être saillant, se trouve comme enfoncé dans le corps de la mamelle, et l'on ne voit à la place qu'il doit occuper qu'une dépression semblable à celle qu'aurait pu faire le bout du petit doigt. D'autres fois il est très-gros et si aplati, que l'enfant ne peut le saisir, ou bien il est si dur qu'il ne sauroit se développer et donner passage au lait.

D. *Les femmes qui se proposent de nourrir ne devroient-elles pas s'y préparer avant l'accouchement ?*

R. Il en est beaucoup en effet qui feroient bien de s'en occuper pendant les derniers temps de la grossesse, et qui ne sauroient allaiter sans ces préparations. Elles les commenceront plus tôt ou plus tard, selon qu'elles auront plus ou moins de difficultés à surmonter. Si quelques semaines suffisent aux unes, les autres ont besoin de s'en occuper pendant plusieurs mois.

D. *En quoi consistent ces préparations ?*

R. Elles consistent à amollir le bout du sein, à le développer, à diminuer son extrême sensibilité.

On procure de la souplesse au mamelon, et on l'amollit lorsqu'il est trop dur, en l'humectant souvent avec de la salive, de l'eau tiède ou de l'eau de guimauve, et en le tenant couvert d'un linge trempé dans l'une de ces dernières.

On le développe, et on le rend plus perméable au lait, en faisant téter la femme pendant les derniers mois de sa grossesse, par une personne saine, ou par de petits chiens. On se sert d'une pipe de verre, de terre cuite, ou de toute autre matière, de pompes ou de suçoirs destinés aux mêmes usages; mais le moyen le plus sûr est de se servir d'une petite bouteille de verre blanc, en forme de ballon, dont le col soit un peu allongé et médiocrement évasé à son entrée (1).

On échauffe cette bouteille, en y mettant de l'eau presque bouillante qu'on en retire ensuite, ou bien en la présentant au feu; on l'applique au sein de manière que le mamelon s'engage dans le goulot, et que l'air ne puisse pas y pénétrer; on la tient ainsi pendant quelques minutes, et jusqu'à ce que le mamelon s'y soit allongé de cinq à six lignes : on répète cette préparation tous les jours, matin et soir et autant de temps que les circonstances l'exigent.

Les femmes qui ont besoin de ces préparations feront bien d'ailleurs de porter habituellement de petits étuis destinés à conserver le bout du sein : ces étuis, de buis, d'ivoire, de cire, ou d'un métal très-mince, ressemblent

---

(1) Bouteille à médecine.

assez bien à un chapeau détroussé, et sont connus de tout le monde.

On diminue la grande sensibilité du mamelon ; en le touchant fréquemment et avec précaution, en le lavant avec du vin chaud, et en insistant sur les succions préparatoires dont on vient de parler.

D. *Des causes étrangères à la conformation du mamelon ne peuvent-elles pas également rendre l'allaitement impossible ?*

R. Indépendamment de ces premiers obstacles, les gerçures, les déchirures et les ulcérations du mamelon, l'engorgement, l'inflammation des mamelles, et les dépôts qui surviennent, contraignent encore quelques femmes de discontinuer l'allaitement, après plusieurs jours ou plusieurs semaines. D'autres fois c'est une maladie aiguë qui l'en empêche, ou bien c'est la source du lait qui se tarit.

D. *Comment doit-on nourrir l'enfant que la mère ne peut allaiter ?*

R. De toutes les ressources connues, aucune ne mérite la préférence sur celle qui est en usage dans les grandes villes, où bien peu de femmes se mettent en peine de nourrir elles-mêmes leurs enfans : il faut lui donner une nourrice ; ce n'est qu'au défaut de celle-ci qu'il est permis ou qu'on devroit se permettre de nourrir l'enfant avec le lait des animaux.

SECTION IV.

Du choix d'une nourrice.

D. Quelles sont les qualités qu'on doit recher-cher le plus dans une nourrice ?

R. Il faut choisir une femme d'un âge moyen, d'une forte complexion, et d'une bonne santé ; qui ait de belles dents, les gencives fermes et vermeilles, l'haleine douce, et la transpiration sans odeur désagréable ; une femme qui n'ait sur le corps ni pustules, ni tumeurs, ni cicatrices qui dénotent d'anciennes maladies, quoique guéries ; une femme qui soit exempte de grandes passions ; qui ne s'adonne ni à la débauche, ni à l'ivrognerie, ni à la colère, etc. On préfère celles dont les cheveux sont bruns, et le tissu de la peau serré, à celles qui sont blondes, rousses, ou très-noires, parce que la transpiration, chez ces dernières, est toujours d'une odeur pénétrante, souvent nauséabonde, et que leur lait participe à ces mauvaises qualités.

Les mamelles doivent être d'une moyenne grosseur, souples, un peu pendantes et parsemées de veines bleuâtres. Le mamelon doit être également souple, et long de plusieurs lignes ; il doit se développer au moindre attouchement ou à la moindre succion, et donner librement issue au lait ; l'aréole, ou le cercle qui entoure le mamelon, doit être large, un peu monticuleux, et d'une couleur tirant sur le brun ; enfin la nourrice doit avoir beaucoup de lait, d'une bonne qualité, et en fournir également des deux seins.

D. A quelle marque reconnoît-on que le lait est de bonne qualité?

R. Le lait est d'une bonne qualité, lorsqu'il n'est ni trop épais, ni trop clair; quand il est d'une saveur douce, agréable et légèrement sucrée, et qu'il n'a aucune odeur.

On juge de la consistance du lait en le faisant rayer en petite quantité dans une cuillère d'argent, ou en en plaçant une goutte sur l'ongle du pouce; lorsqu'il est d'une bonne consistance, il laisse sur la cuillère un nuage léger, d'une couleur tirant un peu sur le bleu. Ce nuage est épais, lorsque le lait a trop de consistance, et ne s'aperçoit pas lorsqu'il est trop clair.

La goutte placée sur l'ongle ne s'en détache pas s'il est trop épais; elle tombe aisément, et n'y laisse que la trace de l'eau, quand il est trop clair.

On juge de la saveur, même de l'odeur du lait, en en mettant quelques gouttes sur la langue.

Un lait très-épais, ou très-clair, ne convient pas à l'enfant : celui qui a de l'odeur, qui laisse sur la langue une sorte d'âcreté, ou qui est d'une couleur jaunâtre, trop bleuâtre, ou verdâtre, est décidément mauvais.

D. Quelles sont les précautions qu'on doit observer pour bien juger du lait d'une nourrice?

R. On observe : 1° que cette femme ne soit pas à jeun depuis long-temps, et on a pareillement égard à la nature de ses derniers alimens, si elle a mangé depuis peu de temps ; car il ne peut avoir les qualités requises chez une femme qui souffre de la faim, et il contracte facilement l'odeur et le goût de certains alimens ; 2° que le sein n'en soit pas trop plein ni engrumelé, parce que le peu de lait qu'on en exprime alors est toujours très-clair ; 3° que les doigts qui servent à faire rayer le lait soient propres, pour qu'ils ne lui communiquent aucune odeur, aucune saveur, ni aucune couleur qui lui soit étrangère ; 4° on a la même attention à l'égard du vase dans lequel on reçoit ce liquide ; 5° la personne chargée de juger des qualités du lait a le soin de ne pas lui attribuer le goût et l'odeur des alimens dont elle aura fait usage elle-même dans ses derniers repas.

D. Doit-on avoir égard à l'âge du lait quand la nourrice a d'ailleurs les qualités convenables ?

R. Cette observation est souvent moins importante qu'on ne le pense. Si un lait de deux à trois mois paroît, en général, préférable à celui de six à huit, quelquefois aussi ce dernier vaut beaucoup mieux. C'est moins l'âge du lait qui doit nous diriger, que ses qualités et son abondance, en supposant les choses égales du côté de la constitution physique et morale de la femme.

D. A quels inconvéniens expose-t-on l'enfant, en lui donnant pour nourrice une femme anciennement accouchée ?

R. Le premier c'est que l'enfant ne digérera le lait que difficilement, s'il est trop épais, si on lui en donne fréquemment et beaucoup à la

fois ; le second , c'est qu'on peut être forcé de
le sevrer de trop bonne heure , ou de lui donner une autre nourrice , si la source de ce lait
s'épuise avant le temps ordinaire du sevrage.
Ces deux inconvéniens peuvent en produire
une foule d'autres, tels que le vomissement
continuel, quand l'enfant ne peut digérer le lait
trop épais, la diarrhée , l'obstruction des glandes mésentériques , l'atrophie, etc.

D. *L'enfant nouvellement né ne rajeunit-il pas,
et ne renouvelle-t-il pas le lait de sa nourrice,
lorsqu'elle est anciennement accouchée ?*

R. Bien des gens le pensent ; mais cette opinion n'est que le fruit de l'ignorance et de
quelques apparences trompeuses. Elle a eu
trop de victimes pour ne pas chercher à en dé-
voiler la source : voici ce qui a trompé et ce
qui trompe encore tous les jours beaucoup de
femmes. Qu'une nourrice quitte un enfant de
huit à dix mois, pour présenter le sein à un
enfant de naissance, qu'observons-nous ? Que
l'enfant nouvellement né, qui a peu de besoins,
ne vide le sein de cette femme qu'imparfaitement
chaque fois qu'on le lui présente, au lieu que
celui de huit à dix mois en arrachoit jusqu'à
la dernière goutte de lait ; de sorte qu'après
deux jours , souvent un seul, il y a redondance,
les mamelles sont pleines , même distendues et
gonflées douloureusement, comme on le remarque du deuxième au troisième jour des couches,
ou du troisième au quatrième. Si l'on en tire
du lait dans cet état de plénitude , l'on n'a qu'un
lait clair et séreux , semblable à celui qu'on exprime d'une mamelle où ce fluide s'est engru-

melé. C'est cette plénitude accidentelle du sein, et cette fluidité provenant du séjour et de l'altération du lait dans le sein même, qui ont fait croire que l'enfant nouvellement né le renouveloit et le rajeunissoit. Cette surabondance n'est que momentanée, elle disparoît promptement, et l'enfant manque bientôt du nécessaire.

D. *Quelles précautions faut-il prendre quand on ne peut donner à l'enfant qu'une nourrice anciennement accouchée ?*

R. Si le lait a trop de consistance, on observe : 1° d'en donner plus rarement que ne le feroit une femme nouvellement accouchée. et d'en laisser prendre moins à la fois ; 2° de faire boire à l'enfant, aussitôt qu'il a tété, quelques cuillerées d'eau sucrée et dégourdies, afin de délayer ce lait, et d'en favoriser la digestion.

On tient la nourrice au régime végétal : on ne la nourrit que de légumes, si la saison le permet, et on lui recommande de boire un peu plus que de coutume, non du vin, de la bière, ou autres boissons fermentées, mais de l'eau pure, ou bien on lui fait prendre une infusion légère de thé, de véronique, de fenouil, ou de toutes autres plantes de cette espèce. On pourra de cette manière procurer un peu de fluidité au lait, comme on lui procure, en d'autres circonstances, quelques propriétés médicinales, en faisant prendre à la nourrice des substances qui en jouissent.

D. *Peut-on également procurer au lait qui est trop clair, la consistance qui convient à la nourriture de l'enfant ?*

R. Lorsque cet excès de fluidité ne provient

que de quelques causes accidentelles , par exemple, de la mauvaise qualité des alimens que prend la femme. on peut y remédier, et procurer plus de consistance au lait ; on prescrit un meilleur régime, on donne des substances plus nourrissantes, des farineux, du lait même, si la femme peut s'y habituer : mais on ne corrige jamais l'excès de fluidité qui dépend de la foiblesse des organes , ou de la constitution de la femme.

D. *Le lait ne perd-il rien de ses bonnes qualités chez les femmes qui ont leurs règles périodiquement , et chez celles qui deviennent grosses dans le cours de l'allaitement.*

R. Il devient, en général, un peu plus clair et moins abondant pendant l'écoulement des règles : mais il recouvre promptement ses bonnes qualités après cette évacuation ; et, lorsque la femme est d'une forte constitution , la santé de l'enfant n'en éprouve aucune altération. Quelquefois cette évacuation périodique est salutaire à la nourrice. et semble même en améliorer le lait ; elle l'entretient au moins dans ses bonnes qualités, qu'une pléthore soutenue ne manqueroit pas d'altérer.

La grossesse, chez la plupart des femmes, n'influe pas davantage sur le lait , et ne le rend pas moins propre à nourrir l'enfant, tandis que chez quelques-unes ce fluide s'altère et se décompose au point qu'on devroit plutôt le regarder comme un poison que comme un aliment.

Beaucoup de femmes peuvent donc continuer d'allaiter , quoiqu'elles soient réglées tous les mois, ou qu'elles soient enceintes, puisque leur lait conserve ses bonnes qualités : mais, lorsqu'il s'altère et se déprave, quelle qu'en soit la cause, il faut changer l'enfant de nourrice.

D. *Peut-on changer l'enfant de nourrice sans l'exposer à quelques inconvéniens ?*

R. On ne l'expose à aucun toutes les fois qu'on substitue un lait de bonne qualité à celui qui est décidément mauvais : il en résulte au contraire de grands avantages. Le préjugé où l'on est encore à cet egard a été funeste à beaucoup d'enfans, et contribue peut-être aux petits déréglemens de certaines nourrices, qui se persuadent qu'on n'osera pas les faire remplacer par d'autres. Si quelques enfans ont paru souffrir de ce changement, c'est qu'on a trop différé à leur donner une autre nourrice, et qu'ils avoient puisé le germe de la mort dans le sein de la première.

D. *Quelles sont les précautions qu'on doit observer en changeant un enfant de nourrice ?*

R. La plus essentielle est de choisir un bon lait, et de le prendre proportionné à l'âge et aux forces de l'enfant. Accoutumé aux accens, à la figure, aux manières de sa première nourrice, s'il refuse le sein de la nouvelle, on le trompera, en le lui présentant dans l'obscurité, et en gardant le silence.

D. *Quel est le régime que doit observer la femme pendant le cours de l'allaitement ?*

R. Elle feroit très-bien de ne prendre que des alimens de bonne qualité : d'écarter de son régime les substances qui abondent en acides, à moins qu'elles ne lui soient prescrites dans l'intention de remplir quelques vues particulières; de n'user habituellement d'aucunes viandes fortement salées et épicées; de ne boire que du vin coupé avec de bonne eau, de la bière ou du cidre, selon son usage, surtout de s'interdire les liqueurs spiritueuses, telles que l'eau-de-vie, etc.

D. La femme peut-elle présenter le sein à l'enfant dans tous les instans du jour, et dans toutes les circonstances possibles ?

R. Non : quelle que soit la force, l'âge de l'enfant, il ne convient pas que la nourrice lui donne le sein lorsqu'elle a long-temps souffert de la faim; dans le travail d'une indigestion; dans un état d'ivresse, ou après une violente passion, comme un accès de colère; après avoir habité avec son mari, ni même immédiatement après ses repas.

D. Une nourrice ne devroit-elle pas vivre dans une continence absolue pendant le temps de l'allaitement ?

R. On ne sauroit le lui prescrire trop rigoureusement, parce que la plupart ne s'écartent que trop fréquemment de cette loi. Si ces femmes ne s'exposoient pas à devenir grosses, une pareille infraction seroit tolérable, même permise; une continence absolue, chez quelques-unes, pouvant influer sur le lait aussi défavorablement que le trop fréquent usage du mariage chez d'autres.

D. Si le mauvais régime et le trouble des passions peuvent influer si puissamment sur le lait de femme, ne vaudroit-il pas mieux nourrir l'enfant au *biberon que de le confier à une nourrice étran-gère ?*

R. Les suites fâcheuses du déréglement de quelques nourrices, et la difficulté de s'en procurer un assez grand nombre, en certaines occasions, pour tous les enfans qui naissent dans une grande ville telle que Paris, et surtout pour ceux qu'on dépose dans les hôpitaux, ont inspiré depuis long-temps l'idée de l'allaitement au biberon. Des essais ont été faits, mais constamment avec trop peu de succès pour qu'on puisse préférer cette ressource à celle que nous offrent les bonnes nourrices.

S'il est des cas où l'allaitement au biberon doive être admis exclusivement, ce n'est qu'à l'égard des enfans qui naissent infectés de certaines maladies qu'ils communiqueroient à la femme qui se chargeroit de les allaiter, et de ceux qui apportent en naissant des vices de conformation à la bouche, qui les empêchent de téter : l'allaitement artificiel devient une ressource nécessaire dans ces sortes de cas.

SECTION V.

De l'allaitement au biberon, ou de la manière de nourrir l'enfant avec le lait des animaux.

D. *Quelles sont les différentes espèces de lait qui peuvent servir à la nourriture de l'enfant ?*

R. Le lait de vache et celui de chèvre paroissent les seuls qu'on ait employés jusqu'ici comme alimens. Si l'on a prescrit quelquefois celui d'ânesse, c'étoit plutôt comme médicament, que dans la vue de nourrir, quoique d'ailleurs il soit très-propre à cet effet.

Le lait de chèvre, étant plus léger que celui de vache, sembleroit mériter la préférence. La chèvre peut l'offrir d'elle-même à l'enfant, et se prête à la succion avec la plus grande docilité; il suffit de le lui présenter une seule fois, pour qu'elle aille au-devant de ses besoins, et qu'elle se place convenablement sur le berceau pour le faire téter, si on la laisse agir en liberté. Ce lait, quoique plus léger que celui de vache, a cependant encore trop de consistance pour la plupart des enfans dans les premiers temps, et ils le digèrent assez mal, si l'on ne prend pas le parti de l'affoiblir en le coupant avec de l'eau d'orge, ou avec de l'eau commune, un peu sucrée : ce qui ne peut avoir lieu quand la chèvre allaite elle-même. Alors on observera de n'en laisser téter que peu à la fois, et de faire boire ensuite à l'enfant de cette eau sucrée.

Le lait de vache ne peut être donné qu'avec le biberon.

D. *Quelles sont les considérations que l'on doit avoir dans le choix de ces sortes de lait ?*

R. Comme le lait des animaux ne présente pas moins de différences spécifiques que celui de femme, il faut préférer le plus léger et le plus nouveau : choisir l'animal d'un âge moyen, et le faire nourrir dans les pâturages ou en pleine campagne, le lait des animaux qu'on tient à l'étable étant toujours plus épais et moins parfait. Si on ne peut tirer le lait toutes les fois que l'enfant en a besoin, il faut au moins s'en procurer plusieurs fois le jour, parce qu'il s'altère et se décompose promptement, surtout dans les grandes chaleurs de l'été. La précaution de le faire bouillir pour le conserver, comme cela se pratique dans les villes où l'on né peut à chaque instant s'en procurer de nouveau, nous paroît inutile, et même mauvaise ; il vaut mieux le tenir dans un lieu frais et sain.

D. *Comment doit-on administrer ce lait à l'enfant ?*

R. La meilleure manière seroit de le lui faire téter au pis de l'animal même ; et, comme on ne le peut pas toujours, on le donnera soit avec un biberon, une cuillère, ou un gobelet ; mais le biberon est préférable, parce que la succion augmente la sécrétion de la salive, et que le mélange de celle-ci avec le lait en favorise la digestion. A la campagne, on se sert d'un biberon de bois ou d'étain, fait en forme de bouteille un peu allongée, dont le chaperon est terminé par une espèce de mamelon qui n'est percé que d'un seul trou : si sa forme est commode pour l'administration du lait, la matière dont il est fait le rend peu recommandable. Indépendamment de ce que le bois contracte une odeur désagréable et malfaisante, quand il a été pénétré par le lait chaud, et que l'étain contient quelques parties arsénicales, c'est qu'on ne peut nettoyer le dedans de ces vases avec exactitude.

Un biberon de verre mérite la préférence, et il est facile de se le procurer partout. Les petites bouteilles dont les apothicaires se servent pour leurs potions médicinales offrent tous les avantages qu'on doit désirer. On y ajuste en forme de bouchon une éponge fine allongée d'un demi-pouce, qu'on recouvre d'un linge clair attaché autour du collet. Chaque fois qu'on a allaité l'enfant, on met cette éponge dans l'eau, ainsi que le linge qui la recouvroit ; on lave l'un et l'autre, et on les exprime ; on nettoie de même la bouteille, et elle ne contracte jamais l'odeur aigre que prennent les autres biberons.

« Dans ces derniers temps on s'est servi de tétine de vache avec avantage ; depuis on a substitué le liége, pour faire des biberons. » (M.)

D. Quelles sont les précautions qu'il faut observer à l'égard du lait même qu'on donne à l'enfant ?

R. On le coupe dans les premiers temps avec une partie, et même deux parties de bonne eau sucrée, ou bien avec une légère eau d'orge (1). On l'affoiblit moins dans la suite ; et, à mesure que l'enfant se fortifie, on le donne pur. On ne met dans la bouteille que la quantité qu'on veut donner chaque fois, et on le fait chauffer au bain-marie, c'est-à-dire en plongeant la bouteille dans de l'eau chaude. La chaleur qui lui convient doit être à peu près semblable à celle du lait qui sort du pis de l'animal.

---

(1) On la prépare en faisant bouillir pendant un quart d'heure ou environ une demi-cuillerée d'orge dépouillée de son écorce, dans une chopine d'eau. Au défaut de cette orge perlée ou mondée, on peut se servir d'orge ordinaire ; mais on aura la précaution de lui faire subir une légère ébullition dans une première eau avant de l'employer, et de la faire bouillir ensuite plus long-temps que l'autre. L'eau d'orge préparée pour le besoin de l'enfant ne doit pas être conservée au-delà d'un jour, parce qu'elle s'aigrit.

D. *Quelle est la quantité de lait qu'on doit donner chaque fois, et à quels intervalles doit-on en donner ?*

R. On ne doit jamais en donner au-delà de trois à quatre cuillerées ordinaires chaque fois, dans les premiers jours, quelque affamé que paroisse l'enfant, ni plus souvent que de deux heures en deux heures; et on feroit très-bien d'en donner plus rarement encore. On en augmentera la quantité dans la suite, mais on y mettra toujours le même intervalle.

D. *A quels signes reconnoîtra-t on que le lait des animaux convient à l'enfant, et qu'il le digère bien ?*

R. Le lait se digère bien quand l'enfant va deux ou trois fois à la selle dans les vingt-quatre heures; lorsque ses matières sont liquides, jaunâtres, et liées comme des œufs brouillés. Les digestions sont mauvaises quand il évacue plus fréquemment; quand ces matières sont séreuses, fétides et chargées de beaucoup de pelotons blanchâtres semblables à du fromage; lorsqu'elles sont épaisses, grisâtres ou blanchâtres, et en même temps grasses à peu près comme la terre argileuse. On doit tirer les mêmes inductions du lait caillé et d'une odeur aigre, que l'enfant rejette souvent par le vomissement, ainsi que des matières verdâtres et poracées qu'il rend par les selles.

D. *Que faut-il changer au régime de l'enfant dans tous ces cas ?*

R. Lorsque l'enfant évacue fréquemment des matières séreuses et mal digérées, on lui fait prendre plusieurs fois le jour quelques grains de magnésie calcinée, ou d'yeux d'écrevisses préparés, qu'on délaye dans une cuillerée de lait, d'infusion de fleurs de camomille romaine, ou d'une légère teinture de rhubarbe, un peu sucrée. On coupe le lait avec de l'eau de riz, au lieu de la tisane d'orge dont on a parlé. On insiste davantage sur ces poudres absorbantes, et on en fait prendre jusqu'à dix-huit et vingt grains dans le cours de vingt-quatre heures, quand les déjections sont verdâtres et poracées.

Les absorbans conviennent encore, lorsque l'enfant rejette fréquemment le lait par le vomissement, et que sa bouche exhale une odeur aigre très-forte. Souvent il est à propos de le purger après deux ou trois jours de l'usage de ces poudres, et même avant de lui en faire prendre : alors on lui donne du sirop de chicorée, à la dose d'une demi-once au moins, dans le cours de la matinée.

On affoiblit le lait, en le coupant avec une plus grande quantité d'eau, lorsque l'enfant est constipé, lorsqu'il va rarement à la garde-robe, et que ses excrémens sont épais et gras. On lui en donne moins fréquemment, et on lui fait prendre dans les intervalles quelques cuillerées d'eau d'orge miellée.

Au moyen de toutes ces précautions et de ce régime sagement ordonné, on parvient à élever quelques enfans avec le lait des animaux.

SECTION VI.

Suite de la nourriture de l'enfant jusqu'au terme du sevrage.

D. *L'enfant doit-il téter fréquemment ?*

R. En général, une bonne nourrice pèche plutôt, à cet égard, par excès que par omission. Quelle que soit la cause des inquiétudes et des cris de son enfant, elle lui présente le sein à chaque instant, persuadée que la faim y a toujours la plus grande part, et que le téton seul convient pour l'apaiser. En surchargeant ainsi son estomac, il ne peut faire une bonne digestion ; il rejette le lait comme par regorgement, ou il passe par la voie des selles sans être digéré. La langue se couvre d'une croûte blanche et épaisse, et quelquefois la bouche se garnit de petits boutons de même couleur, qui dégénèrent bientôt en autant d'ulcères. L'œsophage, l'estomac, et tout le canal intestinal, s'affectent de même, et il survient un dévoiement qui enlève l'enfant plus ou moins promptement.

On prévient ces désordres chez la plupart des enfans, en ne leur donnant à téter, dans les commencemens, que toutes les deux à trois heures, et même plus rarement.

Le regorgement du lait ou le vomissement, ainsi que le hoquet, que bien des femmes regardent comme autant de signes de la prospérité de leur nourrisson, exigent les mêmes précautions : ce sont des symptômes de maladie, et non de santé.

D. *Il faut donc régler les enfans, ne leur donner à téter qu'à des heures déterminées ?*

R. Non : ce n'est pas les régler que de ne leur donner à téter que rarement, et d'attendre qu'ils aient digéré le lait qu'ils ont pris pour leur en donner de nouveau. Il y auroit autant d'inconvéniens à leur laisser supporter la faim pendant des heures entières, qu'à leur donner le sein à chaque instant. Les femmes qui habituent leurs enfans à ne téter que toutes les quatre heures, par exemple, et qui ne leur présentent jamais le téton dans le cours de la nuit, recherchent bien moins les avantages de ces enfans que leur propre commodité.

D. *A quels signes reconnoîtra-t-on que l'enfant a besoin de nourriture ?*

R. On ne peut établir des règles bien positives à cet égard, mais il n'y a point d'inconvéniens à donner le sein à l'enfant, lorsqu'il a été plus de deux à trois heures sans le prendre ; soit qu'il ait dormi pendant ce temps, ou qu'on l'ait tenu éveillé. Ses cris s'apaisent dès que la nourrice l'approche du sein, s'ils n'ont d'autres causes que la faim : il le saisit avec empressement, il tette de suite jusqu'à ce qu'il ait pris de quoi se satisfaire, et il demeure tranquille. Il continue de crier, ne saisit le sein qu'autant qu'on le force de le prendre, et le quitte souvent, si les cris proviennent de la douleur, de la gêne qu'il éprouve dans son maillot, ou du besoin d'être changé de langes.

D. *A quel âge doit-on commencer à donner d'autres alimens que le lait de la nourrice ?*

R. On commence plus tôt ou plus tard, selon

que l'enfant est plus foible ou plus fort, et que la nourrice a plus ou moins de lait : il conviendroit de ne le faire qu'après les cinq ou six premiers mois. Une femme qui ne peut nourrir un enfant uniquement de son lait jusqu'à cet âge, ne sauroit passer pour une très-excellente nourrice, et être choisie préférablement à une autre. Si la plupart des femmes qui habitent la campagne commencent plus tôt à faire manger leurs enfans, ce n'est pas qu'elles manquent de lait, mais uniquement par rapport à l'usage qui leur a été transmis par leurs parens. Le premier aliment que donnent ces femmes est une bouillie souvent grossière et mal faite, qu'un adulte digéreroit difficilement : cet aliment, indigeste par sa nature même, le devient encore bien plus par la manière dont on l'administre à l'enfant.

On ne peut voir sans dégoût, même sans une sorte d'indignation, les nourrices porter la bouillie avec leur doigt, souvent malpropre, jusqu'au fond de la bouche de l'enfant ; ramasser autour de ses lèvres ce qu'il refuse d'avaler, et le contraindre de le recevoir de nouveau. Se servent-elles de cuillère pour l'administrer, elles portent la bouillie dans leur bouche, pour s'assurer si elle n'est pas trop chaude, et la font prendre ensuite à l'enfant. Qu'on instruise ces femmes, elles se rendront moins coupables à l'avenir ; qu'on leur apprenne qu'elles peuvent préparer un aliment plus léger, plus salutaire et aussi peu dispendieux ; qu'elles peuvent le donner avec moins d'inconvéniens, et elles renonceront à ce dégoûtant et dangereux usage.

D. Quels sont les alimens qu'on doit donner à l'enfant ?

R. Une bouillie légère et bien préparée, une panade, une crême de riz, d'orge ou de gruau, sont les premiers alimens qu'on doit donner à l'enfant, quand le lait de la nourrice ne suffit plus à ses besoins, ou lorsqu'on veut habituer ses organes à des nourritures plus solides.

D. Comment doit-on préparer ces alimens?

R. On emploie pour la bouillie, de la belle farine de froment, qu'on peut faire cuire au four jusqu'à ce qu'elle soit un peu rousse; chaque femme, en faisant son pain, peut en préparer pour une semaine, en en faisant sécher plein une jatte de terre à la fois, parce qu'il en faut très-peu pour la quantité de bouillie qui convient à un repas. On délaye exactement cette petite quantité de farine dans quelques cuillerées de lait, et on ajoute de celui-ci à mesure qu'elle se délaye : on l'expose au feu, dans un poëlon de terre ou de cuivre bien propre, et on la fait cuire convenablement.

On peut se servir de pain séché au four et réduit ensuite en poudre fine, pour préparer cette bouillie. La farine ou fécule de pomme de terre convient également.

La panade se prépare en faisant bouillir du pain blanc et un peu rassis, dans une médiocre quantité d'eau, jusqu'à ce que le tout soit réduit à la consistance de bouillie ordinaire. On ajoute ensuite un peu de sel, et quelquefois du sucre en place de sel.

La crême de riz, d'orge perlée ou de gruau,

se prépare de même. On expose ces semences à une longue ébullition, dans un vase convenable. On met d'abord peu d'eau, et on en ajoute de temps en temps, à mesure que ces semences se gonflent. On les écrase avec une cuillère, lorsqu'elles sont bien gonflées ou crevées; on les passe au tamis, et on ajoute du sel ou du sucre.

On peut préparer ces crêmes de temps en temps avec du bouillon gras, mais léger, quand l'enfant approche du moment du sevrage.

D. *Doit-on donner une grande quantité de ces alimens à la fois dans les vingt-quatre heures?*

R. On ne doit en donner que quelques cuillerées à bouche dans les premiers temps, et une seule fois le jour; mais on en augmente la quantité dans la suite; on en accorde soir et matin, et une troisième fois à l'heure du dîner, quand il est question de préparer l'enfant au sevrage.

D. *A quel âge doit-on sevrer l'enfant?*

R. La nature semble indiquer de ne les sevrer qu'après la sortie des vingt premières dents qu'on appelle *dents de lait*; mais il est rare qu'on le fasse téter jusqu'à cette époque. On sèvre la plupart des enfans entre le douzième et le dix-huitième mois de leur naissance, et souvent c'est le temps où ils ont le plus besoin de leur nourrice, parce qu'ils sont dans le travail le plus douloureux de la dentition.

D. *Quelles sont les précautions qu'il faut prendre pour sevrer l'enfant?*

R. On ne doit jamais le sevrer dans le temps où plusieurs dents sont prêtes à percer. parce que la bouche est alors enflammée, sensible, et si douloureuse, que quelques enfans peuvent à peine saisir le téton de leur nourrice, et ne feroient que de très-mauvaises digestions si on leur donnoit des alimens nouveaux et plus solides. On doit sevrer insensiblement, en donnant à téter moins fréquemment chaque jour, pour habituer de même l'enfant à prendre une plus grande quantité de ces alimens dont on a parlé. On le prive d'abord du téton pendant la nuit, et ensuite pendant le jour.

D. *Ne vaudroit-il pas mieux sevrer l'enfant tout à coup, que de le faire insensiblement?*

R. En le sevrant tout à coup, la privation du sein lui devient trop sensible; souvent rien ne peut l'en consoler et l'en distraire; il se tourmente, il s'agite, il crie jour et nuit; on est obligé de lui donner, pour l'apaiser, une plus grande quantité d'alimens auxquels son estomac n'est pas encore parfaitement habitué; et sa santé, pour l'ordinaire, ne tarde pas à s'en ressentir. La meilleure manière de sevrer est celle que nous venons de prescrire : l'enfant et la nourrice y trouvent leurs avantages.

D. *Comment doit-on nourrir l'enfant qu'on vient de sevrer?*

R. On lui donne trois fois le jour l'une des crêmes ou panades qui viennent d'être indiquées. On lui met de temps à autre une petite croûte de bon pain entre les mains, pour qu'il s'amuse à la manger. On lui donne de la soupe grasse; et, quand il est plus avancé, un œuf frais, ensuite un peu de légumes bien préparés.

De l'eau bien pure à laquelle on ajoute de

temps à autre un peu de bon vin, si l'on peut s'en procurer, doit être sa boisson.

D. *Quelles sont les précautions que la femme doit prendre, relativement à elle-même, après avoir sevré son enfant ?*

R. Quelle que soit la durée de son allaitement, et la quantité de lait qu'elle ait encore, elle évitera de s'exposer au froid et à l'humidité; elle se tiendra chaudement, et se couvrira le sein exactement. Elle gardera le lit, si le lait est encore assez abondant pour distendre douloureusement les mamelles, et elle boira abondamment d'une infusion de thé, de véronique, de fleurs de tilleul ou de sureau, avec du sucre, pour exciter un peu de sueur; dans la suite, elle fera usage d'une légère tisane de racine de persil ou de scorsonère, à laquelle elle ajoutera un ou deux gros de sel d'Epsom, de Glauber ou de Duobus; elle prendra quelques lavemens chaque jour, et rendra celui du matin un peu purgatif, en y ajoutant du miel commun, et une suffisante quantité de l'un des sels dont on vient de parler; enfin elle se purgera une ou deux fois, si le cas le requiert.

SECONDE PARTIE.

CHAPITRE PREMIER.

De l'accouchement contre nature et laborieux, des causes qui peuvent le rendre tel, etc.

D. *Quel est l'accouchement qu'on doit appel contre nature ou laborieux ?*

R. On appelle l'accouchement *contre natur* toutes les fois qu'il ne peut pas se terminer p les seules forces de la femme, ou qu'on ne pe le confier aux soins de la nature sans exposer vie de la mère ou de l'enfant, et quelquef celle de l'un et de l'autre. Pour nous conform au langage ordinaire, nous en distinguerons deux espèces, savoir : les accouchemens n'exigent que la main d'une personne instruit et ceux qui ne peuvent être terminés qu' moyen de quelques instrumens. Nous appell rons les premiers *accouchemens contre natu* et les derniers *accouchemens laborieux.*

« On a cherché à évaluer le nombre des a couchemens artificiels, mais les relevés stat tiques ne portent point sur des chiffres as considérables pour avoir des données rigoureus Il paroît cependant qu'ils sont à peu près da les proportions de 1 : 100 ou à 150.

La position sociale des femmes exerce une fluence sur l'augmentation du chiffre : c'est ai que si l'on a affaire à la classe pauvre, la prop tion des accouchemens laborieux devient p considérable. En effet, lorsque les enfans ont en proie à la misère, qu'on les a contraints à des travaux excessifs avant leur développement, la nutrition générale et l'accroissement en reçoivent souvent de profondes atteintes, qui peuvent vicier le bassin et influer sur le mode de terminaison de l'accouchement.

Le climat a encore été considéré comme pouvant produire les accouchemens artificiels. Dans le midi, les femmes accouchent facilement, parce qu'elles ne s'emprisonnent pas dans des vêtemens étroits; dans le nord, au contraire, et surtout dans la Hollande, il en est tout autrement; un accoucheur de cette nation rapporte que dans le cours de vingt-cinq à trente ans il a désenclavé 1500 têtes, tandis qu'en France on rencontre à peine deux ou trois enclavemens, véritables dans le même espace de temps. » (M.)

D. *Tous les accouchemens peuvent-ils être confiés au savoir et à la dextérité des sages-femmes?*

R. Non : il en est de l'une et de l'autre espèce qui exigent plus de savoir, plus d'intelligence, plus de force de corps, et plus de fermeté d'âme qu'on n'en accorde communément aux sages-femmes; mais il convient qu'elles soient instruites des causes qui peuvent rendre l'accouchement contre nature ou laborieux ; qu'elles connoissent toutes les ressources de l'art aussi bien que ses difficultés, pour qu'elles puissent procurer à temps les secours convenables, et qu'elles n'entreprennent jamais rien au-delà de ce qu'elles peuvent faire.

ARTICLE PREMIER.

Des causes qui peuvent rendre l'accouchement contre nature ou laborieux; des signes qui font connoître qu'il doit être tel; et de ce qu'il faut faire dans chacun des cas de cette espèce.

D. Quelles sont les causes qui peuvent rendre l'accouchement contre nature ou laborieux?

R. Ces causes sont très-nombreuses : les unes viennent de l'enfant même, et les autres de la femme. Celles qui viennent de l'enfant, dépendent de sa mauvaise situation, de sa conformation monstrueuse, ou de quelques maladies dont il peut être affecté dans le sein de sa mère. Les causes qui proviennent de la femme consistent dans les accidens qui compliquent le travail de l'accouchement; la mauvaise conformation des parties de la génération et du bassin, l'obliquité de la matrice, la rupture de ce viscère les conceptions ou grossesses extra-utérines, etc.

SECTION I.

De la mauvaise situation de l'enfant, de ses conformations monstrueuses, etc.

Que doit-on appeler mauvaise position de l'enfant?

R. On appelle mauvaises positions toutes celles dans lesquelles l'enfant ne peut traverser le bassin et sortir du sein de sa mère sans les secours de l'art, à moins que ces positions ne changent comme spontanément. D'après cette définition, la position de l'enfant est mauvaise toutes les fois qu'il ne présente pas le sommet de la tête, les pieds, les genoux ou les fesses, à l'orifice de la matrice, puisqu'il ne peut naître qu'autant qu'il offre l'une de ces parties, à moins qu'il ne soit extrêmement petit, relativement à la capacité du bassin de sa mère.

D. *Comment reconnoît-on que l'enfant se présente mal, et que doit-on faire lorsqu'il se présente ainsi ?*

R. Ce n'est que par le toucher qu'on reconnoît la partie que l'enfant présente à l'orifice de la matrice, et la position dans laquelle se présente cette partie. Le temps le plus propre pour faire ces recherches est celui du travail, où le col de la matrice se trouve complétement effacé et bien dilaté : mais on doit se rappeler que la position de l'enfant peut changer en quelques occasions, et ne devient fixe alors qu'après l'écoulement des eaux de l'amnios, afin de ne pas se compromettre en portant un jugement défavorable qui pourrait dans la suite ne pas se trouver vrai.

Presque toujours on est obligé de retourner l'enfant qui se présente mal, et de l'extraire par les pieds, parce qu'il n'y a que très-peu de cas où l'on puisse le ramener à la position la plus naturelle.

D. *Qu'entend-on communément par conformations monstrueuses de l'enfant ?*

R. On appelle ainsi toutes celles qui semblent devoir mettre obstacle à l'accouchement; telles que ces conformations où on remarque deux têtes unies, liées, confondues entre elles, ou simplement comme entées sur un même corps; celles où il y a deux troncs pour une seule tête, ou bien deux enfans unis par quelques-unes des parties de leurs corps, et qui paraissent ne former qu'un tout.

D. Ces conformations monstrueuses rendent-elles toujours l'accouchement impossible sans le secours de l'art?

R. Non : quelques-unes des femmes qui ont eu de pareils enfans se sont trouvées assez bien constituées pour en accoucher aussi heureusement que des autres; mais souvent aussi de pareilles conformations ont rendu l'accouchement extrêmement difficile. Cette circonstance est d'autant plus embarrassante, même pour le praticien le plus instruit, qu'il est presque toujours impossible de bien reconnoître ces sortes de monstruosités avant l'accouchement.

D. Quelles sont les maladies de l'enfant qui peuvent rendre l'accouchement difficile?

R. L'hydropisie de la tête, connue sous le nom d'*hydrocéphale*; celle du bas-ventre, appelée *ascite*, et des tumeurs volumineuses, sont les seules maladies de l'enfant qui puissent rendre sa naissance difficile, et exiger en ce moment les secours de l'art.

D. A quels signes reconnoît-on l'hydropisie de la tête, ou l'hydrocéphale?

R. On la reconnoît à la grosseur et à la souplesse extraordinaire de la tête, à l'écartement des os du crâne, à la largeur des sutures et des

tanelles. Quand il y a beaucoup d'eau dans
crâne, les sutures sont de la largeur d'un tra-
ers de doigt et plus, et les fontanelles égalent
étendue du creux de la main. La tête paroît au
cher comme une vessie épaisse et remplie de
uide : on remarque qu'elle se tend et se durcit
ndant la douleur de l'accouchement, et s'amol-
t ensuite, comme fait la poche des eaux.

D. *Les eaux qui constituent l'hydrocéphale
nt-elles toujours épanchées dans l'intérieur du
ne?*

R. Non : l'épanchement est quelquefois à
xtérieur et sous les tégumens seulement; mais
e cas est très-rare. Les tégumens forment alors
ne espèce de poche qui s'avance plus ou moins
ns le col de la matrice, et se présente au
oigt de l'accoucheur, comme les membranes
mes.

Cette maladie, qu'on nomme *hydrocéphale
terne*, se distingue aisément de la première :
rsque la tumeur est considérable, on ne trouve
sutures ni fontanelles, ou bien elles paroîs-
at dans l'état naturel.

D. *Quels sont les signes qui dénotent l'hydro-
sie du bas ventre?*

R. On ne reconnoît cette espèce d'hydropisie
à la grosseur, à la tension du ventre, et à
ondulation ou fluctuation des eaux : il faut
porter toute la main dans la matrice pour en
n juger.

D. *Quelles sont les tumeurs appartenantes à
enfant, qui peuvent rendre l'accouchement dif-
cile?*

R. Ces tumeurs ne se trouvent pour l'ordinaire qu'au bas du tronc, et derrière le bassin de l'enfant ; elles sont presque toutes formées par de l'eau, et de l'espèce qu'on appelle *spina bifida* : il s'en est vu d'assez grosses pour surpasser de beaucoup le volume de la tête de l'enfant. Quand ces tumeurs se présentent à l'orifice de la matrice, on est long-temps incertain de la position de l'enfant, et l'on ne peut en juger qu'en portant la main fort avant dans le sein de la femme. Les tumeurs dont il s'agit ne sont pas les seules qui puissent affecter l'enfant avant sa naissance, et rendre l'accouchement aussi difficile à quelques égards : il en est d'une nature fongueuse, qui peuvent acquérir le même volume, et produire les mêmes effets ; mais les exemples en sont plus rares (1).

D. *Que faut-il faire pour terminer l'accouchement quand l'enfant est hydrocéphale, quand il y a hydropisie du bas-ventre, ou lorsqu'il existe une tumeur semblable à celle dont on vient de parler ?*

R. Il faut évacuer les eaux, si elles sont en assez grande quantité pour s'opposer à l'accouchement, ou bien ouvrir les tumeurs ; mais la sage-femme, dans tous ces cas, ne s'en rapportera pas à ses propres connoissances, et consultera un accoucheur instruit.

---

(1) Nous en avons vu une de cette espèce, dont la longueur étoit de cinq pouces, et l'épaisseur de quatre : elle étoit placée au bas du tronc, et pendoit entre les cuisses de l'enfant.

SECTION II.

Des accidens qui peuvent se manifester dans le cours de l'accouchement, et exiger qu'on le termine.

D. *Quels sont les accidens qui exigent qu'on termine l'accouchement ?*

R. Ces accidens sont : 1° l'hémorrhagie ou la perte ; 2° les convulsions ; 3° l'épuisement des forces de la femme ; 4° les foiblesses ou syncopes ; 5° la présence de quelque descente ou hernie qu'on ne peut réduire ; 6° la sortie du cordon ombilical.

D. *Ces accidens peuvent-ils rendre l'accouchement impossible sans le secours de l'art ?*

R. La plupart de ces accidens ne sauroient le rendre tel ; mais ils peuvent influer sur la vie de la mère ou sur celle de l'enfant, au point que l'un ou l'autre, et quelquefois les deux, périroient infailliblement, ou seroient exposés au danger le plus imminent, si l'on ne terminoit pas l'accouchement.

D. *D'où provient l'hémorrhagie qui exige tant de soins ?*

R. Le plus souvent le sang vient de la matrice même : quelquefois il s'échappe par le nez ou par la bouche, et en assez grande quantité pour donner les plus vives inquiétudes. Dans le premier cas, la perte est occasionée par le détachement du placenta ; dans le second, l'hémorrhagie dépend de la pression que la matrice exerce sur les vaisseaux du bas-ventre à l'instant des grands efforts que fait la femme pour accoucher, ou bien elle est entretenue par ces efforts.

D. Pourquoi faut-il opérer l'accouchement dans tous ces cas?

R. Il faut opérer l'accouchement dans le cas de perte, parce que cet accident ne peut cesser qu'autant que la matrice se contracte et se resserre sur elle-même; ce qui ne peut avoir lieu qu'après l'accouchement. Non-seulement on doit l'opérer quand il survient une perte considérable dans le cours du travail, mais, il faut aussi le faire lorsqu'elle se manifeste beaucoup plus tôt, et résiste aux moyens ordinaires. *Voyez* p. 248 *et suiv.*

Il est également nécessaire de terminer l'accouchement, lorsque le sang sort avec abondance par la bouche ou par le nez, dans le moment des efforts que fait la femme pour se délivrer, afin de la soustraire à la nécessité de ces mêmes efforts, alors très-dangereux.

D. Quelle est la cause des convulsions qui surviennent pendant le travail de l'accouchement?

R. Ces convulsions peuvent dépendre de l'extrême sensibilité de la matrice; de la plénitude et de l'engorgement des vaisseaux du cerveau, suite des efforts mêmes de l'accouchement; elles peuvent être habituelles, et alors elles sont presque toujours épileptiques. Ces convulsions peuvent être momentanées, ou permanentes, avec ou sans perte de connoissance dans l'intervalle qu'elles laissent.

D. Doit-on opérer l'accouchement toutes les fois qu'il y a des convulsions?

R. Non: quelquefois les convulsions ne se

soutiennent qu'un instant, et elles ne s'opposent point à ce que la femme n'accouche seule
et sans autre danger que celui qui procède de cet
accident même : il ne faut opérer l'accouchement que lorsque ces convulsions se manifestent à plusieurs reprises, lorsqu'elles sont suivies
de perte de connoissance, avec tuméfaction et
rougeur de la face, etc., parce que chaque accès ne fait qu'ajouter à la cause qui a déterminé
les premiers, et aggraver le danger qui en est
alors inséparable : mais, avant de l'opérer, il est
souvent à propos de faire saigner la femme du
bras ou du pied, même de la gorge; et il y a des
cas où il convient de la baigner. On ne doit employer ce dernier moyen, qu'autant qu'il n'existe
point d'engorgement au cerveau, que la face ne
paroît ni tuméfiée, ni enflammée, ni d'un rouge
brun, etc.

Lorsqu'on prend le parti de retourner l'enfant et de l'amener par les pieds, on observe
soigneusement de n'opérer que dans l'intervalle
des convulsions. Le forceps mérite la préférence
sur tous les moyens de terminer l'accouchement, quand la tête se présente convenablement.

Dans tous ces cas, la sage-femme ne doit pas
se dispenser d'appeler un bon accoucheur, soit
qu'elle se sente en état, par ses lumières, d'opérer
elle-même l'accouchement, ou qu'elle n'ait pas
le talent nécessaire pour le faire; parce que les
convulsions exigent d'autres soins.

« Les convulsions des femmes en couches, dé-
signées sous le nom d'éclampsie, sont ordinairement le résultat de deux circonstances qui se

rencontrent au plus degré haut chez elles, l'exaltation de la sensibilité et la congestion d'un organe.

Sous le rapport de leurs causes , les convulsions sont fort importantes à étudier, car de leur
connoissance dépend souvent le succès de la thérapeutique. Parmi les principales on a rangé la
distension considérable des fibres de l'utérus, et
son état de congestion . les saburres des premières voies. des intestins, les émotions morales,
une vive excitation du cerveau, la distension
extrême du col. les déchirures de l'utérus, celles
du vagin , la distension très-douloureuse de la
vulve, surtout chez les femmes primipares,
avancées en âge.

Le traitement de cette grave affection doit
varier comme la cause qui l'a produite, aussi faut-
il commencer par remonter à la source du mal;
deux indications dominent toutes les autres,
diminuer l'exaltation de la sensibilité et la congestion. On commence par débarrasser la femme
de la vue des objets qui pourroient lui déplaire,
on rafraîchit, ou l'on réchauffe l'air selon les
circonstances , on a soin de lever la tête de la
malade. Pour faire cesser la congestion on a recours à des saignées générales ou locales, les premières sont bien préférables. Les meilleures sont
celles du bras et du pied. Je rejette la saignée
de la jugulaire, parce qu'elle exige la compression du cou , qu'elle peut affecter péniblement
la femme, et qu'elle n'est pas sans danger.

Il ne suffit pas de retirer du sang , il faut encore diminuer la sensibilité. Les opiacés ont été
recommandés dans ce but , on les applique lo-

calement sur l'orifice du col, on les fait prendre à l'intérieur. La rupture de la poche des eaux est quelquefois nécessaire. Mais de tous les moyens, celui qui atteint le plus rapidement le but est l'accouchement artificiel, lorsqu'il est possible.

La rigidité du col a plusieurs fois déterminé les convulsions ; les bains, les injections émollientes et narcotiques doivent être employées ; dans le cas de squirrhosités, la section de cette partie de l'utérus, peut devenir nécessaire. » (M.)

D. *Est-il également nécessaire de terminer l'accouchement, quand la femme éprouve de fréquentes défaillances ?*

R. Lorsque cet état de foiblesse, de défaillance et de syncopes successives ne se dissipe pas au moyen des cordiaux, tels que le bon vin, les eaux spiritueuses, etc., il est également à propos de terminer l'accouchement, quoique le danger ne soit pas toujours aussi imminent que dans le cas de perte et de convulsions.

D. *Pourquoi est-il avantageux de terminer l'accouchement, lorsqu'il existe une hernie qu'on ne peut réduire ?*

R. Ce conseil ne peut être bon qu'à l'égard des femmes qui doivent se livrer à de grands efforts pour accoucher naturellement, et qui souffrent de la hernie ou descente dont il s'agit ; parce que dans ces efforts de nouvelles parties peuvent s'échapper du bas-ventre, augmenter la descente, et s'y étrangler avec celles qui constituoient déjà cette tumeur (1).

---

(1) Nous avons vu périr une femme des suites d'une hernie umbilicale ancienne, qui a augmenté, et qui

14.

D. La sortie du cordon ombilical est-elle assez dangereuse pour exiger qu'on termine l'accouchement ?

R. Le cordon ne peut sortir de la matrice, et former une anse au-dessous de la tête de l'enfant, que la vie de celui-ci ne soit exposée, parce que cette anse de cordon peut être froissée, pressée assez fortement par la tête même contre un des points de la surface interne du bassin, pour que le passage du sang à travers les vaisseaux ombilicaux soit intercepté; ce qui donne la mort à l'enfant, car il ne peut vivre sans le secours de cette circulation, avant qu'il ne respire librement : il mourroit donc si on ne le dégageoit pas promptement du sein de sa mère.

D. L'enfant est-il réellement en danger toutes les fois que le cordon ombilical s'échappe de la matrice à l'instant de l'écoulement des eaux?

R. Non : il y a même des cas où l'on agiroit contre les règles de l'art, en opérant l'accouchement. On doit laisser agir la nature, lorsque la tête de l'enfant se plonge dans le bassin à l'instant où le cordon paroît, parce qu'une douleur de plus peut alors l'expulser; ou bien parce que le cordon est à peine comprimé, et que les pulsations s'y entretiennent librement. On agiroit aussi contre les règles de l'art, si on opéroit l'accouchement quand le cordon est froid et sans pulsation; parce que l'enfant est déjà mort,

---

s'est étranglée dans les efforts d'un accouchement très-long, pour lequel nous avons été appelé après deux jours de travail.

et que la présence du cordon ne peut mettre d'obstacle à sa sortie. Mais il faut en opérer l'extraction, même sans trop de délai, lorsque les choses sont disposées autrement, et que l'enfant ne peut sortir que lentement et difficilement, parce qu'il seroit victime de la grande compression que doit éprouver ce cordon.

«Lorsque le cordon offre des pulsations, si la tête se présente, si elle est bien située, il faut s'opposer au refroidissement du cordon et à toute compression de sa part. Le meilleur moyen est de le refouler dans l'utérus. Lorsque le travail ne fait que commencer, et que la dilatation n'a que huit ou dix lignes de diamètre, il faut autant que possible placer un ou deux doigts entre le col et la tête de l'enfant, qui se présentent, placer le cordon dans leur écartement, la compression portera sur les doigts; on agira de la sorte jusqu'à ce que la dilatation permette de repousser le cordon. Un grand nombre de moyens ont été proposés dans ce but; quand la dilatation est suffisante, le meilleur consiste à saisir le cordon avec l'extrémité des doigts, et, profitant de la cessation de la contraction, à reporter l'anse au-dessus de la tête; dans ce cas, lorsqu'on ne peut y parvenir, il faut se hâter de terminer l'accouchement, soit par la version, soit par l'application du forceps. » (M.)

SECTION III.

Des vices de conformation, des accidens et des maladi
des parties de la femme, qui peuvent rendre l'accou
chement difficile.

*D. Quels sont les vices de conformation qu
peuvent rendre l'accouchement difficile ?*

R. Quelques-uns de ces vices de conforma
tion affectent les parties molles, et les autres le
parties osseuses ou le bassin.

Les premiers consistent dans la réunion ac
cidentelle des grandes lèvres; dans l'étroitess
ou le rétrécissement du vagin, à l'occasion d
certaines cicatrices, ou de quelques duretés e
callosités; dans l'obturation incomplète du co
de la matrice même, etc.

Les vices de conformation du bassin ayan
été décrits au commencement de cet ouvrage,
on peut consulter ce que nous en avons di
alors.

*D. Quelles sont les maladies des parties de
la femme qui peuvent s'opposer à l'accouchement?*

R. Ce sont des tumeurs, dont les unes affectent les parties extérieures, et les autres le vagin, le col de la matrice, ou des parties plus
éloignées, tels que les ovaires (1). Parmi ces
tumeurs, les unes ne sont formées que par des
fluides, et les autres sont faites par le déplace-

---

(1) Nous avons eu à surmonter de grands obstacles
dans l'accouchement, à l'occasion d'une tumeur à l'

aire, dont une partie étoit osseuse.

ment de quelques parties. Ces dernières constituent autant d'espèces de hernies ; elles sont
formées par une anse d'intestin, par la vessie,
le relâchement et le renversement du vagin, etc.
Les tumeurs par congestion de fluides passent
généralement pour autant d'abcès.

Indépendamment de ces tumeurs, qui cèdent
toutes plus ou moins facilement à la pression du
doigt, sans disparoître cependant toutes entièrement, il y en a de très-dures qu'on nomme
squirrheuses, et de plus dures encore, qui appartiennent aux os, et qu'on appelle *exostoses*.

Une pierre volumineuse dans la vessie, la
dureté squirrheuse du col de la matrice peuvent rendre l'accouchement aussi difficile que
les tumeurs les plus dures dont il vient d'être
fait mention.

D. *Quelles sont les indications que présentent
ces divers états contre nature, relativement à l'accouchement ?*

R. Ces diverses maladies exigent des opérations qui sont du ressort d'un chirurgien instruit. Il faut séparer les grandes lèvres au moyen
du bistouri, quand elles sont réunies inciser
la membrane hymen, ainsi que les cloisons
membraneuses qui ferment imcomplétement le
vagin, ou qui s'opposent à sa dilatation ; les
brides, les cicatrices et les callosités qui le rétrécissent.

Il faut pareillement, en quelques cas, couper
le bord de l'orifice de la matrice, qui est dur
et calleux ; ouvrir les tumeurs abcédées, extir-
per celles qui sont dures, squirrheuses, et
susceptibles de l'être, etc.; réduire les hernies

qui obstruent le vagin ; repousser la pierre qui est contenue dans la vessie, etc.

La mauvaise conformation du bassin exige souvent qu'on opère l'accouchement, tantôt avec le forceps, et tantôt au moyen des crochets; et, quand elle est extrême, elle ne laisse de ressource que dans l'opération césarienne, ou dans la section de la symphise du pubis, que quelques personnes de l'art préfèrent à cette opération, peut-être un peu trop légèrement.

Les sages-femmes verront clairement, d'après ce simple exposé, que de pareilles opérations ne peuvent leur être confiées, et qu'il est de la plus grande importance qu'elles fassent venir promptement un accoucheur, dès qu'elles rencontreront ces sortes de cas.

SECTION IV.

De l'obliquité de la matrice.

D. *Qu'entendez-vous par obliquité de la matrice ?*

R. On appelle *obliquité*, la déviation du fond de la matrice, de la ligne médiane du corps de la femme : les positions dans lesquelles la longueur de ce viscère ne se trouve pas selon l'axe du corps, ou dans lesquelles son fond ne répond pas au creux de l'estomac.

D. *De combien de manières le fond de la matrice peut il se détourner de cette direction ?*

R. Si l'on ne fait attention à la position de la matrice, que dans les derniers temps de la grossesse, on conviendra qu'elle ne peut se dévier que de trois manières ; savoir, en devant, sur le côté droit, et sur le côté gauche ; quoique la plupart des accoucheurs soutiennent que son fond se tourne également en arrière, et s'appuie sur le devant de la colonne épinière, ce que l'observation ne sauroit confirmer.

On appelle *obliquité antérieure*, celle dans laquelle le fond de la matrice se porte tellement en avant, que le ventre en devient pendant, et en forme de besace. (*Voyez* la planche XII.)

Obliquité latérale droite, la déviation du fond de la matrice vers le côté droit du ventre ; et *obliquité laterale gauche*, celle où il s'est déjeté sur le côté gauche. (*Voyez* la planche XIII.)

D. *A quel terme de la grossesse l'obliquité de la matrice commence-t-elle à paroître?*

R. Elle commence de très-bonne heure chez certaines femmes, et même dès les premiers mois de la grossesse ; tandis que chez d'autres on ne s'en aperçoit qu'après le quatrième, le cinquième, et même plus tard. Si la position de la matrice dans les premiers mois de la grossesse est telle, que le museau de tanche, chez quelques femmes, réponde au milieu du bassin, chez presque toutes il paroît se porter un peu vers le pubis ou vers le sacrum. Il y a des cas même où elle se renverse dans le bassin, et y semble couchée selon sa longueur entre le pubis et le sacrum ; de sorte que son fond est appuyé fortement contre l'un de ces os, et le museau de tanche contre l'autre. On appelle *antéversion*, celui de ces déplacemens dans lequel le fond de

la matrice est appuyé contre la symphise du
pubis, et le museau de tanche contre le sacrum,
et *rétroversion*, celui où le fond de ce viscère
porte sur le milieu ou sur le bas du sacrum, et
le museau de tanche contre le pubis.

Ces déplacemens de la matrice, la rétroversion surtout, peuvent avoir des suites fâcheuses.
Ils ne manquent pas de donner lieu à la rétention des urines et à la constipation opiniâtre,
qui sont elles-mêmes la source de beaucoup
d'accidens très-graves. Ils exigent toute l'attention d'un praticien instruit, et ne peuvent être
confiés à la sagacité d'une sage-femme. Ces
sortes de déplacemens de matrice peuvent avoir
lieu également chez les femmes qui ne sont pas
grosses, mais les accidens en sont pour l'ordinaire bien moins fâcheux.

D. *Quelle est l'espèce d'obliquité de matrice qui
se remarque le plus souvent dans les derniers temps
de la grossesse?*

R. L'obliquité latérale droite est la plus ordinaire de toutes, mais c'est l'antérieure qui peut
devenir la plus grande.

D. *Quelles sont les causes de l'obliquité de la
matrice?*

R. Presque tous les accoucheurs l'attribuent
à l'attache du placenta ailleurs qu'au fond de la
matrice; quelques-uns à l'habitude où sont les
femmes de se coucher plutôt sur un côté que
sur l'autre, à la mauvaise conformation de la
matrice même, etc.; mais ces diverses opinions
ne sont nullement d'accord avec l'observation.
On trouve souvent le fond de la matrice très-

incliné vers le côté opposé à celui sur lequel la femme se couche habituellement, et auquel le placenta est attaché.

L'obliquité antérieure paroît dépendre uniquement de la direction du bassin, et de la saillie que forme la colonne lombaire et le haut du sacrum; mais cette obliquité ne peut devenir très-grande que chez les femmes qui ont déjà eu plusieurs enfans, parce que les enveloppes du bas-ventre résistent moins, et ne peuvent soutenir la matrice comme elles le font dans une première grossesse.

L'obliquité latérale dépend aussi de la saillie de la colonne lombaire, sur laquelle la matrice, qui s'arrondit en se développant, ne peut rester appuyée, et de la position que prennent les intestins grêles relativement à ce viscère, à mesure que son fond s'élève au-dessus du détroit supérieur.

L'obliquité latérale droite paroît avoir pour cause déterminante le rapport de la matrice avec l'intestin rectum, dans les premiers mois de la grossesse. Cet intestin, en augmentant de volume par l'accumulation des excrémens, surtout chez les femmes grosses qui sont si sujettes à la constipation, doit déjeter le fond de la matrice vers le côté droit.

« La plupart des femmes sont constipées, or l'S iliaque du colon occupant le côté gauche de la fosse iliaque, le mouvement péristaltique doit nécessairement se faire de ce côté, et repousser l'utérus à droite; ainsi le simple mouvement des matières fécales explique cette déviation.

L'insertion oblique du mésentère de haut en bas
et de gauche à droite, contribue encore à porter
l'utérus dans cette direction; enfin la position
du fœtus dans l'utérus, me paroît y contribuer
pour beaucoup.

Les obliquités de la matrice ne sont pas sans
importance sous le rapport de la pratique. De-
venter leur faisoit jouer un grand rôle dans la
production des accouchemens laborieux et dans
celle des présentations vicieuses. Peut-être y
a-t-il de l'exagération dans cette opinion, mais
il faut reconnoître qu'elle est souvent vraie. J'ai
toujours remarqué que les femmes qui avoient
des obliquités étoient tourmentées de douleurs
dans les reins, les aînes, le haut des cuisses, à
cause de la pression inégale de l'utérus sur ces
parties. » (M.)

D. *Lorsque la matrice s'est inclinée dans un
sens quelconque, ne peut-on pas la ramener dans
une autre direction?*

R. On peut diminuer, corriger, et même
changer l'obliquité de la matrice, du moins en
quelques cas. On diminue l'obliquité antérieure
en faisant coucher la femme sur le dos, de manière que la poitrine et la tête soient un peu
plus basses que les fesses, et en relevant, au
moyen des mains, le ventre qui est alors pendant. On diminue l'obliquité latérale droite, en
tenant la femme couchée sur le côté gauche; et
l'obliquité latérale gauche, en la faisant coucher
sur le côté droit.

D. *Quels sont les signes de l'obliquité de la
matrice?*

R. On ne juge parfaitement de l'obliquité de

la matrice qu'en observant la forme du ventre, en palpant cette partie, et en touchant d'un doigt introduit dans le vagin.

Dans l'obliquité antérieure, l'orifice regarde assez généralement le sacrum, et se trouve plus ou moins élevé, selon que l'obliquité est plus ou moins grande. Dans l'obliquité latérale droite, l'orifice répond à l'échancrure ischiatique gauche; et, dans l'obliquité latérale gauche, il est tourné vers l'échancrure ischiatique droite (1). Cependant il est bon d'observer qu'on se tromperoit quelquefois, si l'on ne jugeoit de l'obliquité que par la situation seule de l'orifice, parce qu'il peut être tourné du côté même où le fond de la matrice est incliné.

D. *L'obliquité de la matrice peut-elle rendre l'accouchement difficile?*

R. Elle peut en quelques cas le rendre tel ; mais cela n'a pas lieu aussi souvent que bien des accoucheurs l'ont pensé. Il n'est aucun praticien un peu consommé qui n'ait vu nombre de fois l'accouchement se terminer naturellement et très-promptement, quoique l'obliquité de la matrice fût assez grande. Elle peut rendre l'accouchement difficile quand elle est portée au point de faire prendre à l'enfant une position désavantageuse avant le moment du travail : elle peut influer même sur le mécanisme de celui où la tête de l'enfant se présente favorablement, si l'orifice, situé en arrière et fort haut, ne se rapproche pas insensiblement du milieu du bassin,

---

(1) *Voyez* les planches XII et XIII.

et ne revient pas en devant à mesure que les douleurs se multiplient. La tête de l'enfant, poussée par les efforts de la femme, s'engage alors jusqu'au fond du bassin, en poussant au-devant d'elle la partie antérieure et inférieure de la matrice qui la recouvre, et vient, ainsi recouverte, se présenter à l'entrée du vagin, tandis que l'orifice reste en arrière et si haut, qu'on ne peut y atteindre que très-difficilement. D'autres fois elle détermine le front à descendre en premier au lieu de l'occiput, et rend encore l'accouchement plus difficile, comme on le verra dans la suite.

D. *Que doit-on faire dans tous ces cas?*

R. Dans quelques-uns il suffit de corriger, ou seulement de diminuer l'obliquité de la matrice; en d'autres, il faut changer la position de la tête de l'enfant, si elle ne revient pas d'elle-même à sa bonne situation. Quand la tête s'est engagée en poussant au-devant d'elle la partie antérieure et inférieure de la matrice, il est nécessaire, non-seulement de corriger l'obliquité de ce viscère, mais encore de ramener son orifice en devant, en allant le chercher en arrière, au moyen du doigt introduit dans le vagin.

D. *Peut-on ramener l'orifice de la matrice de cette manière sans inconvéniens?*

R. Oui : cela se fait aisément, et sans le moindre désagrément pour la femme : mais on n'attend pas que la tête se soit engagée jusqu'à l'entrée du vagin. Si elle s'étoit avancée à ce point, il faudroit la repousser un peu, pour ramener plus facilement l'orifice de la matrice

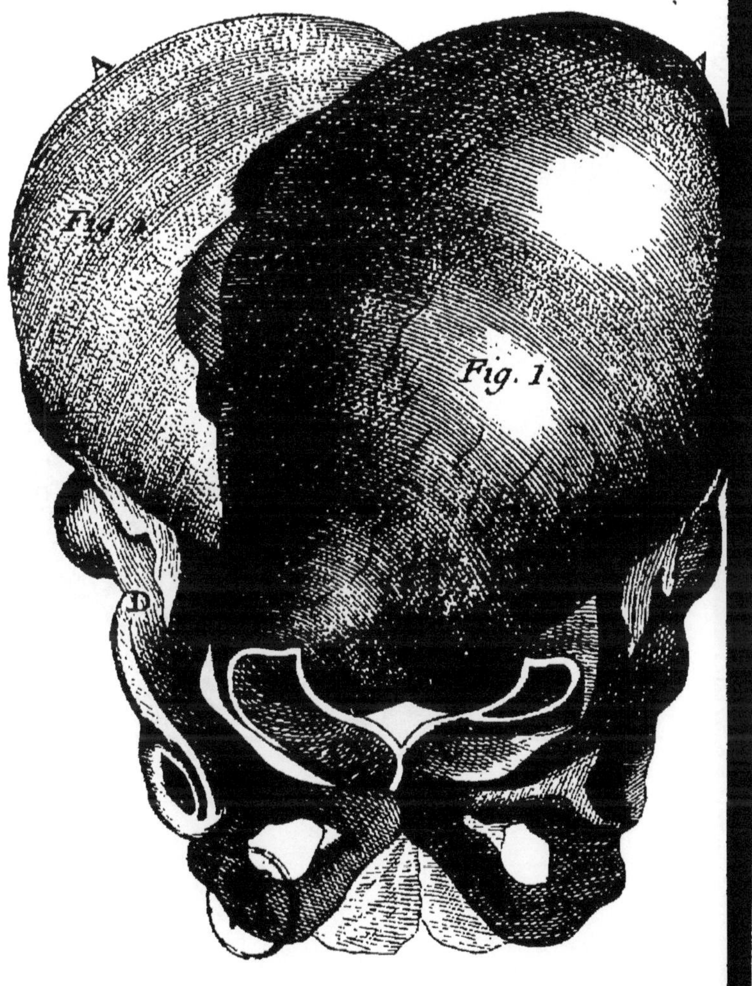

Fig. 2.
Fig. 1.

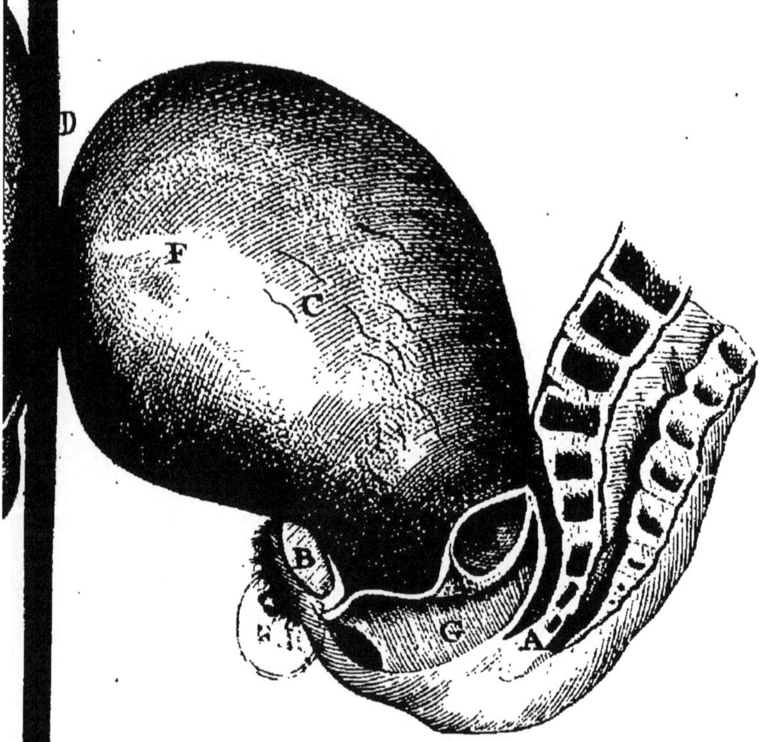

au-dessous d'elle. Le doigt étant parvenu dans cet orifice, on ne le ramène en devant et au-dessous de la tête que dans l'intervalle des douleurs; on le retient ensuite au moyen du doigt, jusqu'à ce qu'il soit bien dilaté, et que la poche des eaux, ou la tête de l'enfant, commence à s'y engager.

EXPLICATION DES PLANCHE XII ET XIII.

Cette planche représente un bassin coupé verticalement, avec la matrice inclinée sur le devant.

AAA. Les vertèbres lombaires, le sacrum et le coccix.	F. Les ligamens larges et l'ovaire; la matrice étant vue par sa partie latérale.
B. Le pubis.	
C. La matrice.	
D. Le fond de la matrice.	G. Le vagin ouvert, selon sa longueur, sur le côté droit.
E. L'orifice de la matrice.	

PLANCHE XIII.

Cette planche présente l'idée des obliquités latérales de la matrice.

Fig. I. La matrice inclinée sur le côté droit.
Fig. II. La matrice inclinée sur le côté gauche.

AA. Le fond de la matrice.	CC. Le vagin ouvert dans sa partie antérieure.
BB. L'orifice de la matrice.	DDDD. Le bassin,

SECTION V.

De la rupture de la matrice, considérée comme cause d'accouchement difficile.

D. En quels endroits la matrice peut-elle se déchirer?

R. La matrice peut se déchirer indistincte-ment dans tous les points de son étendue. On l'a trouvée déchirée dans son fond, dans sa partie antérieure, dans sa partie postérïeure, et sur l'un ou l'autre côté; tantôt plus près du fond, et tantôt plus près du col. Quelquefois cette déchirure est petite, d'autres fois elle est très-grande. Elle peut se faire selon la longueur de la matrice, en travers, et même en forme de croissant. Le vagin peut également se déchirer, soit dans le lieu où il s'unit au col de la matrice, soit ailleurs, et sa rupture être suivie des mêmes accidens que celle de la matrice.

D. Quelles sont, en général, les causes de la déchirure de la matrice?

R. Cette rupture est, le plus souvent, l'effet des violentes contractions de la matrice même, des efforts inconsidérés et mal dirigés qu'exerce la femme dans l'espoir de hâter l'accouchement: mais, pour que la matrice se déchire quand elle est saine, il faut que l'enfant trouve de grands obstacles à sa sortie par la voie naturelle.

Cette rupture peut être également l'effet d'une percussion extérieure, comme d'un coup porté sur le ventre, d'une chute, d'une forte pression, ainsi que des mauvaises manœuvres de l'accoucheur.

D. *Y a-t-il des signes qui puissent faire connaître que la matrice est menacée de se déchirer?*

R. Il n'y en a pas d'assez certains pour qu'on
soit en droit de prononcer que cette déchirure
aura lieu, si l'on ne prend le parti d'opérer
l'accouchement.

On sait seulement, 1° que la matrice est menacée de se rompre toutes les fois que l'enfant
ne peut sortir par la voie naturelle, quelle que
soit la cause qui s'y oppose; 2° que cette rupture est d'autant plus à craindre, que la matrice
est plus mince en quelques endroits, qu'elle se
contracte plus puissamment, et que la femme,
de son côté, se livre à de plus grands efforts; 3°
que l'enfant est alors plus robuste, et exerce
de plus grands mouvemens; 4° que le bassin est
plus serré, et la matrice plus froissée contre son
bord, par la tête même du fœtus, etc.

Le plus souvent cette rupture se fait brusquement, et à l'instant où l'accoucheur s'y attend
moins; mais c'est toujours dans le temps d'une
violente douleur et d'un grand effort. D'autre
fois elle se fait lentement; le tissu de la matrice
au lieu de se rompre, d'éclater, s'use, se détruit
insensiblement dans les endroits où il est pres-
sé, comprimé, froissé par la tête de l'enfant :
en sorte que ces deux espèces de ruptures ne se
ressemblent pas.

D. *Quels sont les signes qui annoncent que
la matrice est déchirée?*

R. Quand la rupture se fait brusquement, la
femme ressent à l'instant même, et dans le lieu
où elle se fait, une douleur des plus aiguës : elle
annonce que quelque chose se déchire, et qu'

quefois le bruit de ce déchirement frappe l'oreille des assistans. Si l'enfant passe aussitôt dans le bas-ventre à travers la déchirure, il s'y annonce par des mouvemens extraordinaires, s'il est encore vivant; et on le distingue aisément en touchant à l'extérieur. Le ventre se tend bientôt, et devient douloureux de toutes parts; les douleurs de l'accouchement discontinuent, et celles qu'éprouve la femme n'y ressemblent nullement. On ne distingue plus le globe formé par la matrice, en palpant le ventre: l'on observe, d'ailleurs, que le col de ce viscère se referme, et que l'enfant ne s'y présente plus, etc.

La rupture de la matrice ne s'annonce aussi clairement qu'autant que l'enfant passe promptement dans le bas-ventre. Lorsqu'il y pénètre lentement, les douleurs de l'accouchement se soutiennent encore quelques instans; la poche des eaux, si elle n'est pas ouverte, reste flasque pendant ces douleurs; l'enfant, au lieu de s'engager, s'éloigne insensiblement, et disparoît; le col de la matrice se referme. Quand l'enfant ne peut pénétrer dans le ventre, la rupture, quoique existante, ne se reconnoît pas aisément, et on ne peut que la présumer dans le premier moment.

D. Quels sont les accidens de la rupture de la matrice ?

R. Les suites de la déchirure de la matrice sont toujours des plus alarmantes et excessivement fâcheuses : la femme y succombe pour l'ordinaire en très-peu de temps. Une douleur aiguë se fait sentir dans le bas-ventre; des syncopes fréquentes, des vomissemens presque continuels, une anxiété des plus grandes, une violente agitation, le hoquet, des convulsions, des sueurs froides, ne tardent pas à se manifester dès que l'enfant et le délivre ont passé de la matrice dans la cavité du ventre. Le sang s'épanche en plus ou moins grande quantité dans cette cavité; une anse d'intestin s'engage quelquefois dans celle de la matrice, et peut s'y étrangler, comme il arrive dans la hernie ordinaire.

D. Quels sont les secours qu'on doit administrer contre tant de maux ?

R. Des accidens aussi formidables exigent toute la sagacité et la présence d'esprit du praticien le plus consommé; et, malgré son savoir et son activité, il a presque toujours le désagrément de ne pouvoir conserver ni la mère ni l'enfant, même en supposant qu'il soit en quelque sorte témoin de la rupture de la matrice, et qu'il agisse de suite en conséquence.

Malgré le danger imminent et presque toujours inévitable qui accompagne cette triste circonstance, on ne doit cependant pas abandonner la mère et l'enfant à leur fatale destinée. On opère l'accouchement par la voie naturelle, si la chose est encore possible, et l'on fait l'opération césarienne, si l'enfant a passé dans le ventre. On a conservé la vie à quelques femmes en se conduisant de cette manière, aussitôt qu'on a eu reconnu la rupture de la matrice.

S'il est inutile de prévenir les sages-femmes que ces cas malheureux ne sont point de leur

15

ressort, on ne sauroit trop leur recommande
d'appeler un accoucheur, quand elles auron
lieu de craindre la rupture de la matrice, o
qu'elles la croiront existante.

SECTION VI.

Des grossesses extra-utérines.

D. *Qu'entendez-vous par grossesses extra-utérines ?*

R. On appelle *extra-utérines* ces grossesses
extrêmement rares, dans lesquelles l'enfant
et ses dépendances se développent dans l'un
des ovaires, dans l'une des trompes, ou bien
dans la cavité du bas-ventre même, au lieu de
se développer dans la matrice.

D. *Quels sont les signes qui caractérisent ces sortes de grossesses ?*

R. Les signes rationnels en sont les mêmes
que ceux de la grossesse ordinaire. Les mouvemens de l'enfant se manifestent à la même
époque ; la femme observe, si elle y donne
un peu d'attention, que ces mouvemens ne se
font pas sentir exactement dans le même lieu
que ceux qu'elle a pu distinguer dans ses grossesses précédentes. Mais ces signes, et beaucoup
d'autres encore, ne dénotent pas assez clairement une grossesse extra-utérine, pour qu'on
ne puisse s'y tromper. Ce n'est qu'en touchant
la femme avec soin, dans un terme avancé.
qu'on peut en juger ; encore reste-t-il souvent
beaucoup d'obscurité. Si la matrice se développe
un peu dans une grossesse de cette espèce , elle

'acquiert jamais le même volume que dans une grossesse ordinaire ; elle est très-petite ; son col change à peine de forme, et l'orifice en est si serré, qu'on ne peut y porter le doigt, même dans les derniers momens. Quand cet orifice permet au doigt de pénétrer dans la matrice, il est aisé de s'assurer si l'enfant y est enfermé. Lorsqu'il ne s'y trouve pas, il doit être ailleurs ; mais il paroît impossible de reconnoître si c'est dans l'une des trompes, dans l'un des ovaires ou dans le bas-ventre même.

D. A quelle partie le placenta s'attache-t-il quand l'enfant est dans la cavité du ventre ?

R. Quelquefois le placenta s'attache sur la matrice même, d'autres fois sur les intestins ou sur le mésentère.

D. Ces grossesses parcourent-elles les mêmes que les autres ?

R. Le plus souvent, dans ces grossesses extraordinaires, l'enfant meurt avant le terme de maturité. Quelquefois il se développe comme dans une grossesse ordinaire, et les douleurs de l'accouchement ne se font sentir que vers la fin du neuvième mois (1).

D. Comment l'accouchement se fait-il en pareil cas ?

R. L'accouchement ne peut alors se faire par les voies naturelles ; et personne n'a encore

---

(1) Nous avons eu un cas de cette espèce à l'hospice de la Maternité, en l'an x. L'enfant fut extrait après sa mort par la gastrotomie, ou opération césarienne : il pesoit huit livres deux onces.

osé tenter de conserver la mère et l'enfant au moyen de l'opération césarienne. Il est vrai que cette opération, toujours dangereuse dans le cas de grossesse ordinaire, doit l'être bien plus encore dans celui de grossesse extra-utérine. Elle paroîtroit cependant préférable à l'espèce d'abandon auquel on a toujours livré la mère et l'enfant. Si elle présente de grands dangers, la femme est menacée de bien plus grands encore, lorsqu'on l'abandonne à sa malheureuse destinée, et l'enfant périt inévitablement.

D. *Quelle est donc la suite des grossesses extra-utérines ?*

R. Quelquefois l'enfant, après sa mort, se dessèche, se durcit, se racornit en quelque sorte, et se conserve ainsi pendant nombre d'années, sans nuire essentiellement à la vie de la femme (1) ; mais le plus souvent la mort de celle-ci suit de près celle de l'enfant. D'autres fois celui-ci se putréfie, et ses débris sont expulsés ou extraits par la voie des abcès, qui s'ouvrent à la surface abdominale ; de sorte que quelques femmes ont encore le bonheur d'échapper à la mort, si on leur donne des secours convenables.

Ces cas ne doivent pas être confiés aux soins des sages-femmes.

---

(1) Une femme morte à Vitry-le-François, en 1785, et dans une extrême vieillesse, portoit dans son sein un enfant desséché depuis 1753. On connoissoit alors beaucoup d'autres faits de cette espèce.

ARTICLE II.

Des préceptes généraux relatifs à la manière d'opérer
l'accouchement contre nature ou difficile.

SECTION PREMIÈRE.

Des préceptes relatifs à la manière d'opérer.

D. *Quelles sont les précautions qu'il faut ob-*
server dans la pratique des accouchemens contre
nature ?

R. Parmi ces précautions, les unes regardent
la situation qu'on doit donner à la femme; les
autres, le temps d'opérer, et la manière de le
faire.

D. *Quelle est la situation qu'on doit donner*
à la femme ?

R. La femme doit être couchée sur le dos,
et de manière que les fesses débordent un peu
l'extrémité du lit. Les jambes et les cuisses seront à demi pliées, les pieds appuyés sur deux
chaises, les genoux fixés et tenus médiocrement
écartés par des aides disposés convenablement.
La tête et les épaules doivent être peu élevées;
et d'autres aides fixeront encore la femme de
ce côté, si cela est nécessaire, pour l'empêcher
de se retirer vers le haut du lit quand on introduira la main dans la matrice.

On la couvrira d'un drap, et même d'une couverture, si c'est en hiver, soit pour la défendre
du froid, soit pour ne pas l'exposer aux yeux
des assistans, et de l'opérateur même.

Le lit doit être étroit, solide, et assez élevé pour que l'accoucheur ne soit pas trop courbé, ni trop gêné dans les attitudes qu'il sera forcé de prendre dans le cours de son opération. Une couchette ordinaire vaut mieux qu'un lit de sangle ; et, à défaut de l'un et de l'autre, on placera la femme sur le bord ou sur l'extrémité de son lit, garni et disposé convenablement.

Si l'on se servoit d'un lit de sangle, il faudroit en appuyer l'extrémité sur deux tabourets ou deux chaises, de hauteur convenable. On met un coussin ou un carreau solide entre les matelas, pour que ce lit creuse moins, et que les fesses de la femme ne s'y enfoncent pas autant : on le place dans la chambre, de manière qu'on puisse aller et venir librement autour.

Telle est l'espèce de lit qu'on doit préparer lorsqu'il s'agit d'un accouchement difficile ou contre nature, et la situation qu'on doit donner à la femme même pendant l'opération. S'il est des circonstances qui exigent moins d'appareil, et dans lesquelles on puisse secourir la femme dans son lit ordinaire, nous les indiquerons à mesure que nous avancerons.

D. *Quel est le moment le plus favorable pour opérer l'accouchement ?*

R. Le moment le plus favorable est celui où la dilatation de l'orifice de la matrice est complète, et celui de l'écoulement des eaux de l'amnios, quand on n'opère que par rapport à la mauvaise situation de l'enfant. Si on entreprenoit d'opérer avant ce moment, on éprouveroit plus de difficulté à pénétrer dans la matrice ; et, comme il faudroit employer plus de force pour les surmonter, la mère et l'enfant seroient exposés à quelques inconvéniens.

Il faut opérer, autant que cela se peut, dans ce moment d'élection, parce que les obstacles et le danger s'augmentent en raison de ce qu'on s'en éloigne davantage. La matrice, après l'écoulement des eaux, se contracte plus fortement, se resserre sur l'enfant, et l'embrasse si étroitement, qu'il est extrêmement difficile, en quelques cas, d'y introduire la main, de retourner l'enfant, et de l'en dégager.

D. Faut-il toujours attendre que la poche des eaux s'ouvre d'elle-même pour opérer l'accouchement ?

R. Non : il y a des cas où les membranes sont si dures, qu'elles ne peuvent se déchirer d'elles-mêmes, ou ne le feroient que très-tard. On attend seulement que l'orifice de la matrice soit bien dilaté, et que son bord soit très-souple : on place alors la femme convenablement, et ou déchire la poche des eaux, en avançant la main pour aller prendre les pieds de l'enfant.

D. Peut-on opérer l'accouchement dans tous les cas, à l'instant où la poche des eaux s'ouvre d'elle-même ?

R. Non : 1° parce que cette poche s'ouvre quelquefois avant que le col de la matrice ne soit effacé et dilaté convenablement : 2° parce qu'en d'autres cas, au moment où elle se crève, il n'existe encore aucun des accidens qui doivent nous engager à opérer. Quand cette poche s'ouvre de trop bonne heure, il faut attendre que le col de la matrice soit assez souple pour se dilater aisément, et n'opérer que dans ce moment.

D. *L'état de la femme n'exige-t-il pas quelques attentions avant qu'on entreprenne de l'accoucher?*

R. Il est des cas où l'on ne doit opérer l'accouchement qu'après y avoir préparé la femme par des remèdes généraux, tels que la saignée, le bain, les fomentations, etc. Par exemple, lorsque le pouls est élevé, fréquent et dur, le ventre tendu et douloureux; lorsque les parties sont tuméfiées et sensibles, il faut différer l'accouchement jusqu'à ce qu'on ait satisfait à ce que demande l'ensemble de ces symptômes, par une saignée du bras, l'usage des bains et des fomentations émollientes, tant sur le ventre que sur les parties naturelles.

D. *Quelles sont les précautions à prendre relativement à la manière d'opérer ?*

R. On doit distinguer trois temps dans le manuel sur les accouchemens contre nature: 1° celui où l'on introduit la main dans la matrice; 2° celui ou l'on retourne l'enfant, 3° celui où l'on en fait l'extraction : et ces trois temps exigent des précautions particulières.

D. *Quelles sont les précautions relatives à l'introduction de la main?*

R. 1° On trempe la main dans un mucilage quelconque (1), ou bien on l'enduit de beurre frais, de pommade ou d'huile, pour qu'elle pé-

---

(1) Une décoction de racine de guimauve, ou de graine de lin, de manière que l'eau en soit comme glaireuse.

nètre plus facilement, et avec moins de douleurs pour la femme; 2° on avance les doigts
successivement dans le vagin, pour dilater graduellement son orifice, le préparer à recevoir
toute la main, qu'on y fait ensuite pénétrer
lentement. 3° On préfère le moment où la douleur de l'accouchement se fait sentir, à celui
du calme qui succède à cette douleur, pour introduire la main dans le vagin. 4° L'on n'agit
au contraire que dans ce moment de calme,
quand on introduit cette main dans la matrice,
parce que les parois de ce viscère sont alors plus
souples et moins contractées sur l'enfant, et opposent moins de résistance; la main pénètre
avec moins de douleurs et moins d'inconvéniens
pour la femme. A quelque point que la main
soit déjà introduite, elle doit rester en repos
pendant la durée de chaque douleur, ou de
chaque contraction de la matrice: l'on ne s'ef-
forcera de la porter plus loin que quand cette
douleur sera passée. 5° Pour pénétrer dans la
matrice, on avance les doigts successivement
dans l'orifice; si on ne le trouve pas très-ouvert, on le dilate graduellement, comme on a
fait à l'égard de l'entrée du vagin, plutôt
en écartant ces mêmes doigts qu'en poussant
de toute la main, dans la crainte de déchirer le
vagin dans sa jonction, au col de la matrice
même. 6° La main doit être constamment appliquée à la surface de l'enfant, les doigts rapprochés et légèrement recourbés, de sorte que
leur face externe, alors un peu convexe, regarde
la surface interne de la matrice: cette main ne
doit faire que de très-petits mouvemens, pour

15.

qu'elle se fatigue moins, que la matrice en soit moins irritée, et que la femme en ressente moins de douleurs. 7° Pendant qu'on l'introduit, il est utile de tenir l'autre main extérieurement sur le fond de la matrice, pour fixer en quelque sorte ce viscère, et l'empêcher de céder aux mouvemens de celle qu'on porte en dedans. 8° L'accoucheur doit se découvrir le bras jusqu'au-dessus du coude, toutes les fois qu'il est obligé de porter la main profondément dans la matrice; et il doit avoir l'attention auparavant de bien rogner ses ongles. S'il entrevoit, ou s'il trouve de grandes difficultés dans l'opération, il ne doit l'annoncer ou le faire connoître à la femme, ni par aucun geste de tête, ni par aucun propos alarmant, parce que la femme même la plus courageuse s'en effraie aisément, et que de grands inconvéniens peuvent en résulter. Il doit éviter avec le même soin d'exposer aux yeux de la femme les linges ensanglantés qui auront servi à essuyer ses mains : en un mot, il doit opérer de sang-froid et avec le moins d'appareil possible.

D. Est-il indifférent d'introduire la main droite ou la main gauche dans la matrice ?

R. Non, le choix de la main est même si important en bien des cas, qu'on ne peut se promettre de facilité et de succès qu'autant qu'on opérera de l'une plutôt que de l'autre. Celle qu'il convient d'introduire doit être déterminée par la situation même de l'enfant dans la matrice. Nous aurons soin d'indiquer les cas qui exigent qu'on se serve de la main droite, et ceux qui requièrent la main gauche.

D. *Que doit-on observer relativement à la version de l'enfant dans le sein de sa mère, et à la manière de l'en extraire ?*

R. On observera : 1° de ne dégager les pieds que dans l'intervalle des douleurs ou des contractions de la matrice, et de ne tirer sur ces extrémités pour les faire descendre, que dans ces mêmes instans, jusqu'à ce que les fesses se trouvent engagées dans le détroit supérieur ; 2° quand l'enfant est descendu à ce point, de ne s'efforcer de l'extraire qu'autant que la douleur a lieu, et que la femme exerce quelques efforts en poussant. Nous donnerons ailleurs des règles plus précises relativement aux diverses circonstances qui peuvent se présenter dans la pratique.

SECTION II.

Des devoirs que la religion prescrit.

D. *Quels sont les devoirs que la religion nous impose, relativement à la femme et à l'enfant, dans les cas d'accouchemens difficiles ?*

R. La religion nous prescrit : 1° de faire connoître à la femme le danger qui la menace, quand sa situation est assez fâcheuse pour craindre de la voir expirer avant, pendant, ou immédiatement après l'accouchement, afin qu'elle se fasse au plus tôt administrer les sacremens. Si l'on est en quelque sorte excusable de ne pas l'en instruire, au moins faut-il en prévenir ses parens ; 2° d'ondoyer l'enfant

toutes les fois qu'il court le risque de mouri
dans l'accouchement.

Quand la tête est peu engagée, pourv
qu'on puisse la toucher à nu, on dirige l'ea
du baptême au moyen d'une seringue, immé
diatement dessus; et, lorsqu'elle est sortie, o
ondoie l'enfant de nouveau, s'il donne quelqu
signe de vie, en ajoutant à la formule ordinai
ces mots : *si tu n'es pas baptisé*.

Lorsque l'enfant présente une main au de
hors, c'est sur cette main qu'on doit verse
l'eau, et dans tous les autres cas, sur l'un de
pieds, ou sur les deux, aussitôt qu'on les a dégagés entièrement. Lorsqu'on a versé l'eau sur
une main ou sur un pied, il faut ondoyer l'enfant de nouveau après sa naissance, s'il paroît
encore en danger de mort, et répandre l'eau sur
la tête, en ajoutant à la formule ordinaire,
comme on l'a déjà dit, *si tu n'es pas baptisé*,
enfant, je te baptise, etc.

Quelle que soit l'époque de la grossesse au
moment de l'expulsion du fœtus, et la forme
de celui-ci, pourvu qu'il participe en quelque
chose de l'espèce humaine, on doit l'ondoyer.
On a la même attention, quoique l'enfant paroisse mort au moment de sa sortie, et le seul
cas où l'on doive s'en dispenser, est celui où
la pourriture ne laisse aucun doute sur sa
mort.

Dans le cas où l'enfant est monstrueux, dans
celui où il ne donne aucun signe de vie, on
ajoute à la formule du baptême, *si tu es capable de baptême*, je te baptise, etc.

Ce sera la sage-femme qui l'ondoyera, quand il faudra le faire avant ou pendant l'accouchement; et préférablement un homme, excepté le père de l'enfant, quand on ne le fera qu'après l'accouchement.

On emploie, pour ce baptême, de l'eau bénite, de l'eau de puits, de pluie, de fontaine ou de rivière; en un mot, de l'eau commune. En la répandant en forme de croix sur la tête, ou sur toute autre partie, lorsqu'on ne peut le faire sur celle-ci, on doit prononcer distinctement les paroles suivantes : « *Enfant, je te baptise au nom du Père, du Fils et du Saint-Esprit.* »

Lorsqu'on porte à l'église un enfant qui a été ondoyé, il faut en prévenir le prêtre avant la cérémonie du baptême.

CHAPITRE II.

Des accouchemens où l'enfant présente les pieds, genoux ou les fesses, et de la manière de les opérer.

ARTICLE PREMIER.

Des accouchemens dans lesquels l'enfant présente les pieds.

SECTION PREMIÈRE.

De la conduite qu'on doit tenir lorsque les pieds se présentent.

D. Comment doit-on aider la femme dans l'accouchement où l'enfant présente les pieds?

R. On doit laisser agir la nature, toutes les fois que la femme n'éprouve aucun des accidens dont on a fait mention précédemment; on observe seulement, dans le premier instant, quelle est la position des pieds, et la direction qu'ils suivent en s'engageant. On les éloigne des points de la surface interne du bassin contre lesquels ils pourroient s'appuyer et s'arrêter dans la suite, afin qu'ils parviennent plus aisément au dehors. Le doigt seul suffit pour les diriger aussi favorablement.

Si les pieds s'avançoient difficilement malgré les efforts de la femme, on les accrocheroit de deux doigts introduits dans le vagin, et on les entraîneroit successivement ou ensemble. À mesure que le tronc se dégage, on observe de tourner la poitrine vers l'une des symphises sacro-

iliaques, et le dos sous l'une des cavités cotyloïdes, s'il ne se présente pas naturellement de
cette manière. Si on juge à propos d'aider la
femme dans ce moment, en tirant sur les pieds,
il ne faut se permettre que de légers efforts,
et ne le faire que dans le temps des contractions de la matrice, c'est-à-dire dans le moment
de la douleur, et des efforts que la femme
exerce elle-même.

Lorsque l'enfant avance sans peine, l'accoucheur doit se borner à soutenir convenablement le corps, à mesure qu'il se dégage.

On abaissera les bras de l'enfant, s'ils ne se
dégagent pas d'eux-mêmes aussitôt que les épaules sont dehors, pour que la sortie de la tête se
fasse plus aisément.

On continue de soutenir le corps de l'enfant,
en le relevant un peu vers le ventre de la
femme, afin que, par son poids et sa position
sur le lit, il ne gêne pas les mouvemens que la
tête doit exécuter pour sortir facilement.

Si les secours de l'art doivent se borner à seconder aussi foiblement les efforts de la nature,
quand la femme n'éprouve pas d'accident et ne
court aucun danger, de même que son enfant,
il faut agir différemment, en quelques circonstances, et opérer l'accouchement.

*D. En quelles circonstances doit-on opérer l'ac-
couchement, et comment faut-il l'opérer ?*

R. On doit opérer l'accouchement toutes les
fois qu'il survient une perte considérable, ou
qu'il se manifeste d'autres accidens également
fâcheux. L'on n'attend pas alors que les pieds
de l'enfant soient descendus à la portée des

doigts; on va les chercher dans la matrice, en avançant, s'il le faut, toute la main dans le vagin. Si l'orifice de la matrice n'est pas assez ouvert au moment où l'on est forcé d'opérer l'accouchement, on le dilate avec ménagement, comme on l'a recommandé ci-devant; si les membranes ne sont pas déchirées, on les déchire de même avant de saisir les pieds.

On dégage les deux pieds en même temps ou successivement; et, dès qu'ils sont au dehors, on les enveloppe d'un linge sec et doux, afin qu'ils n'échappent pas des mains, *et* *qu'on* *ne* soit pas obligé de les serrer étroitement *pour* les tenir et tirer dessus de manière à faire descendre l'enfant.

D. *Est il toujours bien facile d'entraîner les deux pieds lors même qu'ils se présentent naturellement?*

R. On les dégage aisément, si on s'en occupe avant que les fesses de l'enfant ne soient descendues dans le bassin; mais on y rencontre quelquefois de grandes difficultés quand la partie inférieure du tronc, les cuisses et les jambes ont été poussées comme en bloc dans la cavité dont il s'agit, et s'y trouvent en quelque manière enclavées. Pour dégager les pieds, lorsque toutes ces parties se présentent ainsi en même temps, il faut commencer par repousser les fesses au-dessus du détroit supérieur.

D. *Est-il nécessaire de dégager les deux pieds de l'enfant?*

R. Non: il est seulement plus avantageux de dégager l'un et l'autre, que de n'en amener qu'un seul; mais il y a beaucoup de cas où l'on peut extraire l'enfant en ne tirant que sur l'un des deux.

D. *A quels signes reconnoît-on qu'on ne peut se dispenser de dégager le second pied?*

R. Il est important de dégager le second pied toutes les fois qu'on ne peut faire descendre la partie inférieure du tronc, en tirant avec ménagement et dans une direction convenable, sur celui qu'on a dégagé. Si on tiroit sur ce pied autant qu'il le faudroit pour vaincre l'obstacle qui empêche l'enfant de s'engager, on s'exposei   'uxer, à fracturer la jambe ou la cuisse.   difficultés qu'on se proposeroit de surmonter sont d'ailleurs quelquefois au-dessus des efforts que peut supporter la jambe ou la cuisse de l'enfant, et on pourroit arracher cette extrémité.

D. *Que devient l'autre extrémité inférieure, quand on ne tire que sur l'une des deux?*

R. L'extrémité qui reste en arrière se développe et s'allonge sur le devant du ventre et de la poitrine, pour ne se dégager qu'à l'instant où les aisselles s'approchent de la vulve. On la laisse donc venir ainsi toutes les fois que l'enfant descend aisément, en ne tirant que sur l'un des pieds; on a seulement l'attention d'accrocher la hanche du côté de la seconde extrémité, aussitôt qu'on le peut, au moyen du doigt indicateur légèrement recourbé sur le pli de l'aîne, pour aider à la sortie des fesses.

D. *Lorsqu'on dégage deux pieds, est-on assuré qu'ils appartiennent au même enfant?*

R. Il y a des cas où il convient de s'en assurer avant de les engager profondément, parce qu'ils cette précaution non - seulement inutile, mais pourroient appartenir à deux enfans, et qu'on a pu prendre alors le pied droit de l'un et le pi gauche de l'autre. Pour s'assurer qu'ils appartien. nent au même enfant, il faut avancer le doig entre les jambes et les cuisses, jusqu'aux fesses.

SECTION II.

De la manière d'extraire l'enfant dans la position des pieds où les talons regardent le côté gauche du bassin. Voyez planche XIV (1).

D. *Comment doit-on opérer l'extraction d l'enfant dans ce cas?*

R. Lorsque les pieds se présentent dans la première position, qui est la plus ordinaire, on les dégage, en les portant obliquement en en-bas, et l'on continue de tirer dessus, jusqu'à que les genoux soient dehors. Alors on saisit cuisses, des deux mains garnies d'un linge sec et l'on tire dans la même direction, pour d' ger les fesses ; de manière que le dos de l' fant soit placé sous la cavité cotyloïde gauche et la poitrine vis-à-vis la symphise sacro-iliaque droite, afin que les épaules se présentent dans la suite avantageusement au détroit supérieur.

A mesure que les fesses de l'enfant s'avancent, on rapproche les mains du haut des cuisses et des hanches, pour tirer de plus près, et ne pas fatiguer l'articulation des jambes et des pieds. Si l'on éprouve quelques difficultés à faire des-

(1) Cette planche fait connoître l'attitude de l'enfant dans la position où il présente les pieds le plus ordinai-rement.

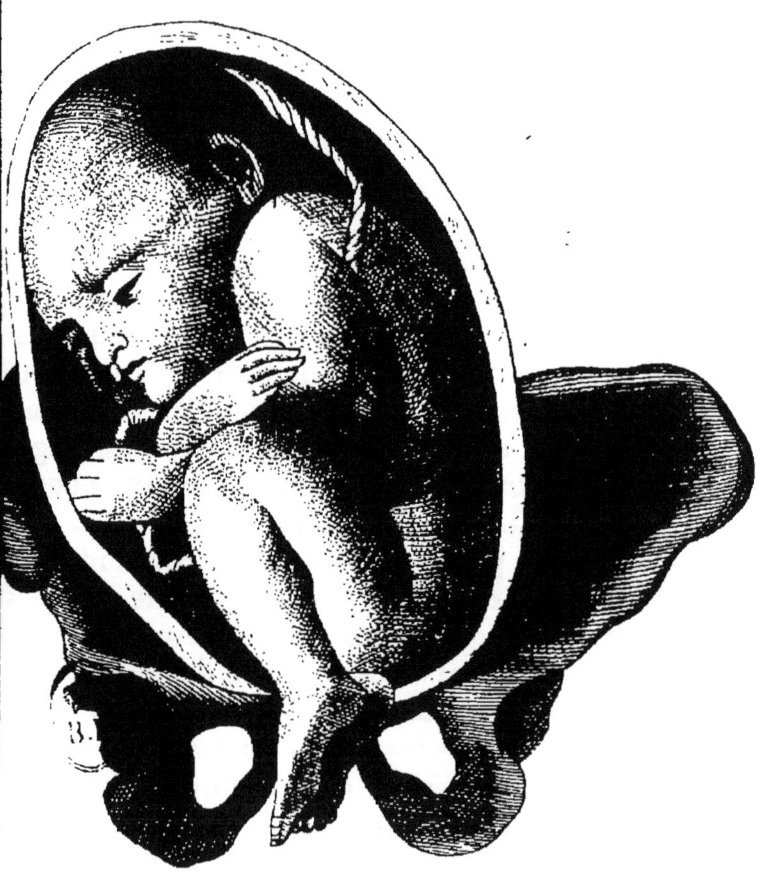

qui la regardent même comme dangereuse; en ce que, disent-ils, les bras placés sur le côté de la tête s'opposent au resserrement de l'orifice de la matrice sur le cou de l'enfant, et empêchent qu'il ne soit étranglé au passage. Cette crainte n'est pas fondée, et ne sauroit improuver le précepte de dégager les bras de l'enfant; souvent il est même de la plus grande importance de le faire.

D. *Comment doit-on dégager les bras de l'enfant?*

R. On abaisse d'abord celui qui est le moins serré entre la tête de l'enfant et les parois du bassin; et presque toujours c'est le bras qui répond au sacrum.

Pour le dégager, on relève le corps de l'enfant vers l'aîne droite de la femme, en le soutenant de la main gauche garnie de linge, et sans tirer dessus; on saisit l'épaule, qui paroît au bas de la vulve, au moyen du pouce et de l'index de la main droite, et on la fait descendre un peu plus; après cela, on insinue l'index seul le long du bras jusque sur le pli du coude, qu'on abaisse en le ramenant sur la poitrine de l'enfant.

Ce premier bras étant sorti, on incline le tronc en en-bas, et vers la cuisse gauche de la femme, ou on le soutient de la main droite, pendant qu'on dégage le second bras comme le précédent.

L'on ne doit jamais s'efforcer de faire descendre le bras le long du dos de l'enfant, quoique quelquefois l'un d'eux, placé déjà derrière le cou, paroisse plus disposé à se dégager de cette manière qu'à revenir sur le devant de la poitrine, parce qu'on s'exposeroit à les casser ou à les luxer.

D. Comment procède-t-on à l'extraction de la tête après avoir dégagé les bras?

R. On ne doit extraire la tête de l'enfant qu'autant que les forces de la nature ne sont pas suffisantes pour l'expulser promptement. L'extraction en est facile pour l'ordinaire, parce que le bassin de la femme est bien fait ; il ne faut, pour l'opérer, que de faibles efforts de la part de l'accoucheur. Il examine d'abord, au moyen d'un doigt porté dans le vagin, quelle est sa situation et sa hauteur, car il ne doit essayer de l'extraire qu'autant, qu'elle est placée favorablement, et que la face répond à la courbure du sacrum. Le plus ordinairement au moins, la tête prend d'elle-même cette position, aussitôt qu'elle a traversé le détroit supérieur ; et c'est celle qu'on doit lui donner, quand les efforts de la nature ne l'ont pas dirigée de cette manière.

Après lui avoir donné cette position, en poussant la face dans la courbure du sacrum au moyen de deux doigts, on introduit l'index, ou le doigt du milieu de la main droite à l'entrée de la bouche, en le courbant un peu, pour empêcher que le menton ne s'accroche ou ne s'arrête en quelque endroit, et non pas pour tirer sur la mâchoire inférieure, comme quelques-uns l'ont recommandé : ou bien on remplit les mêmes vues, en allongeant deux doigts de la même main sur les côtés du nez, et vers les joues de l'enfant.

Soit qu'on place les doigts de cette manière, ou qu'on en introduise un à l'entrée de la bouche, on soutient le corps de l'enfant de même main recouverte d'un linge, et on applique l'autre le long du dos, de façon que l'index et le doigt du milieu soient écartés et recourbés les épaules. On embrasse de cette manière le corps de l'enfant sans le comprimer; on tire dessus en le relevant vers le ventre de sa mère et en le portant ensuite un peu en en-bas, pour le relever de nouveau, et continuer de tirer légèrement dans ce dernier sens, tandis que la femme, de son côté, fait tous les efforts dont elle est capable.

On cesse de tirer sur le corps aussitôt que le front est parvenu au bas de la vulve; alors d'une main on soutient le périnée de la femme, le pressant un peu de derrière en devant, c'est-à-dire du coccix au pubis, tant pour l'empêcher de se déchirer que pour faciliter la sortie de la tête.

On observe de ne jamais tirer avec force ni par secousses sur le corps de l'enfant, et d'éviter avec le même soin de le faire selon toute sa longueur, en ne tenant que les pieds, et en lui faisant décrire de grands mouvemens en rond.

« Lorsque toutes les parties sont dégagées et qu'il ne reste plus que la tête à sortir, les précautions doivent redoubler, car c'est l'époque la plus critique pour l'enfant; en effet il peut périr par défaut de respiration, par la compression du cordon, par apoplexie, mais il succombe plus ordinairement aux efforts et aux tractions inconsidérées, exercées sur son col

amènent ou l'allongement de la moëlle
épinière, ou sa compression par la luxation des
vertèbres, suite de la torsion du col portée au-
delà des bornes naturelles. Les obstacles qui
peuvent s'opposer à la sortie de la tête, sont le
resserrement spasmodique du col de l'utérus,
mauvaise direction donnée soit à la tête, soit
au bassin, le trop grand volume de la tête, et chez
les femmes primipares, la résistance des parties
externes de la génération. » (M.)

SECTION III.

De la manière d'opérer l'accouchement dans les deuxième, troisième et quatrième positions des pieds.

D. *Comment doit-on opérer l'accouchement
quand les pieds se présentent dans la seconde
position.*

R. Dans le cas où les talons regardent le
côté droit du bassin, l'on observe de descendre
l'enfant, de manière que le dos passe sous la
cavité cotyloïde droite, et la poitrine vis-à-vis
la symphise sacro-iliaque gauche, afin que dans
la suite, les épaules et la tête se présentent favorablement au détroit supérieur. Lorsque les
pieds sont au dehors, si on éprouve quelques
difficultés à faire descendre les épaules, on tire
sur le haut des cuisses et les hanches, en relevant
un peu vers l'aîne gauche de la femme, puis en
portant les extrémités en en-bas, et obliquement vers le dessous de la cuisse droite, sans
donner trop d'étendue à ces mouvemens.

On dégage ensuite les bras, en commençant

par celui qui est en dessous. Lorsque la tête es
descendue dans l'excavation du bassin, on di
rige la face vers le sacrum, si elle ne s'y port
pas d'elle-même, et on achève l'accouchemen
comme dans le cas de la première position d
pieds.

D. *Comment doit-on opérer l'accouchemen
dans la troisième position des pieds?*

R. Dans cette position, à mesure que les pied
se dégagent, on détourne un peu le dos de des
sous la symphise du pubis, en le dirigeant ver
l'une des cavités cotyloïdes, pour achever d'extraire l'enfant, comme on le fait dans la première ou dans la seconde position des pieds.

Comme, en détournant le dos de l'enfant de
dessous la symphise du pubis, l'on ne met pas
toujours la tête dans le cas de se présenter favorablement au détroit supérieur, parce qu'elle
ne suit pas constamment le mouvement de rotation qu'on fait faire au corps, il faut s'assure
de sa position aussitôt que les bras sont dégagés,
afin de la changer, s'il en est besoin, en diri
geant la face vers l'un des côtés de la saillie d
sacrum.

D. *Comment change-t-on la position de la tête,
quand le tronc est sorti?*

R. Pour opérer ce déplacement ou ce chan
gement de position, lorsque l'occiput s'es
comme accroché au rebord des os pubis, et l
face appuyée sur la saillie du sacrum, on intr
duit toute la main, à la réserve du pouce, l
long de la partie antérieure du cou de l'enfant,
jusqu'à ce que les doigts soient parvenus su
l'une des joues, et alors on entraîne et o

pousse la face vers l'une des symphises sacro-iliaques. L'on ne s'efforce jamais d'opérer ce déplacement, ou de donner cette position à la tête, à l'égard du détroit supérieur, en tournant et en tordant, pour ainsi dire, le tronc qui est dehors, parce qu'on ne peut y parvenir de cette manière, quand elle est engagée et fixée dans ce détroit. Dans ce cas comme dans les précédens, l'on ne doit pas oublier de diriger la face vers le milieu du sacrum, lorsque la tête a traversé le détroit supérieur, et se trouve dans l'excavation du bassin, pour achever de l'extraire comme dans les premières positions.

D. *Comment doit-on opérer l'accouchement dans la quatrième position des pieds?*

R. Tous les accoucheurs ont aanoncé unanimement que cette position étoit peu favorable à la sortie de l'enfant, parce que le menton devoit s'accrocher et s'arrêter au rebord supérieur du pubis, et aucun n'a manqué de prescrire de la changer en opérant, et de mettre la face de l'enfant en dessous, ou vers l'un des côtés du détroit supérieur, pour prévenir cet accident.

Lorsque les pieds se présentent dans cette quatrième position, il faut tourner les orteils en dessous, à mesure que les jambes, les cuisses et les fesses se dégagent, de manière que le dos descende derrière l'une ou l'autre cavité cotyloïde, et la poitrine conséquemment vis-à-vis l'une des symphises sacro-iliaques, comme dans la première ou la seconde position.

R. *Comment change-t-on la position du tronc*

16

de l'enfant, lorsqu'il est engagé au point que les fesses paroissent à la vulve?

R. Ce changement de position peut encore s'opérer avec facilité, en tirant sur les extrémités inférieures, et en dirigeant les orteils, comme on vient de le prescrire. Si on ne pouvoit y parvenir de cette manière, il faudroit introduire les doigts d'une main le long des lombes de l'enfant, mais à l'entrée du vagin seulement, et ceux de l'autre main sous le pubis, pour fixer les cuisses au-dessus de leur articulation avec le tronc, repousser un tant soit peu l'enfant, comme pour le faire rentrer dans la matrice, et tirer de suite comme pour l'en dégager de nouveau, et continuer alternativement de cette manière, en détournant la poitrine chaque fois de dessous la symphise du pubis, jusqu'à ce qu'elle soit parvenue vis-à-vis l'une des symphises sacro-iliaques.

Comme l'on ne détourne pas toujours la face de l'enfant de dessus la symphise des os pubis en roulant ainsi le corps, à mesure qu'il se dégage, et que le menton peut encore, malgré cette précaution, s'arrêter au rebord supérieur de ces mêmes os, il faut s'assurer de la position de la tête aussitôt que les épaules sont sorties et les bras dégagés, pour lui en donner une favorable, si on ne la trouvoit pas telle.

D. *Que faut-il faire quand la tête est comme accrochée par le menton au rebord des os pubis?*

R. Ce cas est ordinairement très-fâcheux pour l'enfant; et il le devient d'autant plus que la tête est retenue depuis long-temps, en cet état ; que la femme a fait plus d'efforts pour l'expulser, ou que l'accoucheur même en a exercé davantage pour l'extraire.

Quel que soit l'état de l'enfant, on ne peut extraire la tête qu'après l'avoir mise dans une position favorable, à l'égard du détroit supérieur ; et, pour lui donner cette position, on avance toute la main, excepté le pouce, le long de la partie postérieure du cou jusqu'à l'occiput, qu'on refoule au-dessus de la saillie du sacrum, et qu'on tourne ensuite vers l'une des symphises sacro-iliaques, si on ne peut le porter jusque derrière l'une des cavités cotyloïdes. Pendant qu'on déplace la tête de cette manière, on tourne dans le même sens le corps, qui est dehors.

Quand la tête est parvenue dans l'excavation du bassin, on conduit encore la face vers le sacrum, et on achève de la dégager comme à l'ordinaire.

D. *Ne pourroit-on pas changer la position de la tête, dans le cas dont il s'agit, en tournant seulement le corps, qui est au dehors ?*

R. On le tenteroit en vain dans ce cas, et il faut bien prendre garde de s'en laisser imposer par la facilité avec laquelle on rouleroit alors le corps, et on tourneroit la poitrine en dessous : 1° parce que la torsion du cou, inséparable de ce mouvement de rotation du tronc, pourroit être fâcheuse, si l'enfant étoit encore vivant ; 2° parce que la même erreur pourroit conduire à arracher le tronc, et à le séparer d'avec la tête.

SECTION IV.

De l'arrachement du tronc de l'enfant, ou de sa séparation d'avec la tête.

D. Doit-on regarder l'arrachement du tronc de l'enfant comme un événement bien fâcheux?

R. Cet événement est peu fâcheux en lui-même, puisque la mort de l'enfant le précède constamment, et que la femme ne peut en éprouver d'accidens graves. L'accoucheur commet au plus une légère faute, lorsqu'en se conduisant différemment, il auroit pu le prévenir, parce que le spectacle en est affligeant pour le assistans, et qu'il est en général plus difficile d'extraire la tête séparée du corps, que lorsqu'elle y tient encore. Quelques auteurs y ont fait si peu d'attention, qu'au lieu de s'efforcer d le prévenir, ils ont retranché le tronc qui les gênoit, pour diriger ensuite plus facilemen leurs instrumens sur la tête, soit pour en change la position, soit pour l'ouvrir, ou pour l'ex traire.

D. Quelles sont les causes qui peuvent donne lieu à l'arrachement du corps de l'enfant?

R. La mauvaise conformation du bassin, l volume extraordinaire de la tête, sa mauvais position, et la putréfaction de l'enfant, son autant de causes éloignées de cet accident mais ce sont les efforts que fait l'accoucheur pou extraire la tête, qui en constituent la caus efficiente.

*D. Comment reconnoître chacune des causes
éloignées de la détroncation de l'enfant?*

R. On reconnoît la mauvaise conformation
du bassin, en l'examinant et en comparant ses
dimensions avec celles de la tête de l'enfant. On
juge de la putréfaction de celui ci par l'état du
corps qui est au dehors, et de la mauvaise position de la tête, en avançant un ou plusieurs
doigts dans l'orifice de la matrice.

*D. Peut-on prévenir l'arrachement du tronc de
l'enfant dans tous les cas dont il s'agit?*

R. On éviteroit constamment cet acident, en
prenant les précautions suivantes : mais il faudroit pour cela agir seul, et ne jamais se faire
aider par une main étrangère (1).

1° Dans le cas de mauvaise conformation du
bassin, en appliquant à propos le forceps, dès
que les bras de l'enfant sont dégagés, ou bien
en ouvrant le crâne et en en diminuant le
volume, dès qu'on est certain de la mort de
l'enfant.

2° Quand l'enfant est putréfié, en commet-
tant l'expulsion de la tête aux efforts de la nature, si le cou ne peut supporter ceux qu'il
faudroit faire pour l'extraire.

3° En donnant à la tête une position favorable avant de s'efforcer de l'extraire.

---

(1) Presque toujours la détroncation n'a eu lieu que
dans les cas où l'accoucheur se faisoit aider par une
main étrangère, qui tiroit avec lui sur le tronc, ou le
faisoit seule pendant qu'il agissoit immédiatement sur
la tête, ou s'occupoit d'autres soins.

D. *Que faut-il faire après l'arrachement du tronc, la tête étant retenue dans la matrice?*

R. Il convient d'extraire la tête aussitôt, si les parties de la femme ne sont pas fatiguées, tuméfiées et trop douloureuses; mais la manière d'y procéder doit être différente, selon les circonstances.

D. *Ne vaudroit-il pas mieux abandonner l'expulsion de la tête aux efforts de la nature, que de chercher à l'extraire?*

R. Cette conduite pourroit paroître préférable, si on ne consultoit que quelques observations isolées, puisque les efforts de la nature ont suffi plusieurs fois pour expulser la tête; mais, dans tous ces cas, la tête étoit de grosseur ordinaire, relativement à la capacité du bassin, et sans doute dans une position favorable. La nature n'auroit pu se suffire de même, si la grosseur de la tête avoit surpassé le diamètre du bassin, au point de n'avoir pu s'y engager, et le traverser avant d'être séparée du corps, malgré les grands efforts de la femme et de l'accoucheur. En pareil cas, ce ne seroit qu'après un long séjour dans la matrice, et lorsque cette tête seroit atteinte de la plus grande putréfaction, qu'elle pourroit être expulsée : ce long séjour, cette putréfaction excessive, ne manquent guère de donner lieu à de grands accidens, qu'on prévient toujours en faisant à propos l'extraction de la tête.

D. *Comment doit-on opérer l'extraction de la tête?*

R. Quand elle est d'une grosseur ordinaire,

et le bassin bien conformé, on peut l'extraire en tirant sur la mâchoire inférieure, au moyen de deux doigts portés dans la bouche, et en la dirigeant convenablement, tandis que la femme, de son côté, pousse fortement en bas. On emploie d'autres moyens lorsque les circonstances l'exigent; on ouvre la tête, pour en diminuer la grosseur, toutes les fois qu'elle est trop volumineuse; on se sert de crochets ou du forceps, lorsqu'on le juge convenable : mais alors la sage-femme doit appeler l'accoucheur.

D. *Puisqu'on peut arracher le tronc en tirant dessus pour extraire la tête, ne peut-on pas également, en d'autres circonstances, arracher la tête en s'efforçant d'extraire le tronc (1) ?*

R. Oui : plus d'une fois on a arraché la tête de l'enfant en tirant dessus, après la sortie, pour extraire le tronc, même en quelques cas où l'accouchement avoit paru devoir s'opérer aisément.

D. *Quelles sont donc les causes qui peuvent s'opposer assez fortement à la sortie du tronc après celle de la tête, pour donner lieu à l'arrachement de celle-ci ?*

R. Les obstacles qui nuisent aussi puissamment à la sortie du tronc, ne viennent souvent que de la mauvaise position des épaules, à l'égard du détroit supérieur, ou du détroit inférieur; d'autres fois ils dépendent de quelques

---

(1) Nous parlons ici de l'arrachement de la tête de l'enfant, ne pouvant en faire mention plus à propos dans un autre lieu.

tumeurs volumineuses; de l'hydropisie de poitrine ou du bas-ventre; de la conformation monstrueuse de l'enfant : sa putréfaction peut également disposer la tête à se séparer du corps.

D. *Que faut-il faire dans tous ces cas, pour ne
point arracher la tête ?*

R. Quand l'obstacle à la sortie du tronc ne
dépend que de la mauvaise situation des épaules,
on le surmonte aisément, en donnant à celles-ci
une meilleure position, c'est-à-dire en plaçant
leur plus grande largeur selon le plus grand diamètre du détroit, avant de s'efforcer d'extraire le
corps : dans le cas de putréfaction excessive, on
évite de tirer sur la tête, et on abandonne l'expulsion du tronc aux efforts de la nature; on
ouvre la poitrine et le bas-ventre, quand il y a
hydropisie ; et quelquefois il convient de mutiler le tronc dont la conformation est monstrueuse.

D. *Comment peut-on extraire le tronc de l'enfant , quand la tête en est séparée ?*

R. En bien des cas, on peut l'entraîner, au
moyen d'un doigt placé en manière de crochet,
sous l'une ou l'autre aisselle, et les efforts de la
nature suffiroient même pour l'expulser, si on
se bornoit à diriger les épaules convenablement;
mais, en quelques circonstances, on est obligé
de se servir de crochets mousses qu'on place
sous les aisselles, ou de crochets aigus qu'on im-
plante sur le haut de la colonne épinière ; ou
bien il faut repousser les épaules pour aller prendre les pieds.

ARTICLE II.

Des accouchemens dans lesquels l'enfant présente les genoux.

D. *A quels signes peut-on reconnoître que ce sont les genoux qui se présentent?*

R. Il seroit aisé de les reconnoître, si les deux se présentoient et s'engageoient en même temps, ce qui est excessivement rare, par ce que ce sont les seules parties semblables qui peuvent se présenter ainsi et s'engager à la fois, excepté les talons. Mais quand il n'y en a qu'un, on peut le prendre pour un coude, comme on peut prendre celui-ci pour un genou.

Dans le premier cas, on trouve à l'orifice de la matrice deux tumeurs assez rondes, et plus ou moins grosses, selon l'embonpoint et la force de l'enfant. Dans le second, on n'en rencontre qu'une, et ce n'est qu'en avançant le doigt jusqu'aux pieds, ou jusqu'aux fesses, qu'on peut acquérir la certitude que c'est le genou.

D. *Dans combien de positions les genoux peuvent-ils se présenter?*

R. Quoiqu'ils puissent se présenter dans quatre positions différentes, il seroit assez inutile de chercher à reconnoître celle qui a lieu, si ce n'est relativement à celle du corps et de la tête, qui ne peuvent sortir aussi librement dans toutes les directions possibles. Dans la première de ces quatre positions le dos de l'enfant répond au côté gauche de la femme; dans la deuxième, au côté droit; dans la troisième, à la partie antérieure; et, dans la quatrième, à la partie postérieure de la matrice, comme dans les positions des pieds.

D. *Que doit-on faire quand les genoux se présentent ?*

R. Si les deux genoux s'engagent l'un à côté de l'autre, dès que les membranes sont ouvertes, on les laisse descendre jusqu'à ce qu'ils soient à l'entrée du vagin, et on les dirige seulement au moyen du doigt, de manière qu'ils ne s'appuient et ne s'arrêtent pas contre quelques-uns des points de la surface interne du bassin; on les accroche ensuite de l'index de l'une et l'autre main; et on les dégage complétement pour achever l'accouchement, comme dans le cas où l'enfant présente les pieds.

S'il se présentoit de plus grandes difficultés, et si l'on ne pouvoit alors dégager les genoux comme on vient de le recommander, il faudroit porter toute la main dans le vagin, et repousser les genoux, pour prendre les pieds. On pourroit placer un lacs ou ruban sur le pli du jarret, si l'on ne pouvoit pas repousser les genoux sans de grands inconvéniens, ni les entraîner avec la main seule : ce qui n'arrivera peut-être jamais.

D. *Comment parviendra-t-on à placer ce ruban sur le jarret de l'enfant ?*

R. On plie ce ruban dans son milieu, et on l'adapte au doigt en manière de chaperon; on introduit ce doigt sur le côté de l'un ou l'autre genou, on le recourbe dans le pli du jarret, jusqu'à ce qu'il soit parvenu de l'autre côté, et on le retire en laissant le ruban : on accroche

l'anse de ce dernier du côté opposé à celui par où on l'a introduit, et on le dégage de la moitié de sa longueur : on tire sur les deux chefs de ce ruban pour entraîner le genou, tandis qu'on s'efforce de faire suivre le second au moyen de l'index de l'autre main.

D. Comment-doit-on se conduire quand l'enfant ne présente qu'un seul genou (1) ?

R. Si ce genou descend librement, et de manière que la partie inférieure du tronc s'engage à chaque douleur, on abandonne l'accouchement à la nature, jusqu'à ce que les fesses de l'enfant paroissent. Quand les choses ne s'annoncent pas aussi favorablement, que le genou ne descend pas, malgré les efforts de la nature, on dégage le pied.

Lorsque le travail est compliqué d'accidens, on n'attend pas que les genoux se soient engagés, on va les chercher en avançant une main dans le vagin, ou bien on les repousse et on dégage les pieds.

----

(1) *Voyez* planche xv. Cette planche représente l'attitude de l'enfant dans le cas le plus ordinaire, où le genou s'engage dans l'orifice de la matrice.

ARTICLE III.

De la manière d'opérer l'accouchement, quand l'enfant présente les fesses. *Voyez* planche XVI (1).

SECTION PREMIÈRE.

D. *Comment doit-on considérer l'accouchement où l'enfant présente les fesses à l'orifice de la matrice?*

R. Cet accouchement, qui est bien plus fréquent que celui où l'enfant présente les genoux et même les pieds, peut se faire naturellement, ou exiger les secours de l'art, selon que l'enfant est plus ou moins volumineux, et que le travail est exempt ou compliqué d'accidens. C'est le cas le plus commun après celui où le sommet la tête se présente. Quand on a reconnu que sont les fesses, on fait en sorte de s'assurer par l'étendue qu'elles offrent au doigt, qu peut être la grosseur de l'enfant, relativeme à la capacité du bassin de la mère, afin de prend le parti le plus convenable.

Lorsque l'enfant est petit, on abandonne l'ac couchement à la nature, jusqu'à ce que les fesse soient dehors, que les pieds même soient dégi gés, et ensuite qu'on aide la femme, comm dans le cas où les pieds se sont présentés primi tivement. Si les fesses éprouvent de grand difficultés à franchir le détroit inférieur et l

(1) Cette planche fait connoître l'attitude de l'infan lorsqu'il présente les fesses à l'orifice de la matrice.

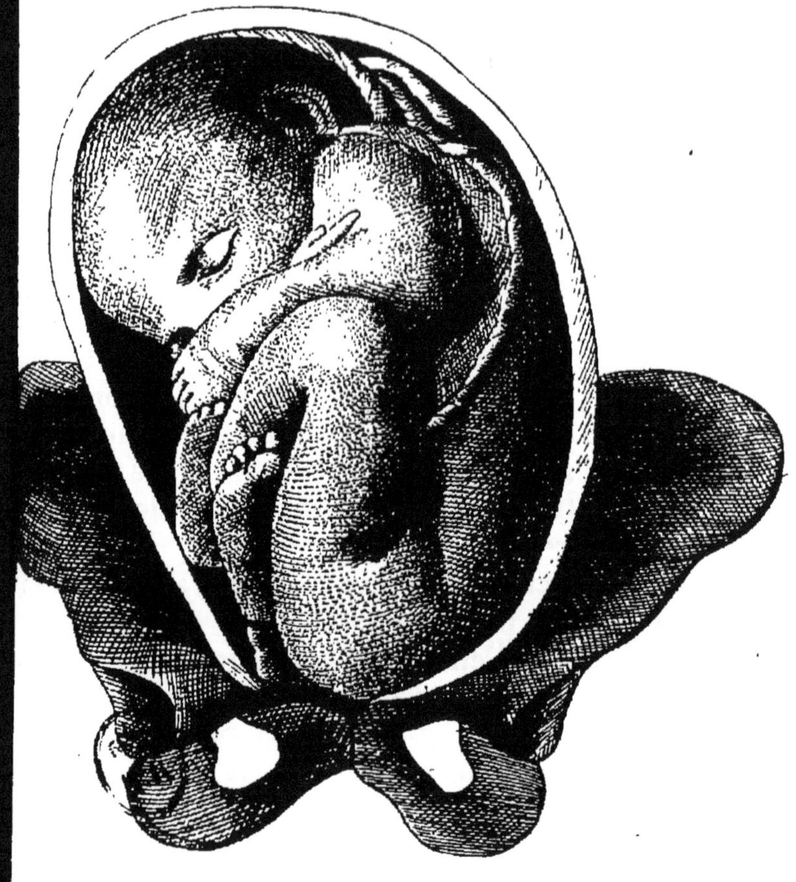

ulve, on les accroche de l'index d'une main, ecourbé en forme de crochet, sur le pli de l'aine, et on s'efforce de les entraîner en tirant à soi, pendant les efforts qu'exerce la femme, ais on observe de porter ce doigt sur la hanche de l'enfant qui répond au sacrum de la mère, les fesses s'engageant presque toujours de manière qu'une des hanches regarde cet os, et l'autre le pubis. L'on peut se servir de l'index de l'une et de l'autre main en même temps, pour accrocher l'une et l'autre hanche; mais ce n'est qu'autant que les fesses qui se sont engagées dans la troisième ou la quatrième position, sont très-avancées.

Quand elles ont franchi la vulve, on les saisit convenablement, au moyen des deux mains garnies de linge; et on tire légèrement, pour aider à la sortie du reste : on ne cherche jamais à dégager les pieds dans ces sortes de cas. Dans les troisième et quatrième positions, on a l'attention de détourner le dos ou la poitrine de l'enfant de dessous la symphise du pubis, à mesure que le siége s'avance, comme on l'a recommandé à l'occasion des troisième et quatrième positions des pieds.

D. Que faut-il faire quand les fesses ne peuvent pas s'engager, à cause de la grosseur de l'enfant, et dans le cas où il existe des accidens?

R. Ne pouvant alors abandonner l'accouchement aux soins de la nature, sans exposer la vie de la mère ou de l'enfant, et quelquefois celle des deux, on doit l'opérer dès que les parties y seront bien préparées, ou que la force des accidens l'exigera.

On ira chercher les pieds de l'enfant toutes les fois que les fesses seront peu engagées, qu'il sera possible de les refouler et de les écarter du détroit supérieur : ce qui se fait assez facilement encore, lors même qu'elles occupent le fond d bassin, si elles n'ont pas franchi l'orifice de la matrice jusqu'à la hauteur des hanches. Dans le cas où elles auraient franchi cet orifice, ce qui arrive rarement quand l'enfant est très-gros, comme il y auroit de grands inconvéniens à les repousser, dans la vue d'aller prendre les pieds, il faut extraire l'enfant dans la position où il est.

Dans ce dernier cas, des accoucheurs ont proposé de passer un ruban sur le pli des aines, comme nous l'avons recommandé à l'occasion des genoux; d'autres ont prescrit de se servir du forceps : mais on emploiera plus utilement et plus aisément les crochets mousses qui terminent les branches de ce dernier, auxquels on pourroit donner, à cet effet, une forme et une courbure plus convenables, si l'occasion de s'en servir n'étoit pas aussi excessivement rare.

SECTION II.

De la manière de dégager les pieds de l'enfant, lorsqu'il présente les fesses.

D. *Comment doit-on se comporter pour aller prendre les pieds de l'enfant, quand les fesses se présentent?*

R. On repousse d'abord les fesses au-dessus du détroit abdominal, en les dirigeant en même temps vers l'une ou l'autre des fosses iliaques ou bien au-dessus du pubis, selon la position où elles sont; ensuite on insinue la main en coutant le long de la partie postérieure des cuisses et des jambes, jusqu'à ce qu'on soit parvenu aux pieds, qui ne sont jamais fort éloignés du détroit supérieur; et on les dégage successivement.

Quoique le plus communément ils soient assez près du détroit supérieur, on ne peut toujours les aller prendre de la même main, et on doit introduire tantôt la droite, et tantôt la gauche, selon la position dans laquelle l'enfant se présente. Dans ces mêmes cas, il n'est jamais de la plus grande nécessité de dégager les deux pieds, et presque toujours il suffit d'en amener un, parce que la seconde extrémité s'allonge et s'étend aisément sur la poitrine de l'enfant : il faut en excepter seulement le cas de mauvaise conformation du bassin.

D. *Indiquez la main qui mérite la préférence, suivant tels ou tels cas.*

R. Lorsque les fesses se sont placées de manière que le dos de l'enfant regarde le côté gauche du bassin, on doit introduire la main gauche, en suivant le côté droit de la matrice, parce que c'est là où se trouvent les pieds. En avançant cette main, on repousse les fesses sur la fosse iliaque gauche de la femme, et on les éloigne de nouveau, si l'on éprouve quelque difficulté à dégager les pieds, et à les amener au dehors.

On opère de la main droite, et on l'insinue vers le côté gauche de la matrice, toutes les fois que la position des fesses est telle, que le dos de l'enfant regarde le côté droit de ce viscère; et, en avançant cette main, on repousse les fesses sur la fosse iliaque droite.

On introduit la main droite ou la main gauche à son choix, en suivant la partie postérieure de la matrice et le derrière des cuisses de l'enfant, lorsque les fesses se présentent dans la troisième position. On repousse ces parties au-dessus du pubis de la femme, en avançant la main: et après avoir dégagé les pieds, en les faisant descendre le long du sacrum, on a soin de détourner le dos de l'enfant de dessous la symphise du pubis, comme on l'a recommandé pour la troisième position des pieds.

On est également libre d'opérer de la main droite ou de la main gauche, quand les fesses se présentent dans la quatrième position : lorsqu'on opère de la main droite, on refoule les fesses en les portant vers la fosse iliaque droite, et, autant qu'il est possible, en leur faisant décrire un mouvement de rotation qui tende à tourner le dos entièrement vers cette fosse iliaque : ensuite on dirige les doigts le plus qu'on le peut sous la partie antérieure de la matrice, en suivant une des cuisses et des jambes de l'enfant, jusqu'à ce qu'on puisse accrocher les pieds de manière à les entraîner. On rend ce procédé d'une exécution un peu plus facile, en inclinant le fond de la matrice vers le côté gauche de la femme, tandis qu'on avance la main pour prendre les pieds. A mesure que le tronc se dégage, on observe de tourner la poitrine vers l'une de symphises sacro-iliaques, comme on a prescrit de le faire à l'occasion de la quatrième position des pieds.

CHAPITRE III.

Des accouchemens où l'enfant présente le sommet de la tête, la face, la poitrine, et le bas-ventre.

ARTICLE PREMIER.

Des accouchemens où le sommet de la tête se présente.

SECTION PREMIÈRE.

D. Quelles sont les causes qui peuvent rendre les secours de l'art nécessaires dans l'accouchement où l'enfant présente le sommet de la tête?

R. Ces causes sont en grand nombre. Tantôt elles rendent l'accouchement excessivement difficile, quoique l'enfant se présente des plus favorablement, et même impossible sans le secours de l'art : tantôt elles sont de nature seulement à influer sur la vie de la mère, ou sur celle de l'enfant, et ce n'est que pour soustraire l'un ou l'autre au danger qui le menace, qu'on opère l'accouchement : tantôt c'est la position même du sommet de la tête, soit à l'égard du détroit supérieur ou du détroit inférieur, ou bien c'est une des mains de l'enfant, l'un des pieds, qui s'est engagé au-dessous de la tête, qui l'empêche de sortir; d'autres fois, c'est le bassin qui est trop étroit, ou la tête beaucoup plus grosse que de coutume : enfin ce sont des accidens qui se déclarent dans le cours du travail, tels qu'une grande hémorrhagie, des con-

vulsions, la sortie du cordon ombilical, etc.
qui prescrivent d'opérer l'accouchement.

D. Quels sont les cas où la position du som
de la tête peut rendre l'accouchement difficile?

R. L'accouchement peut devenir difficile
l'occasion de la position même de la tête, tout
les fois que l'occiput se présente primitivemen
au-dessus de la symphise du pubis, ou vis-à-v
la saillie du sacrum, surtout si le détroit abd
minal du bassin est un peu resserré, parce qu
c'est alors le plus grand diamètre de la tête qu
se trouve dans la direction du plus petit diamètre de ce détroit. De même, lorsque l'occiput
répond à l'une des tubérosités ischiatiques dans
le dernier temps du travail, et ne peut s'en éloigner, en se portant sous l'arcade du pubis, ou
vers la courbure du sacrum. L'expérience apprend aussi que l'accouchement, en quelques
cas, ne devient laborieux que parce que la face
de l'enfant s'est tournée sous le pubis, après que
la tête en a traversé le détroit supérieur, au lieu
de se diriger vers le sacrum : enfin, qu'il ne
devient tel que parce que la tête s'est engagée
en se renversant sur le dos de l'enfant, comme
on le voit exprimé sur la planche X, et comme
on l'a décrit page 178 et suiv.

D. Comment surmonter les obstacles qui pro-
viennent de toutes ces positions vicieuses de la
tête?

R. Dans le premier cas, il faut détourner
l'occiput de dessus le pubis, ou de la saillie
du sacrum, si le bassin est assez resserré pour
que la tête ne puisse pas s'engager dans la position où elle se présente. Dans le second, ca

écarte l'occiput de la tubérosité ischiatique, et on le ramène sous le pubis (1). Dans celui où la face s'est tournée sous le pubis, si la femme ne peut accoucher seule, on la délivre au moyen du forceps. On a remarqué ci-devant qu'on pouvoit souvent empêcher la tête de s'engager en se renversant sur le dos, et de venir présenter le front; qu'on pouvoit de même corriger cette position désavantageuse, et en procurer une meilleure, en repoussant le front, et en abaissant l'occiput.

D. *La main suffit-elle dans tous ces cas pour changer la mauvaise position de la tête?*

R. Non : si la main seule et bien dirigée suffit le plus souvent, quelquefois il est nécessaire d'employer le levier ou le forceps : dans ces dernières circonstances, la sage femme doit appeler un accoucheur.

D. *Que doit-on faire quand une des mains de l'enfant se présente et s'engage en même temps que la tête?*

R. On voit naître beaucoup d'enfans très-naturellement, malgré cette complication, parce que la sortie de la main ne sauroit toujours détourner la tête de sa bonne position, ni s'opposer à son passage à travers le bassin, celui-ci étant plus grand qu'il ne le faut absolument

______

(1) Il faut observer ici que la tête de l'enfant ne peut traverser le détroit inférieur que dans la position où l'occiput répond un peu à l'une des tubérosités ischiatiques, lorsque le sacrum est aplati dans toute sa longueur, et l'excavation du bassin très-étroite de devant en arrière ; mais ce cas d'exception est infiniment rare.

pour l'accouchement, chez la plupart des femmes. Toutes les fois que la tête s'engage librement, malgré la présence de la main de l'enfant on la laisse venir; mais on repousse cette main si la tête s'arrête ou descend difficilement.

D. Comment doit-on repousser la main de l'enfant dans ce cas?

R. On trouve peu de difficulté, pour l'ordinaire, à la faire remonter au-dessus de la tête surtout en y procédant à l'instant de la douleur même et des efforts que fait la femme; il suffit d'appuyer, en poussant un peu, du bout de deux doigts sur le dos de cette main, pour la faire disparaître, et la tête s'avance ensuite.

D. Est-il toujours possible de faire remonter main de l'enfant au-dessus de la tête?

R. Non: il y a des cas où il y auroit de l'inconvénient à la repousser, et d'autres où la chose est impossible. Quand la tête est parvenue dans le fond du bassin, il faut seulement de tourner la main de l'enfant des côtés de celui et la pousser en arrière vers l'une des échancrures ischiatiques, pour qu'elle ne se trouve pas dans le trajet du petit diamètre du détroit inférieur, ni sous l'arcade du pubis. Si on ne pouvoit la déplacer de cette manière, ni la faire remonter, dans le cas où elle s'oppose fortement à la sortie de la tête, il faudroit terminer l'accouchement au moyen du forceps (1).

D. Que doit-on faire quand l'un des pieds s'est

---

(1) Nous avons retiré deux fois les plus grands avantages du forceps dans des cas semblables.

engagé au-dessous de la tête, et s'oppose à sa sortie?

R. Il est extrêmement rare qu'un des pieds de l'enfant s'engage au-dessous de la tête, plus rare encore d'y trouver les deux pieds, et que l'accouchement en devienne impossible sans le secours de l'art (1). Quand cette complication a lieu, il faut repousser le pied au-dessus de la tête : on y rencontre bien moins de difficulté que pour la main.

D. *Quels sont les obstacles qui proviennent de la grosseur excessive de la tête de l'enfant, ou de l'étroitesse du bassin de la mère?*

R. Ces obstacles sont plus ou moins grands, selon l'excédant de la grosseur de la tête sur le bassin, et la solidité de cette tête. Quelquefois l'accouchement n'en devient qu'un peu plus long et plus difficile; d'autres fois, on ne peut surmonter ces obstacles qu'au moyen du forceps ou des crochets, de l'opération césarienne ou de toute autre opération.

D. *Peut-on évaluer la grosseur de la tête de l'enfant, respectivement à la largeur du bassin de la femme?*

R. Il n'est pas facile d'établir au juste ce rapport, quoiqu'on mesure avec assez d'exactitude le diamètre du bassin qui est le plus souvent en défaut, celui qui va du pubis au haut du sacrum, parce qu'on ne peut mesurer de même celui de la tête.

---

(1) Nous n'avons trouvé qu'une seule fois les pieds de l'enfant au-dessous de la tête : à peine les eûmes-nous repoussés, que l'accouchement se termina.

On juge ordinairement de la grosseur de celle-ci d'après sa solidité, l'étroitesse des sutures et des fontanelles (1), et qu'elle est trop grosse relativement au bassin, quand elle ne peut s'y engager, malgré les efforts de la femme, si elle est d'ailleurs dans une bonne position.

D. *L'accouchement est-il constamment difficile toutes les fois que les diamètres de la tête excèdent ceux du bassin?*

R. Non; il y a d'heureuses exceptions à cet égard : on a vu des femmes se délivrer seules, et même sans beaucoup de difficultés, quoique leur bassin n'eût que trois pouces moins un quart, même deux pouces et demi de petit diamètre, mesuré du pubis au sacrum. Mais si la tête de l'enfant étoit alors à peu près d'une grosseur naturelle, on a remarqué qu'elle se trouvoit assez souple, assez molle pour s'allonger et s'accommoder à la forme du détroit resserré.

Quel que soit le peu de largeur d'un bassin mal conformé, l'accoucheur ne doit rien entreprendre, s'il aperçoit, après l'écoulement des eaux, que la tête de l'enfant s'engage à chaque douleur.

D. *Qu'est-ce que l'enclavement de la tête?*

R. L'enclavement est cet état dans lequel la tête, s'étant plus ou moins engagée dans le bassin, y est tellement serrée, que les efforts de la femme ne peuvent la pousser plus en avant.

---

(1) On excepte ici le cas d'ydrocéphale, parce que la tête est alors plus molle, et que les sutures sont plus larges, ainsi que les fontanelles.

Quelques auteurs ajoutent à cela qu'il est également impossible de la repousser, ou de la faire rétrograder : mais cette opinion n'est nullement d'accord avec l'observation ; et la raison annonce d'ailleurs qu'il n'y a pas de cas où l'on ne puisse repousser la tête qui est enclavée.

D. *De quelle manière la tête de l'enfant doit-elle se présenter pour s'enclaver ?*

R. Elle peut s'enclaver dans toutes les positions possibles ; dans celles ou sa longueur répond au petit diamètre du détroit supérieur, comme dans celle ou l'une des oreilles regarde le pubis, et l'autre le sacrum : la position dans laquelle elle s'enclave le plus communément, est celle où l'occiput répond à la symphise du pubis. Elle ne peut s'enclaver qu'autant qu'elle est solide, et le bassin de la femme un peu resserré, relativement à sa grosseur.

D. *Une tête enclavée est-elle également pressée de toutes parts dans le bassin ?*

R. La tête qui est enclavée ne touche fortement au bassin que par deux régions de sa surface, soit par l'occiput et le front, soit par ses côtés, selon la manière dont elle s'est engagée, et la forme du bassin même. Presque toujours c'est au pubis et au sacrum qu'elle touche avec ce degré de force. Si la raison semble admettre des cas d'enclavement où la tête puisse être fixée également par tous les points de son contour, l'observation ne présente pas encore un seul exemple de cette espèce d'enclavement.

D. *Quelles sont les causes de l'enclavement ?*

R. La grosseur, la solidité, la mauvaise posi-

tion de la tête, et l'étroitesse du bassin de
femme, sont autant de causes éloignées de l'e
clavement; mais les efforts multipliés et lon
temps soutenus de l'accouchement peuv
seuls le produire.

D. *A quels signes reconnoît-on que la tête*
enclavée ?

R. Une tête enclavée ne peut avancer, mal
les efforts de la femme; elle est immobile. Pr
sée contre les parois du bassin en deux endroi
diamétralement opposés, elle agit avec la mê
force sur les parties molles qui le tapissent, et
détermine un gonflement douloureux qui
propage jusqu'aux parties extérieures, quan
l'enclavement dure quelque temps. Les tégu
mens du crâne se tuméfient de même, et f
ment dans la suite une tumeur plus ou moi
volumineuse, qui a une sorte d'élasticité.

L'immobilité de la tête, le gonflement
tégumens du crâne, la tuméfaction des parti
de la femme, telles que le col de la matrice,
canal de l'urètre, etc., constituent donc les
gnes de l'enclavement : mais il faut observ
que chacun de ces signes, leur ensemble mêm
peut dépendre d'une autre cause que de l'e
clavement. La tête qui est placée d'une mani
défavorable à l'égard du détroit inférieur,
d'avancer, et n'en est pas pour cela enclavée
parce qu'elle ne touche avec force par aucun
ses côtés à la surface intérieure du bassin.
tuméfaction des tégumens du crâne survi
dans ce cas comme dans celui d'enclavement
elle a lieu souvent, quoique la tête ne pui
s'engager en aucune manière dans le détro

périeur, loin de s'y enclaver ; et bien plus
uvent encore, cette tuméfaction ne dépend
ue de la résistance du col de la matrice, ou
s parties extérieures. Elle se remarque fré-
uemment, et l'enclavement est excessivement
re.

Le gonflement douloureux des parties de
femme peut être la suite d'une disposition
trangère à l'enclavement ; il peut dépendre des
équens attouchemens de l'accoucheur, et de
usieurs autres causes.

D. *L'enclavement est-il un accident fâcheux ?*

R. Il le devient on ne peut pas plus, tant
pour la mère que pour l'enfant, lorsqu'il subsiste long-temps. La tête ne peut être compri-
ée, affaissée sur elle-même, et serrée, comme
on l'a remarqué, qu'elle ne s'engorge de toute
part intérieurement, et que l'enfant ne pé-
isse dans un état d'apoplexie. La femme,
ne pouvant se délivrer, s'abandonne à des
efforts inutiles qui échauffent le sang, l'enflamment, et le refoulent en quelque sorte vers
la poitrine et le cerveau ; les urines ne peuvent
s'évacuer, et le besoin de les rendre excite de
nouveaux efforts ; les parties, qui sont fortement comprimées, et quelquefois contuses par
la tête de l'enfant, s'enflamment, suppurent et
se gangrènent après l'accouchement : ce qui
produit d'autre incommodités, dont quelques-
unes peuvent être incurables.

D. *Que faut-il faire quand la tête de l'enfant
est enclavée ?*

R. Il faut au plus tôt terminer l'accouche-

ment, et s'occuper ensuite des accidens aux
quels l'enclavement a pu donner lieu.

On procède alors à l'accouchement de diffé
rentes manières, selon l'état de l'enfant et celu
des parties de la femme. Il n'est pas impossib
de repousser la tête, et d'aller prendre les pi
mais on y trouve tant de difficultés, et les in
convéniens peuvent en être si grands, lorsqu'
y a beaucoup de temps que les eaux de l'amni
sont évacuées, et que la tête est fortement
gagée et serrée, qu'on ne doit prendre ce par
qu'autant qu'on ne peut pas faire mieux.
forceps mérite alors la préférence, et la sage
femme doit au plus tôt appeler quelqu'un
sache l'appliquer.

Lorsqu'on est assuré de la mort de l'enfant
dans le cas d'enclavement comme dans cel
où la tête ne peut s'engager ou sortir à ca
de l'étroitesse du bassin, il faut ouvrir le crân
et se servir ensuite du crochet pour termin
l'accouchement ; mais on ne doit user de
derniers instrumens qu'avec beaucoup de cir
conspection : car ceux qui les appliquent s
vent, courent à chaque instant les risques d
devenir homicides, tant ces instrumens son
meurtriers, et tant il est difficile d'acquérir
preuve de la mort de l'enfant dans les cas do
il s'agit.

« On avoit admis un enclavement complet
dans lequel la tête s'adaptoit si étroitemen
au cercle osseux du bassin, qu'il étoit impos
sible d'y faire passer le corps le plus mince
Pour que cela puisse avoir lieu, il faudroit qu'
y eût harmonie parfaite entre la forme de la

tête du fœtus d'une part, et celle du d'étroit ab·
minal de l'autre, ce qui n'est pas. Le seul
avement possible est toujours incomplet,
est-à-dire qu'il y a toujours quelques points
la circonférence de la tête qui ne sont point
contact avec la circonférence du détroit.
ous pensons que l'enclavement ne peut se
e que de deux manières, suivant le dia·
tre occipito-frontal de la tête, ou suivant
diamètre bi-pariétal. Pour qu'il s'effectue,
faut un concours de circonstances qui se ren-
ntrent rarement ; ainsi il ne sauroit se repro-
ire avec un bassin trop grand ou trop petit,
en sera de même si la tête est trop ou trop
volumineuse ; l'ossification n'a pas moins
influence ; lorsqu'elle commence, la tête cède
la compression , et passe ; lorsqu'elle est très-
vancée, la tête résiste et ne s'engage pas. Il
aussi de la part de la femme un degré d'é-
e renfermé dans de certaines limites ; si
femme est foible, la tête ne s'engagera pas ;
elle est vigoureuse, la tête pourra surmonter
les obstacles.

On confond souvent une tête arrêtée au pas-
, avec un enclavement ; la même méprise
été faite aussi, lorsque la tête, après avoir
chi un détroit resserré, en rencontroit un
tre également rétréci ; dans ces cas, la tête est
bile ; ces deux circonstances sont importan-
à connoître sous le rapport de la pratique.
On a donné beaucoup de signes propres à
enclavement ; le seul véritablement pathogno-
ique est l'immobilité complète de la tête.
Lorsque l'enclavement persiste long-temps,

des accidens graves peuvent survenir, la cỏn
pression de la tête de l'enfant amène celle de
masse encéphalique, des déchirures, des ru
tures de vaisseaux, la séparation de la
mère : les tégumens du crâne peuvent
se décoller, les os se rompre, des hémorr
gies et la mort en être la suite.

La compression exercée par la tête, occasion
chez la mère d'autres accidens du côté de la v
sie, du col de l'utérus, du rectum. La contu
l'inflammation et la gangrène de ces parti
peuvent avoir lieu, et des fistules vésico-v
nales, recto-vaginales en être le résultat.

On voit d'après cela combien il est utile
prévenir l'enclavement, et surtout d'y remé
promptement lorsqu'il existe. » (M).

D. *Quels sont les signes de la mort de l'enfan*

R. Il est extrêmement difficile de s'ass
s'il est vivant ou mort, lorsque son état n
devenu douteux que dans le cours du trav
de l'accouchement ; et surtout si la femme
clare que ce n'est que depuis quelques insta
quelques heures mêmes, qu'elle ne l'a
senti remuer.

Quand la tête d'un enfant vivant s'en
difficilement . les tégumens du crâne s'en
gent, se gonflent, et forment à travers l'o
de la matrice une tumeur un peu élastique,
devient flasque après sa mort. Mais l'abs
de cette tumeur, ou la flaccidité qui peu
survenir dans la suite, ne prouvent pas d'
manière assez sûre que l'enfant soit mort, p
qu'on soit bien fondé à recourir aux crochets

L'absence des battemens, que quelques

pposent à la fontanelle antérieure, n'est pas signe plus certain de la mort. La putréfac- de la portion de tégumens du crâne qui est tuméfiée, et qui se présente à l'orifice de matrice; la fétidité qu'exhale le doigt qui a ché ces tégumens; la fétidité des humeurs découlent du vagin; la couleur verdâtre des ux de l'amnios; le méconium qu'elles entraî- nt; la cessation des mouvemens de l'enfant, importe depuis quel temps, ne dénotent s d'une manière plus infaillible la mort de enfant.

Le défaut de pulsations des artères du cor- n ombilical laisseroit moins de doute sur cet lat; mais l'on ne-peut toujours toucher ce don.

La même incertitude ne peut avoir lieu lors- e l'enfant est mort depuis long-temps; sa utréfaction est alors très-avancée, sa tête est olle, et les os en sont comme vacillans; les umens qui la recouvrent sont flasques et omme détachés, ils se déchirent sous le doigt, u l'épiderme s'en détache partout. Mais ces gnes, qui ne sont que l'effet de la putréfac- on, se développent lentement après la mort, l il y auroit de grands inconvéniens à les at- ndre, dans le cas d'enclavement, pour se écider en faveur des crochets, plutôt que des ulres moyens d'opérer l'accouchement. Les rochets propres à démembrer la tête doivent onc être la dernière ressource de l'accoucheur.

D. Quels sont les moyens d'opérer l'accouche- ent, quand il survient de grands accidens pen- ant le travail?

R. On va prendre les pieds de l'enfant, et

on le retourne toutes les fois que la tête est assez peu avancée pour qu'on puisse la repousser jusqu'au-dessous du détroit supérieur, ou plutôt toutes les fois qu'elle n'a pas encore traversé l'orifice de la matrice; mais on ne doit plus le tenter quand elle a franchi cet orifice, et quand elle occupe le canal du vagin; c'est avec le forceps qu'il faut alors opérer l'accouchement, s'il ne peut se faire naturellement.

L'accoucheur, instruit dans l'art d'employer cet instrument, doit lui donner la préférence toutes les fois que la tête, quoique recouverte du col de la matrice, est parvenue au fond du bassin, parce que l'application en est plus aisée, moins douloureuse, et sujette à moins d'inconvéniens que l'opération manuelle qui consiste à retourner l'enfant et à l'extraire par les pieds. Ce n'est que dans un cas pressant, et lorsqu'on ne peut se procurer quelqu'un pour appliquer le forceps, que la sage-femme doit retourner l'enfant à l'occasion des accidens énoncés, quand la tête se trouve autant engagée.

Pour exposer plus clairement la manière de retourner l'enfant, dans tous les cas où le sommet de la tête se présente, on doit le considérer dans les quatre positions suivantes : 1° dans celle où l'occiput répond au côté gauche du bassin, et la face au côté droit; 2° dans la position où l'occiput regarde le côté droit, et la face le côté gauche ; 5° dans celle où l'occiput répond au pubis, et la face au sacrum ; 4° dans celle enfin où la face est tournée vers le pubis, et l'occiput vers le sacrum.

SECTION II.

De la manière de retourner l'enfant dans les diverses positions du sommet de la tête.

D. *Comment doit-on se comporter pour retourner l'enfant dans la première position du sommet de la tête ?* (Voyez *Planche* VIII.)

R. Il est alors tellement nécessaire d'opérer de la main gauche, lorsque les eaux de l'amnios sont évacuées depuis long-temps, et la matrice fortement contractée sur l'enfant (1), que le succès peut dépendre uniquement de cette précaution. En introduisant cette main avec soin, on repousse la tête de l'enfant jusqu'au-dessous du détroit supérieur, en la dirigeant en même temps vers le devant de la fosse iliaque gauche. On gagne ensuite le front et le côté gauche de la tête ; puis l'épaule, le côté proprement dit, et la hanche de l'enfant, en suivant la partie postérieure et latérale droite de la matrice. Lorsque les doigts sont parvenus à cette hauteur, on les dirige vers le pied, en passant sur la cuisse et la jambe ; on accroche ce pied de l'index et du doigt du milieu, et on l'entraîne jusque dans le vagin, ou à la vulve même, si on le juge à propos. On reporte aussitôt la main dans la matrice ; et suivant l'extrémité qu'on vient de

---

(1) On supposera constamment dans la suite, comme ici, que les eaux sont écoulées depuis long-temps au moment où l'on opère.

dégager, jusqu'à la hauteur du second pied, sur lequel on recourbe quelques doigts, pour l'entraîner comme le premier (1). Les ayant dégagés l'un et l'autre jusque dans le vagin, en les entraînant ensemble ou successivement, on les saisit de manière à les amener au dehors. Lorsqu'on trouve quelques difficultés à les faire descendre à ce point, il faut, sans les quitter, repousser la tête de nouveau, en la dirigeant vers le haut de la fosse iliaque gauche, parce que ces difficultés dépendent toujours de ce qu'elle s'est rapprochée du détroit supérieur, et s'en trouve trop près pour permettre aux fesses de s'y engager. Les mêmes difficultés se manifestent souvent, quoique les pieds paroissent au-dehors, et elles exigent encore qu'on repousse la tête (2). Mais pour le faire alors plus sûrement et plus commodément, on applique un lacs sur l'un ou l'autre pied ; et on tire dessus, tandis que de l'autre main, introduite dans le vagin, on éloigne la tête. Le lacs

---

(1) Il y a des cas où l'on peut entraîner les deux pieds en même temps, et dans lesquels on ne doit pas les aller prendre successivement ; mais ces cas ne peuvent se connoître que dans le moment où l'on opère.

Il y en a d'autres où l'on peut se borner à un seul pied, parce qu'il y a peu de difficulté à surmonter pour extraire le tronc ; c'est surtout quand les eaux de l'amnios ne font que de s'écouler, et lorsque le bassin de la femme est bien conformé. Nous indiquerons dans le cours de l'ouvrage ceux où il convient absolument de dégager les deux pieds.

(2) La nécessité de repousser la tête est la même dans toutes les positions que nous décrirons.

est utile, non-seulement dans ce cas, mais encore dans celui où l'on se propose d'aller chercher le second pied, après avoir amené le premier jusqu'à la vulve. On fixe ainsi ce pied, et on l'empêche de rentrer à mesure qu'on réintroduit la main vers le second.

D. *Comment place-t-on ce ruban sur le pied de l'enfant?*

R. L'application en est facile. quand on a dégagé le pied jusqu'à la vulve. On prend un ruban de fil, long d'une aune ou à peu près : on le plie dans son milieu, et on en renverse l'anse sur les deux chefs, de manière à former une sorte de nœud coulant, dans lequel on passe le pouce, l'index et le doigt du milieu d'une main; on saisit le pied avec ces mêmes doigts, et on pousse l'anneau dont ils sont chargés jusqu'au-dessous des malléoles.

On doit se rappeler ici qu'il ne faut tirer sur les pieds et repousser la tête que dans l'intervalle des douleurs, afin de retourner l'enfant plus facilement et plus sûrement, et qu'on ne doit agir que pendant ces douleurs pour l'extraire, lorsque les fesses sont descendues dans le détroit abdominal.

D. *Comment doit-on retourner l'enfant, dans la seconde position du sommet de la tête?*

R. Dans cette position, où l'occiput regarde le côté droit du bassin, et la face le côté gauche, on doit opérer de la main droite; et cette précaution devient alors d'autant plus importante, qu'il y a plus de temps que les eaux de l'amnios sont écoulées.

On l'introduit en suivant la partie postérieure et latérale gauche de la matrice, le long du côté droit de l'enfant qui y répond, en commençant par repousser la tête sur le devant de la fosse iliaque droite. Quand les doigts sont parvenus sur la hanche et la cuisse, on les dirige vers le pied de ce côté, pour l'accrocher et l'entraîner en dégageant la main, comme on l'a prescrit pour la première position. On amène ce pied dans le vagin, et à la vulve même si on le peut, et on va de suite chercher le second, en reportant la main le long de la jambe et de la cuisse. Les pieds étant sortis, on achève de terminer l'accouchement, en observant tout ce qui a été prescrit pour la première position.

D. *Comment doit-on retourner l'enfant dans la troisième position du sommet de la tête?* (Voyez *Planche* ix.)

R. Dans cette position, assez rare, où l'occiput répond au pubis et le front au sacrum, on peut indistinctement se servir de la main droite ou de la main gauche, pour aller chercher les pieds de l'enfant.

Quand on se sert de la main droite, comme le font, sans doute, la plupart des accoucheurs, on l'introduit de manière que le dos des doigts regarde le sacrum : on repousse la tête au-dessus du détroit supérieur, en la dirigeant sur le bas de la fosse iliaque droite, et en la tournant de façon que la face regarde le côté gauche du bassin. On insinue cette main ensuite, en montant le long de la partie postérieure de la matrice, et du côté droit de l'enfant, jusqu'à la hauteur de la hanche et de la cuisse, pour accrocher le pied et l'entraîner, comme on vient de le recommander à l'occasion de la seconde position. On va chercher l'autre pied de même, et l'on se conduit, pour le reste, comme dans les positions précédentes.

D. *Comment doit-on retourner l'enfant, lorsque le sommet de la tête se présente dans la quatrième position?* (Voyez *Planche* XI.)

R. L'accoucheur, étant suffisamment exercé des deux mains, peut encore se servir indistinctement de la droite ou de la gauche. S'il opère de la main droite, il l'insinue vers le côté gauche du bassin, en repoussant la tête sur la fosse iliaque droite, et en lui faisant décrire, comme dans la troisième position, un mouvement de rotation, tel que la face regarde la fosse iliaque gauche. Il continue d'avancer cette main en montant le long du côté droit de l'enfant, et de la partie postérieure et latérale gauche de la matrice, jusqu'à ce qu'elle soit parvenue aux pieds, qu'il dégage ensemble ou successivement, comme dans les positions précédentes.

Règles générales pour la version. Quand on doit procéder à la version, quelles que soient d'ailleurs les causes qui nécessitent cette opération, il faut, 1° donner à la femme une position convenable, 2° reconnoître la position du fœtus, 3° cette connaissance acquise, faire choix de la main qui doit opérer. En thèse générale on doit

introduire la main dont la face palmaire correspond à la région sternale de l'enfant. Quand on
pénètre dans l'utérus, on doit suivre le côté de
l'enfant qui est l'analogue de la main introduite;
ordinairement aussi ce côté est celui qui se rapproche le plus de la partie postérieure de la
mère. En le parcourant. on explore successivement chacune des parties qui le constituent;
en agissant ainsi, on n'est pas exposé à prendre
une main pour un pied, un genou pour un
coude, ou à éloigner les bras de l'axe du corps,
comme cela arrive lorsque, pour parvenir aux
pieds, on suit la région antérieure de l'enfant.
Quand les pieds ont été saisis, il faut attendre la
cessation de la contraction utérine pour opérer
le mouvement de version : ce mouvement une
fois exécuté, et que les pieds sont arrivés à la
vulve, on ne doit plus agir que de concert avec
les contractions utérines, à moins toutefois
qu'il n'y ait péril imminent pour la mère ou
pour l'enfant. » (M.)

ARTICLE II.

Des accouchemens dans lesquels l'enfant présente
la face (1).

SECTION PREMIÈRE.

Des signes qui caractérisent la face, et des indications
que présente cette espèce d'accouchement.

D. *A quels signes reconnoît-on que la face de
l'enfant se présente ?*

R. On trouve sur l'orifice de la matrice une
tumeur assez arrondie d'un côté, et plus inégale
de l'autre ; et, quand le doigt peut en parcourir
toute l'étendue, on y découvre une suture très-
étroite, le bord des orbites, le nez, la bouche et
le menton.

D. *De combien de manières la face peut-elle se
présenter ?*

R. Elle peut se présenter de quatre manières
différentes respectivement au bassin. Dans la
première position, le front répond au pubis, et
le menton au sacrum. Dans la seconde, le front
est appuyé sur le sacrum, et le menton contre le
pubis. Dans la troisième, le front répond au côté
gauche du bassin, et le menton au côté droit.
Dans la quatrième, le front est du côté droit, et
le menton du côté gauche.

(1) La planche XVII fait connoître l'attitude où est
l'enfant, lorsqu'il présente la face à l'orifice de la matrice.

D. *Ces quatre positions se rencontrent-elles aussi fréquemment les unes que les autres?*

R. La troisième et la quatrième sont celles qui se remarquent presque toujours, tandis que la première et la seconde sont très-rares.

D. *Comment doit-on considérer l'accouchement dans lequel l'enfant présente la face?*

R. L'accouchement peut encore en quelques cas se terminer naturellement, si l'enfant est d'une grosseur médiocre, relativement à la capacité du bassin de la femme; mais, malgré ces dispositions favorables, l'enfant vient avec la face tuméfiée, livide et comme ecchymosée. Quand il est plus gros, il court plus de danger, et la femme ne peut se délivrer seule, quel que soit le bon état de ses forces.

D. *Que doit-on faire dans tous les cas où l'enfant présente la face?*

R. Lorsque la tête avance librement à chaque douleur, malgré cette mauvaise position, il faut abandonner l'accouchement aux soins de la nature.

Quand elle s'engage difficilement, ce qui annonce qu'elle est très-grosse, il faut la ramener à sa position naturelle, c'est-à-dire éloigner la face, faire descendre le sommet et l'occiput, et attendre ensuite son expulsion.

Il faudroit retourner l'enfant et l'extraire par les pieds, si l'on ne pouvoit pas ramener la tête à sa position ordinaire, ou si la femme éprouvoit quelques-uns des accidens qui exigent qu'on la délivre promptement.

Enfin, il est quelquefois plus avantageux d'opérer l'accouchement avec le forceps ou avec le levier, que de retourner l'enfant, comme dans le cas, par exemple, où les eaux sont évacuées depuis très-long-temps, où la matrice est fortement contractée sur l'enfant, la tête profondément engagée, et la face pour ainsi dire à la vulve.

D. Quelle est la marche que la tête suit en traversant le bassin, lorsqu'elle présente la face?

R. Comme l'accouchement ne peut alors s'opérer naturellement qu'autant que la face se présente dans la troisième ou la quatrième position, voici comment la tête traverse le bassin. Aussitôt qu'elle est parvenue dans l'excavation, elle roule sur elle-même, la face change de direction, le menton vient se présenter sous l'arcade du pubis, et le front va s'appuyer sur le bas du sacrum, d'où il s'avance vers la vulve pour se dégager entièrement, pendant que le menton semble se relever un peu au-devant du pubis.

SECTION II.

De la manière d'opérer dans chacune des positions
de la face.

D. Comment doit-on procéder à l'accouchement, dans la première position de la face?

R. Quoiqu'il soit extrêmement difficile de ramener alors la tête à sa bonne position, on doit cependant essayer de le faire, en repoussant le bas de la face jusqu'au-dessus de la saillie du sacrum, au moyen des doigts placés d'abord sur les parties latérales du nez et au-dessous des orbites, et ensuite sur le haut du front. Pendant qu'on relève la face de cette manière, en avançant une main dans le vagin, de l'autre main placée extérieurement au-dessus du pubis, on pousse légèrement le sommet de la tête vers l'entrée du bassin, en dirigeant un peu l'occiput derrière l'une des cavités cotyloïdes.

Lorsqu'on ne peut changer aussi avantageusement la position de la tête, il faut retourner l'enfant, et l'amener par les pieds, à moins que les circonstances énoncées ci-devant n'exigent de préférence l'application du levier et du forceps.

D. Comment doit on retourner l'enfant quand la face se présente dans la première position?

R. On introduit la main droite, par exemple, vers la partie postérieure de la matrice, jusqu'à ce que le bout des doigts soit au-dessus du menton de l'enfant. Alors on écarte ces doigts pour embrasser la tête plus exactement, et la porter sur la fosse iliaque droite, en relevant la face, et en la tournant de manière qu'elle regarde le côté gauche du bassin. On rapproche ensuite les doigts les uns des autres, et l'on continue d'insinuer la main le long du côté droit de l'enfant et de la partie postérieure de la matrice, jusqu'à ce qu'on soit parvenu aux pieds ; on dégage l'un et l'autre successivement, et on achève l'accouchement comme dans le cas où le sommet de la tête se présente.

D. Comment doit-on opérer l'accouchement dans la seconde position de la face?

R. Quoiqu'il ne soit pas moins difficile alors

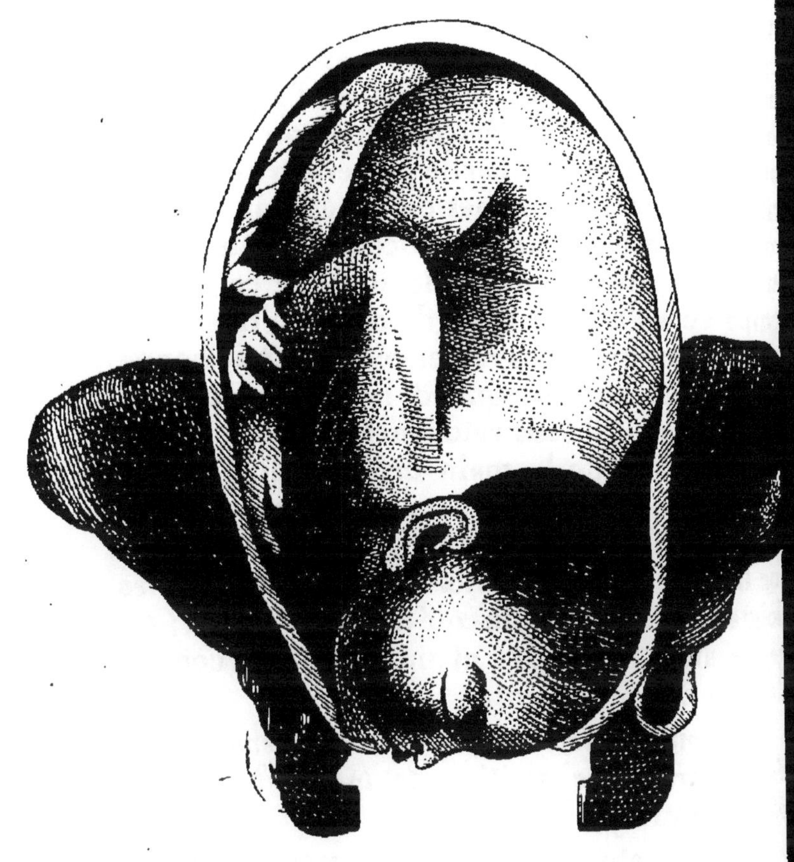

de repousser la face, et de ramener le sommet
de la tête à une position favorable, que dans le
as précédent, on doit cependant l'essayer;
ais ou n'insistera pas sur les tentatives qu'on
era à cet égard; et si l'on ne réussit pas dès les
premières, on ira chercher les pieds. Au lieu de
repousser la face, au moyen des doigts placés
sur les côtés du nez, comme on l'a prescrit à
l'occasion de la première position, on introduit
toute la main vers la partie postérieure de la matrice, le long du sommet de la tête, jusqu'à ce
qu'elle puisse accrocher l'occiput, l'entraîner
au détroit supérieur, et le tourner en même
temps vers l'un des côtés de ce détroit.

Si l'on ne peut pas ramener la tête à sa bonne
ition, et surtout quand la femme éprouve
s accidens, il faut retourner l'enfant. Lors-
'on se sert de la main droite, on l'insinue
'ers le côté gauche du bassin au-dessus duquel
repousse d'abord la tête, en la conduisant
sur la fosse iliaque droite. Ensuite on dirige les
doigts réunis le long du côté droit de l'enfant; on
gagne ainsi les pieds, et on les dégage comme
dans le cas précédent.

D. *Comment doit-on opérer l'accouchement dans
dans la troisième position de la face?* (Voyez
planche XVII.)

R. Il est alors plus aisé de ramener la tête à
sa bonne position, que dans les premiers cas :
on peut y procéder de deux manières : 1° en
repoussant la face; 2° en entraînant le sommet
de la tête même au détroit supérieur; mais ce
dernier procédé est le plus sûr, et l'on ne doit
tenter le premier que dans le cas où la tête sera

très-engagée. Pour relever la face, on introd
alors les doigts de la main gauche vers le côt
droit de l'orifice de la matrice, jusqu'à ce
l'index et le doigt du milieu atteignent les côt'
du nez, et on fait remonter successivement
bas de la face et le front, sur le haut duquel o
ramène ces mêmes doigts.

Mais ce procédé ne réussit pas toujours, et il
vaut mieux agir de la manière suivante. Lorsque la tête n'est pas fortement engagée et serrée,
on la repousse un peu dans l'état où elle est; on
insinue la main droite vers le côté gauche du
bassin, en suivant le sommet qui y répond, jusqu'à ce qu'on puisse recourber les doigts au-dessus de l'occiput, pour l'entraîner en retirant la
main, et forcer ainsi le menton à se relever.

Lorsque les circonstances énoncées plus haut
exigent qu'on retourne l'enfant, on introduit la
main gauche en repoussant la tête au-dessus du
détroit supérieur, et vers la fosse iliaque gauche
on l'avance le long de la partie postérieure et
latérale droite de la matrice, et du côté gauche
de l'enfant, jusqu'à la hauteur de la hanche,
d'où on gagne les pieds, qu'on dégage ensemble
ou successivement, pour terminer ensuite l'accouchement, comme à l'occasion de la première
position du sommet de la tête.

D. *Comment doit-on opérer lorsque la face se
présente dans la quatrième position ?*

R. Si l'on ne se propose que de redresser la
tête, et de la ramener à sa bonne position, pour
mettre la femme à même de se délivrer nature-
lement, on se comporte, à peu de chose près,
comme dans la troisième position. On repousse

dui
ôt

t'
t l
on

t il
rs-
ée,
on
du
us-
les
la

ut
la
du
ie;
et
he
e,
le
c-
re

la

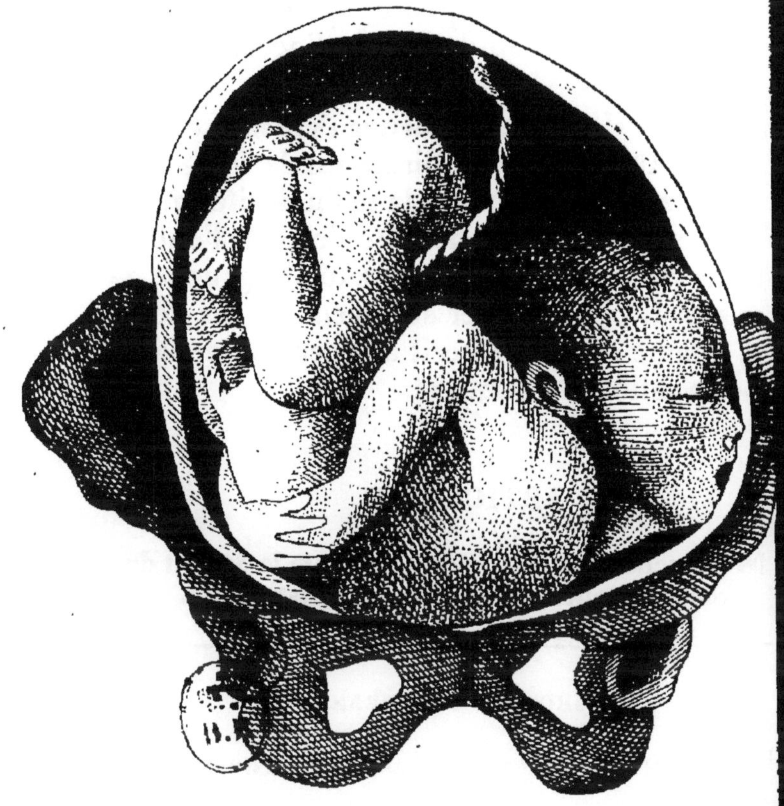

face au moyen de deux doigts de la main droite, lacés sur les côtés du nez, et ensuite sur le haut du front, jusqu'à ce qu'on ait ramené le sommet convenablement; ou bien on introduit la main gauche vers le côté droit du bassin, où répond ce sommet de la tête, jusqu'à ce qu'on puisse recourber les doigts au-dessus de l'occiput pour l'attirer en bas.

Quand il s'agit de retourner l'enfant, on rebaisse la tête, et on la dirige sur la fosse iliaque droite, en introduisant la main droite, qu'on avance ensuite le long du côté droit de l'enfant et de la partie postérieure et latérale gauche de la matrice, pour arriver aux pieds, et les dégager, comme on l'a prescrit à l'occasion de la seconde position du sommet.

ARTICLE III.

Des accouchemens où l'enfant présente le devant du cou et la poitrine à l'orifice de la matrice (1).

SECTION PREMIÈRE.

Des signes et différences de ces sortes d'accouchemens.

D. *Peut-on reconnoître aisément que c'est le devant du cou qui se présente?*

R. Il est toujours impossible de bien reconnoître cette région, si on n'en fait la recherche

---

(1) La planche xviii fait connoître l'attitude où est l'enfant, quand il présente la poitrine.

qu'au moyen d'un seul doigt, même après l'ouverture des membranes : l'on ne peut s'en assurer qu'en introduisant toute la main, ce qui ne devroit se faire qu'à l'instant même d'opérer l'accouchement. On reconnoît alors que c'est le devant du cou, parce que d'un côté on trouve la tête et le menton, etc., et de l'autre le haut de la poitrine.

D. Est-il plus facile de reconnoître la poitrine lorsqu'elle se présente ?

R. La poitrine offrant plus de surface, étant plus saillante, et pouvant bien mieux que le cou s'accommoder à la forme du détroit abdominal, et s'y engager, il est moins difficile de la reconnoître, surtout lorsque les eaux sont évacuées. Elle offre au toucher une tumeur aussi large que le détroit même du bassin, sur laquelle on distingue le sternum et les côtes : elle se présente rarement, et le devant du cou encore bien plus rarement.

D. Dans combien de positions ces régions peuvent-elles se présenter au détroit abdominal ?

R. Elles peuvent se présenter de quatre manières différentes. La longueur du cou et de la poitrine peut être placée selon le diamètre sacro-pubien, de sorte que la tête se trouve tantôt au-dessus du pubis, et tantôt au-dessus du sacrum ; ce qui constitue deux positions : ou bien elle se présente transversalement, la tête étant appuyée sur l'une ou sur l'autre fosse iliaque : ce qui forme encore deux autres positions, qui sont bien plus ordinaires que les premières.

D. L'accouchement où l'enfant présente le de-

*vant du cou, ou la poitrine, peut-il s'opérer natu-
rellement?*

R. Ce n'est que dans un cas d'avortement ou
d'accouchement très-prématuré qu'il peut encore se faire naturellement, parce que l'enfant est
alors très-petit, relativement à la capacité du
bassin : mais il est toujours impossible sans le
secours de l'art, lorsqu'il se fait au terme ordinaire, et il faut retourner l'enfant, et l'amener
par les pieds. Plus on s'éloigne alors du moment
où les eaux de l'amnios s'évacuent, plus le danger s'augmente pour l'enfant, et plus on éprouve
de difficultés à le retourner.

SECTION II.

**De la manière d'opérer les accouchemens où l'enfant
présente le devant du cou et la poitrine.**

D. *Comment doit-on procéder à l'accouchement dans la première position du cou et de la
poitrine, celle où la tête est au-dessus du pubis?*

R. On introduit la main droite (1) le long de
la poitrine, et à mesure qu'on avance, on dirige
les doigts un tant soit peu sur le côté droit de
l'enfant, qui répond alors au côté droit de la
matrice; on gagne de cette manière la hanche
et la cuisse, pour arriver au pied droit qu'on
entraîne, en le faisant descendre sur la poi-

(1) Comme il est indifférent d'opérer de l'une ou de
l'autre main, dans cette position, ainsi que dans la suivante, nous supposons qu'on se servira préférablement
de la droite.

trine même, jusqu'à l'entrée de la matrice ou du vagin ; ensuite on va chercher le second, si on n'a pu le dégager en même temps. Les deux pieds étant dehors, on termine l'accouchement comme dans les cas précédens.

D. *Comment doit-on procéder à l'accouchement dans la seconde position du cou et de la poitrine; celle où la tête est au-dessus du sacrum ?*

R. Il est plus difficile alors d'aller prendre les pieds que dans la position précédente, et pour y parvenir avec moins de peine, si on opère de la main droite, on l'insinue vers le côté gauche de la matrice : on pousse la tête de l'enfant, autant qu'on le peut, vers la fosse iliaque droite, tandis que de l'autre main, placée sur le ventre de la femme, on incline légèrement le fond de la matrice vers le côté gauche. Après cela on continue d'avancer la main le long du côté droit de l'enfant, et comme en montant, au-dessus du pubis de la mère, jusqu'à ce qu'on atteigne les pieds, qu'on puisse les accrocher et les entraîner ensemble ou successivement. Les pieds étant dégagés, on se comportera pour le reste comme dans le premier cas.

D. *Comment doit-on opérer l'accouchement dans la troisième position du cou et de la poitrine; celle ou la tête est appuyée sur la fosse iliaque gauche ?*

R. Cette position offre bien moins de difficulté que les deux précédentes ; mais il faut nécessairement opérer de la main gauche. On introduira cette main au-dessous de la poitrine, le long de la partie postérieure et latérale droite de la matrice, et en suivant le côté gauche de l'enfant jusqu'à la hanche et la cuisse, d'où on dirige les doigts vers le pied pour l'entraîner et le faire descendre sousla poitrine même : on va chercher ensuite le second pied, si on n'a pu le dégager en même temps que le premier, et on termine l'accouchement comme on l'a recommandé pour la troisième position de la face.

D. *Comment doit-on opérer l'accouchement dans la quatrième position du cou et de la poitrine; celle où la tête est appuyée sur la fosse iliaque droite ?*

R. Pour y parvenir sûrement et y rencontrer moins de difficulté, il est important de se servir de la main droite. On l'insinue d'abord au-dessous de l'enfant et le long de son côté droit, en montant vers la partie postérieure de la fosse iliaque gauche de la femme, jusqu'à ce que l'on soit parvenu à la hanche, à la cuisse, et au pied qu'on entraîne, comme dans le cas précédent, en le faisant descendre sous la poitrine de l'enfant même ; on va de suite chercher le second pied, et on achève l'accouchement à l'ordinaire.

ARTICLE IV.

Des accouchemens où l'enfant présente le ventre à l'orifice de la matrice (1).

SECTION PREMIÈRE.

De l'attitude de l'enfant lorsqu'il présente le ventre, des signes de cette espèce générale d'accouchement.

D. *Les accouchemens où l'enfant présente ventre à l'orifice de la matrice se rencontrent-i souvent?*

R. Ces accouchemens sont extrêmement ra et l'on sera forcé de convenir qu'ils doiv l'être, si l'on se fait une juste idée de l'attitu que l'enfant doit prendre dans la matrice présenter le ventre. La plupart des accouc le représentent alors le corps recourbé sur partie postérieure, la tête renversée sur le les cuisses allongées, et rapprochées l'une l'autre, les jambes fléchies sur les cuisses, et pieds appuyés sur le haut des fesses ou sur le lombes; mais l'attitude dans laquelle il est re présenté sur la planche XIX, est celle qu'il a le plus souvent, si ce n'est toujours, quand il pré sente le ventre à l'orifice de la matrice.

D. *A quels signes reconnoît on que c'est le ventre qui se présente?*

R. Ce n'est qu'après l'ouverture de la poche

____

(1) La planche XIX montre l'attitude où est ordinaire ment l'enfant quand il présente le ventre.

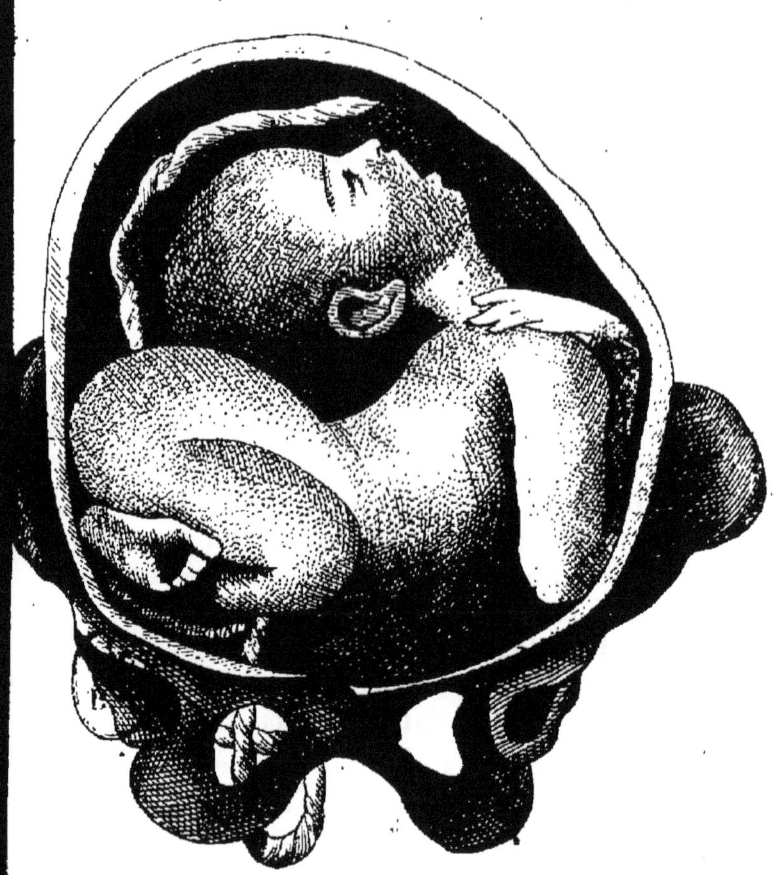

e
i
l
l
n
t
a
a
ri',

tr
d
le
p
ci
a
p
p

es eaux , et lorsque l'orifice de la matrice est
ien dilaté , qu'on peut s'en assurer. On trouve
lors une tumeur molle, souple, égale , et plus
u moins large , à laquelle le cordon ombilical
t attaché. D'un côté, on rencontre le bord
nférieur de la poitrine, et de l'autre, le bord
upérieur du bassin. L'extrémité antérieure de
a crête des os des iles paroît surtout très-sail-
ante dans ces sortes de cas, et le plus souvent
ne anse de cordon ombilical s'engage dans l'o-
ifice de la matrice, à l'instant où les eaux de
'amnios s'écoulent.

D. *De combien de manières l'enfant peut-il
'senter le bas-ventre à l'orifice de la matrice ?*

R. Cette région peut se présenter également
de quatre manières, et ces quatre positions sont
les mêmes que celles décrites à l'occasion de la
poitrine et du cou.

D. *Quel jugement doit-on porter des accouchemens où l'enfant présente le ventre?*

R. Ce jugement est le même que celui des
accouchemens où l'enfant présente le cou ou la
poitrine : on doit les regarder tous comme impossibles sans le secours de l'art, lorsque la grossesse est parfaitement à son terme.

18

SECTION II.

De la manière d'opérer l'accouchement lorsque l'en présente le ventre.

D. *Indiquez comment on doit opérer lorsque ventre se présente dans la première position.*

R. Dans cette position il y aura toujours p de difficulté à dégager les genoux ou les p de l'enfant, parce que ces extrémités sont a puyées sur la partie postérieure et inférieure la matrice, très-près de l'orifice de ce visc ou de l'entrée du bassin. On introduit une ma dans un état de supination le long de la parti postérieure de la matrice, en suivant les cui de l'enfant, si elles sont allongées, jusqu'à qu'on puisse recourber les doigts au-dessus genoux, pour les entraîner dans le vagin ; bien accrocher les pieds, si les cuisses sont chies sur le ventre, comme dans l'attitude primée sur la planche XIX. Soit qu'on dég les genoux ou les pieds dans le premier ment, le tronc descend et s'engage de m que le ventre de l'enfant passe sous le pubi la mère ; mais on change sa direction aussitôt comme on l'a recommandé à l'occasion de quatrième position des pieds, en tournant poitrine vers l'une des symphises sacro-iliaqu à mesure que les genoux ou les pieds se d gagent.

D. *De quelle manière doit-on procéder à l' couchement dans la seconde position du ventre ?*

R. Il est beaucoup plus difficile d'aller pre dre les genoux ou les pieds dans cette seco position, que dans la première, parce qu'ils sont au-dessus du pubis de la mère, sous la partie antérieure de la matrice, où l'on ne peut introduire directement la main pour les dégager, comme on le fait le long de la partie postérieure de ce viscère, quand même on feroit placer la femme sur les coudes et sur les genoux, comme on l'a recommandé en des circonstances qui ont le plus grand rapport avec celle-ci.

Lorsqu'on procède à l'accouchement à l'instant de l'ouverture de la poche des eaux, on repousse d'abord la poitrine de l'enfant, qui est au-dessus du sacrum, en suivant la direction la colonne lombaire de la femme, au moyen une main introduite dans un état de supination, tandis que de l'autre main placée extérieurement au-dessus du pubis, on presse plus moins fortement pour faire descendre les eaux vers le détroit supérieur, de manière qu'on puisse les saisir plus aisément, et les entraîner. Si ce procédé présente de trop grandes difficultés, quand les eaux de l'amnios sont écoulées depuis long-temps, on introduit la main droite, par exemple, vers le côté gauche de la matrice, en dirigeant les doigts le long de la cuisse de l'enfant, et en montant comme au-dessus du pubis de la mère, jusqu'à ce qu'on puisse les recourber au-dessus des genoux, et les entraîner. Pour y parvenir plus aisément, on tient la femme à demi-couchée sur le côté gauche, et on y incline le fond de la matrice, au moyen de l'autre main, placée convenablement à l'extérieur, sur le côté droit du ventre.

Il seroit plus aisé d'aller prendre les pieds en

passant la main transversalement sur la cuisse et la hanche de l'enfant, et en recourbant les doigts au-dessus des lombes, où se trouvent ces extrémités ; mais si ce procédé est plus facile pour l'accoucheur, il est moins favorable pour l'enfant : ce qui doit engager à préférer le premier.

D. *Comment doit-on opérer l'accouchement dans la troisième position du ventre ?*

R. Dans cette position où le ventre est situé transversalement, et la poitrine appuyée sur la fosse iliaque gauche, tandis que les genoux et les pieds sont sur la droite, on introduit la main gauche en suivant le devant des cuisses de l'enfant, et en montant vers le côté droit de la matrice, jusqu'à ce qu'on puisse recourber les doigts au-dessus des genoux ou au-dessus des pieds, de manière à les entraîner dans le vagin. On entraîne les pieds préférablement, toutes les fois que l'enfant est dans l'attitude qu'on remarque sur la planche XIX ; mais on amène les genoux quand les cuisses sont allongées ou rapprochées l'une de l'autre ; car, si on vouloit alors dégager les pieds, il faudroit introduire la main suivant la partie postérieure de la matrice, et en recourbant les doigts au-dessus des lombes et des fesses de l'enfant même, jusqu'à ce qu'on pût accrocher ces extrémités ; mais ce procédé est bien moins recommandable que le précédent, à cause de la torsion fatigante qu'on fait nécessairement subir à la colonne épinière de l'enfant.

D. *Comment doit-on terminer l'accouchement dans la quatrième position du ventre ?*

R. La poitrine de l'enfant étant sur la fosse

iliaque droite, et les extrémités inférieures sur la gauche, on doit introduire la main droite vers le côté gauche de la matrice, et le long des cuisses de l'enfant, jusqu'à ce qu'on puisse recourber les doigts au-dessus des genoux ou des pieds, et les entraîner. On dégage les genoux en premier lieu, ou les pieds, selon l'attitude de l'enfant, comme on l'a recommandé pour la troisième position (1).

____

(1) S'il arrivoit que le devant du bassin et des cuisses se présentât dans l'une ou l'autre des positions indiquées à l'occasion du ventre, il faudroit procéder à l'accouchement, comme on vient de le recommander pour chacune de ces positions, et dégager les genoux préférablement aux pieds.

CHAPITRE IV.

Des accouchemens dans lesquels l'enfant présente la
gion occipitale, le derrière du cou, le dos, et les
bes, à l'orifice de la matrice.

ARTICLE PREMIER.

Des accouchemens où l'enfant présente la région oc-
pitale et le derrière du cou (1).

SECTION PREMIÈRE.

Des signes qui font connoître ces parties, et du jugement qu'on doit porter de ces diverses espèces d'accouchemens.

D. *A quels signes reconnoîtra-t-on que l'enf*
présente la région occipitale et le derrière du cou

R. On trouve sur l'orifice de la matrice u
tumeur dure, arrondie, qu'on ne peut méconnoître pour une partie de la tête de l'enfant.
on y découvre au toucher les deux branches de
la suture lambdoïde, les espaces membraneux
qui sont au bas de cette suture, la fontanelle
postérieure, le derrière des oreilles, et les apophyses épineuses des vertèbres cervicales.

D. *De combien de manières cette région peut-*
elle se présenter au détroit supérieur?

R. L'occiput et le derrière du cou peuvent se
présenter dans quatre positions différentes :

____

(1) La planche xx fait voir l'attitude de l'enfant, lorsqu'il présente l'occiput et le derrière du cou.

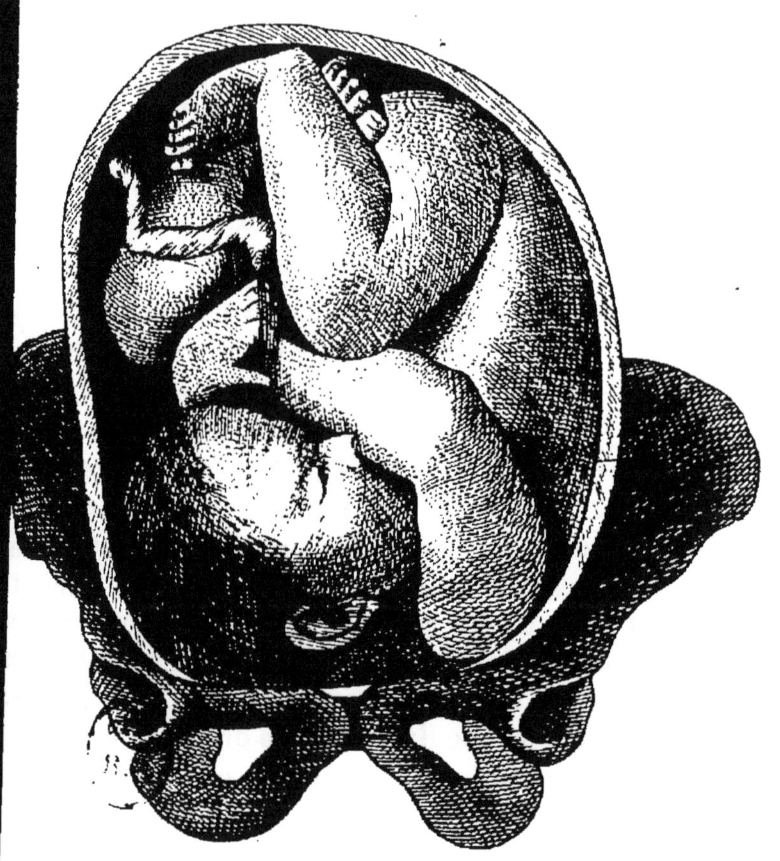

1.° L'enfant peut être situé de manière que le sommet de la tête soit appuyé sur la partie postérieure et inférieure de la matrice, au-dessus du sacrum, et le dos contre la partie antérieure de ce viscère et au-dessus du pubis; 2.° il peut être situé de façon que le sommet de la tête réponde à la partie antérieure et inférieure de la matrice au-dessus du pubis, et le dos à la partie postérieure de ce viscère au-dessus du sacrum; 3.° la région occipitale et le derrière du cou peuvent se présenter transversalement sur le détroit, de sorte que la tête se trouve sur l'une des fosses iliaques, et le dos placé sur l'autre : ce qui constitue la troisième et la quatrième positions.

D. *L'accouchement peut-il s'opérer naturellement dans tous ces cas ?*

R. L'accouchement ne peut alors s'opérer naturellement, qu'autant que le derrière de la tête quitte le point de la marge du bassin sur lequel il est appuyé, et se rapproche du détroit, de manière à s'y engager aussi librement que si la tête s'y fût présentée dans une bonne position. Ce changement de position, ce déplacement, se fait quelquefois comme de lui-même, c'est-à-dire par les seuls efforts de la nature; mais d'autres fois l'occiput, au lieu de descendre de la marge du bassin dans le détroit, reste fortement appuyé sur cette marge, ou s'en éloigne en remontant; de sorte que c'est le derrière du cou qui se présente en plein à l'orifice de la matrice, même le haut du dos, et que l'accouchement ne peut se faire sans les secours de l'art.

SECTION II.

De la manière d'opérer l'accouchement, quand l'enfant présente le derrière de la tête et du cou.

D. Que faut-il faire quand l'enfant présente la région occipitale et le derrière du cou ?

R. Il faut chercher constamment à ramener la tête à sa position naturelle, c'est-à-dire à rapprocher le sommet du milieu du détroit abdominal, et abandonner ensuite l'accouchement aux soins de la nature. Si on étoit assuré, avant l'écoulement des eaux de l'amnios, que c'est la région occipitale et le derrière du cou qui se présentent, et de leur position respectivement au détroit supérieur, on pourroit espérer de ramener la tête convenablement, en faisant prendre et garder à la femme une attitude déterminée sur le lit; en la tenant couchée sur le dos, dans le cas où le sommet de la tête est au-dessus du sacrum; sur le côté gauche, dans celui où il regarde la fosse iliaque gauche, et sur le côté droit, quand il répond à la fosse iliaque droite. Il n'est qu'un seul cas où l'on ne puisse rien attendre de la situation de la femme; c'est celui où l'occiput et le derrière du cou sont placés de manière que le sommet de la tête est au-dessus du pubis, à moins qu'on ne la fasse tenir sur les coudes et sur les genoux: mais cette position de l'occiput et du cou doit être excessivement rare; et si elle se rencontroit, le parti le plus sûr seroit de retourner l'enfant.

D. Que faudroit-il faire si l'on ne pouvoit ra-mener la tête à sa bonne position au moyen de la situation qu'on donne à la femme ?

R. Il faudroit opérer ce changement de position, en avançant une main dans la matrice. Lorsque le sommet est appuyé sur la partie postérieure de ce viscère, on introduit l'une ou l'autre main vers ce point, jusqu'à ce qu'on puisse embrasser le haut de la tête et l'entraîner, en dirigeant en même temps l'occiput derrière l'une des cavités cotyloïdes. On insinue la main droite en montant vers la fosse iliaque gauche, quand le sommet de la tête est de ce côté, et on l'entraîne de même dans le détroit supérieur. On porte la main gauche en montant vers la fosse iliaque droite, lorsque le sommet est vers cet endroit, et on le ramène de même à l'orifice de la matrice. Ayant rappelé la tête à l'une de ses bonnes positions, on abandonne l'accouchement aux soins de la nature. Il faudroit, au contraire, retourner l'enfant et l'extraire par les pieds, si la femme éprouvoit des accidens, ou bien si elle ne conservoit pas assez de forces pour se délivrer seule.

D. Comment doit-on retourner l'enfant dans la première position du derrière de la tête et du cou ?

R. On peut, à son choix, opérer de l'une ou l'autre main dans cette première position. On l'introduit en montant le long de la partie postérieure de la matrice, et du sommet de la tête, qu'on entraîne de suite vers le détroit en le réduisant à l'une de ses meilleures positions, savoir, à la seconde, si on se sert de la main droite, et à la première, si l'on opère de la main

18.

gauche. On pousse la tête aussitôt sur le devant de la fosse iliaque vers laquelle on a dirigé l'occiput, et l'on va chercher les pieds en suivant le côté droit ou le côté gauche de l'enfant, comme on le fait dans la première ou dans la seconde position du sommet.

D. *Comment doit-on retourner l'enfant dans la seconde position de l'occiput et du cou ?*

R. Cette position rare, dans laquelle on ne peut ramener le sommet de la tête avantageusement au détroit supérieur, comme on l'a remarqué ci-dessus, offre bien plus de facilité que la précédente pour retourner l'enfant.

On introduit alors la main droite, par exemple, en montant vers la fosse iliaque gauche de la femme, et en poussant la tête sur celle de l'autre côté, puis on avance cette main en suivant la partie latérale gauche de la matrice et le côté de l'enfant, jusqu'à la hanche et à la cuisse de ce dernier, d'où on dirige les doigts sur les pieds, pour les entraîner, soit ensemble, soit successivement, et les amener dans le vagin. Lorsqu'on les a dégagés à ce point, on tire uniquement sur le pied gauche, jusqu'à ce qu'il soit au dehors ; puis on reprend celui qui est resté en arrière, et on agit sur l'un et sur l'autre comme dans tous les cas, en observant de tourner la poitrine vers l'une des symphises sacro-iliaques, à mesure que le tronc se dégage.

D. *Comment doit on retourner l'enfant dans la troisième position de l'occiput et du cou ?*

R. On doit alors introduire la main droite en montant vers la fosse iliaque gauche, sur laquelle est appuyé le haut de l'occiput et le sommet

ut
ic-
nt
t,
la

la

ne
u-
l'a
ité

m-
de
de
li-
le
se
les
oit
n.
ni-
l'il
est
e,
ir-
o-

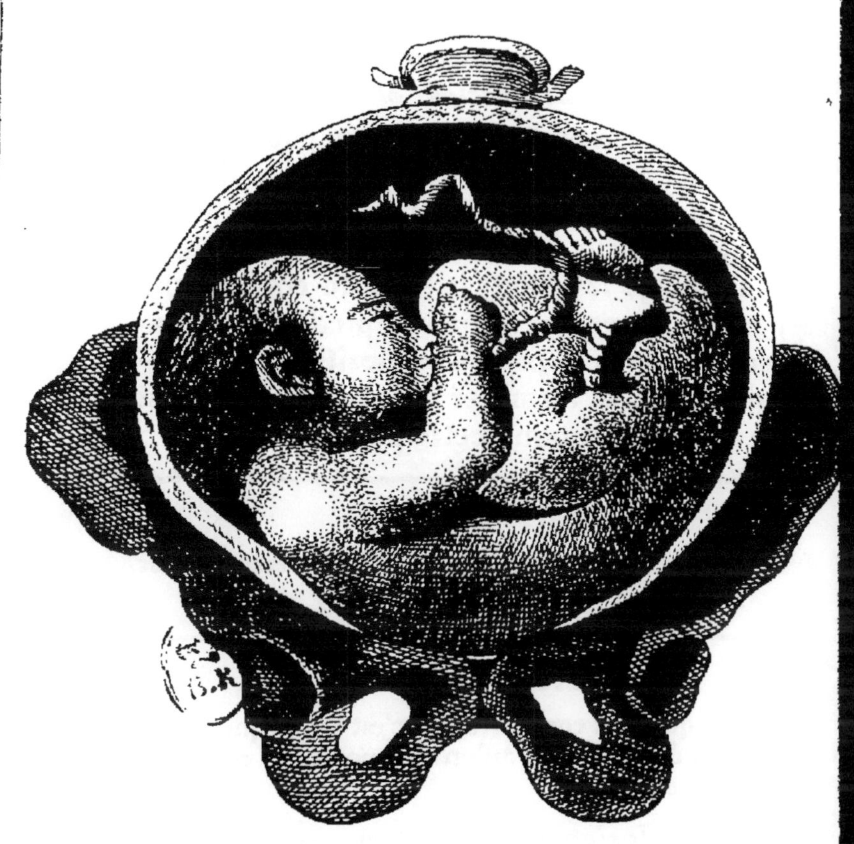

On éloigne la tête de cet endroit, en la poussant sur le devant de la fosse iliaque droite. On dirige la main ensuite le long du côté droit de l'enfant, jusqu'à la hauteur de la hanche et de la cuisse, pour parvenir plus sûrement aux pieds, et les dégager avec les précautions recommandées dans les autres cas.

D. *Comment doit-on retourner l'enfant dans la quatrième position de l'occiput et du cou?*

R. Dans ce cas on insinue la main gauche dans la matrice, en montant vers la fosse iliaque droite, où répond le sommet de la tête, et on pousse celle-ci sur la fosse iliaque gauche; ensuite on dirige les doigts le long du côté gauche de l'enfant, pour parvenir aux pieds, les dégager comme dans la première position du sommet de la tête, et terminer l'accouchement ainsi qu'on l'a prescrit pour cette position.

ARTICLE II.

Des accouchemens dans lesquels l'enfant présente le dos à l'orifice de la matrice (1).

SECTION PREMIÈRE.

Des signes qui font connoître que c'est le dos qui se présente, et du jugement qu'on doit porter de ces sortes d'accouchemens.

D. *A quels signes reconnoît-on que c'est le dos qui se présente?*

R. On reconnoît aisément cette partie quand

---

(1) La planche xxi exprime l'attitude où est l'enfant, quand il présente le dos.

on peut la toucher à nu; on trouve sur l'orifice de la matrice une tumeur assez large pour recouvrir toute l'entrée du bassin ; on distingue assez bien les omoplates et les côtes , ainsi que les apophyses épineuses des vertèbres, quoique ces apophyses soient très-petites au terme de la naissance.

D. *Dans combien de positions le dos de l'enfant peut-il se présenter sur l'entrée du bassin?*

R. Il peut s'y présenter de quatre manières, comme toutes les régions précédentes. Dans la première position, le derrière du cou est appuyé sur le rebord des os pubis, et les lombes ainsi que les fesses et les pieds de l'enfant, répondent à la partie postérieure de la matrice, au-dessus du sacrum.

Dans la seconde, les lombes, les fesses et les pieds de l'enfant sont au-dessus du pubis de la mère, et le cou est appuyé sur le haut du sacrum, au-dessus duquel se trouve la tête.

Dans la troisième, le dos est placé transversalement sur le détroit abdominal, de manière que le cou et la tête répondent à la fosse iliaque gauche, les lombes et les fesses à la fosse iliaque droite.

Dans la quatrième, la tête et le cou sont appuyés sur la fosse iliaque droite, les lombes et les fesses sur la fosse iliaque gauche.

D. *Quel jugement doit-on porter de l'accouchement où l'enfant présente le dos ?*

R. L'accouchement est constamment impossible sans les secours de l'art , si l'enfant continue de présenter le dos après l'écoulement des eaux, à moins qu'il ne soit excessivement petit relativement à la capacité du bassin, et qu'il ne puisse venir en double : ce qui ne peut avoir lieu au terme ordinaire.

On a vu quelquefois l'enfant qui présentoit le dos avant l'écoulement des eaux, changer de position, et offrir dans la suite, à l'orifice de la matrice, la tête ou les fesses ; de sorte que l'accouchement a pu se terminer seul. Mais ce changement s'opère si rarement qu'on ne doit pas y compter, et qu'on est toujours bien fondé à prononcer qu'il faut retourner l'enfant et dégager les pieds quand le dos se présente.

SECTION II.

De la manière d'opérer l'accouchement où l'enfant présente le dos.

D. *Comment doit-on opérer l'accouchement dans la première position du dos ?*

R. Lorsqu'on y procède au moment de l'ouverture de la poche des eaux, on introduit la main en montant le long de la partie postérieure de la matrice jusqu'au dessus des fesses et des pieds de l'enfant, qui y répondent : on accroche ces derniers convenablement, du bout des doigts recourbés, et on les entraîne, pendant que, de l'autre main placée extérieurement, on relève le ventre de la femme, et on diminue l'obliquité antérieure de la matrice.

Si on trouvoit de grandes difficultés à dégager les pieds de cette manière, quand les eaux sont écoulées depuis long-temps, il faudroit avancer la main droite le long de la partie latérale gauche de la matrice, jusqu'à la hanche de l'enfant, en poussant le bas du tronc vers le côté droit

de la femme, tandis que de l'autre main, appli
quée extérieurement, on inclineroit un peu
fond de la matrice même vers le côté gauche
pour atteindre plus facilement aux pieds, et le
dégager, comme on l'a recommandé à l'égar
de quelques-unes des positions précédentes
Après avoir amené l'un et l'autre pied dans
vagin, si l'on éprouve quelque difficulté à
faire descendre au-delà, on tire uniquemens
le gauche, jusqu'à ce qu'il soit dehors, et o
reprend ensuite le second pour agir également
sur les deux.

D. *Comment doit-on opérer dans la secon
position du dos ?*

R. Lorsqu'on se sert de la main droite, ou
l'insinue en montant vers le côté gauche de la
matrice, jusqu'à ce qu'elle soit parvenue su
l'épaule de l'enfant ; alors on détourne le dos
de dessus l'entrée du bassin, en le dirigeant
vers la fosse iliaque droite: tandis que de l'autre
main, placée extérieurement sur le ventre, ou
incline le fond de la matrice vers le côté gauche.
Ensuite on dirige les doigts sur la poitrine et le
ventre de l'enfant, pour parvenir aux genoux
et aux pieds, qu'on dégage successivement après
les avoir amenés au dehors. Si les fesses ne descendent pas aisément, on repousse de nouveau
le dos et les épaules vers la fosse iliaque droite,
pendant qu'on tire uniquement sur le pied
droit.

D. *Comment doit-on opérer dans la troisième
position du dos?*

R. Quand on opère au moment de l'ouverture de la poche des eaux, ou peu de temps

après, on introduit la main gauche le long du dos, des lombes et des fesses de l'enfant, en montant vers la fosse iliaque droite, au-dessus de laquelle se trouvent les pieds : on accroche ceux-ci, et on les entraîne en retirant la main, pendant qu'on incline la matrice vers le côté droit, soit en faisant coucher la femme sur ce côté, soit en appuyant convenablement de la main droite sur le côté gauche du ventre.

Lorsqu'il y a très-long-temps que les eaux ont évacuées, on peut éprouver de grandes difficultés à dégager les pieds de l'enfant de cette manière, et le procédé suivant est infiniment meilleur. On introduit la main droite au-dessous de l'enfant, et le long de la partie postérieure de la matrice, en suivant le côté droit de cet enfant, passant sur la hanche, la cuisse et la jambe, pour arriver aux pieds, qu'on dégage l'un après l'autre. Après les avoir amenés dans le vagin, on tire uniquement sur le pied gauche pendant un instant, et on relève le dos de plus en plus au-dessus du pubis de la femme ; on agit ensuite sur les deux en même temps, et on termine l'accouchement à l'ordinaire.

D. *Comment doit-on opérer dans la quatrième position du dos ?*

R. Quand on opère au moment de l'écoulement des eaux, on avance la main droite en montant vers la fosse iliaque gauche de la femme, en suivant les lombes et les fesses de l'enfant jusqu'aux pieds, qu'on accroche du bout des doigts, et qu'on entraîne, pendant qu'on incline légèrement la matrice vers le côté gauche. Mais, lorsque les eaux sont évacuées

depuis long-temps , on introduit la main gauch
le long de la partie postérieure de la matrice
en soulevant l'enfant vers le pubis. On dirig
les doigts en suivant le côté de cet enfant jusqu'
la hanche et à la cuisse pour arriver plus sûr
ment aux pieds et les dégager, en commencan
par le gauche. Après avoir dégagé l'un et l'autre
on tire uniquement sur le pied droit , et ensui
sur les deux en même temps, pour achever d'ex
traire l'enfant à l'ordinaire.

ARTICLE III.

Des accouchemens où l'enfant présente les lombes à l'orifice de la matrice (1).

D. *A quels signes reconnoît-on que l'enfan
présente les lombes à l'orifice de la matrice*?

R. Il n'est pas très-difficile de reconnoît
cette partie , lorsque la poche des eaux est ou
verte. Les lombes présentent au toucher un
sorte de tumeur assez large, dans l'étendue d
laquelle on distingue plusieurs tubercules osseu
placés sur la même ligne, les fausses côtes et la
saillie de l'extrémité postérieure de la crête de
l'un et l'autre os des iles.

D. *De combien de manières les lombes de l'enfant peuvent-ils se présenter ?*

R. Ils peuvent se présenter dans quatre positions différentes, qui sont les mêmes que celle
du dos. Dans la première , les fesses et les pie

---

(1) La planche xxii montre l'attitude où est l'enfan
quand il présente les lombes.

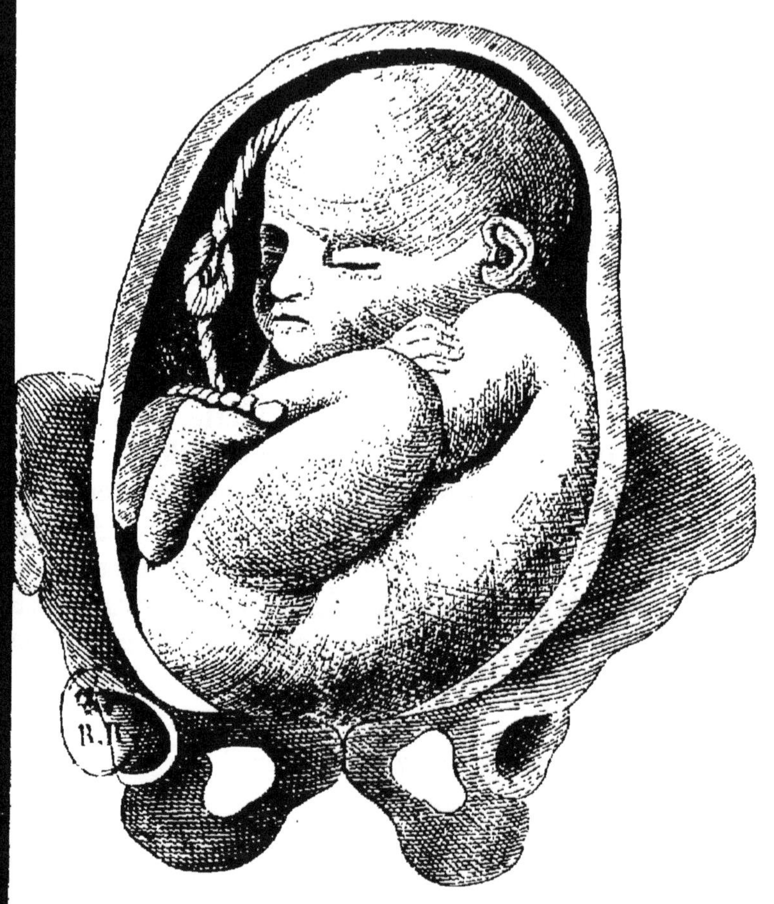

de l'enfant sont au-dessus du sacrum de la mère ; le dos, appuyé sur le rebord des os pubis, est sous la partie antérieure de la matrice.

Dans la seconde, le dos est au-dessus de la base du sacrum, et vers la partie postérieure de la matrice ; les fesses et les pieds sont au-dessus du pubis.

Dans la troisième, le dos est sur la fosse iliaque gauche, et les fesses et les pieds sont sur la droite.

Dans la quatrième, le dos est sur la fosse iliaque droite, et les fesses et les pieds sont sur la gauche.

D. *Quel jugement doit-on porter des accouchemens où l'enfant présente les lombes ?*

R. Il doit être le même que pour ceux où l'enfant présente le dos, c'est-à-dire que ces sortes d'accouchemens ne peuvent s'opérer naturellement qu'autant que les fesses de l'enfant se rapprochent du détroit supérieur dans le cours du travail, de manière à s'y engager. Quoique ce changement se soit opéré quelquefois de lui-même, on ne doit pas trop s'y attendre ; et il ne peut se faire d'ailleurs qu'autant que la matrice contient beaucoup d'eau. Lorsque ce changement de position ne se fait pas ainsi, il faut opérer l'accouchement.

Si l'on étoit assssuré, avant l'ouverture de la poche des eaux, que ce sont les lombes qui se présentent, on pourroit espérer de rapprocher les fesses et les pieds de l'enfant du détroit abdominal, en faisant tenir la femme dans telle ou telle position : en la tenant couchée sur le dos, dans la première position des lombes, afin de diminuer l'obliquité antérieure de la matrice qui en est la cause éloignée ; sur le côté gauche également dans la vue d'y incliner le fond de l matrice, dans la position des lombes où le fesses de l'enfant se trouvent sur la fosse iliaqu gauche ; et sur le côté droit, lorsque les fesses son appuyées sur la fosse iliaque droite. Mais on n doit rien espérer de l'attitude que pourroit gar der la femme, quand les lombes se présenten dans la seconde position, c'est-à-dire dans cell où les fesses sont au-dessus du pubis.

Lorsque les fesses de l'enfant se sont ra prochées du détroit abdominal, soit au moye des seuls efforts de la nature, ou de l'attitud qu'on a prescrite à la femme, on attend qu'ell se soient engagées profondément ; et, si on l juge nécessaire alors, on aide à leur sortie comme on l'a recommandé pour le cas où elle se présentent primitivement.

D. Comment doit-on se comporter quand l lombes continuent de se présenter, malgré tou les précautions énoncées ?

R. On doit aller chercher les pieds, et le dégager, comme dans les cas où l'enfant pré sente le dos.

ce
he
el
le
qu
on
n
ar
en
ell

ap
yer
ad
lle
il
ie
lle

l
il

le
ré

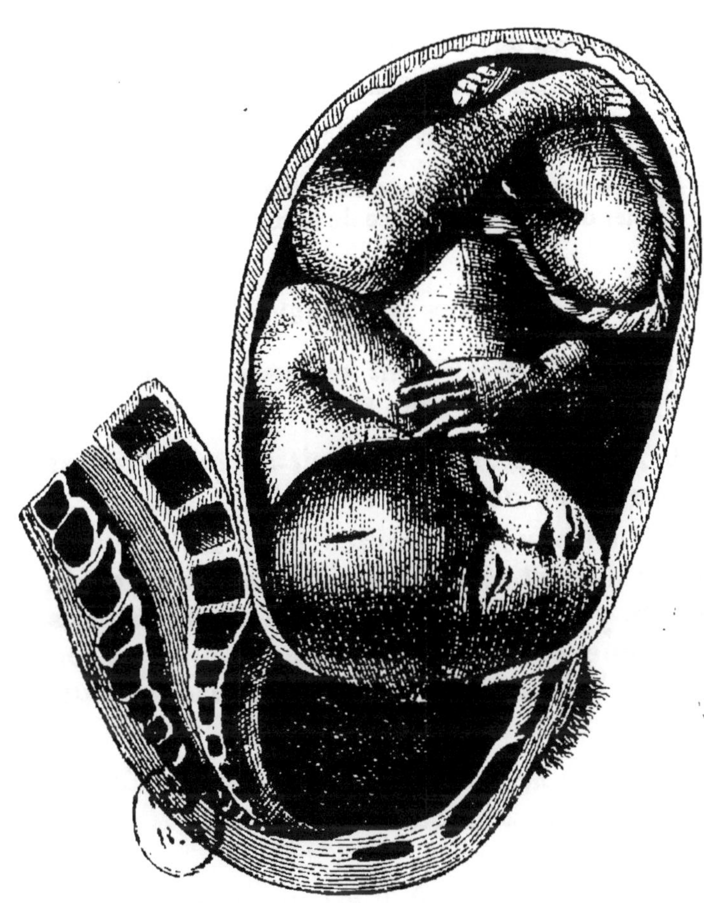

CHAPITRE V.

s accouchemens dans lesquels l'enfant présente les diverses régions de l'un et de l'autre côté du corps.

ARTICLE PREMIER.

accouchemens dans lesquels l'enfant présente un des côtés de la tête à l'orifice de la matrice (1).

SECTION PREMIÈRE.

signes qui caractérisent ces sortes d'accouchemens, etc.

D. *A quels signes reconnoît-on que l'enfant sente le côté de la tête ?*

R. On trouve sur l'orifice de la matrice une umeur dure et arrondie qui dénote que c'est la tête. On y remarque des sutures et des espèces e fontanelles ; on y rencontre l'oreille, et on eut toucher jusqu'à l'angle de la mâchoire inférieure.

D. *Est-il nécessaire de s'assurer si c'est le côté droit ou le côté gauche de la tête qui se présente ?*

R. Il est des cas où il est de la plus grande importance de le faire, et dans lesquels il est nécessaire de savoir, non-seulement lequel des deux côtés de la tête se présente, mais encore de

____

(1) La planche XXIII offre l'attitude où est l'enfant, quand il présente l'un des côtés de la tête.

quelle manière cette région est placée sur
détroit supérieur.

D. *Indiquez à quels signes on reconnoît q*
c'est le côté droit ou le côté gauche qui se présen

R. On reconnoît le côté de la tête qui se p
sente, et quelle est sa position relativement
détroit supérieur, en observant à quels poi
de ce détroit répondent l'oreille et ses diff
rentes parties, l'angle de la mâchoire inférieur
et la suture lambdoïde.

D. *Quelles sont les positions dans lesquelles*
côtés de la tête peuvent se présenter ?

R. Chacun des côtés de la tête peut se p
senter dans quatre positions.

Dans la première, le sommet répond au r
bord des os pubis, et le cou est appuyé sur
base du sacrum. Lorsque c'est le côté droit,
surface antérieure du fœtus regarde le côté gauc
de la matrice ; et la partie latérale droite de
viscère, quand c'est le côté gauche de la tête

Dans la seconde position de l'un et l'au
côté de la tête, le sommet est appuyé sur
saillie du sacrum, et le cou sur le rebord des
pubis. La face antérieure du fœtus regarde la pa
tie latérale droite de la matrice, lorsque c'
le côté droit qui se présente ainsi, et la part
latérale gauche de ce viscère, lorsque c'est
côté gauche. Cette position est celle dans l
quelle les côtés de la tête se présentent le pl
ordinairement.

Dans la troisième de l'un et l'autre côté de
tête, le sommet est appuyé sur le bas de la f
iliaque gauche, et le cou sur la fosse iliaque dro

La face de l'enfant est placée transversale-
nt sur la saillie du sacrum, lorsque c'est le
té droit qui se présente; et c'est l'occiput qui
ond à ce même point, lorsque c'est le côté
che.

Dans la quatrième position, le sommet de la
e est appuyé sur le bas de la fosse iliaque droi-
et le cou sur la fosse iliaque gauche. Lorsque
t le côté droit, l'occiput est placé transver-
ment sur la saillie du sacrum, et la face au-
sus du pubis; lorsque c'est le côté gauche,
face se trouve couchée sur la saillie du sacrum,
l'occiput au-dessus du pubis.

D. *En quoi est-il donc si important de s'assu-
si c'est le côté droit ou le côté gauche de la
qui se présente?*

R. C'est la connoissance exacte du côté de la
qui se présente, qui nous dicte de porter
ou telle main dans la matrice pour en dé-
er les pieds de l'enfant, qui indique la route
doit suivre cette main pour parvénir à
extrémités; en un mot, c'est d'elle que dé-
d le succès de notre entreprise dans les cas
il y a le plus de difficultés à surmonter, celui
les eaux sont évacuées depuis long-temps.

D. *Les accouchemens où l'enfant présente l'un
l'autre côté de la tête ne peuvent-ils, en aucun
, se terminer naturellement?*

R. La tête de l'enfant trouve quelquefois tant
facilité à revenir comme d'elle-même à sa bon-
position, quand elle présente l'un de ses
és, que l'accouchement alors diffère peu de
ui qu'on appelle naturel : mais d'autres fois,

conservant sa position primitive malgré les
forts de la nature, l'accouchement ne peut
terminer. Enfin, des accidens peuvent compli
quer le travail, et nous mettre encore dans l'
bligation d'opérer.

*D. Que faut-il faire, en général, quand l'en
fant présente l'un des côtés de la tête?*

R. Il faut ramener la tête à sa bonne positio
toutes les fois que cela se peut, que la fe
n'éprouve pas d'accidens, et abandonner l'
couchement aux soins de la nature. Il faut
contraire, retourner l'enfant, et l'extraire
les pieds, lorsque les circonstances sont te
que la femme ne pourroit accoucher natur
ment sans s'exposer à de grands inconvénien

SECTION II.

**De la manière de procéder à l'accouchement dans
les cas où l'enfant présente l'un des côtés de la tête.**

*D. Comment doit-on procéder à l'accou
dans la première position de l'un et l'autre
de la tête?*

R. Lorsqu'on ne se propose que de ramen
la tête à sa bonne position, on introduit u
main dans le vagin, n'importe laquelle, en d
rigeant les doigts sous le bord postérieur de l'
rifice de la matrice jusqu'au-dessous de l'orei
de l'enfant, et aux environs de l'angle de la
choire inférieure, et on repousse le bas de la t'
le plus qu'on peut au-dessus de la saillie du
crum; tandis que de l'autre main, placée sur
région hypogastrique de la femme, on pr

rec plus ou moins de force pour diriger le som-
t qui y répond, vers le milieu du détroit su-
rieur. Si on parvient de cette manière à rame-
er la tête sur l'entrée du bassin, on abandonne
uite l'accouchement aux efforts de la nature :
l'on ne réussit pas, ou bien si des accidens
mpliquent le travail, on va chercher les pieds,
on retourne l'enfant.

D. *Comment doit-on retourner l'enfant, quand
un des côtés de la tête se présente dans la première
ition ?*

R. Lorsque c'est le côté droit de la tête qui se
nte, il faut nécessairement opérer de la
droite (1). On l'introduit en montant vers
fosse iliaque gauche, jusqu'à ce qu'elle soit
entre sur la face de l'enfant, et on pousse
la tête sur la fosse iliaque droite. On conti-
ue d'insinuer cette main le long du côté gauche
de la partie postérieure de la matrice, en suivant
côté droit et le devant de l'enfant, jusqu'à
que l'on soit à la hauteur des cuisses, des jam-
et des pieds, et qu'on puisse accrocher ceux-
de manière à les dégager, comme on l'a prescrit
ur la seconde position du sommet.

Dans la première position du côté gauche de
tête, on insinue la main gauche dans la ma-

(1) Il est aussi nécessaire d'opérer de la main dro te
ce cas, qu'il est important de le faire de la main
e dans la première position du côté gauche de la
, quand il y a long-temps que les eaux de l'amnios
t écoulées. Le choix de la main n'est pas moins né-
ire dans tous les autres cas que dans ceux dont il
git.

trice, en montant vers la fosse iliaque droite, e
on pousse la tête sur la fosse iliaque gauche, po
aller ensuite chercher les pieds, en suivant |
partie postérieure et latérale droite de la matrice
comme on l'a recommandé à l'occasion de la pr
mière position du sommet.

D. Comment doit-on procéder à l'accouc
dans la seconde position de l'un et l'autre côté
la tête?

R. Lorsqu'on a reconnu cette position
bonne heure, on recommande à la femme de
tenir couchée sur le dos, jusqu'à ce que les ea
de l'amnios se soient évacuées : la tête, au mo
de cette précaution, pouvant se réduire com
d'elle-même à sa position naturelle. Quand on s'
assuré, par un délai convenable, que ce ch
gement de position ne peut s'opérer aussi na
rellement, on insinue la main dans la matri
en passant au-devant de la saillie du sacrum, j
qu'à ce que les doigts puissent embrasser exac
ment le sommet de la tête qui y répond, et l'
traîner vers le milieu du détroit supérieur;
qui est alors très-facile : après cela, on att
patiemment l'expulsion de l'enfant. On reto
cet enfant, et on l'amène par les pieds toutes
fois qu'il y a des accidens.

D. Comment doit-on retourner l'enfant
cette seconde position des côtés de la tête?

R. Lorsque c'est le côté droit qui se présente
on insinue la main gauche en passant au-dev
de la saillie du sacrum, et jusque sur le som
de la tête, pour l'entraîner au détroit supé
comme si l'on ne vouloit que la rappeler à
bonne position. Après l'avoir déplacée de l

manière, on la dirige sur la fosse iliaque gauche, et l'on va chercher les pieds en suivant la partie postérieure et latérale droite de la matrice; de même que le côté gauche de l'enfant. On dégage ces extrémités, et on termine l'accouchement comme dans la première position du sommet.

Lorsque c'est le côté gauche de la tête qui se présente, on introduit la main droite en suivant la partie postérieure de la matrice; on commence par ramener le sommet au détroit supérieur, ensuite on dirige la tête sur la fosse iliaque droite, pour aller prendre les pieds, en suivant le côté droit et le devant de l'enfant, comme on l'a prescrit, à l'égard de la seconde position du sommet de la tête.

D. *Comment doit-on se comporter lorsqu'un côté de la tête se présente dans la troisième position ?*

R. Lorsque c'est la troisième position du côté droit, on avance la main droite en dirigeant les doigts au-dessus du bord postérieur de l'orifice de la matrice, sur l'angle de la mâchoire inférieure et ses environs; on relève la face, qui est alors couchée transversalement sur la saillie du sacrum, tandis que de l'autre main on appuie sur la région hypogastrique de la femme, à dessein de pousser l'occiput qui y répond, vers le milieu du détroit supérieur. Quand c'est le côté gauche qui se présente, on avance la main sous l'occiput même, qui est appuyé sur la saillie du sacrum, et on l'entraîne vers le milieu du bassin. Dans l'un et l'autre cas, après avoir ramené la tête du fœtus à sa bonne position, il est très-utile de faire coucher la femme un peu sur le côté

19

gauche, afin d'y incliner légèrement le fond d
la matrice.

D. *Indiquez la manière de retourner l'enfan
dans l'un et l'autre de ces cas.*

R. Dans la troisième position du côté droit d
la tête, on introduit la main droite en passan
au-devant de la saillie du sacrum, sur laquell
la face est appuyée. On écarte la tête de
même point, en la soulevant vers les os du pubi
en la poussant en même temps sur la fosse ilia
que droite. On parcourt ensuite le côté droit d
l'enfant, la partie postérieure et latérale droit
de la matrice, pour parvenir aux pieds, qu'o
dégage comme on l'a prescrit pour la secon
position du sommet.

Dans la troisième position du côté gauche d
la tête, on trouve également plus de facilité
opérer de la main droite que de la gauche,
on fera bien de l'employer préférablement
celle-ci.

On l'introduit en montant au-devant de
saillie du sacrum, jusqu'au-dessus de l'occipu
qu'on entraîne vers le milieu du bassin, com
si l'on ne voulait que ramener la tête à sa bon
position. On pousse ensuite la tête sur la fos
iliaque droite, et l'on va prendre les pieds e
suivant le côté droit de l'enfant, comme o
vient de le prescrire pour la position pré
dente.

D. *Comment doit-on procéder à l'accouchemé
lorsque l'un des côtés de la tête se présente da
la quatrième position ?*

R. Si l'on ne veut que ramener la tête à

bonne position, lorsque c'est le côté droit qui se présente, on introduit la main droite sous l'occiput, qui est sur la base du sacrum, et on l'entraîne vers le milieu du bassin. Après cela, on fait coucher la femme sur le côté droit, pour y incliner légèrement le fond de la matrice. Lorsque les circonstances exigent qu'on opère l'accouchement, on introduit la main gauche de la même manière au-dessous de l'occiput ; et, après avoir ramené la tête à sa bonne position comme on vient de le recommander, on la porte sur la fosse iliaque gauche : on dirige la main le long du côté gauche de l'enfant, en suivant la partie postérieure et latérale gauche de la matrice, pour parvenir aux pieds, et les dégager, comme on l'a prescrit en parlant de la première position du sommet.

Pour ramener la tête à sa bonne position lorsque c'est son côté gauche qui se présente, on repousse la face qui est appuyée transversalement sur la saillie du sacrum, et l'on fait descendre l'occiput qui est au-dessus du pubis, comme on l'a recommandé pour la troisième position du côté gauche. Si les circonstances commandent de retourner l'enfant, ayant relevé la face comme on vient de le prescrire, on pousse la tête sur la fosse iliaque gauche, et l'on va prendre les pieds en dirigeant les doigts le long du côté gauche de l'enfant, et de la partie postérieure et latérale gauche de la matrice, de même que pour la première position du sommet de la tête : on opère de la main gauche.

ARTICLE II.

**Des accouchemens dans lesquels l'enfant présente l'
ou l'autre épaule à l'orifice de la matrice (1) (2).**

SECTION PREMIÈRE.

**Des signes qui font connoître que l'enfant présente
des épaules.**

D. *A quels signes reconnoîtra-t-on que l'enf
présente une des épaules ?*

R. Il est assez facile de reconnoître cette pa
tie, lorsque la poche des eaux est ouverte
l'épaule s'engage alors de manière à ce qu'on
touche aisément, et le plus souvent le br
s'allonge, se déploie dans le vagin, et la m
paroît au dehors. Si l'accoucheur introduit
doigt le long de ce bras, jusque dans l'orifice

(1) Les planches xxiv et xxv expriment l'attitude
est l'enfant, quand il présente l'épaule, le bras étant
gagé dans le col de la matrice.

(2) Nous ne parlerons pas de ce qui peut appa
aux accouchemens dans lesquels l'enfant présente l'
ou l'autre côté du cou à l'orifice de la matrice,
qu'il est extrêmement difficile qu'il se présente a
dans le cours d'un travail soutenu. Si l'un des côtés
pondoit à l'orifice de la matrice, dans le début du
vail, la tête ou l'épaule ne manqueroit pas d'être po
en avant par les efforts de la nature, et de venir s'
er dans le détroit supérieur. En supposant, d'ailleu
qu'un des côtés du cou continuât de se présenter, ma
ces efforts, la circonstance n'exigeroit pas une cond
différente de celle que nous allons tracer à l'occasion
l'épaule.

matrice, il distingue les côtes de l'enfant, la clavicule et l'omoplate : il juge également, d'après ces mêmes signes, si c'est l'épaule droite l'épaule gauche qui se présente.

D. *Est-ce constamment l'épaule qui se présente toutes les fois que la main de l'enfant paroît à la* *vve ?*

R. Non : la main peut s'engager avec la tête, la précéder, comme on l'a remarqué ci-devant; qui est bien différent, puisque l'accouchement ut alors se faire presque toujours sans beaup de difficultés, tandis qu'il est constamment possible sans les secours de l'art, lorsque 'est l'épaule qui se présente, à moins que l'en-t ne soit excessivement petit.

On ne trouve que quelques exemples d'accuchemens qui se soient terminés par les seules rces de la nature, lorsque l'enfant présentoit épaule à l'orifice de la matrice (1) : mais ils ne t connoître qu'une exception à la loi géné-e, et l'on y remarque qu'il auroit été bien à propos d'opérer l'accouchement à temps, qu'un seul enfant, sur trente, est né vivant, is qu'en opérant leur version on auroit pu conserver plus de la moitié, et peut-être les nserver tous.

(1) Ces observations sont traduites de l'anglais, et in— dans le *Journal de Médecine de Paris*, tomes LXIII LXIV.

SECTION II.

**De la manière de procéder à l'accouchement dans le
où l'une des épaules se présente.**

*D. Comment doit-on opérer l'accouchement dans
la première position des épaules ?*

R. Dans cette première position, la tête
au-dessus du pubis de la femme, le côté et
hanche sont appuyés sur la base du sacrum,
poitrine de l'enfant regarde la fosse iliaq
gauche, lorsque c'est l'épaule droite qui se pr'
sente, et la fosse iliaque droite, lorsque c'e
l'épaule gauche.

Pour opérer l'accouchement dans le cas où
c'est l'épaule droite, on insinue la main droit
en suivant la partie postérieure et latérale
che de la matrice, jusqu'au-dessus de la hanc
de l'enfant ; on ramène les doigts sur la cuisse
sur la jambe, pour gagner les pieds, et les
traîner ensemble ou successivement le long
la poitrine de l'enfant, jusque dans le vagin
Si on éprouve dans la suite quelques difficult'
à faire descendre les fesses, en tirant sur l
pieds, on repousse l'épaule qui est encore a
détroit supérieur, sur la fosse iliaque droite,
avant de se permettre de tirer avec plus de
force sur ces extrémités.

Lorsque c'est l'épaule gauche qui se présente
on opère de la main gauche. On l'introduit e
suivant la partie postérieure et latérale droit
de la matrice, jusqu'à la hanche de l'enfant
d'où on dirige les doigts vers la cuisse e

imbe pour parvenir aux pieds, et les dégager comme dans le cas précédent. Après les avoir amenés dans le vagin, on repousse l'épaule sur la fosse iliaque gauche, autant que faire se peut, afin que les fesses éprouvent moins de difficulté à descendre.

D. *Comment doit-on procéder à l'accouchement dans la seconde position des épaules?*

R. La seconde position de l'une et l'autre épaule est telle, que la tête de l'enfant est au-dessus du sacrum de la mère, la hanche au-dessus du pubis; la poitrine vers le côté droit de la matrice, lorsque c'est l'épaule droite, et vers le côté gauche de ce viscère, lorsque c'est l'épaule gauche.

Quand c'est l'épaule droite qui se présente, on introduit la main gauche en suivant le côté droit du bassin, jusqu'à ce qu'elle soit parvenue à le front de l'enfant; alors on pousse la tête plus qu'on peut sur la fosse iliaque gauche, de même que l'épaule; on continue d'avancer la main en montant le long de la partie latérale droite de la matrice, pour parvenir aux pieds, et les dégager à l'ordinaire. Après avoir amené ceux-ci dans le vagin, on repousse l'épaule de nouveau, et l'on fait coucher la femme un peu sur le côté droit, pour y incliner le fond de la matrice : du reste, on se comporte comme dans les cas précédens.

Dans la seconde position de l'épaule gauche, on introduit la main droite en montant vers la fosse iliaque gauche. On pousse l'épaule et la tête vers le côté droit du bassin; on dirige les doigts le long de l'enfant, jusqu'à ce qu'on puisse

saisir les pieds et les entraîner. S'ils descend
difficilement, on repousse l'épaule de plus
plus vers la fosse iliaque droite, et on incl
légèrement la matrice vers le côté gauche.

D. *Comment doit-on procéder à l'accou
ment dans la troisième position de l'une et l'a
épaule* (1) ?

R. Dans la troisième position des épaul
la tête est appuyée sur la fosse iliaque gauc
les fesses sont au-dessus de la droite; le ven
et la poitrine couchés transversalement su
colonne lombaire, lorsque c'est l'épaule droi
et au-dessus du pubis, quand c'est l'ép
gauche.

Pour retourner l'enfant dans la troisième
tion de l'épaule droite, on introduit la m
droite vers la partie postérieure et latérale d
de la matrice, en soulevant l'épaule et e
portant, autant qu'il est possible, au-dessus
os pubis; on dirige ensuite les doigts vers
pieds, en suivant le côté droit de l'enfant, et
dégage ces extrémités ensemble ou successi
ment en observant de tirer uniquement su
pied gauche pendant un instant, dès qu'ils
parvenus l'un et l'autre dans le vagin, et
relever l'épaule de nouveau au-dessus du p
de la mère.

Pour retourner l'enfant dans la troisième p
tion de l'épaule gauche, on introduit la
gauche, en montant vers la fosse iliaque dr
jusque sur les fesses, ensuite sous la partie a
rieure et latérale droite de la matrice, en suiv

(1) *Voyez* la planche XXIV.

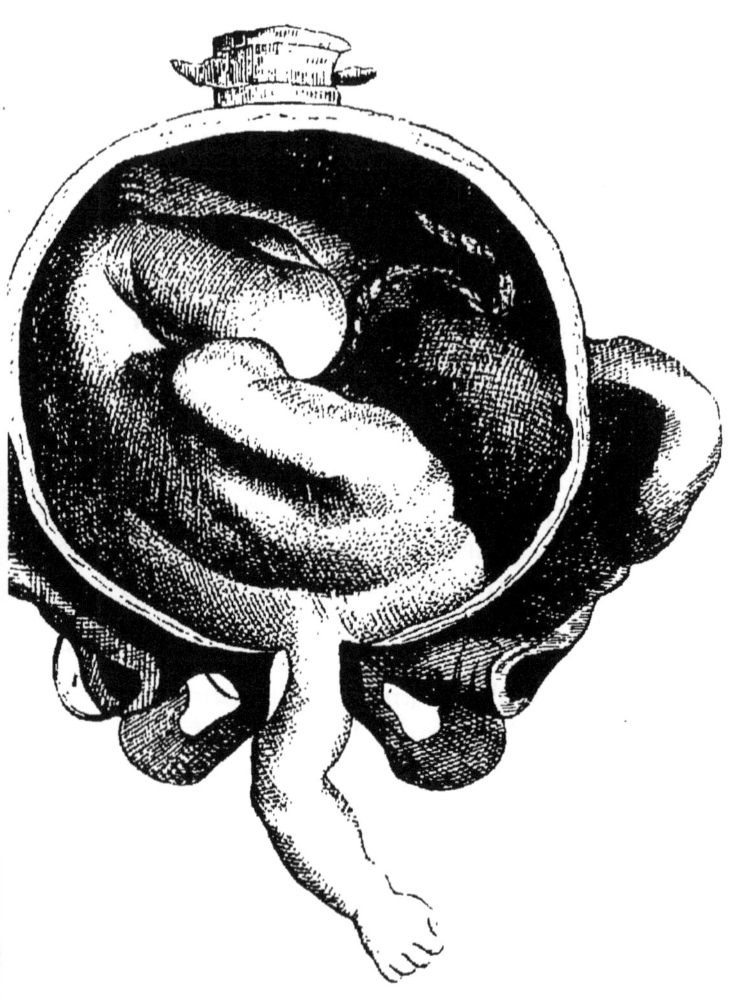

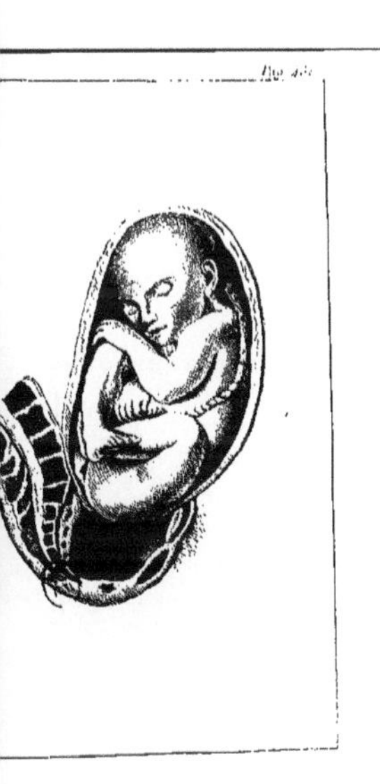

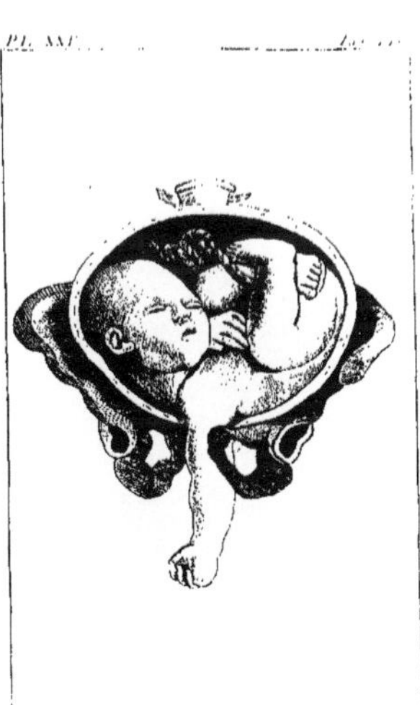

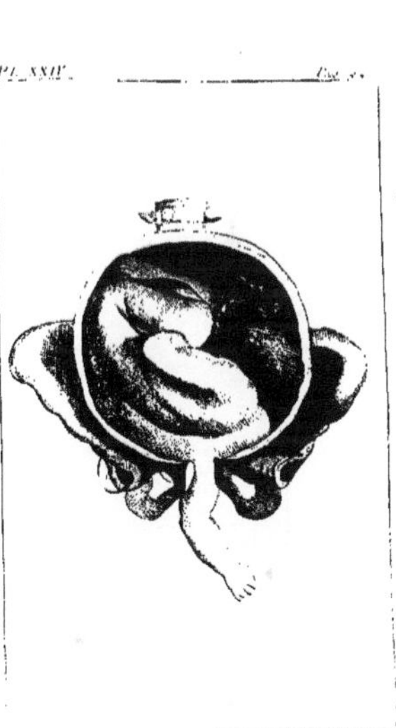

cuisse gauche, jusqu'à ce qu'on puisse accro-
er le pied de ce côté et l'entraîner, en le faisant
scendre sur la poitrine même de l'enfant, et
rrière le pubis de la mère. On reporte ensuite
main pour dégager l'autre pied ; on agit uni-
ement sur ce dernier, après avoir amené l'un
l'autre dans le vagin, pendant qu'on repousse
paule de nouveau, et le plus qu'on peut, au-
sus de la saillie du sacrum : on se comporte
ur le reste comme dans les autres positions.

D. *Comment doit-on procéder à l'accouchement*
 s la quatrième position de l'une et l'autre
 ule (1) ?

R. Le dos de l'enfant étant couché transver-
lement sur la colonne lombaire de la mère, la
itrine, les cuisses et les jambes, sous la partie
térieure de la matrice, la tête sur la fosse
aque droite et les fesses sur la gauche, dans
 quatrième position de l'épaule droite; pour
érer avec tout l'avantage possible alors, on
troduit la main droite en montant vers la fosse
aque gauche, jusque sur les fesses de l'enfant;
 là on dirige les doigts sous la partie latérale
uche et antérieure de la matrice, en suivant la
isse droite, pour gagner le pied et l'entraîner,
 le faisant descendre sur la poitrine de l'en-
nt même et sous le pubis de la mère. On dégage
autre pied avec le même soin, et l'on tire des-
s pendant un instant, tandis que de quelques
oigts on refoule l'épaule de nouveau au-dessus
e la base du sacrum, pour terminer l'accou-
ement à l'ordinaire.

(1) *Voyez* la planche xxv.

Dans la quatrième position de l'épaule gauche, la poitrine de l'enfant paroît couchée transversalement sur la colonne lombaire de la femme, la tête étant aussi sur la fosse iliaque droite, et les fesses ainsi que les pieds, sur la fosse iliaque gauche.

On introduit la main gauche au-devant de la saillie du sacrum, en soulevant l'épaule au-dessus du pubis de la femme; on dirige ensuite les doigts le long du côté de l'enfant et de la partie postérieure et latérale gauche de la matrice, jusqu'à ce que l'on soit parvenu aux pieds; o entraîne ces extrémités ensemble ou l'une après l'autre, en les faisant descendre sous la poitrine même de l'enfant : les ayant amenées dans le vagin, si l'on éprouve encore quelques difficulté à les dégager, on tire plus fort, et même uniquement, pendant un instant, sur le pied droit, tandis qu'on repousse l'épaule de nouveau au-dessus des os pubis. On se comporte pour l surplus comme dans les autres cas.

SECTION III.

De la sortie du bras et de la main de l'enfant, quan l'une des épaules se présente, et de ce que doit faire l'accoucheur dans ces sortes de cas.

D. *Comment doit-on considérer l'accouchement dans lequel le bras de l'enfant s'échappe le pre mier de la matrice?*

R. La sortie du bras de l'enfant n'a jamais rendu l'accouchement essentiellement plus difficile que dans le cas où l'épaule se présente

implement à l'orifice de la matrice, et on a
toujours attribué à la présence de cette extré-
ité, des difficultés qui provenoient d'une autre
ause, et qui exigeoient des secours bien diffé-
ens des moyens qu'on a mis alors en usage :
ien ne sauroit excuser l'espèce de cruauté que
'ignorance a souvent exercée dans ces mêmes
irconstances. Si quelques accoucheurs ont
herché à repousser le bras de l'enfant, et à le
ire rentrer dans la matrice ; les autres ont tenté
niuement d'opérer l'accouchement en tirant
r ce bras ; plusieurs l'ont arraché, l'ont am-
uté, etc., sans se mettre en peine de l'état de
'enfant, qu'ils ont quelquefois amené vivant
nalgré de pareilles manœuvres ; et ce qui est
lus déplorable encore, c'est qu'après de sem-
lables procédés, l'on a plus d'une fois démem-
é l'enfant au moyen des crochets, pour l'ex-
raire par lambeaux, ne trouvant pas plus de
cilité pour le retourner après l'arrachement ou
amputation du bras, qu'on n'en avoit ren-
ntré auparavant, tandis qu'avec un peu de
éthode, et par des moyens très-simples, on
uroit pu le conserver ainsi que sa mère.

D. Il n'est donc pas nécessaire de faire rentrer
bras qui est sorti de la matrice, pour parvenir
terminer l'accouchement ?

R. Non : indépendamment de ce que la ré-
uction du bras est impossible dans la plupart
e ces cas, et toujours très-difficile dans ceux
ui y paroissent les plus favorables, comme à
instant même de l'écoulement des eaux de l'am-
ios, c'est qu'il ne pourroit jamais en résulter
avantage réel. La présence du bras dans

l'orifice de la matrice et le vagin, n'est pas ce qui s'oppose le plus à l'introduction de la main de l'accoucheur ; nous dirons même qu'il n'y met aucun obstacle, et que les difficultés qu'on y rencontre tiennent moins à la présence de cette extrémité, qu'au resserrement du col de la matrice sur ce bras, et la contraction de ce viscère sur le corps de l'enfant.

Loin de repousser le bras de l'enfant, et de chercher à le faire rentrer, nous recommanderons de le retenir.

D. *L'intention d'extraire l'enfant en tirant sur le bras seroit-elle aussi blâmable que la précédente ?*

R. Il y auroit peut-être plus d'ignorance encore à vouloir extraire l'enfant en tirant sur le bras, qu'à faire des efforts pour le réduire dans la matrice ; un enfant à terme et de grosseur ordinaire ne pouvant jamais traverser un bassin de largeur naturelle, dans la position où il se trouve alors. Si l'on pouvoit, à la rigueur, extraire ainsi un enfant beaucoup plus petit, il seroit inhumain de le faire de cette manière, parce qu'on peut l'amener autrement, avec plus de facilité et d'avantage : une telle conduite seroit au plus excusable dans le cas où l'on auroit la certitude de la mort de l'enfant et de son peu de grosseur.

En tirant sur le bras, on augmente sa tuméfaction, si l'enfant est vivant, et on en accélère la mortification ; on luxe ce bras, on le désarticule, et on l'arrache ; on irrite la matrice, qui se contracte davantage sur l'enfant, l'enveloppe plus étroitement, devient douloureuse, et s'enflamme, etc.; en un mot, on multiplie les obstacles et le danger.

D. *L'arrachement du bras, son amputation, ne sont-ils pas quelquefois indiqués en pareilles circonstances ?*

R. L'idée d'une pareille entreprise ne peut qu'inspirer de l'horreur ; rien ne sauroit excuser ceux qui l'ont mise à exécution : ceux même qui se sont glorifiés d'avoir conservé l'enfant par ce procédé, qui assurent s'être frayé, par ce moyen, un chemin plus facile vers les pieds de l'enfant, auxquels ils n'avoient pu atteindre auparavant ; et nos lois désormais devroient sévir avec rigueur contre les personnes de l'art qui se conduiroient avec aussi peu de principes et autant d'inhumanité. La mort seule de l'enfant sembleroit autoriser à couper ou à arracher le bras, s'il formoit essentiellement obstacle à l'accouchement : mais d'après quels signes pourra-t-on en être certain ? Sera-ce d'après l'état du bras exclusivement ? Tel enfant n'ayant été mutilé que parce que le bras sorti étoit tuméfié, noir, livide, et rempli de phlyctènes, étant venu vivant après cette mutilation ; quel que soit l'état de ce bras, on ne doit donc ni l'arracher ni l'amputer, si sa présence ne s'oppose pas essentiellement à l'accouchement : or elle ne sauroit s'y opposer.

D. *D'où provenoient donc les obstacles que tant d'accoucheurs disent avoir rencontrés dans ces sortes de cas, et qu'on y rencontre en effet quelquefois ?*

R. Ces obstacles provenoient de l'état de la

matrice même, et non du bras de l'enfant. Quelquefois le col de la matrice, étant à peine assez entr'ouvert pour recevoir le bras à l'instant où il est forcé de s'y engager, l'embrasse en se resserrant, à l'instar d'une ligature médiocrement serrée ; de sorte que l'avant-bras et la main ne tardent pas à s'enfler, et à changer de couleur. D'autres fois le col de la matrice, quoique très-ouvert au moment où la poche des eaux se déchire, et où le bras s'engage, se resserre autour de lui comme dans le cas précédent, y détermine le même gonflement et le même changement de couleur. La matrice, dans tous ces cas, s'efforçant en vain d'expulser l'enfant, se contracte et le serre étroitement de toutes parts ; irritée par les obstacles, elle agit plus fortement, et acquiert tant de sensibilité, que le moindre attouchement devient douloureux pour la femme, et que le ventre même supporte à peine le poids des vêtemens. C'est du concours de toutes ces causes que naissent les difficultés qu'on rencontre à opérer l'accouchement : la présence du bras dans le col de la matrice y ajoute bien peu, mais les efforts inconsidérés de l'accoucheur les augmentent singulièrement, en même temps qu'ils aggravent le danger que courent la mère et l'enfant.

D. Quelles preuves donnerez-vous que la présence du bras dans le col de la matrice ne peut pas s'opposer fortement à l'introduction de la main de l'accoucheur ?

R. L'on est forcé de convenir que la présence du bras de l'enfant dans le col de la matrice ne peut s'opposer fortement au passage de la main de l'accoucheur, quand on se rappelle la dilatation dont l'orifice est susceptible, et qu'il éprouve dans tous les accouchemens, puisqu'elle surpasse de beaucoup la grosseur de ce bras et de cette main. Il ne faut que relâcher et détendre le bord de cet orifice, qu'affoiblir la contraction de la matrice, relâcher ce viscère, et faire cesser l'état d'érétisme où il se trouve après un travail aussi long que pénible et infructueux, pour parvenir à y insinuer la main.

Une défaillance inattendue, une perte inopinée, ayant fait cesser plus d'une fois cet état d'érétisme et de spasme, chez des femmes qu'on n'avoit pu accoucher auparavant. on les a délivrées ensuite avec aussi peu de difficulté que si le bras n'eût point été engagé. On a porté la main librement dans la matrice: malgré la sortie de ce bras, on a retourné l'enfant, et on l'a amené par les pieds, toutes les fois qu'on y a procédé à l'instant de l'ouverture de la poche des eaux et de la sortie du bras même, et que l'orifice s'est trouvé dilaté convenablement. Ce qui prouve clairement que les obstacles ne dépendent que de l'état même de la matrice, que le bras de l'enfant y ajoute bien peu, et qu'il n'est pas nécessaire de le faire rentrer, ni de l'arracher ou de l'amputer.

D. *Quelle est donc la conduite qu'on doit tenir dans les divers cas où le bras de l'enfant s'est engagé le premier?*

R. Cette conduite doit être différente, selon les circonstances que présente l'état de la femme.

On retourne l'enfant, et on l'amène par les

pieds, toutes les fois que le col de la matrice est assez souple et assez dilaté à l'instant même où le bras s'y engage ; mais il faut différer l'accouchement, quel que soit le temps qui s'est écoulé depuis la sortie du bras, si le col de la matrice est peu effacé, si le bord de l'orifice est dur et peu susceptible de prêter à la dilatation ; s'il y a de la sécheresse, de la chaleur, et de la sensibilité dans cette partie et dans les autres, si la matrice s'est fortement resserrée sur l'enfant, si le ventre de la femme est tendu et douloureux, si le pouls est accéléré et robuste. Dans tous ces cas, avant d'opérer l'accouchement, on fera faire une ample saignée du bras, qu'on répétera même si les forces de la femme et les circonstances l'exigent ; on aura recours au bain, si on peut se procurer les choses convenables ; et au défaut du bain, on fera des fomentations émollientes sur le ventre, et des injections dans le vagin ; enfin, l'on n'entreprendra de retourner l'enfant et de l'extraire qu'après avoir calmé l'état d'érétisme et procuré le relâchement de la matrice.

Si l'obstacle ne dépend que du peu de dilatation de l'orifice, de ce que le col de la matrice n'étoit pas complétement développé et ouvert à l'instant où le bras de l'enfant s'y est engagé, il faut attendre que les efforts de l'accouchement aient procuré des dispositions plus favorables, et qu'ils aient opéré une dilatation convenable. On recommande seulement à la femme de ne pas faire valoir ses douleurs pendant tout ce temps, et on la touche rarement.

D. *Comment doit-on procéder à l'accouchemen*

après toutes les préparations dont on vient de parler ?

R. S'étant bien assuré de la véritable position de l'enfant dans la matrice, par celle de l'épaule à l'égard du détroit supérieur, on va chercher les pieds, en avançant la main, comme on l'a recommandé ci-devant pour les diverses positions de l'une et l'autre épaule, la sortie du bras ne devant rien changer aux procédés qui ont été décrits pour chacune de ces positions.

D. *Que devient le bras de l'enfant lorsque l'accoucheur introduit sa main, et dégage les pieds ?*

R. Si l'accoucheur ne le retient pas au-dehors, il est presque impossible de ne pas refouler la main de l'enfant dans le vagin, où les doigts, le poignet et l'avant-bras se fléchissent d'une manière incommode, et quelquefois fâcheuse pour l'enfant. Si la main de l'enfant n'est pas refoulée par celle de l'accoucheur, souvent elle disparoît et remonte à mesure que les pieds s'avancent et que les fesses se dégagent, pour reparoître ensuite, appliquée sur l'une des hanches ou sur le ventre. Quelquefois l'avant-bras et le poignet se fléchissent dans le vagin, comme on vient de le dire, et prennent une position différente, relativement au corps de l'enfant, qu'on continue de faire descendre. Cette extrémité peut alors se porter sur la poitrine, et dans la suite sur l'un des côtés de la tête et du col, comme on l'observe dans presque tous les accouchemens où l'enfant vient en présentant les pieds : mais elle peut aussi se porter vers le dos, et relever dans cette direction à mesure que le corps se dégage, et être exposée à se luxer ou à se fracturer.

Pour prévenir tous ces inconvéniens, il faut retenir la main de l'enfant au-dehors, au moyen d'un ruban ou lacet placé sur le poignet, pendant qu'on pénètre dans la matrice, et qu'on en dégage l'enfant, de manière que le bras reste toujours allongé dans le vagin. Si cette main est forcée de remonter et de rentrer en quelque sorte à mesure que le tronc descend, on la dégage de nouveau, en tirant sur le ruban, dès que les fesses paroissent à la vulve.

« Lorsque le bras se présente, il faut se conduire d'après les préceptes de Baudelocque.

Si l'on n'alloit pas chercher les pieds, le plus souvent la mère et l'enfant succomberoient; quelquefois cependant la femme pourroit se débarrasser seule, par évolution spontanée. Voici, dans ce cas, la marche que suit la nature : la tête ne remonte pas tout-à-coup, plusieurs heures se passent en efforts impuissans; le corps de l'enfant s'infléchit sur le côté opposé à celui du bras; peu à peu l'épaule remonte, les fesses s'engagent, et sont expulsées avec la main. Le plus ordinairement les enfans meurent par cette compression, et souvent même ils ne sont expulsés qu'après avoir subi un commencement de décomposition putride : aussi, loin d'émettre l'opinion qu'il faut attendre l'évolution, nous ne saurions trop la combattre. En effet l'évolution ne peut être considérée que comme un accident heureux, sur lequel il n'est pas permis de compter dans les cas ordinaires, comme une dernière ressource que la nature toute-puissante oppose aux causes de destruction qui menacent la mère, mais ressource étrangère à l'art qui, au début, ne peut ni la prévoir, ni la provoquer. » (M.)

ARTICLE III.

Des accouchemens dans lesquels l'enfant présente un des côtés proprement dits, et la hanche (1).

SECTION PREMIÈRE.

Des signes qui font reconnoître ces parties, et du jugement qu'on doit porter de l'accouchement.

D. *A quels signes reconnoît-on que l'enfant présente un des côtés et la hanche ?*

R. En touchant la femme après l'ouverture de la poche des eaux, on distingue aisément les côtes et la crête de l'os des iles ; et, lorsque c'est la hanche même qui se présente, on peut porter quelquefois le doigt jusqu'à l'anus et aux parties sexuelles de l'enfant.

Il n'est pas plus difficile de s'assurer si c'est le côté droit ou le côté gauche qui se présente.

D. *De combien de manières ces parties peuvent-elles se présenter au détroit supérieur ?*

R. Le côté et la hanche peuvent se présenter de quatre manières.

Dans la première position, l'aisselle de l'en-

---

(1) La planche xxvi montre l'enfant dans l'attitude où il est quand il présente la hanche.

fant est appuyée sur le pubis de la mère, et les fesses et les pieds répondent à la partie postérieure de la matrice : la poitrine regarde la fosse iliaque gauche, lorsque c'est le côté droit qui se présente, et la fosse iliaque droite, quand c'est le côté gauche.

Dans la seconde, l'aisselle de l'enfant est au-dessus du sacrum, et les fesses répondent à la partie antérieure de la matrice près le pubis: la poitrine regarde la fosse iliaque droite, lorsque c'est le côté droit, et la fosse iliaque gauche, lorsque c'est le côté gauche.

Dans la troisième, l'aisselle est appuyée sur le bas de la fosse iliaque gauche, et les fesses et les pieds occupent la fosse iliaque droite : la poitrine est couchée transversalement sur la colonne lombaire de la mère, lorsque c'est le côté droit, et sous la partie antérieure de la matrice, quand c'est le côté gauche.

Dans la quatrième, l'aisselle est appuyée sur le bas de la fosse iliaque droite, et les fesses sont placées sur la gauche : la poitrine de l'enfant est sous la partie antérieure de la matrice, lorsque c'est le côté droit, et couchée transversalement sur la colonne lombaire, lorsque c'est le côté gauche.

D. *Quel jugement doit-on porter de l'accouchement lorsque l'enfant présente le côté de la hanche ?*

R. Quand c'est la hanche même qui se présente, les fesses de l'enfant, étant toujours très-près du détroit supérieur, peuvent s'en rapprocher insensiblement par les efforts mêmes de l'accouchement, et s'engager comme elles le font lorsqu'elles se présentent en premier lieu. Mais ce changement de position ne peut s'opérer de même lorsque c'est le côté proprement dit qui se présente.

Lorsque c'est une hanche, on peut constamment espérer d'obtenir ce changement en faisant coucher la femme, avant l'ouverture de la poche des eaux, sur le côté même où répondent les fesses de l'enfant ; c'est-à-dire sur le dos, toutes les fois que la hanche est placée de manière que les fesses sont appuyées sur la partie postérieure et inférieure de la matrice ; sur le côté gauche, lorsque les fesses répondent à la fosse iliaque de ce côté, et sur le côté droit quand elles répondent au côté droit du bassin : l'on ne doit rien attendre de la situation de la femme, dans le cas où la hanche est placée de manière que les fesses sont au-dessus du pubis.

Lorsqu'on parvient, de cette manière, à ramener les fesses de l'enfant à l'entrée du bassin, il faut ensuite se conduire pour le reste, comme on l'a prescrit en parlant des accouchemens où ces parties se présentent naturellement à l'orifice de la matrice. Mais, si l'on ne peut obtenir cet avantage de la seule situation de la femme, il faut aller prendre les pieds, en portant la main dans la matrice.

SECTION II.

De la manière d'opérer l'accouchement dans les divers cas où l'enfant présente le côté et la hanche.

D. Comment doit-on procéder à l'accouchement dans la première position du côté et de la hanche?

R. Quand on opère à l'instant où les eaux s'écoulent, on introduit à son choix l'une ou l'autre main, en montant le long de la partie postérieure de la matrice, sur la hanche et les fesses de l'enfant, jusqu'à ce qu'on puisse accrocher les pieds de manière à les entraîner en retirant cette main; observant pendant ce temps de tenir la femme couchée à plat sur le dos, et d'appuyer légèrement de l'autre main sur le ventre, à dessein de diminuer l'obliquité antérieure de la matrice. Ce procédé offre peu de difficulté, quand c'est la hanche qui se présente; mais il n'en est pas de même lorsque c'est le côté, et surtout quand il y a long-temps que les eaux de l'amnios se sont écoulées. Dans ce dernier cas, au lieu de le tenter, il vaut mieux se comporter de la manière suivante :

Lorsque c'est le côté droit, on introduit la main droite en montant le long du côté gauche de la matrice, et en poussant les fesses de l'enfant vers la fosse iliaque droite, jusqu'à ce qu'on puisse atteindre les pieds et les dégager, en les ramenant sur la poitrine de cet enfant même, comme on l'a prescrit pour la première position de l'épaule droite.

Lorsque c'est le côté gauche, on introduit la

main gauche en montant vers la fosse iliaque droite, et en poussant les fesses sur la gauche, pour dégager les pieds comme à l'occasion de la première position de l'épaule gauche.

D. *Comment doit-on procéder à l'accouchement dans la seconde position du côté et de la hanche ?*

R. Dans la seconde position du côté droit, on introduit la main gauche en montant vers la partie latérale droite de la matrice, et en la recourbant un peu vers le dessus du pubis, jusqu'à ce que l'on soit parvenu aux genoux de l'enfant, et de là sur les pieds pour les entraîner ensemble, ou l'un après l'autre, ainsi qu'on l'a recommandé pour la seconde position de l'épaule droite.

Lorsque c'est la hanche qui se présente, on peut se contenter d'accrocher les genoux et de les entraîner, parce qu'il est alors trop difficile de dégager les pieds en premier lieu.

Quand c'est le côté ou la hanche gauche qui se présente, on introduit la main droite en suivant le côté gauche de la matrice, pour parvenir aux pieds ou aux genoux de l'enfant, et les dégager, comme on l'a fait pour la seconde position de l'épaule gauche.

D. *Comment doit-on procéder à l'accouchement dans la troisième position du côté ou de la hanche ?*

R. Lorsque c'est le côté droit, on introduit la main droite au-dessous de l'enfant, en dirigeant les doigts le long de la partie postérieure et latérale droite de la matrice, jusqu'à ce qu'ils

soient parvenus sur la hanche, la cuisse et
genou, d'où on va prendre les pieds pour l
dégager, en observant tout ce qui a été pres
crit à l'occasion de la troisième position de l'é
paule droite.

Si la hanche même se présentoit, il suffir
de prendre les genoux, toujours alors très-p
du détroit supérieur, et appuyés sur la pa
postérieure de la matrice.

Lorsque c'est le côté gauche qui se p
sente dans la troisième position, si les eaux
l'amnios sont évacuées depuis long-temps
il faut aller chercher les pieds, en introd
sant la main gauche sous la partie latéra
droite et antérieure de la matrice, comme
l'a recommandé pour la troisième position
l'épaule gauche.

Si c'est la hanche gauche, on avance la m
gauche vers la fosse iliaque droite, jusqu'à
que les doigts puissent se recourber au-d
des pieds et des fesses de l'enfant, de mani
à entraîner le tout au détroit supérieur,
ne tirer ensuite que sur les pieds.

On peut aller prendre les pieds, en suiva
ce dernier procédé, dans la troisième positio
de l'un et de l'autre côté proprement dit
ainsi que de la hanche droite, lorsqu'on opé
l'accouchement au moment de l'ouverture d
la poche des eaux.

D. *Comment doit-on procéder à l'accou
ment dans la quatrième position du côté ou
la hanche?*

R. Dans cette quatrième position, tant

côté droit que du côté gauche, si les eaux de l'amnios ne font que de s'écouler, on introduit la main droite en montant vers la fosse iliaque gauche, sur laquelle les fesses et les pieds se trouvent appuyés, et on entraînera toutes ces parties au détroit supérieur, pour ne dégager ensuite que les pieds. On peut encore se conduire de même, quoique les eaux soient évacuées depuis long-temps, si c'est l'une des hanches qui se présente dans la position assignée, parce que les fesses et les pieds sont alors très-près du détroit supérieur : mais lorsque c'est un des côtés même, il vaut mieux se conduire de la manière suivante : Si c'est le côté droit, on introduit la main droite, en montant vers le devant de la fosse iliaque gauche et sous la partie antérieure de la matrice, pour dégager les pieds, comme à l'occasion de la quatrième position de l'épaule droite. Lorsque c'est le côté gauche, on avance la main gauche, au-dessous de l'enfant même, en suivant la partie postérieure et latérale gauche de la matrice, pour dégager les pieds, comme dans la quatrième position de l'épaule gauche.

———

CHAPITRE VI.

De la grossesse et de l'accouchement de plusieurs enfans ; de l'avortement ou fausse-couche ; du faux travail et des fausses grossesses.

ARTICLE PREMIER.

De la grossesse et de l'accouchement de plusieurs
enfans.

D. *De combien d'enfans la femme peut-elle
être enceinte à la fois, et comment désigne-t-on
ces enfans ?*

R. Il existe beaucoup d'exemples de grossesses de deux enfans ; quelques-uns de grossesses
de trois, et à peine un seul bien constaté de
grossesse de quatre. On se sert du mot de *jumeaux*, de *tri-jumeaux*, de *quadrijumeaux*,
pour désigner le nombre d'enfans provenant de
la même grossesse.

D. *Quand il existe plusieurs enfans, ont-ils été
conçus en même temps ?*

R. Le plus souvent ils sont le fruit d'une seule et même conception. En admettant l'opinion
contraire, il faudroit convenir que ces enfans
ont été conçus à des époques très-rapprochées,
comme dans le cours de la même heure et du
même jour ; ce qui seroit encore assez difficile à
expliquer, quoiqu'on ne puisse nier que quelques jumeaux aient été conçus à des époques
beaucoup plus éloignées, même à plusieurs mois
de distance, puisque la femme en est accouchée
à des intervalles également marqués. La possibilité de la superfétation est établie sur des faits

le
m
s-
es
le
t-
x,
le

té

1-
n
15
;,
u
à
:s
is
e

s

soient parvenus sur la hanche, la cuisse et
genou, d'où on va prendre les pieds pour l
dégager, en observant tout ce qui a été p
crit à l'occasion de la troisième position de l'é
paule droite.

Si la hanche même se présentoit, il suffi
de prendre les genoux, toujours alors très-p
du détroit supérieur, et appuyés sur la p
postérieure de la matrice.

Lorsque c'est le côté gauche qui se p
sente dans la troisième position, si les eaux
l'amnios sont évacuées depuis long-temp
il faut aller chercher les pieds, en introd
sant la main gauche sous la partie laté
droite et antérieure de la matrice, comme
l'a recommandé pour la troisième position
l'épaule gauche.

Si c'est la hanche gauche, on avance la
gauche vers la fosse iliaque droite, jusqu'à
que les doigts puissent se recourber au-des
des pieds et des fesses de l'enfant, de ma
à entraîner le tout au détroit supérieur,
ne tirer ensuite que sur les pieds.

On peut aller prendre les pieds, en suiv
ce dernier procédé, dans la troisième posit
de l'un et de l'autre côté proprement di
ainsi que de la hanche droite. lorsqu'on o
l'accouchement au moment de l'ouverture
la poche des eaux.

D. *Comment doit-on procéder à l'acco
ment dans la quatrième position du côté o
la hanche?*

R. Dans cette quatrième position, tant

côté droit que du côté gauche, si les eaux de l'amnios ne font que de s'écouler, on introduit la main droite en montant vers la fosse iliaque gauche, sur laquelle les fesses et les pieds se trouvent appuyés, et on entraînera toutes ces parties au détroit supérieur, pour ne dégager ensuite que les pieds. On peut encore se conduire de même, quoique les eaux soient évacuées depuis long-temps, si c'est l'une des hanches qui se présente dans la position assignée, parce que les fesses et les pieds sont alors très-près du détroit supérieur : mais lorsque c'est un des côtés même, il vaut mieux se conduire de la manière suivante : Si c'est le côté droit, on introduit la main droite, en montant vers le devant de la fosse iliaque gauche et sous la partie antérieure de la matrice, pour dégager les pieds, comme à l'occasion de la quatrième position de l'épaule droite. Lorsque c'est le côté gauche, on avance la main gauche, au-dessous de l'enfant même, en suivant la partie postérieure et latérale gauche de la matrice, pour dégager les pieds, comme dans la quatrième position de l'épaule gauche.

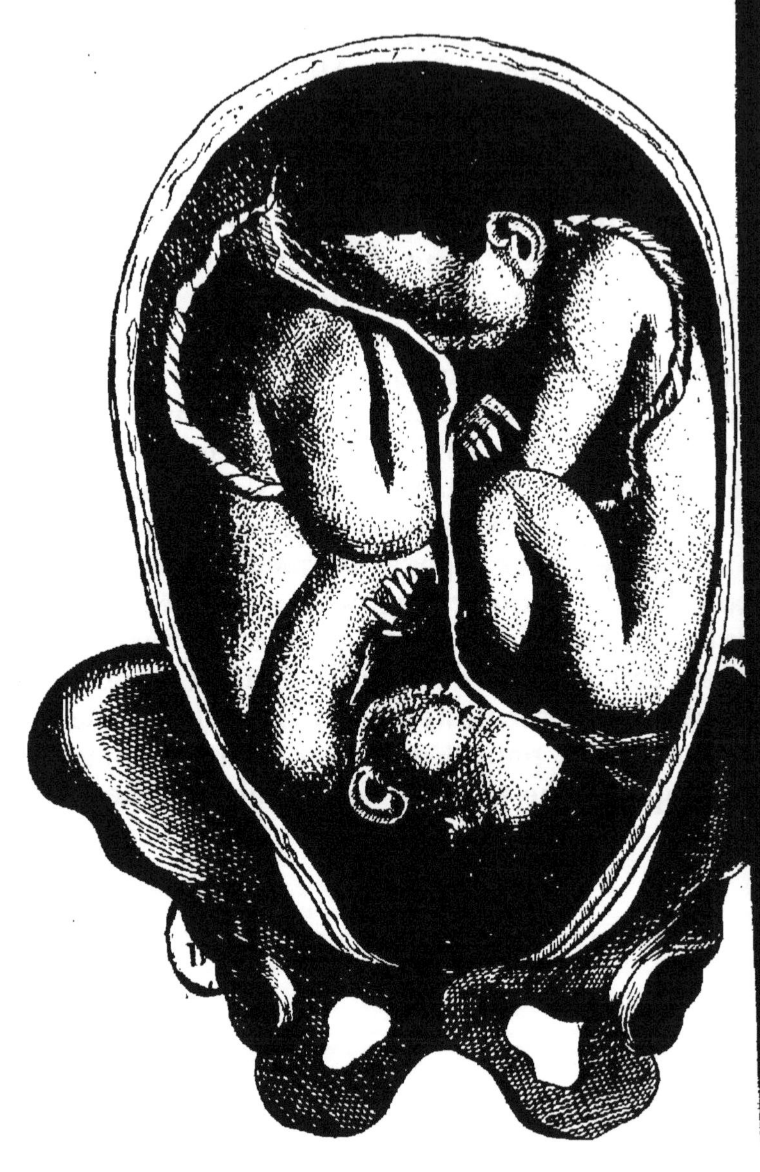

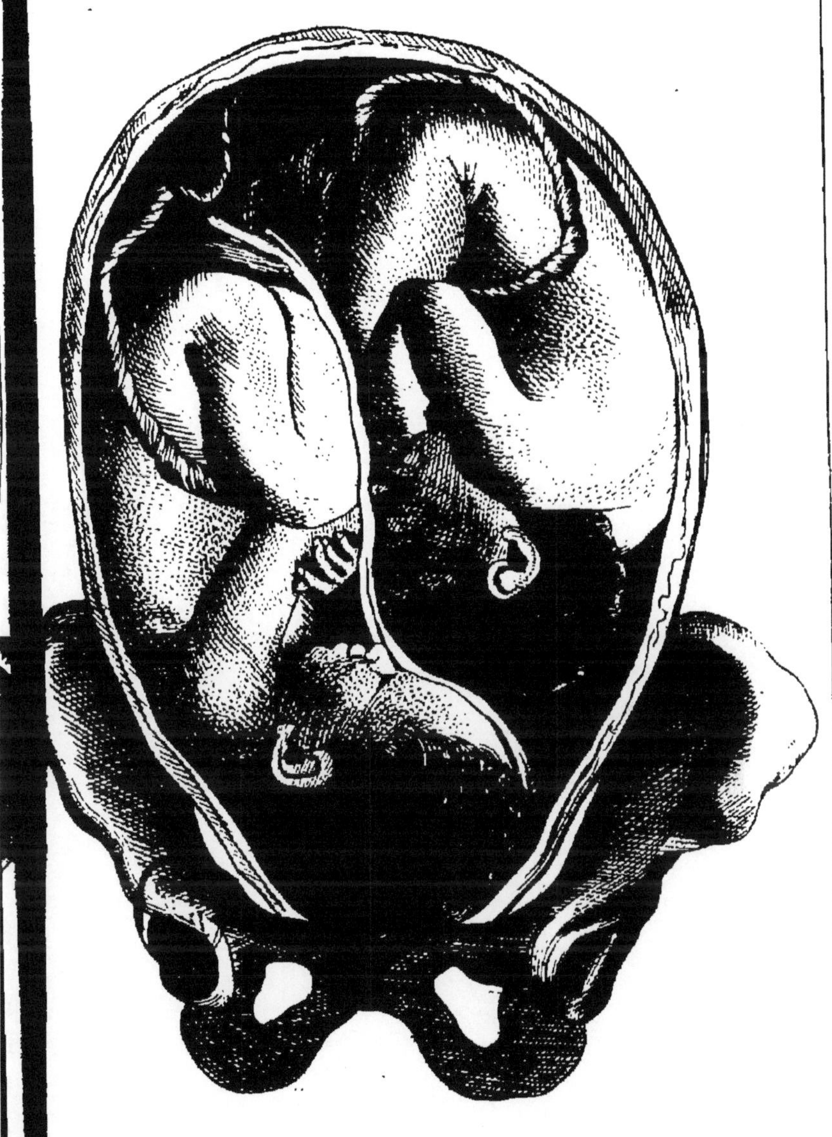

si positifs qu'on ne peut en douter ; mais la matrice étoit-elle unique alors ? On ne convient pas encore qu'une femme, qui n'a qu'une seule matrice, et qui est déjà grosse, puisse concevoir un second enfant, ou un troisième, etc., parce qu'il n'est pas démontré que cet organe n'étoit pas double chez celles où la superfétation a eu véritablement lieu. L'on connoît bien plus d'exemples d'une pareille conformation que de véritables superfétations.

« La superfétation est un fait démontré ; nous pensons qu'elle ne peut avoir lieu que dans l'une des trois circonstances suivantes : 1° lorsque l'utérus est bien conformé, il faut que les deux actes fécondans aient lieu dans un très-court intervalle, car l'exsudation plastique, qui doit former la membrane caduque, viendroit y apporter obstacle. 2° Lorsque l'utérus est bilobé ; nous avons cité dans les notes l'observation d'une fille dont l'utérus étoit partagé en deux : la fécondation eut lieu dans chacune des divisions de l'organe. Chez un pareil sujet, la superfétation étoit possible (1). 3° Enfin, lorsqu'il y a une grossesse extra-utérine. Je pourrois en citer un exemple que j'ai observé en 1836 avec MM. Dubois (d'Amiens) et A.-C. Beaudelocque. » (M).

D. *Chacun des enfans jumeaux a t-il ses enveloppes particulières et son placenta ?*

R. Le plus souvent il ne paroît y avoir qu'un seul placenta pour les jumeaux, les deux arrière-faix étant tellement rapprochés, réunis, qu'ils semblent ne former qu'une seule masse, de la-

_____

(1) Voyez page 63.

quelle naissent autant de cordons qu'il y a d'enfans : mais cependant le système vasculaire de
l'un communique à peine avec le système vasculaire de l'autre, et il y a constamment deux
membranes appelées *chorion*, et deux membranes *amnios*; de sorte que les eaux qui bai-
gnent la surface de l'un des enfans ne peuvent
mouiller la surface de l'autre, étant séparées par
une cloison formée de quatre feuillets de membranes.

Quelquefois les deux masses de placenta sont
écartées l'une de l'autre, et liées par une forte
membrane celluleuse; mais la cloison qui sépare
les enfans est la même, et résulte également de
l'adossement des sacs membraneux qui enveloppent chacun de ces enfans. Enfin on dit avoir
observé que les jumeaux étoient contenus dans
les mêmes enveloppes, et baignés par les mêmes
eaux : ce qui doit être excessivement rare.

D. *Les jumeaux prennent-ils le même développement, le même accroissement; présentent-ils la
même force, la même grosseur au terme de la
naissance; et sont-ils toujours de même sexe?*

R. En général, les jumeaux sont un peu plus
petits qu'un enfant qui a été porté seul le même espace de temps, toutes choses étant égales
d'ailleurs du côté de la santé et de la constitution de la mère. On observe de plus qu'un des
jumeaux est un peu plus gros et plus fort que
l'autre.

Le plus souvent ils sont du même sexe : mais
on a vu naître aussi assez fréquemment un garçon et une fille; conséquemment des enfans de
l'un et de l'autre sexe.

D. *Un des jumeaux ne peut-t-il pas mourir avant le terme de sa naissance, et exposer, par son voisinage,* **la vie du second enfant ?**

R. Un des enfans peut mourir long-temps avant l'accouchement, même se putréfier ; mais il n'influe pas toujours pour cela d'une manière remarquable sur le développement du second. On a vu naître, dans le même moment, un enfant bien portant et un autre putréfié à l'excès ; quelquefois ce dernier paroissoit du même terme que le premier ; d'autres fois il ne sembloit que du terme de sept mois, de six, et même au-dessous. Mais tous ces jumeaux étoient dans des enveloppes distinctes, formées par les deux membranes, de sorte qu'ils ne pouvoient se toucher immédiatement, ni être baignés par les mêmes eaux. On a vu des femmes avorter d'un enfant mort à un terme peu avancé de la grossesse, et porter l'autre l'enfant jusqu'à l'époque du neuvième mois.

D. *La durée de la grossesse de plusieurs enfans est-elle la même que celle d'un seul ?*

R. Il est rare que la durée de cette espèce de grossesse soit parfaitement égale à celle d'une grossesse ordinaire : la plupart des femmes accouchent alors vers le milieu du neuvième mois, et quelques-unes un peu plus tôt, sans qu'aucune cause étrangère à la grossesse puisse être soupçonnée d'y contribuer.

D. *Quel est celui des jumeaux qui est l'aîné ?*

Ce titre appartient à celui des enfans qui vient le premier, quoique le commun des hommes se persuade encore que cet enfant a été conçu le dernier.

SECTION PREMIÈRE.

Des signes de la grossesse composée de plusieurs enfans.

D. Peut-on reconnoître, avant le moment de l'accouchement, s'il existe plusieurs enfans ?

R. Les signes qui dénotent l'existence de plusieurs enfans sont on ne peut plus obscurs avant les six ou sept premiers mois de la grossesse. On ne peut que le présumer d'après le volume extraordinaire du ventre, et sa division en deux tumeurs par la dépression superficielle de la ligne blanche, ainsi que d'après les mouvemens qui se passent dans la matrice en plusieurs endroits à la fois. Mais après le sixième, et surtout le septième mois, le toucher peut nous faire connoître, chez quelques femmes, s'il y a plusieurs enfans, ou un seul. Si l'on ne peut encore, à cette époque, introduire le doigt dans l'orifice de la matrice, on distingue au moins, en palpant aux environs, quelle est la partie que l'enfant présente au détroit supérieur. Si c'est la tête, on remarque quelle en est à peu près la grosseur et la mobilité, en la parcourant et en l'agitant au moyen du doigt, tandis que de l'autre main, placée à l'extérieur, on appuie légèrement sur le lieu où se trouvent les fesses et les pieds, qui se font reconnoître en certains cas avec une facilité étonnante. Il existe plusieurs enfans quand la tête qui se présente en bas est petite, peu mobile, et comme fixée sur l'entrée du bassin ; quand le ventre de la fem-

me est en même temps très-volumineux , la
matrice fort élevée et très-large d'un côté à l'autre ; quand la femme éprouve de fréquens
mouvemens, mais obscurs, comme gênés, et en
divers endroits à la fois ; quand celui qu'on imprime à la tête qui est en bas, ne répond pas
à la main qui est placée extérieurement vers le
fond de la matrice.

S'il n'existoit qu'un enfant dans une matrice
aussi spacieuse, et un enfant aussi petit que
nous l'annonçons, il y seroit extrêmement mobile ; on l'agiteroit aisément au moyen du doigt
porté dans le vagin ; la femme en éprouveroit des
mouvemens très-étendus et très-libres, parce que
cet enfant seroit alors au milieu d'une masse d'eau
considérable relativement à son volume. S'il est
encore possible de se tromper en quelques cas d'a-
près l'ensemble de ces signes , on ne doit pas au
moins conserver de doute au temps de l'accouchement. Lorsqu'il existe plusieurs enfans, le ventre
e la femme reste très-gros après la sortie du premier ; la matrice s'élève encore au-dessus de l'om-
ilic, et présente , toutes proportions gardées,
autant de largeur d'un côté à l'autre que de hauteur ; le doigt porté dans l'orifice même de ce
viscère, fait alors reconnoître évidemment l'existence du second enfant, soit qu'il s'y présente
à nu, ou enveloppé de ses membranes.

SECTION II.

De la manière dont s'opère l'accouchement de plusieurs enfans, et de ce que doit faire l'accoucheur.

D. Comment s'opère l'accouchement dans le cas où il existe plusieurs enfans?

R. Le plus souvent, il s'opère aussi naturellement que s'il n'y avoit qu'un seul enfant, parce que les jumeaux se présentent successivement, et dans une bonne position, à l'orifice de la matrice. On remarque seulement que la sortie du premier se fait un peu plus lentement. toutes choses égales d'ailleurs, que celle d'un enfant qui seroit seul.

L'expulsion du second enfant exige peu d'efforts de la part de la femme, quand il est bien tourné. parce que le premier lui a préparé la voie : il est rare que sa sortie tarde au-delà d'une demi-heure; et le plus souvent la femme n'éprouve que deux ou trois douleurs pour s'en délivrer. Si le second enfant est resté plusieurs jours dans le sein de sa mère après la sortie du premier, c'est parce que la matrice manquoit de forces. qu'elle étoit dans l'inertie, ou bien qu'il étoit situé de manière à ne pouvoir venir seul, qu'on ne l'avoit pas reconnu, et qu'on prenoit les douleurs que la femme éprouvoit encore pour de simples tranchées de couches.

D. L'accouchement peut il s'opérer naturelle ment, toutes les fois qu'un des jumeaux se présente bien à l'orifice de la matrice?

R. Non: il arrive quelquefois qu'il ne peut se

pérer de cette manière, parce que le second enfant est placé de façon qu'il s'oppose, en quelque sorte, à l'action immédiate de la matrice sur le premier (1), comme on en rapporte des observations. Dans ce cas, après un délai convenable pour s'assurer que cet enfant ne peut pas venir naturellement, on emploie le forceps pour en faire l'extraction, si la tête est très-basse; on dégage les pieds, si ce sont eux qui se présentent; on accroche les hanches au moyen de l'index de l'une et l'autre main, si ce sont les fesses qui ont été poussées très en avant; on se conduit enfin selon la position de cet enfant, et comme s'il étoit seul dans la matrice.

D. Que doit on faire dans tous ces cas, après la sortie du premier enfant ?

R. Lorsque le second se présente bien, on le laisse venir naturellement : on sollicite seulement les contractions de la matrice, en faisant des frictions sur le ventre de la femme au moyen d'une main; mais, s'il se présente mal, on le retourne; et, après en avoir dégagé les pieds, on ne procède à son extraction qu'autant que la matrice se contracte bien, et que la femme éprouve de nouvelles douleurs, afin de prévenir l'affaissement de ce viscère, et d'empêcher qu'il ne tombe dans une sorte d'inertie qui suit assez ordinairement un accouchement trop prompt.

D. Que faudroit-il faire, lorsqu'il y a plusieurs

---

(1) Nous pourrions rapporter ici des observations intéressantes, en preuve de ce que nous avançons.

enfans, si le travail de l'accouchement étoit compliqué d'accidens ?

R. Il faudroit opérer cet accouchement comme
on l'a prescrit en faisant mention de ces mêmes
accidens.

D. *Indiquez quelques-unes des positions des jumeaux. tant à l'égard de l'orifice de la matrice que
respectivement l'un à l'autre* ?

R. 1° Les jumeaux peuvent présenter la tête
au détroit supérieur ; mais celle de l'un ne peut
s'y engager que celle de l'autre ne s'en écarte,
en remontant vers l'une des fosses iliaques. Lorsqu'elles sont pressées également sur la marge du
bassin, aucune ne peut s'y engager, et l'accouchement devient impossible sans les secours de
l'art.

2° La position respective des jumeaux est
telle, le plus souvent, qu'ils sont à côté l'un de
l'autre, comme on le voit exprimé sur les planches XXVII et XXVIII : de sorte que, dans l'accouchement, ils présentent successivement la
tête à l'orifice de la matrice, ou bien l'un d'eux
seulement, et le second le siége ou les pieds.
Quelquefois ils se croisent de manière que la
tête de celui dont les fesses répond à la partie
latérale droite de la matrice, est appuyée sur la
fosse iliaque gauche ; et la tête de celui dont les
fesses regardent le côté gauche, est sur la fosse
iliaque droite.

3° Ils peuvent se trouver dans des rapports
encore très-différens : l'un deux ayant la tête en
bas, et l'autre les pieds ; ou bien ce dernier étant
couché transversalement sur la partie postérieure, ou sous la partie antérieure de la matrice.

4° L'un peut offrir l'épaule ou le bras, le dos ou la poitrine, à l'orifice de la matrice, et l'autre s'y présenter ensuite de la manière la plus avantageuse : ou bien le premier peut offrir la tête, et le second une des parties ou régions dont il s'agit.

5° L'un et l'autre peuvent présenter les pieds en même temps et comme pêle-mêle, si les membranes des deux se rompent à la fois, etc., etc. Enfin le cordon ombilical de l'un peut sortir à l'instant de l'ouverture de la poche des eaux, et l'autre se présenter de manière à venir le premier.

D. *Comment doit-on procéder à l'accouchement dans tous ces cas?*

R. Quelle que soit la cause qui s'oppose à la sortie du premier enfant, lorsque la tête a été poussée jusqu'au fond du bassin, il faut opérer l'accouchement comme nous l'avons déjà dit plus haut; mais on ne doit retourner cet enfant qu'autant qu'on ne peut se procurer le forceps, et quelqu'un qui sache l'appliquer.

1° Lorsque les jumeaux présentent la tête dans le voisinage du détroit supérieur, de manière que celle de l'un s'oppose à la descente de celle de l'autre, il faut essayer d'en écarter une; et, si l'on ne peut y parvenir, on va prendre les pieds de l'un de ces enfans, on le retourne, et on en fait l'extraction à l'ordinaire. On a seulement l'attention de n'extraire ce premier enfant que dans l'intervalle des douleurs, et de recommander à la femme de ne faire alors aucun effort, dans la crainte que la tête du second, qui est déjà dans le voisinage du détroit supérieur, ne soit poussée en avant, ou ne soit entraînée par la poitrine ou la tête de l'autre, de manière à s'opposer fortement à sa sortie.

Après l'issue du premier enfant, si le second se présente bien, on le laisse venir, s'il se présente mal, on l'amène par les pieds.

2° Lorsque les jumeaux se croisent dans la matrice, de manière que la tête de l'un et l'autre se trouve appuyée sur les fosses iliaques, il faut aller prendre les pieds de celui qui est en dessous, le retourner, et l'extraire avec les précautions recommandées précédemment. On se comporte ensuite à l'égard de l'autre, selon la manière dont il se présente.

3° Quand l'un des enfans présente la tête et l'autre les pieds, il faut se conduire différemment, selon que ces derniers seront plus ou moins engagés. On les repousse le plus qu'on peut sur l'une des fosses iliaques, s'ils se présentent seulement à l'orifice de la matrice, pour que la tête de l'autre enfant puisse s'engager librement et sortir. Mais s'ils étoient à la vulve, et la tête du second enfant encore très-éloignée, il faudroit les dégager, et extraire en premier lieu l'enfant à qui ils appartiennent, après toutefois avoir repoussé la tête de l'autre.

4° On laisse venir l'enfant dont la tête se présente, et on retourne le second pour l'amener par les pieds, s'il se trouve dans la suite placé transversalement sur le détroit supérieur.

5° Quand l'un des enfans présente les fesses, si elles sont très-engagées, on les accroche d'un doigt légèrement recourbé sur le pli des aines, comme on l'a recommandé ailleurs : ou bien on va chercher les pieds, si elles sont moins avancées; mais on laisse aux soins de la nature l'expulsion du second enfant, s'il se présente bien.

6° Lorsqu'un des enfans présente le bras au point que la main est dehors, il faut le retourner et l'amener par les pieds, à moins que la tête de l'autre ne se soit profondément engagée en même temps que ce bras, car il faut alors laisser venir cette tête, ou l'extraire avec le forceps, si elle ne peut sortir naturellement.

7° Quand l'un et l'autre jumeaux présentent les pieds en même temps, il faut s'assurer, avant de ne rien entreprendre, si les trois ou quatre extrémités, qui sont à l'orifice de la matrice, appartiennent à un enfant monstrueux, comme on en connoît des exemples, ou bien à des jumeaux ordinaires. Quand toutes ces extrémités appartiennent à un enfant monstrueux, on les dégage à la fois; mais, lorsqu'elles appartiennent à deux enfans, il ne faut dégager que les pieds de celui qu'on veut extraire en premier lieu, et repousser ceux du second enfant.

8° Il est assez difficile de reconnoître si le cordon, qui s'est précipité au dehors, à l'instant de l'ouverture de la poche des eaux, appartient au jumeau qui a commencé à s'engager ou à l'autre : mais voici quelques règles de conduite relativement à l'accouchement.

Si la tête de l'un de ces enfans se trouve très-avancée, et disposée à sortir promptement, on la laisse venir, que ce soit ou non celle de l'enfant à qui appartient le cordon qui est dehors;

mais on fait l'extraction de cette tête au moyen du forceps, si elle ne peut venir naturellement et aussi promptement, pour se comporter ensuite à l'égard du second enfant, selon la manière dont il se présentera. Lorsqu'aucun des enfans ne paroît disposé à sortir. à l'instant où le cordon s'échappe, il faut prendre les pieds de celui à qui appartient ce cordon, etc.(1), le retourner, et l'extraire.

ARTICLE II.

De l'avortement.

D. *Qu'est ce que l'avortement?*

R. L'avortement, dans l'acception la plus générale, est l'expulsion du fœtus et de ses dépendances avant le terme de sa maturité, c'est-à-dire avant qu'il ne soit assez fort et assez développé pour continuer de vivre après sa naissance, quelques soins qu'on donne alors à sa conservation.

D. *Le mot de fausse couche signifie-t-il autre chose que le mot avortement?*

R. L'usage a rendu ces deux mots synonymes ; ils s'emploient pour exprimer la même chose, l'expulsion d'un fœtus, qui est loin de son terme naturel. Mais on préfère le mot *fausse couche* à celui d'avortement, qui sem-

---

(1) L'on a exposé ailleurs les préceptes qui sont relatifs à la délivrance après l'accouchement de plusieurs enfans. *Voyez* page 254.

ble affecté plus spécialement aux brutes. L'expulsion d'une môle, de ces masses d'hydatides, de ces amas de sang ou d'eau, qui constituent les fausses grossesses dont nous parlerons ci-après, s'exprime également par le mot *fausse-couche*.

SECTION PREMIÈRE.

Des causes et des signes de l'avortement.

D. *Quelles sont les causes qui peuvent donner lieu à l'avortement?*

R. Ces causes sont en grand nombre : les unes proviennent de l'enfant, les autres de la mère; et il y en a qui sont purement accidentelles.

Les maladies dont l'enfant peut être affecté avant sa naissance, et qui peuvent alors influer sur sa vie, doivent être regardées comme autant de causes éloignées de l'avortement, parce que la matrice, irritée par la présence d'un enfant mort, ne tarde pas à faire des efforts pour l'expulser.

Les maladies aiguës ou chroniques de la femme peuvent également donner lieu à l'avortement, soit en influant sur la vie de l'enfant, soit en troublant l'ordre du développement de la matrice.

La ténuité des enveloppes du fœtus en est souvent une autre cause, parce que ces enveloppes se déchirent aux moindres efforts, et laissent échapper les eaux quelquefois long-temps avant le terme de la maturité de la grossesse.

La foiblesse organique, l'extrême rigidité, et l'excès de sensibilité de la matrice, produisent également l'avortement.

L'abus des plaisirs de l'amour, les passions désordonnées, l'exercice forcé, les courses à cheval, le cahot des voitures, la danse, le chant, le rire immodéré, les coups, les chutes, et les efforts inconsidérés pour aller à la garde-robe, peuvent également le provoquer. Nous ne développerons pas la manière d'agir de chacune de ces causes, parce que cette explication seroit trop longue, et pourroit paroître inutile pour des sages-femmes.

D. Quels sont les symptômes qui dénotent qu'une femme est menacée d'avorter?

R. Le travail de l'avortement se déclare quelquefois sans qu'aucun symptôme n'ait annoncé qu'il étoit à craindre, ou que la femme en ai été menacée; mais le plus ordinairement il es précédé d'une sorte de lassitude dans tout l'habitude du corps, de pesanteur et de dou leurs dans les membres; le pouls de la femm est fréquent, élevé, dur, irrégulier, et comm fébrile; le visage est comme décomposé, l yeux paroissent enfoncés, et les paupières livi des; la femme se plaint d'une pesanteur dans l fond du bassin, ou au-dessus de l'anus, qui es accompagnée d'un tiraillement douloureux ver les lombes et les aines; les mouvemens de l'en fant deviennent plus fréquens, ou bien plu obscurs, et bientôt la femme n'en ressent au cun, si ce n'est une espèce de ballottement; i s'établit un écoulement glaireux, séreux, rou sâtre, et quelquefois de sang pur; enfin, il su

vient des douleurs semblables à celles de l'accouchement : ces derniers symptômes dénotent
un avortement prochain ; et l'ensemble des
autres annonce seulement que la femme en est
menacée.

*D. L'avortement a-t-il lieu toutes les fois que
quelques-uns de ces symptômes se manifestent ?*

R. Non : on a vu des femmes perdre du sang
abondamment, même à diverses reprises, ou
ien éprouver une longue suite de douleurs,
vec ou sans perte, et ne point avorter. On peut
espérer que l'avortement n'aura pas lieu, si l'orifice de la matrice reste fermé, malgré la continuité des douleurs ; si le col de ce viscère ne
perd rien de sa longueur, si les mouvemens de
l'enfant continuent de se faire sentir, etc. : d'ailleurs, on parvient quelquefois à rétablir le
calme, quoique le travail de l'avortement soit
plus avancé, le col de la matrice étant assez dilaté pour admettre librement le doigt, et la
oche des eaux commençant à se former.

SECTION II.

Des moyens de prévenir l'avortement, et des secours
qu'on doit donner à la femme dans le temps même où
il se fait.

*D. Quels sont les moyens de prévenir l'avor-
tement ?*

R. Ces moyens sont aussi variés que les causes
e l'avortement sont multipliées.

Rien ne peut empêcher celui qui est la suite
de la mort du fœtus, des maladies aiguës ou
chroniques de la mère, de certaines lésions or-

ganiques de la matrice; mais un bon régime, un exercice modéré, le repos, les bains, des saignées plus ou moins répétées, des boissons délayantes, des lavemens, peuvent le prévenir, lorsqu'il n'a d'autres causes éloignées que la foiblesse des organes de la femme, la séche-resse, la rigidité, l'extrême sensibilité de la matrice, la pléthore sanguine, les efforts du vomissement, ceux de la garde-robe, la toux, etc., en appliquant chacun de ces moyens aux circonstances où ils paroissent indiqués.

D. Quels sont les moyens de s'opposer à l'avor-tement, lorsque quelques-uns de ces symptômes avant-coureurs se sont déjà manifestés, et que le travail en est commencé?

R. Lorsque la grossesse a été vivement ébranlée par une cause quelconque, on fait garder le repos à la femme, on lui prescrit des boissons tempérantes, des potions calmantes, et un régime analogue. On lui tire quelques palettes de sang du bras, si le pouls est plein et accéléré, si elle ressent de la douleur dans le bas-ventre, si les mouvemens de l'enfant sont devenus plus obscurs, s'ils font une impression douloureuse sur la matrice, s'il existe un écou-lement séreux ou sanguinolent qui menace d'augmenter, etc.

D. Quels sont les secours qu'on doit donner à la femme, dans le temps même de l'avorte-ment?

R. Ces secours doivent être différens, selon les circonstances qui peuvent compliquer l'état de la femme, et le terme de la grossesse auquel se fait l'avortement.

L'expulsion du fœtus et de l'arrière-faix doit
être confiée aux soins de la nature, toutes les
fois qu'il n'existe pas d'accidens alarmans, tels
qu'une hémorrhagie, des convulsions, etc.

Lorsque la femme n'éprouve que les douleurs inséparables des contractions de la matrice, sans lesquelles l'expulsion du fœtus et de
l'arrière-faix ne sauroit s'opérer, on attend patiemment : on évite de porter le doigt trop
fréquemment à l'orifice de la matrice, dans
l'espoir de la dilater; et l'on s'abstient plus
soigneusement encore d'ouvrir la poche des
eaux, dès qu'elle commence à se former à travers cet orifice; car on retarderoit souvent de
beaucoup la délivrance, en touchant fréquemment, et en faisant écouler les eaux prématurément. On doit se rappeler qu'il en coûte
moins d'efforts à la nature pour expulser la
totalité du produit de la conception à la fois et
comme en une seule masse, avant le troisième
mois de la grossesse, que pour le faire en dé-
tail comme dans l'accouchement ordinaire.

Quand la poche des eaux se déchire de trop
bonne heure, dans l'avortement qui se fait
avant le troisième mois de la grossesse, ce
fluide et le fœtus sont expulsés aussitôt; mais
l'arrière-faix, beaucoup plus gros, ne vient
qu'après un nouveau travail, toujours d'autant plus long, que l'orifice de la matrice est
plus reserré après l'ouverture de la poche des
eaux (1).

Lorsque l'avortement n'a lieu qu'après les

(1) *Voyez* page 251 et suiv.

quatre ou cinq premiers mois de la grossesse, il faut se comporter auprès de la femme, comme dans l'accouchement à terme, tant pour ce qui regarde la sortie de l'enfant même, que pour celle de l'arrière-faix.

D. Quelles sont les suites les plus ordinaires de l'avortement?

R. Ces suites diffèrent peu de celles d'un accouchement à terme; il y a, comme après celui-ci, des lochies rouges, de séreuses et sanguinolentes; enfin de blanchâtres ou laiteuses. Le sein se tuméfie du deuxième au troisième jour, et quelquefois plus tard; mais cette révolution ne manque presque jamais de se faire, quelle que soit l'époque de la grossesse à laquelle l'avortement ait lieu : ce qui doit engager la femme à se conduire comme à la suite de l'accouchement ordinaire.

ARTICLE III.

Du faux travail.

D. Qu'entend-on ordinairement par faux travail?

R. On désigne ainsi une suite de douleur plus ou moins longues, et assez semblables à celles de l'accouchement, pour faire craindr qu'il n'en soit le résultat. Mais ces douleurs, qui se font sentir dans le bas-ventre et à de intervalles marqués, comme les vraies douleur de l'accouchement, ne proviennent pas toutes de la même cause, et ne dénotent pas toute également un commencement de travail. Les unes dépendent réellement des efforts que fait la matrice à contre-temps pour expulser l'enfant; et les autres ne sont que des douleurs de coliques intestinales, hépatiques ou néphrétiques, etc.

D. *Quelles sont les causes qui peuvent donner lieu à ces différentes espèces de douleurs?*

R. Les coliques intestinales, hépatiques et néphrétiques, dépendent en général de la saburre des entrailles, de la rétention de la bile dans ses propres couloirs, de la présence d'une pierre dans la vésicule du fiel, dans les reins, dans l'un des uretères, ou dans la vessie même, etc.; maladies qui exigent toute la sagacité du chirurgien ou du médecin, et dont le traitement est étranger aux sages-femmes.

Les douleurs qui dépendent des contractions de la matrice, souvent ne sont que l'effet d'une affection spasmodique de ce viscère, et se combattent par l'usage des bains, des potions calmantes, des fomentations, des boissons délayantes, etc. Quelquefois elles proviennent de la plénitude des vaisseaux, et elles exigent une saignée et même deux; ou bien elles sont la suite de quelques-unes des causes qui provoquent l'avortement.

D. *Comment distingue t-on les douleurs qui dépendent de l'affection spasmodique, ou des contractions de la matrice, des différentes espèces de coliques dont on vient de faire mention?*

R. Les douleurs qui dépendent de l'action même de la matrice se font sentir dans l'espèce de globe que forme ce viscère; il se durcit pendant ces douleurs, et redevient souple ensuite; si ces douleurs continuent, l'orifice de la matrice ne tarde pas à s'entr'ouvrir, et la poche des eaux à se former, de manière que tous les symptômes de l'accouchement paroissent successivement, tandis que ces symptômes ne se manifestent pas dans les autres espèces de douleurs. Celles de coliques intestinales n'ont point de siége fixe; tantôt elles affectent un point du bas-ventre, et tantôt un autre. Les douleurs hépatiques ont leur siége sous les fausses côtes du côté droit, et les néphrétiques vers l'un ou l'autre côté des lombes, etc.

D. *Quel jugement doit-on porter de ces différentes espèces de douleurs, relativement à la grossesse?*

R. On doit craindre, dans tous les cas, qu'elles ne provoquent l'avortement ou l'accouchement prématuré, et la femme en est menacée surtout, quand ces douleurs proviennent de l'action de la matrice. Il convient donc d'en rechercher la cause, et de s'efforcer de les calmer par un traitement convenable; ce qui appartient bien plus au médecin qu'à la sage-femme.

ARTICLE IV.

Des fausses grossesses, de leurs signes, et de leurs suites.

D. *Qu'entendez-vous par fausses grossesses ?*

R. On appelle fausses grossesses celles qui nt formées de substances qui ne présentent ncune trace ni aucun débris du fœtus. Ces sub- ances, considérées relativement à leur nature u à leur origine, sont de deux espèces : les nes sont solides, et les autres plus ou moins uides ; les unes sont le produit de la concep- n, et les autres en sont indépendantes.

D. *Comment appelle-t-on les substances qui sont gardées comme le produit de la conception, et elles sont celles qui en sont indépendantes ?*

R. On désigne les premières sous le nom de le ou de *faux germe* ; et les autres sont de u, du sang ou des humeurs glaireuses ; quel- fois ce n'est que de l'air retenu et raréfié ns la matrice.

D. *Qu'est-ce qu'une môle ?*

R. C'est une espèce de masse, pour l'ordi- ire, en apparence charnue, qui n'a d'autre e que celle du lieu où elle s'est développée, de l'espèce de filière à travers laquelle elle t échappée de la matrice ; quelquefois ce n'est un amas confus de petites vessies remplies eau, attachées par un pédicule extrêmement lié, à une base qui paroît de la même nature t le placenta. On nomme ces petites vessies

hydatides, et leur ensemble ou l'espèce de m
qui en résulte, *môle en grappe*, par rapport
sa ressemblance, quoique imparfaite, avec u
grappe de raisin ou de grosses groseilles. Il y
donc des môles qui sont comme charnues, e
d'autres vésiculaires.

D. *Peut-on expliquer la formation de ces sort
de môles, et le germe en existe-t-il indépendam
ment de celui du produit ordinaire de la con
ception ?*

R. Il est assez difficile d'expliquer la formati
de ces différentes espèces de môles ; mais o
peut assurer que le germe n'en est pas différen
de celui du produit ordinaire de la conception
Ces masses ne prennent ce caractère qu'acci
dentellement ; et, quand on les examine atten
tivement, on y trouve les débris d'une bon
conception ; il n'y manque que le fœtus, qui
été détruit dès les premiers temps de sa form
tion, et avant que ses parties eussent ac
assez de solidité pour se conserver. La môle
est comme charnue, offre toujours une cavit
tapissée de membranes et remplie d'eau; trè
petite, il est vrai, quand l'embryon a cessé d'ex
ter dès les premiers jours de la grossesse,
plus grande, lorsqu'il s'est détruit plus tard
comme au terme d'un mois et plus.

Quand le peu d'eau que contient cette cavit
s'en évacue long-temps avant l'expulsion de l
môle, celle-ci s'affaise sur elle-même, sans
détacher de la matrice et sans cesser de s'accro
tre; sa cavité diminue, s'oblitère, et paroît à pein
quand on la recherche après la sortie de cet
masse. Cette espèce de môle n'est donc, à pr

prement parler, que l'arrière-faix qui a continué de végéter et de se développer après la mort de l'embryon ; elle ne diffère du placenta que parce que les vaisseaux ombilicaux n'y existent pas comme dans celui-ci.

D. *La môle est-elle différente du faux germe ?*

R. La môle ne diffère pas de ce qu'on appelle vulgairement *faux germe* : ces dénominations expriment la même chose, et l'usage permet d'employer l'une ou l'autre. Il n'existe pas de faux germe : si la forme et la consistance des môles ne sont pas toujours les mêmes ; s'il y en a de plus solides les unes que les autres, de plus sèches et de plus abreuvées de fluides, ces différences ne sont qu'accidentelles.

D. *La môle est-elle d'une autre nature que le polype de la matrice ?*

R. Il existe une très-grande différence entre le polype et la môle. Le polype est une excroissance, une végétation, un développement de la propre substance de la matrice, qui n'a d'autres racines que les vaisseaux et le tissu fibreux de ce viscère même. La môle, au contraire, n'est liée à la matrice que comme le placenta y est attaché dans une grossesse ordinaire, et n'a rien de commun avec la substance de ce viscère.

D. *Quelle est la grosseur de la môle, et la durée du séjour qu'elle fait dans la matrice?*

R. La môle peut acquérir plus ou moins de volume, selon qu'elle est d'une nature plus ou moins fongueuse et humide, et le temps qu'elle séjourne dans la matrice : celle qui est solide et comme charnue, acquiert moins de volume dans un temps déterminé, que celle qui est vésiculaire, etc. On en a vu de cette dernière espèce surpasser, au terme de six à sept mois de grossesse, le volume de deux ou trois arrière-faix réunis; jamais la première n'acquiert autant de grosseur. L'expulsion de cette première espèce de môle se fait le plus ordinairement vers le troisième mois de la grossesse; mais elle peut cependant rester plus long-temps dans la matrice, et au-delà même du terme ordinaire d'une bonne grossesse.

D. *Comment appelle-t-on les fausses grossesses qui ne sont formées que de fluides ?*

R. On appelle *hydropisie de matrice*, celle qui n'est formée que d'eau ; *tympanite de matrice*, celle qui ne dépend que de l'air, et *amas de sang*, lorsqu'il n'y a que du sang mêlé d'humeur glaireuse (1).

------

(1) L'hydropisie de matrice seule, et sans produit de conception est une maladie excessivement rare.

La tympanite de matrice est plus rare encore : peut-être même n'en existe-t-il pas un seul exemple où l'on ait pu croire à l'existence d'une grossesse.

Les amas de sang n'ont lieu que chez les femmes dont le col de la matrice ou le vagin est imperforé ou oblitéré.

SECTION PREMIÈRE.

Des signes de ces différentes espèces de fausses grossesses.

D. Quels sont les signes qui caractérisent une fausse grossesse ?

R. Il n'y a point de signes qui puissent faire distinguer, dès les premiers mois, une fausse grossesse, de quelque espèce qu'elle soit, d'une grossesse ordinaire. L'une et l'autre le plus constamment sont accompagnées de la suppression des règles, du gonflement du sein, de la sécrétion et de l'excrétion d'une humeur séreuse plus ou moins jaunâtre ou blanchâtre, qu'on prend pour du lait ; de nausées, de crachotement, de vomissement, etc. Dans l'un et l'autre cas souvent le ventre se tuméfie de très-bonne heure, et quelquefois de manière qu'il paroît aussi gros à deux mois, qu'il l'est à cinq et à six, quand son volume ne dépend que de la dilatation de la matrice, ce qui ne provient alors que du développement spasmodique des entrailles. Souvent dans la fausse grossesse la femme ressent des mouvemens dans le bas-ventre, vers l'époque du quatrième au cinquième mois, et quelquefois plus tôt, comme elle en éprouve dans le cas de grossesse ordinaire; dans celle-ci, ce sont les mouvemens de l'enfant, et dans la fausse grossesse, des mouvemens hystériques ou spasmodiques, qui ressemblent assez aux premiers pour que les femmes même qui ont eu plusieurs enfans s'y trompent.

Le mouvement de ballottement que quelques femmes disent éprouver dans le bas-ventre, quand elles s'agitent ou changent d'attitude, n'est qu'un signe illusoire de la présence d'une môle, quoique quelques auteurs l'aient donné pour certain de l'existence de celle-ci. Si la fausse grossesse est quelquefois accompagnée d'un suintement séreux et sanguinolent; si les règles ont également lieu quelquefois, quoique très-imparfaitement, les mêmes effets ou plutôt les mêmes accidens se remarquent aussi assez souvent dans une bonne grossesse. Si les fausses grossesses ont des signes particuliers, ce sont des nuances imperceptibles qu'on ne peut saisir que fort tard; et il est rare que les corps étrangers qui constituent ces espèces de grossesses séjournent assez long-temps dans la matrice, pour que nous puissions prononcer sans craindre de nous tromper.

D'après ces observations, on voit avec quelle prudence la femme devroit se conduire dans cas où elle se croit grosse, et surtout lorsqu'el est menacée de fausse-couche; avec quelle r' serve on doit lui permettre l'usage de certain remèdes vantés pour hâter l'expulsion d'un môle, ou de toutes autres espèces de cor étrangers contenus dans la matrice; enfin qu'elle ne doit user de ces remèdes dans auc cas, puisqu'on ne peut être certain dans aucu qu'il n'existe qu'une môle.

SECTION II.

De l'expulsion de la môle et des autres substances qui constituent la fausse grossesse.

D. *Comment s'opère , en général, l'expulsion des substances qui constituent les fausses grossesses?*

R. La fausse grossesse formée par de l'eau, ou de l'air retenu dans la matrice, se termine plus tôt ou plus tard, et toujours sans de grands efforts de la part de l'organe : ces deux espèces de maladies, d'ailleurs extrêmement rares, exigent toute l'attention du médecin, tandis que la fausse grossesse formée d'un amas de sang, ne demande souvent que les secours de la chirurgie, en ce qu'elle n'a pour cause éloignée que l'obturation de l'orifice de la matrice ou du vagin. Comme cette obturation peut être accidentelle, ou de première conformation , ces amas de sang peuvent avoir lieu chez des femmes qui ont eu précédemment des enfans , comme chez celles qui n'ont pas encore eu de règles.

La fausse grossesse dépendant d'une môle, quelle qu'en soit l'espèce, ne demande pas d'autres soins que ceux qu'on accorde à la femme, dans une grossesse ordinaire. La nature se délivre de ces corps étrangers comme elle se délivre d'un enfant et de son arrière-faix ; il s'établit, pour l'expulsion de la môle. un travail parfaitement semblable à celui de l'accouchement, si ce n'est peut-être qu'il est un peu moins douloureux pour la femme ; les contractions répétées de la matrice en dilatent l'orifice, détachent la môle et l'expulsent, avec une effusion de sang plus ou moins grande.

D. *Quels sont les secours qui peuvent devenir nécessaires pendant le travail de l'expulsion de la môle?*

R. On doit attendre patiemment l'expulsion de ce corps étranger, et la femme n'a pas besoin de secours, lorsque le travail nécessaire à cet effet n'est précédé ni accompagné d'aucun accident : mais, quand il survient une perte abondante, il faut recourir aux moyens proposés pour ce cas; il faut hâter l'expulsion de la môle, et même en faire l'extraction, si la chose est possible, comme on a recommandé de procéder à celle de l'arrière-faix du fœtus abortif. *Voyez* pag. 251 *et suiv.*

D. *Quelles sont les suites de ces espèces de fausses-couches?*

R. Elles ne sont pas différentes de celles de l'avortement : la femme éprouve, après l'expulsion d'une môle, les mêmes évacuations qu'après l'expulsion d'un fœtus abortif et de son arrière-faix : dans l'un ainsi que dans l'autre cas, le sein se tuméfie après plusieurs jours; il en découle une humeur laiteuse, et il y a des vidanges ou lochies. Le régime que doit garder la femme après l'expulsion d'une môle, devroit donc être le même qu'après l'avortement et l'accouchement, puisqu'elle a les mêmes accidens à redouter.

CHAPITRE VII.

Préceptes sur le régime et les remèdes généraux qui conviennent aux femmes enceintes ; sur les maladies et les
accidens qui peuvent survenir pendant la grossesse et
après l'accouchement ; sur les accidens et les maladies
des enfans nouveau-nés.

ARTICLE PREMIER.

SECTION PREMIÈRE.

Du régime et des remèdes généraux qui conviennent
aux femmes enceintes.

§ I. Le régime ne se borne pas au choix et à
la quantité des alimens que la femme doit prendre chaque jour, comme le pense le vulgaire ;
il comprend aussi toutes les choses qui peuvent
influer, en bien ou en mal, sur la santé ; telles
que l'air qu'on respire, le travail et le repos,
les vêtemens, les évacuations, les passions de
l'âme, etc. ; mais il est impossible que toutes
les femmes suivent celui qui leur conviendroit
le mieux, tant il y a de circonstances qui s'y
opposent.

Quoiqu'il n'y ait pas d'alimens absolument
mauvais pour les femmes enceintes qui désirent ardemment tels ou tels moins bons que
d'autres, et quoiqu'on puisse les leur accorder
ou refuser, sans craindre que leurs enfans en
souffrent ou en soient marqués, elles feront cependant bien de préférer les meilleurs, les plus
succulens et les plus faciles à digérer, parmi ceux

que l'opulence ou la médiocrité de la fortune leur permet de se procurer. La quantité de ces alimens doit être proportionnée à la constitution de la femme et à ses besoins ; elle doit moins consulter son appétit que les forces de son estomac, et éviter soigneusement toute espèce d'excès. L'estomac ne pouvant en admettre la même quantité dans tous les temps de la grossesse, à cause du volume de la matrice qui s'augmente chaque jour, qui le gêne et qui le presse, surtout dans les derniers mois et pendant la nuit, les femmes enceintes feroient très-bien de manger plus souvent et moins à la fois, surtout le soir au souper.

Toutes les boissons fermentées, telles que le vin, le cidre et la bière, leur conviennent également : elles en useront à leur choix, mais toujours avec modération. Celles qui auront de la répugnance pour ces boissons préparées, ou qui ne pourront s'en procurer, choisiront l'eau la plus pure. Le café à l'eau et les liqueurs spiritueuses, données avec réserve, sont quelquefois très-utiles pendant la grossesse ; mais l'excès en est toujours nuisible, même dangereux.

Un air pur et tempéré est celui qui convient le mieux aux femmes enceintes. Celui qui est trop sec ou trop humide, trop chaud ou trop froid, nuit à la santé de quelques-unes ; l'air chargé de parfums, d'odeurs, de miasmes putrides, ne convient à aucune ; mais comment soustraire les femmes grosses à toutes ces qualités malfaisantes de l'air ?

L'exercice est salutaire à ces mêmes femmes : mais il doit être modéré. Celles de la cam-

pagne devroient mettre des bornes à leur travail, et se procurer chaque jour un peu plus de
repos que dans l'état habituel, surtout vers les
derniers temps de la grossesse. Elles devroient
éviter de se coucher sur le gazon, ou sur la terre
fraîche et humide, pour dormir ou se délasser,
soit dans le cours de la journée ou vers le soir,
de marcher pieds nus, etc., dans la crainte de
supprimer la transpiration, et les écoulemens
laiteux qui ont souvent lieu pendant la grossesse; de porter des corps baleinés, de se serrer
trop étroitement dans leurs corsets : elles doivent s'habiller de manière à se défendre du
grand froid, et à ne pas se procurer trop de chaleur.

La constipation étant ordinaire aux femmes
grosses, et les efforts nécessaires alors pour aller
à la garde-robe pouvant avoir des suites désagréables et même fâcheuses, elles doivent prendre
des lavemens de temps à autre pour se tenir le
ventre libre. Ces lavemens se feront avec l'eau
et un peu de beurre frais, avec une décoction de
graine de lin, ou de quelques plantes émollientes.

Si les urines se supprimoient ou diminuoient
considérablement, il faudroit user d'une boisson propre à les augmenter et à en rétablir le
cours, comme l'eau de chiendent, de pariétaire, ou de graine de lin, à laquelle on ajoute-
roit quinze ou dix-huit grains de sel de nitre
par pinte.

Les grandes passions de l'âme n'étant pas
moins nuisibles aux femmes enceintes que les
mouvemens extraordinaires du corps, et ne

donnant pas moins d'atteintes à la grossesse
que ces derniers, elles observeront de ne s'a-
bandonner à aucune, et de ne s'en procurer
que de douces et d'agréables.

Les remèdes généraux qu'on emploie le plus
fréquemment dans la grossesse, sont la saignée
du bras, les lavemens, les purgatifs et les bains:
leur usage est même tellement familier, que
bien des femmes se dispensent de consulter
sur le temps et la nécessité de les administrer,
quoique leurs effets ne soient pas indifférens.

La saignée peut être utile dans tous les temps
de la grossesse; et assez souvent elle est plus
nécessaire dans le commencement que sur la
fin, quoique la plupart des femmes ne s'y sou-
mettent qu'avec regret avant le quatrième mois
et demi. Elle est indiquée toutes les fois que la
femme éprouve, depuis quelques jours, un sentiment de lassitude, de pesanteur et de douleur
dans les membres; de l'engourdissement, des
crampes, de l'oppression, des maux de tête et
de reins, des étourdissemens, ou des éblouissemens; qu'elle a le visage rouge, la peau brû-
lante, le pouls gros, dur, élevé. On ne doit jamais tirer au-delà de deux palettes de sang à la
fois; et il convient que la femme garde le repos
au moins le jour de la saignée.

Les lavemens ne conviennent qu'aux femmes
qui sont constipées, à celles qui éprouvent de
la chaleur et de la douleur dans les entrailles,
ou qui sont tourmentées de coliques.

Il faut être très-réservé dans l'emploi des purgatifs. Ils ne sont nécessaires qu'autant qu'il y a
des marques de plénitude dans les premières

voies, que la femme éprouve du dégoût pour les alimens ordinaires, qu'elle a la bouche pâteuse et amère, la langue épaisse, chargée d'un limon blanchâtre et jaunâtre.

Les purgatifs amers sont préférables à ceux qui sont gras, huileux et sucrés, et il faut toujours associer ces derniers aux autres ; mais c'est au chirurgien ou au médecin à les prescrire, et non pas à la sage-femme : surtout les émétiques, qui peuvent devenir également nécessaires pendant la grossesse.

Les bains ne sont pas moins utiles, en bien des cas, que les autres remèdes généraux ; et ils peuvent avoir de même leurs inconvéniens. Si les femmes qui vivent dans l'aisance au milieu des grandes villes, en usent souvent avec excès, celles de la campagne sont presque toujours privées des avantages qu'elles pourroient en retirer, soit préjugé contre les bains, soit défaut de moyens pour se baigner.

<hr>

SECTION II.

Des maladies et des accidens qui peuvent avoir lieu pendant la grossesse.

Indépendamment des maladies et des accidens qui peuvent survenir dans le cours de la vie, il en est beaucoup qui semblent dépendre de la grossesse, et qu'on peut attribuer à la manière dont la matrice est affectée par le produit de la conception, au volume que ce viscère acquiert graduellement, à la situation qu'il prend en se développant, au déplacement qu'il fait éprouver à quelques-unes des parties circonvoisines, et à la pression qu'il exerce sur d'autres. On peut en effet rapporter à ces causes, l'inappétence ou les dégoûts qu'éprouvent, dans les premiers mois, la plupart des femmes enceintes; les nausées, le vomissement, le ptialisme ou crachotement; le gonflement douloureux des mamelles, la tension et la douleur du mamelon, la constipation, la diarrhée, les coliques, la difficulté d'uriner, l'incontinence et la rétention des urines, et dans la suite, la toux, l'oppression ou la difficulté de respirer, les palpitations de cœur, le crachement de sang; les douleurs de tête, des dents et des oreilles; les étourdissemens, les éblouissemens, les vertiges, l'insomnie et l'apoplexie; les douleurs et les ardeurs d'estomac, les douleurs des reins et des aines; les hémorrhoïdes, les varices, le gonflement œdémateux des grandes lèvres, des cuisses, des jambes, des pieds, et de toute l'habitude du corps; certaines descentes, le relâchement du vagin, sa chute et celle de la matrice; la perte de sang, les convulsions, l'avortement, etc.

La plupart de ces maladies et de ces accidens ne sont, pour bien des femmes, que de légères indispositions qu'elles supportent sans se plaindre; et loin de consulter sur les moyens de s'en délivrer, elles refusent même les remèdes qu'on leur propose, persuadées que le temps seul peut les guérir. Si ces indispositions n'exigent pas une sérieuse attention lorsqu'elles sont légères, il seroit dangereux de ne pas s'en occuper quand elles altèrent visiblement la constitution de la femme; et elles demandent alors toute la sagacité du médecin ou du chirurgien : les unes exigent la saignée, les autres les purgatifs, les amers, les antispasmodiques, les délayans, les absorbans, etc., même des opérations chirurgicales.

SECTION III.

Des accidens et des maladies des femmes en couches.

Parmi les maladies et les accidens qui peuvent troubler l'ordre naturel des suites de couches, il en est de peu d'importance, dont le traitement peut être confié aux sages-femmes, et d'autres très-graves, qui demandent les plus profondes connoissances en médecine ou en chirurgie.

La contusion, le gonflement, la déchirure des grandes lèvres, de la fourchette, et du périnée même, lorsqu'elle ne s'étend pas jusqu'à l'anus, sont des accidens légers qui n'exigent que des fomentations, des lotions émollientes et résolutives, répétées plusieurs fois dans le cours de la journée. On se sert pour ces lotions de lait chaud, d'une décoction de cerfeuil, ou de racine de guimauve, dans laquelle on fait infuser par la suite des fleurs de sureau, de mélilot et de camomille, ou bien à laquelle on substitue l'eau d'orge miellée, ou le vin. Ces mêmes accidens demandent plus de soins, lorsqu'ils sont accompagnés d'inflammation, et suivis de dépôts ; lorsque le périnée est déchiré jusqu'à l'anus, etc. ; lorsqu'il y a de la fièvre, insomnie ; rétention ou incontinence d'urine, éjection involontaire des matières stercorales, etc.

Les tranchées utérines , les hémorrhoïdes, le relâchement et le renversement du vagin , la descente de la matrice , la chute du fondement, les engorgemens consécutifs du sein, les gerçures ou crevasses des mamelons, sont encore des accidens légers auxquels une sage-femme peut remédier. Il n'y a pas de spécifiques contre les tranchées, ni de remèdes qui puissent les prévenir ; mais on emploie utilement , quand elles sont très-vives, les cataplasmes émolliens et les fomentations sur la région hypogastrique, les boissons délayantes et adoucissantes , telles que l'eau de veau ou de poulet , l'eau de graine de lin ou de pariétaire ; les potions composées d'eau de laitue , de pariétaire, de tilleul , et de fleurs d'oranger, avec quelques gouttes de liqueur minérale anodine d'Hoffmann sur chaque cuillerée, et un peu de sirop de guimauve ou de sucre.

Les hémorrhoïdes n'exigent pas un autre traitement que le gonflement douloureux des parties naturelles, si ce n'est l'application des sangsues, quand elles sont volumineuses et accompagnées de grandes douleurs. Les engorgemens du sein se guérissent avec des cataplasmes émolliens et résolutifs, etc., tels que ceux de mie de pain et de lait, de farine de graine de lin cuite dans de l'eau.

La perte de sang, les convulsions, les syncopes, et le renversement de la matrice, sont des accidens beaucoup plus graves, et qui demandent des secours bien plus prompts.

La perte qui survient immédiatement après l'accouchement ou dans les premiers jours des couches, est presque toujours la suite de l'inertie de la matrice ; elle peut être abondante ou médiocre, apparente ou cachée. La perte est apparente toutes les fois que le sang se répand au dehors ; elle est cachée quand il s'épanche dans la matrice : on les préviendroit presque toujours, si l'on continuoit plus long-temps les fortes frictions que nous avons recommandé de faire avec la main sur la région hypogastrique de la femme ; si on y appliquoit assez long-temps des serviettes très-chaudes, dans la vue de réveiller l'action de la matrice, et d'exciter ce viscère à se resserrer. Quand la perte a lieu, on insiste sur ces mêmes frictions, on applique sur la région de la matrice et sur les cuisses, des serviettes trempées dans l'eau froide et le vinaigre ; on injecte de ces liqueurs dans la matrice, et on en verse sur le ventre ; on établit un courant d'air froid dans la chambre, et on y expose la femme couchée bien à plat : si la perte continue malgré ces secours, on tamponne le vagin, le col même de la matrice, si on le peut, avec des lambeaux de linge trempés dans l'eau et le vinaigre, en observant de tenir une main appuyée fortement sur la région hypogastrique de la femme, pendant tout le temps que le tampon reste en place, pour que le sang qu'il retient ne s'épanche pas dans la matrice. Lorsque la perte est interne, c'est-à-dire que le sang s'est épanché dans la matrice au lieu de se répandre au dehors, ce qui se reconnoît au développement de ce viscère et à son volume, il faut commencer par l'évacuer en introduisant la main, et on administre ensuite les secours qui viennent d'être indiqués.

Quel que soit l'état de foiblesse de la femme après une perte, il ne faut pas se presser de la ranimer, de la réchauffer et de la remuer pour la changer de lit. On doit la tenir dans le plus grand repos pendant plusieurs heures ; ne lui accorder que quelques cuillerées de bouillon à la fois ; ne lui donner que de la limonade pour boisson, et, au défaut de celle-ci, de l'eau sucrée acidulée avec le vinaigre ordinaire.

Quand la perte est médiocre et accompagnée de fortes douleurs ou de tranchées, elle exige des moyens différens ; on donne alors, par cuillerées, des potions calmantes et anodines, qui sont bien plus efficaces que les remèdes dont on vient de parler.

Ces potions se composent de ce qui suit :

Eau de tilleul,
— de lis,
— de fleurs d'oranger, } de chaque, une once et demie.
Liqueur minér. anod. d'Hoffmann, 30 gouttes.
Teinture de Sydenham, 15 gouttes.
Sirop de guimauve, une once et demie.

Les convulsions qui se manifestent à l'instant de l'accouchement peuvent être la suite d'une perte abondante ; de l'extrême sensibilité qu'acquièrent les organes dans un travail pénible, du trouble que produisent des efforts long-temps soutenus, et de l'engorgement du cerveau, qui est la suite de ces mêmes efforts ; elles peuvent être l'effet du renversement de la matrice, ou bien elles sont habituelles. Les convulsions sont toujours fâcheuses, quand elles succèdent à une perte considérable : elles cèdent à l'usage des

potions calmantes et des bains, lorsqu'elles ne
dépendent que de la sensibilité accidentelle de
la femme : elles exigent la saignée du pied, et
souvent celle de la gorge, quand elles ont pour
cause l'engorgement du cerveau, etc. Dans tous
les cas, les sages-femmes doivent appeler un
médecin, ou un accoucheur.

Les foiblesses ou syncopes, quoique moins alarmantes que les convulsions, peuvent devenir
aussi fâcheuses. Elles peuvent être la suite d'une
grande perte, ou d'un épanchement de sang
dans la matrice, comme elles peuvent ne dépendre que de la grande vacuité du ventre à l'instant même d'un accouchement trop prompt.
Dans ce dernier cas, presque toujours on en prévient le retour en serrant un peu le ventre au
moyen d'une serviette, comme on l'a recommandé page. 263 et suiv. Quand elles sont la suite
de la rétention du sang coagulé dans la matrice
ou le vagin, on fait l'extraction de ces caillots : si
elles surviennent à la suite d'une perte, si
elles en sont accompagnées, on tient la femme
couchée horizontalement sur le dos ; on dirige
sur elle un courant d'air frais, on lui frotte les
tempes et la paume des mains avec un linge
trempé dans le vinaigre, ou quelques liqueurs
spiritueuses ; on applique autour du ventre le
bandage de corps recommandé. On donne de
temps en temps quelques cuillerées de bon vin,
ou bien huit à dix gouttes de liqueur d'Hoffmann
ou d'éther sulfurique sur un peu de sucre, ou
dans une petite cuillerée d'eau sucrée.

Le renversement de la matrice est un accident des plus fâcheux, si on n'y remédie pas

promptement ; presque toujours il est suivi de perte, de convulsions et de syncopes. On ne peut donner aux sages-femmes une juste idée de ce renversement, qu'en comparant la matrice à une bourse retournée sur elle-même, de sorte que le dedans en fasse le dehors. Il peut être complet ou incomplet.

Dans le premier cas, la matrice retournée sur elle-même remplit tout le vagin, et le plus souvent elle forme au dehors une tumeur semblable à une très-grosse poire, plus molle à l'instant où elle paroît que quelque temps après, et plus large en bas que dans son principe : l'on ne retrouve plus l'orifice de la matrice en parcourant le fond du vagin au moyen du doigt. *Voyez* planche XXIX.

Dans le renversement incomplet, la tumeur formée par le fond de la matrice semble sortir de l'orifice même de ce viscère ; elle est moins grosse, et ne descend pas au-dessous de la valve. *Voyez* planche XXX. En palpant le ventre de la femme, dans le premier cas, l'on ne distingue nullement la matrice au-dessus et derrière les os pubis ; mais on la trouve dans le second, et on s'aperçoit qu'elle forme dans sa partie supérieure une sorte de cavité plus ou moins évasée dans son entrée.

Pour que la matrice se renverse ou se retourne sur elle-même, il faut qu'elle soit dans l'inertie, que ses parois soient souples et flasques au toucher : elle ne peut le faire quand elle est contractée, dure et resserrée. Les causes qui en opèrent le renversement sont toutes mécaniques ; il faut que quelque chose presse extérieurement sur le fond de cet organe, pour le déprimer et le pousser à travers l'orifice; ou bien qu'une autre puissance agissant au-dedans même, entraîne cette partie. Dans le premier cas, ce sont les efforts mêmes de l'accouchement, trop prolongés, qui produisent ce renversement; et, dans le second, ceux que l'enfant exerce en sortant sur le cordon ombilical, ou ceux que fait l'accoucheur en voulant opérer la délivrance, et en tirant sur ce cordon. Les femmes qui sont d'une constitution molle et délicate; celles qui accouchent précipitamment et sans beaucoup d'efforts, étant debout ou assises; celles qui soutiennent ces efforts après la sortie de la tête et des épaules de l'enfant, sont plus exposées que les autres au renversement de la matrice, surtout lorsque le cordon ombilical est très-court, ou lorsqu'il se trouve contourné plusieurs fois sur le cou de l'enfant.

Il n'est pas toujours au pouvoir de l'accoucheur de prévenir le renversement de la matrice; il peut en être le témoin oculaire sans qu'on puisse justement le taxer d'ignorance : l'impéritie consiste à y donner lieu en opérant la délivrance avec précipitation et trop peu de soin, et surtout à méconnoître cet accident, à prendre la matrice renversée pour une môle, un polype, et à vouloir l'arracher ou l'extraire au lieu de la réduire.

L'on préviendroit le renversement de la matrice, 1° en empêchant la femme de pousser fortement après la sortie de la tête et des épaules de l'enfant, si elle étoit plus docile aux conseils qu'on lui donne; 2° en désentortillant le cordon ombilical lorsqu'il décrit plusieurs circulaires sur le cou, ou bien en le coupant à propos lorsqu'il est très-court, ou qu'on ne peut le développer; 5° en ne procédant à l'extraction du placenta que quand la matrice est bien contractée sur elle-même, et qu'on la sent extérieurement au-dessus du pubis, sous la forme d'une boule rénitente et dure, etc.

Quel que soit le degré de ce renversement, dès qu'on s'en aperçoit, il faut restituer la matrice dans son état naturel. On y trouve peu de difficultés, quand ce renversement est incomplet; mais souvent on en éprouve de très-grandes, et quelquefois d'insurmontables, lorsqu'il est complet. Dans le premier cas, s'il n'y a qu'une simple dépression, on introduit la main dans le vagin, on avance les doigts réunis dans le col de la matrice, et on en repousse le fond. Si la tumeur que forme cette partie renversée traverse le col de la matrice, et descend jusque dans le vagin, il faut l'embrasser de tous les doigts convenablement écartés, la presser mollement, et la repousser de même. C'est aussi de cette manière qu'il faut se comporter pour réduire et retourner une matrice complétement renversée : on embrasse toute la tumeur, on la presse sur les côtés, en devant et en arrière en même temps, comme pour diminuer son volume, et on la fait repasser à travers l'orifice, en commençant par ce qui en est le plus près : et pendant ce temps on appuie de l'autre main sur la région hypogastrique, en la déprimant autant qu'on le peut, et en tenant les doigts très-écartés. Dans le renversement incomplet, on réduit le fond de la matrice sans en détacher le placenta, s'il y tient encore; mais dans le renversement complet on en détache cette masse avant d'entreprendre la réduction. Cette réduction n'est complète qu'autant que la matrice enveloppe la main, comme le feroit une bourse.

Lorsqu'on est parvenu à la réduire à ce point, c'est-à-dire à la retourner de nouveau sur elle-même, on y laisse la main un instant pour en exciter la contraction et le resserrement. Quand la sage-femme trouve trop de difficultés à opérer cette réduction, elle doit appeler, sans perdre de temps, un accoucheur instruit, qui se comporte alors relativement aux circonstances, e selon qu'il le juge convenable ; car, après les premières heures, la réduction de la matrice peut offrir de très-grandes difficultés, et ne plus être possible.

Le renversement du vagin et la chute de la matrice sont des accidens bien différens de celui que nous venons de décrire, et ils sont également bien moins fâcheux. La sage-femme la moins instruite ne prendra jamais l'un pour l'autre, si elle y donne la plus légère attention. Dans le renversement ou la chute du vagin, c'est plutôt une sorte de bourrelet plus ou moins épais, qui sort de la vulve, qu'une tumeur en forme de poire ; et l'on remarque au milieu une ouverture qui conduit au col de la matrice. Dans la chute ou descente de matrice, quel que soit le volume de la tumeur qui est au dehors, elle est plus large auprès de la vulve que dans son extrémité inférieure, qui est formée par le museau de tanche, et où se remarque évidemment l'orifice de la matrice, à moins cependant que le vagin ne se soit complétement renversé à la suite de cette chûte de matrice, et ne contienne la vessie et quelques anses d'intestins ; car la tumeur est alors plus grosse auprès de la vulve qu'à l'extrémité où est l'orifice du museau de tanche.

Dans tous ces cas, on réduit aisément le vagin et la matrice, et on prévient de même le retour de l'accident, en tenant la femme au lit, et en lui recommandant de ne faire aucun effort, soit pour aller à la garde-robe, soit pour rendre ses urines. L'on s'en tient à ces moyens dans les premiers temps ; mais dans la suite on emploie utilement les fomentations aromatiques, le pessaire, etc. (1).

Les grands accidens dont nous venons de parler, ne sont pas les seules occasions où les sages-femmes doivent appeler un accoucheur ou un médecin instruit ; il y en a beaucoup d'autres qui paroissent moins graves d'abord, et dans lesquelles la vie de l'accouchée est également en danger. Elles y auront recours lorsqu'il se manifestera de la fièvre dès les premiers jours des couches, ou bien lorsque celle qui survient au troisième se soutiendra au-delà du quatrième; lorsqu'elle sera précédée ou accompagnée de frisson, de nausées et de vomissemens, de coliques et de diarrhées; lorsque la femme ressentira de la chaleur et de la douleur dans toute la capacité du ventre, ou dans un seul point ; lorsque le ventre se tuméfiera, se tendra, et deviendra sensible à la pression du doigt ; lorsque la femme sera agitée au point de ne pouvoir goûter un seul

____

(1) C'est bien moins dans les premiers jours de couches, que quelques semaines après, lorsque la femme commence à marcher et à reprendre ses travaux ordinaires, qu'on voit de ces chutes de matrice avec le renversement complet du vagin.

instant de repos, que la tête sera pesante et douloureuse, que les yeux ne pourront supporter la lumière, qu'il y aura des tressaillemens dans les membres, que la langue deviendra épaisse, et se couvrira d'une croûte blanchâtre et jaunâtre; lorsque les lochies se supprimeront tout-à-coup, et ne reparoîtront pas quelques instans après, etc., etc. : car, dans tous ces cas, la femme est menacée d'une maladie grave, et souvent mortelle, qui exige toute la sagacité d'un médecin.

ARTICLE II.

Des accidens qui peuvent avoir lieu chez l'enfant, et des soins qu'ils exigent.

Nous avons déjà donné quelques préceptes sur les soins qu'on doit à l'enfant à l'instant de sa naissance; mais nous n'avons pu renfermer dans la même section tout ce qui est relatif aux divers accidens qui peuvent dès lors influer sur la vie, et qui exigent conséquemment la plus sérieuse attention de la part des personnes de l'art. Nous ne ferons qu'indiquer ces mêmes accidens, pour que les sages-femmes, à qui le traitement n'en sauroit être confié, appellent au plus tôt un médecin ou un chirurgien instruit.

SECTION PREMIÈRE.

Des accidens qui peuvent provenir de l'accouchement.

Il est rare que l'enfant n'apporte pas en naissant quelque tumeur à la tête, quand l'accouchement, quoique naturel, a été pénible et long.

Souvent ce n'est qu'une sorte d'empâtement ou de bouffissure dans une portion des tégumens du crâne, qui se dissipe promptement, si on a soin d'étuver cet endroit de temps en temps avec du vin chaud, ou de l'eau salée et animée d'un peu d'eau-de-vie. D'autres fois, c'est une tumeur remplie de sang, qu'on ne sauroit ouvrir trop tôt, parce qu'elle s'augmente visiblement d'un jour à l'autre, que la résolution ne peut s'e faire, et qu'elle a son siége sur les os du crâne, que le trop long séjour du sang pourroit altérer.

A la suite de ces mêmes accouchemens, l tête de l'enfant paroît quelquefois d'une form extraordinaire ; elle est allongée dans un sens aplatie dans un autre, et comme recourbée su elle-même, de manière qu'un de ces côtés es plus arrondi, et l'autre déprimé. Quoique l vulgaire soit dans l'opinion que la sage-femme dans tous ces cas, peut et doit redonner à tête sa forme naturelle, en la pétrissant entr les mains, elle n'en fera rien cependant. et el abandonnera ce soin à la nature. Il n'en est pa de même quand la difformité de la tête tient la dépression ou à la fracture des os du crâne accident extrêmement fâcheux ; alors elle appel lera un chirurgien.

La moindre inattention dans l'accouchemen où l'on est obligé de retourner l'enfant et d l'extraire par les pieds ; pouvant donner lie à la luxation ou à la fracture d'un bras ou d'un cuisse. la sage-femme examinera soigneusemen cet enfant avant de l'emmailloter, pour s'as surer s'il n'y a point de difformités dans l'un o l'autre de ses membres, s'il les remue aisémen et sans donner de marques de grandes douleurs

afin de lui procurer à temps les secours convenables dans le cas de fractures ou de luxations.

Il n'est jamais plus exposé à la luxation de
la cuisse que quand on le tire par un seul pied,
ou lorsqu'il vient en présentant les fesses; et à
celle du bras, que dans les cas où celui-ci s'est
relevé et porté derrière la tête et le cou, à mesure
qu'on dégageoit le corps.

SECTION II.

De quelques défauts de conformation, auxquels il convient de remédier promptement.

Le filet, des brides placées sur les côtés de
la langue, l'imperforation de l'anus et du canal
de l'urètre, sont des vices de conformation auxquels il est important de remédier dès les premiers jours de la naissance.

Il n'y a pas une seule femme qui ne soupçonne son enfant d'avoir le filet lorsqu'il ne peut
téter librement, et qui ne sache que c'est un
repli membraneux, mince et comme transparent, qui attache la langue assez étroitement au
bord de la mâchoire pour l'empêcher de sortir
de la bouche et de s'appliquer au palais. Quelques sages-femmes déchirent ce repli avec l'ongle, sans se douter que ce procédé peut avoir
des inconvéniens, ou le coupent avec des ciseaux, sans savoir que cette opération, quoique
simple en elle-même, peut avoir des suites fâcheuses, et doit être faite par un chirurgien.

L'obturation de l'anus peut influer bien autrement et plus promptement sur la vie de
l'enfant que ne le fait le filet. Quelquefois c'est

l'anus même qui est fermé par la peau ; d'autres fois, c'est l'intestin qui est bouché par une cloison membraneuse plus ou moins éloignée de l'anus ; ou bien cet intestin est oblitéré, et manque entièrement. On peut être certain qu'il existe l'un ou l'autre de ces défauts de conformation, quand l'enfant n'évacue pas dans les premières vingt-quatre heures, lorsqu'il fait des efforts infructueux pour évacuer, et que les lavemens ne peuvent pas pénétrer. On peut ouvrir l'anus, et fendre la cloison membraneuse qui ferme l'intestin rectum ; mais on ne remédie pas à l'oblitération ou au défaut de ce dernier, si ce n'est par une grande opération, encore très-peu usitée, et qui laisse toujours, au cas de succès même, de grandes incommodités.

L'obstacle qui empêche l'évacuation des urines ne provient quelquefois, chez les garçons, que de l'obturation du prépuce, ou de l'ouverture du gland de la verge, et on y remédie facilement ; d'autres fois il dépend de l'oblitération du canal de l'urètre même, et ce cas est des plus fâcheux, sans l'être cependant autant que celui où l'intestin rectum est oblitéré ; tous ces cas exigent la présence d'un chirurgien.

Il en est de même de beaucoup d'autres vices de conformation plus apparens, tels que le bec - de - lièvre, avec écartement des os du palais, l'union des paupières, l'obturation des narines, l'union des doigts entre eux, etc.

La chute prématurée du cordon ombilical, ou sa rupture près de l'ombilic à l'instant de l'accouchement, sont encore des accidens qui doivent être connus des sages-femmes, en ce qu'ils arrivent sous leurs yeux, et qu'elles sont obligées d'y apporter les premiers remèdes. Quand le cordon se détache avant que les vaisseaux ne soient oblitérés, ou quand il se déchire à l'instant de la naissance, on applique de la charpie rapée sur l'ombilic, de l'amadou, de l'agaric, ou de la toile d'araignée; on met par-dessus un large morceau de taffetas d'Angleterre, ou un emplâtre agglutinatif quelconque, des compresses, et le bandage de corps recommandé page 277; on observe d'ailleurs de ne pas serrer l'enfant dans ses langes. Si le sang se répand, malgré cet appareil, la sage-femme doit appeler un chirurgien.

Les convulsions sont des accidens d'une autre espèce, qui exigent les secours les plus prompts. Celles qui affectent l'enfant dans les iers jours, dépendent le plus souvent des ucosités ou glaires qui obstruent la glotte, et emplissent la trachée-artère; ou de ce qu'il 'évacue pas assez : on les calme en administ ant des lavemens, de légers purgatifs, quel- des vomitifs, des antispasmodiques. nd elles se répètent après l'administration e ces remèdes, si la face de l'enfant est tuméée et livide, s'il reste dans un état d'assoupis ment, on applique des sangsues derrière les reilles ou aux tempes, des vésicatoires : on ontinue les potions calmantes antispasmodi-ues, et les évacuans.

Les autres maladies particulières à ce premier ge de la vie n'ont pas une marche assez ra-

pide, pour qu'on ne puisse consulter un médecin ni un chirurgien.

EXPLICATION

DES PLANCHES XXIX ET XXX.

La planche xxix représente la matrice complètement
renversée.

AA. La matrice renver-
sée complètement.

B. Le fond de la ma-
trice, auquel étoit
attaché le placenta.

CC. Bourrelet formé par la partie antérieure du vagin.

DD. Les grandes lèvres é-
cartées par la tu-
meur que forme la
matrice.

La planche xxx représente la matrice renversée
incomplètement.

AA. Le corps de la ma-
trice à demi-ren-
versé.

BB. Fond de la matrice,
renversé, formant
une tumeur dans
l'orifice et dans le
vagin.

CC. Le bord antérieur de
l'orifice de la ma-
trice.

D. Enfoncement que dé-crit dans sa partie
supérieure une ma-
trice à demi-ren-
versée.

EEEE. Les ligamens larges,
et l'extrémité des
trompes de Fal-
lope.

F. Le vagin ouvert dans
sa partie anté-
rieure.

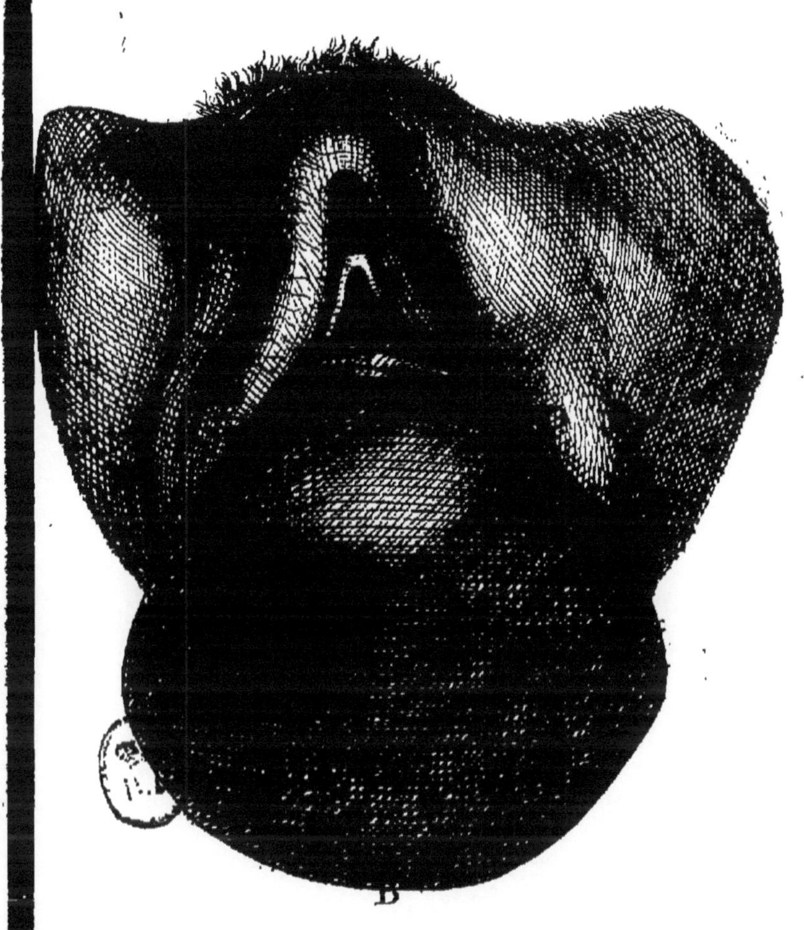
B

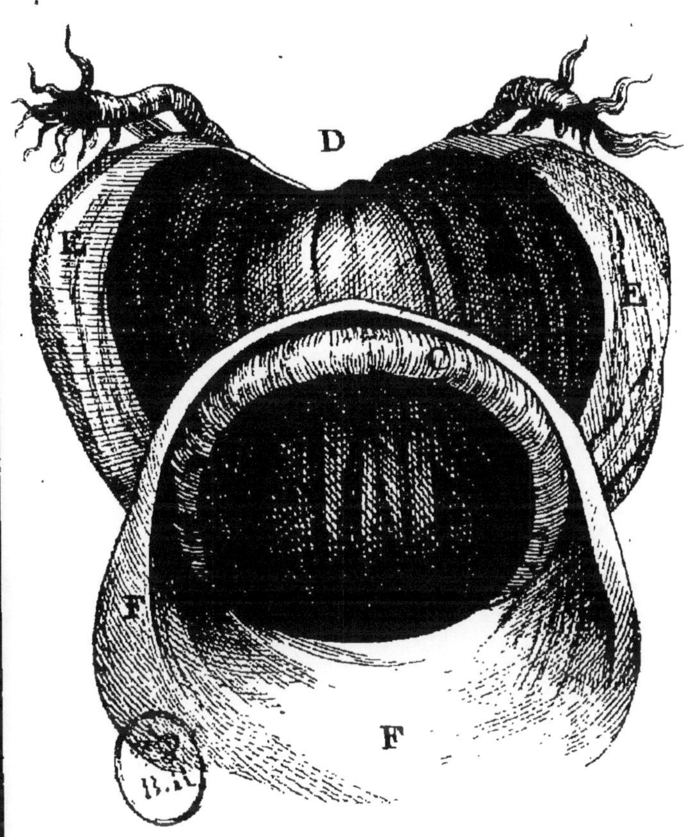
D
E
E
F
F
B.N.

APPENDICE.

DES INSTRUMENS, DE LA SAIGNÉE
ET DE LA VACCINE.

CHAPITRE Ier.

Du lacs, des crochets mousses, du forceps et du spéculum.

Nous avons eu plusieurs fois occasion de parler des divers instrumens qu'on emploie dans la pratique des accouchemens; nous allons entrer dans quelques explications à ce sujet. Les plus usités sont le lacs, le crochet-mousse et le forceps.

§ I. *Lacs.*

Le *lacs* est un cordon ou bande de fil, de laine ou de soie, large de 15 à 18 lignes, long d'une aune; il sert quelquefois, dans la version, à fixer un pied, un bras, rarement à tirer sur ces parties. Pour l'appliquer on réunit les deux chefs dans une main, la partie moyenne fait une anse que l'on convertit en nœud coulant; à l'aide de deux ou trois doigts, on porte ce nœud ouvert sur la partie qui doit être fixée, et quand elle y est engagée, on tire avec l'autre main sur les deux chefs du lacs, et on serre le nœud.

§ II. *Crochet-mousse.*

Le *crochet-mousse* consiste dans une tige métallique recourbée à l'une de ses extrémités, qui est arrondie. Il sert, dans le cas de présentation des genoux et des fesses, à entraîner ces parties quand il y a des accidens. La meilleure manière de l'appliquer consiste à l'introduire comme on le feroit pour une branche du forceps, et à le faire glisser sur la face palmaire de la main qui lui sert de guide, la pointe dirigée vers la main, jusqu'à ce qu'il soit parvenu au niveau de la partie de l'enfant qu'on veut saisir ; on lui imprime alors un mouvement de rotation sur son axe qui ramène l'extrémité libre dans le pli de l'aine ou du jarret qu'on veut entraîner ; dans le premier cas, il faut faire attention aux organes génitaux, pour ne pas les blesser. On a encore conseillé les crochets, lorsque les épaules étoient très-volumineuses, ou que l'enfant étoit mort ou putréfié.

§ III. *Forceps.*

Le *forceps*, devenu d'un usage si fréquent, paroît avoir été inventé ou au moins perfectionné en même temps par Levret, en France, et Smellie, en Angleterre. On lui a fait subir beaucoup de modifications depuis, mais toutes n'ont pas été également heureuses, et aujourd'hui c'est encore aux instrumens que ces deux hommes célèbres nous ont laissés, que nous avons plus fréquemment recours.

Le forceps est composé de deux branches,

l'une à pivot, l'autre à mortoise; la première est désignée sous le nom de *branche mâle*, la seconde sous celui de *branche femelle*.

Dans chacune de ces deux branches on considère trois parties distinctes, savoir : deux extrémités et une partie moyenne. Des extrémités, l'une est arrondie, fenêtrée, recourbée sur le plat, pour s'adapter à la convexité de la tête du fœtus qu'elle est destinée à saisir, et sur-le-champ pour s'adapter à la direction du bassin et à la ligne courbe que doit suivre le fœtus pour sortir du sein de sa mère. Cette extrémité porte les noms de *pince, de mors*, ou mieux de *cuiller* du *forceps*. L'autre extrémité, plus mince, plus grêle en apparence, recourbée en forme de crochet, porte le nom de *manche*. Enfin, la partie moyenne, qui réunit le manche à la cuiller, et qui sert encore de point de jonction aux deux branches entre elles, est désignée sous le nom de *corps* du *forceps*.

Le forceps est employé dans différentes circonstances, lorsqu'il s'agit de modifier une position défectueuse de la tête, de lui faire achever un mouvement incomplétement exécuté, de suppléer aux forces épuisées de la mère, de remédier à un accident grave survenu pendant le cours du travail; mais on ne doit jamais l'appliquer dans l'intention de diminuer d'une manière notable le volume de la tête du fœtus. La réduction qu'on peut obtenir avec le forceps, ne peut être portée au-delà d'une ou deux lignes au plus, sans compromettre la vie de l'enfant et quelquefois même celle de la mère.

Les *causes* qui nécessitent son application sont, un travail trop long, une hémorrhagie abondante, des syncopes plus ou moins répétées, des convulsions avec perte de connoissance, une hernie irréductible, étranglée ou menacée d'étranglement, une hémoptysie, un anévrisme, une dyspnée très-grande, un léger défaut de proportion entre la tête et les détroits du bassin, l'affoiblissement du fœtus, la sortie du cordon, la présence d'un autre enfant, l'enclavement de la tête, etc.

Règles générales relatives à l'application du forceps.

Les règles générales à suivre dans tous les cas qui nécessitent l'application du forceps, sont les suivantes :

1° Donner à la femme une position convenable; la position qui a été assignée pour les accouchemens contre nature est encore celle qui convient ici. Ne jamais appliquer le forceps avant que le col de l'utérus ne soit suffisamment dilaté.

2° Élever la température de l'instrument, en le plongeant dans un liquide à 25 ou 28 degrés + o du thermomètre de Réaumur. Recouvrir les cuillers avec un corps mucilagineux ou gras pour en faciliter le glissement. Introduire chaque branche isolément, en ayant soin de lui donner pour guides les doigts de la main qui ne tient pas l'instrument. Cette introduction se fera sans efforts, les branches doivent en quelque sorte pénétrer par leur propre poids; si l'extrémité de la cuiller s'arc - boute contre la tête du fœ-

lus, ou contre un point quelconque des parois
du bassin, si des replis formés par les tégumens
du crâne , ou par les parties molles de la
mère, s'opposent à sa progression, il suffit, dans
l'un et l'autre cas, de changer l'inclinaison de la
branche, de lui imprimer un léger mouvement
de vaccillation pour surmonter l'obstacle.

Le forceps ne doit être appliqué que sur la
tête; placé sur l'extrémité pelvienne du fœtus,
il pourroit occasioner la fracture des os du
bassin, la contusion des principaux viscères
contenus dans le ventre ou même dans la poitrine, et amener des accidens promptement
mortels.

On a recommandé de prendre chaque branche comme une plume à écrire; nous préfé-
rons la saisir comme un bistouri. et l'introduire
avec les précautions indiquées. En général, la
branche mâle doit être la première engagée,
puis on fait pénétrer la branche femelle, on
réunit ensuite les deux branches, en introduisant le pivot de l'une dans la mortoise de
l'autre. Avant d'extraire l'enfant, on exerce une
traction légère pour s'assurer si la tête est bien
saisie. Il faut toujours que les branches soient
appliquées sur les parties latérales de la tête,
de telle sorte que le diamètre occipito menton-
nier soit placé dans la direction de l'axe du
forceps. Il n'y a que l'enclavement bi-pariétal
qui exige qu'on applique une branche sur la
face et l'autre sur l'occiput. On serre ensuite
les branches au degré convenable, afin d'exercer la pression nécessaire, et pour que cette
pression ne varie pas, on maintient les branches

avec un lacs. Il ne faut jamais tirer en droite ligne, ni brusquement, mais d'une manière continue, en suivant successivement l'axe du détroit abdominal, de l'excavation, et du détroit périnéal; on exécute en même temps des mouvemens de latéralité de droite à gauche, en ayant la précaution d'agir doucement pour ne pas contondre les parties voisines, et leur donner le temps de céder sans se rompre.

Règles spéciales. Lorsque la tête a franchi le col de l'utérus, qu'elle est plongée dans l'excavation pelvienne, que l'occiput est placé derrière la symphyse des pubis et la face vers la concavité du sacrum, et ce cas est le plus fréquent, la femme étant placée convenablement, on introduit entre les parties sexuelles de la mère et la tête de l'enfant un ou deux doigts de la main droite, on saisit la branche mâle avec la main gauche, on présente la cuiller perpendiculairement à l'axe de la vulve, et le crochet incliné sur l'aine droite de la femme; on fait cheminer doucement la cuiller en lui imprimant des mouvemens de latéralité et d'élévation en abaissant le manche. Parvenu à la profondeur de 4 ou 5 pouces, la branche est convenablement introduite: quant au degré d'abaissement du manche, il doit être limité par la commissure postérieure de la vulve, et assujetti dans ce point par un aide. On doit avoir soin de ne pas trop porter la branche en dedans, et de la laisser inclinée vers le côté droit de la femme; ceci terminé, on prend la branche à mortoise avec la main droite, et à l'aide de deux doigts de la main gauche, on la dirige sur le côté droit du bassin ou vers la sym-

physe sacro-iliaque correspondante, en ayant
soin de l'introduire dans l'intervalle compris
au-dessus de la branche mâle et le pubis droit.
Lorsqu'elle a pénétré convenablement, on la
ramène un peu en avant, et on réunit les deux
branches à l'aide du pivot, puis on fixe le degré
de pression. On saisit l'instrument, la main
gauche au-dessus du point de jonction, le pivot
entre les doigts, et la main droite au-dessous des
crochets; l'opérateur écarte ensuite les jambes
pour agrandir sa base de sustentation, et il
exerce des mouvemens de traction, puis des
mouvemens de vacillation et d'élévation. Lorsque la tête est arrivée au point d'être dégagée,
pour en effectuer la sortie, et pour prévenir la
rupture du périnée, qu'on a soin de soutenir
avec la main droite, on renverse l'instrument
sur l'abdomen de la femme.

La tête sortie, l'accouchement n'est pas terminé.

Dès que la tête a franchi la vulve, on ôte le
lacs, on désarticule les branches et on les extrait
en suivant un ordre et une route inverses, de
ceux qui ont été suivis dans leur introduction.

Quelques personnes veulent qu'on abandonne alors l'expulsion de l'enfant aux seuls
efforts de la nature. Si la femme est épuisée,
l'enfant peut rester au passage, être comprimé
et mourir.

Quand l'enfant est volumineux, la femme af-
affoiblie, on va dégager les épaules en commençant par celle qui correspond au sacrum de la
mère, pour cela on porte deux doigts dans le

vagin, on les introduit ensuite dans le creux de l'aiselle qu'on veut dégager, puis on tire dessus comme on le feroit avec un crochet.

Position occipito-sacrale. Cette position chez les femmes primipares exige souvent l'emploi du forceps : son application se fait comme dans le cas précédent ; seulement, comme le front est en rapport avec la symphyse des pubis, lorsqu'il s'agit de dégager la tête, il faut tirer de bas en haut, et d'arrière en avant, en portant les manches du forceps vers le ventre de la femme, afin de faire remonter le front derrière les pubis, pendant que l'occiput parcourt la concavité du sacrum, du coccix et du périnée ; lorsque l'occiput est arrivé à la vulve, on abaisse les manches de l'instrument pour dégager successivement le front, le nez, le menton, de dessous l'arcade des pubis. Dans ce cas, on doit presque toujours s'attendre à une déchirure du périnée ; aussi doit-on agir avec beaucoup de lenteur et de modération.

Cet ouvrage ayant été destiné par son auteur à l'instruction des sages-femmes, nous croyons devoir nous dispenser d'exposer les règles à suivre pour l'application du forceps, dans les positions occipito-cotyloïdiennes gauche et droite, dans la présentation de la face, dans les cas où la tête est encore au-dessus du détroit abdominal, dans ceux où la tête est retenue dans les organes maternels après l'issue du tronc, 1° parce que ces différens cas sont rares, 2° parce que l'emploi de l'instrument dans ces circonstances offre des difficultés qui exigent une main plus forte, et surtout plus exercée

que ne l'est ordinairement celle d'une simple
sage-femme.

§ IV. *Du Spéculum.*

Le spéculum est une espèce de tube métallique,
de forme conique, long d'environ sept pouces,
dont le volume est adapté aux dimensions du
vagin, et qui présente deux extrémités. La plus
petite, libre, à bords mousses, est celle qu'on introduit dans la vulve, elle sert à écarter les parois du vagin, et à recevoir le col de l'utérus. La
seconde, plus évasée, est terminée par une espèce de languette, de queue ou de support,
qui sert à maintenir le spéculum au-dehors: un
grand nombre de modifications ont été appor-
tées au spéculum ; la plus importante est sa division en valves, dont l'idée première appartient
à une haute antiquité. M. Brierre de Boismont
a vu dans le palais des études, à Naples, deux
spéculum trouvés à Pompéia, dont l'un est à deux,
et l'autre à trois valves.

Le spéculum sert à faire connoître l'état du
vagin et du col de l'utérus, leur coloration, les
ulcérations et les diverses altérations desquelles
ils peuvent être le siége.

Dans l'application de cet instrument, voici les
règles qu'il convient de suivre. On commence
par le tremper dans l'eau tiède, pour le mettre
à la température du corps de la femme, et on
l'enduit d'un corps gras. La malade est ensuite
placée en travers sur son lit, les tubérosités ischiatiques au niveau du bord, les pieds posés sur
deux chaises, le corps renversé sur des oreil-

lers qui la soutiennent, et les mains croisées sur sa tête. Le chirurgien se place entre les jambes de la malade, et commence par toucher, pour s'assurer de la position, de la forme, de la sensibilité, en un mot, de l'état du col. Avec deux doigts de la main gauche, il écarte les grandes lèvres, de la main droite il prend le spéculum par le manche ou la queue. Il présente l'extrémité libre de l'instrument à la vulve, la queue ou support tourné vers l'anus ; il l'introduit ensuite suivant une ligne qui iroit du centre de l'orifice vaginal à la partie inférieure du coccix : quand l'instrument a pénétré à un pouce de profondeur, il lui fait exécuter un mouvement de bascule qui le ramène dans la direction de l'axe du détroit périnéal. Pour faciliter l'introduction du spéculum, on peut y adapter un enbout.

Dès que le spéculum a franchi l'orifice vulvaire, on cesse d'écarter les grandes lèvres, pour éviter les tiraillemens ; on doit le faire pénétrer lentement, en le tournant légèrement sur son axe, et en lui imprimant un mouvement qui ramène la queue ou le manche au devant du pénil. En poussant l'instrument, les parois du vagin qui tendent à s'engager dans le bout supérieur, s'écartent en formant un bourrelet à ouverture centrale. Plusieurs fois ce bourrelet a été pris pour le museau de tanche, mais avec de l'attention on évitera facilement cette erreur.

Le col de l'utérus n'est pas toujours accessible au spéculum. Le plus ordinairement il s'engage complètement dans le bout supérieur. mais il est quelquefois tellement incliné en ar-

rière, qu'on n'aperçoit que sa lèvre antérieure ;
il faut alors retirer un peu le spéculum, puis
déprimer la paroi postérieure du vagin, et engager la malade à pousser en bas.

Lorsque le spéculum est en place, on examine l'état du col, sa couleur et la nature de
l'écoulement; on l'absterge ensuite avec un petit
pinceau de charpie. On s'assure s'il n'y a pas
d'ulcération. Plusieurs praticiens se servent pour
cet examen de la lumière d'une bougie ou d'une
lampe ; la lumière naturelle nous paroît préférable quand on peut l'employer. Il y a des
femmes dont le vagin est très-étroit, et chez lesquelles il faut se servir d'instrumens très-petits.
On fabrique des spéculum *pleins* ou d'un seul
morceau, d'autres divisés en deux ou quatre
valves, qu'on peut réunir ou écarter à volonté,
on les nomme *spéculum brisés.* Enfin, on en
fait à trois valves et à recouvrement, qui ont
les avantages des deux autres, sans en avoir les
inconvéniens.

Le spéculum brisé a l'inconvénient de laisser
la membrane muqueuse du vagin s'engager
entre les valves et de la pincer ; quoique son
introduction soit moins douloureuse, il ne sauroit convenir lorsqu'il faut cautériser le col,
parce que le caustique pourroit intéresser d'autres parties que celles qui sont malades.

L'introduction de cet instrument n'est pas
toujours sans inconvéniens. Plusieurs femmes en
éprouvent des douleurs, des coliques dans le
bas-ventre, quelques-unes ont des mouvemens
nerveux très-prononcés. Aussi convient-il sou-

vent de recourir à l'usage d'un grand bain;
des injections avec de l'eau tiède; car les coliques succèdent quelquefois à l'emploi de l'eau
froide; des cataplasmes émolliens sur le ventre.
La saignée générale est quelquefois nécessaire;
l'emploi de cet instrument est si désagréable,
a quelque chose de si répugnant pour les
femmes, qu'on ne doit s'en servir qu'avec infiniment de réserve.

EXPLICATION DE LA PLANCHE XXXI.

FIGURE I (*Forceps modifié et adopté par M. Moreau*).

1. Branche mâle ou à pivot.
2. Branche femelle ou à mortoise.
A. Cuiller de la branche mâle.
B. Cuiller de la branche femelle.
C. Pivot.
3. Manche de la branche mâle.
4. Manche de la branche femelle
D. Olive à vis, qui forme un crochet-mousse et en se démontant, un crochet aigu.
E. Crochet angulaire, formant gaîne à vis pour cacher le perce-crâne.

FIGURE II.

Clef pour serrer le pivot C, et desserrer les crochets D, E.

FIGURE III (*Compas d'épaisseur de Baudelocque*).

AA. Les branches du compas.
b. La charnière qui unit les deux branches.
cc. Boutons lenticulaires, qui terminent les branches.
d. Echelle graduée de l'étendue de 11 pouces, destinée à faire connoître l'épaisseur du corps, prise entre les branches.
e. Lieu où cette échelle est unie par une espèce de charnière.
f. Vis de pression, destinée à fixer l'échelle graduée.

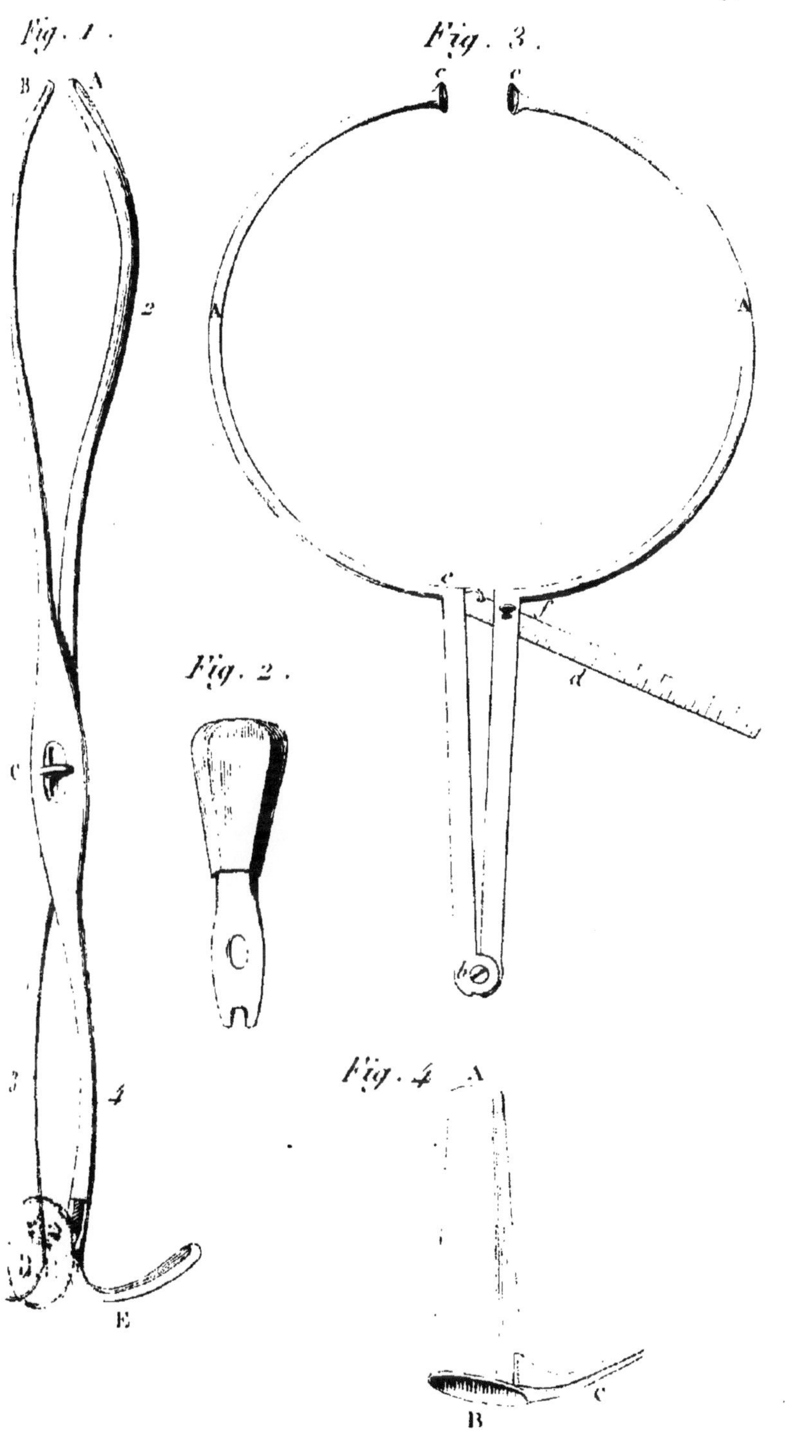
1.
Fig. 1.
B
A
2
Fig. 2.
C
3
4
E
Fig. 3.
c
c
A
A
e
b
d
b
Fig. 4.
A
B
C

FIGURE IV (*Spéculum*).

A. Bout supérieur ou u- | B. Bout inférieur ou
terin. | vulvaire.
| C. Manche du spéculum.

CHAPITRE II.

DE LA SAIGNÉE.

§ I. *De la saignée du bras.*

D. *Qu'est-ce que la saignée?*

R. La saignée est une opération par laquelle on extrait de la veine (1) une quantité plus ou moins considérable de sang.

D. *Dans quelles circonstances a-t-on recours à la saignée?*

R. Ces circonstances sont nombreuses : on saigne les femmes grosses toutes les fois qu'il y a pléthore, ou menace de congestion vers un organe important à la vie, quel que soit d'ailleurs le terme de la grossesse. Ainsi on doit les saigner lorsqu'elles éprouvent des douleurs, des pesanteurs de tête, de la somnolence, de l'engourdissement dans les membres, de l'oppression, de la gêne dans la respiration, une toux opiniâtre et déchirante, une expectoration sanguinolente, des saignemens de nez fréquens, des chaleurs, des démangeaisons à la peau, aux pieds et aux mains, lorsque le travail est très-long, dans quelques cas de pertes, de convulsions, etc.

____

(1) Il ne sauroit être question ici de la saignée pratiquée sur les artères, et que l'on appelle *artériotomie*; celle qui se fait sur les veines a été nommée *phlébotomie*.

D. *Quelles sont les connoissances anatomiques qu'il importe d'avoir pour pratiquer la saignée?*

R. L'expérience des hôpitaux apprend que la saignée exige des connoissances anatomiques positives. En effet il n'est pas d'année qu'on ne voie à la consultation de l'Hôtel-Dieu, des individus affectés d'anévrisme de l'artère brachiale au pli du bras, par suite de saignées mal faites.

Un pareil accident n'est point à redouter, lorsqu'on a une connoissance précise de la disposition des veines du bras et de leurs rapports avec l'artère. Lorsqu'on examine le pli du bras, sur un adulte pourvu d'un embonpoint médiocre et chez lequel la peau est fine et blanche, voici l'ordre dans lequel ces vaisseaux s'offrent le plus ordinairement :

De dehors en dedans et de haut en bas; 1° la radiale antérieure ou céphalique de l'avant-bras; 2° la grande céphalique; 3° la céphalique médiane; 4° la médiane commune; 5° la basilique médiane; 6° les cubitales antérieures ou basiliques de l'avant-bras; 7° les cubitales postérieures.

Cette disposition est sans doute la plus commune, mais il faut avouer qu'il y a beaucoup de variétés sous le rapport du volume, du nombre et de la profondeur plus ou moins considérables de ces parties.

La *radiale* antérieure ou céphalique de l'avant-bras, qui est la plus externe des veines, peut être saignée sans danger. Il en est de même de la *grande céphalique* ou *céphalique médiane*, à l'exception du milieu de son trajet, où l'on pourroit intéresser le tronc principal des nerfs musculo-cutanés.

La *basilique médiane* exige une attention toute particulière. C'est la plus grosse et la plus constante des veines de cette région. Elle monte le long du bord interne du tendon du biceps et de l'artère brachiale, dont elle est séparée par une lame aponévrotique ; tantôt elle croise très-obliquement l'artère, tantôt elle la suit parallèlement dans l'étendue d'un pouce, et est immédiatement appliquée au-devant, quelques filets du nerf cutané interne entourent la veine. Les rapports de ces deux vaisseaux démontrent combien une incision un peu profonde peut être dangereuse sur presque tout le trajet de cette veine médiane basilique.

La *médiane commune* ne présente point ces dangers ; il y a cependant quelques observations à faire : lorsqu'elle est située sur l'interstice qui sépare le muscle rond pronateur, du long supinateur, il faut craindre de blesser quelques filets nerveux du nerf médian, et, ce qui est beaucoup plus grave, l'artère qui est au-dessous de l'aponévrose. Aussi donne-t-on le précepte de ne pas la saigner à sa partie supérieure, et mieux encore de ne l'ouvrir que lorsqu'elle est située en dedans ou en dehors de cet interstice.

Les cubitales antérieures ou basiliques de l'avant-bras, les plus internes de veines du pli du bras, peuvent encore être choisies pour l'opération de la saignée ; mais elles sont tellement entourées des filets nerveux du nerf cutané interne, qu'on leur donne rarement la préférence.

En résumé toutes les veines du pli du bras peuvent être ouvertes, en exceptant toutefois la basilique médiane, et encore faut-il reconnoître que cette dernière peut être saignée en bas et en mettant le bras dans une pronation forcée. Il ne faut pas perdre de vue que ces diverses branches veineuses étant plus ou moins entourées de filets nerveux, il est impossible de ne pas en léser dans quelques circonstances.

D. *Quel est le lieu d'élection pour la saignée des bras ?*

R. On doit en général choisir la veine céphalique médiane, à sa partie supérieure, et après elle la grande céphalique, la radiale antérieure ou céphalique de l'avant-bras ; ces veines d'ailleurs ne présentent que peu ou point de filets nerveux, tandis que les autres en sont entourées en nombre plus ou moins considérable.

D. *Quelles sont les précautions à prendre avant de pratiquer la saignée ?*

R. La plus importante, la seule réellement indispensable, c'est de ne point faire cette opération avant d'avoir reconnu la situation de l'artère par ses battemens. Dupuytren donnoit le conseil de ne jamais ouvrir la veine qui est placée au-devant de ce vaisseau ; il disoit qu'il falloit toujours choisir les autres veines, faisant néanmoins observer qu'elles sont quelquefois difficiles à trouver, et qu'elles ne fournissent pas toujours autant de sang qu'on le voudroit, mais que ces inconvéniens étoient bien légers en comparaison de ceux qui pouvoient résulter de l'ouverture de l'artère.

D. En quoi consiste l'appareil nécessaire pour la saignée ?

R. En une bande de laine, longue d'une aune, large de deux travers de doigts environ, une lancette, un vase pour recevoir le sang (nous désirerions qu'il fût gradué), deux compresses, une bande de toile roulée, un petit morceau de taffetas dit d'Angleterre et de l'eau fraîche. Il faut joindre à cet appareil un drap ou des serviettes, pour éviter la malpropreté, du vinaigre ou un flacon d'eau de Cologne, et deux bougies allumées si le local est obscur.

On employoit autrefois trois espèces de lancettes ; celles dites à *grain d'orge*, obtuses, dont la pointe forme un angle de 50°, conviennent lorsque la veine est superficielle et qu'on veut donner une large issue au sang. Les lancettes à *grain d'avoine*, plus effilées, dont la pointe forme un angle de 35 à 40°, servent lorsque les veines sont profondes ; c'est quand on se sert de cette espèce de lancette, qu'on est surtout obligé après la ponction de la veine, de ne pas négliger le temps dit d'élévation, c'est-à-dire, de relever le manche de l'instrument pour élargir l'ouverture. La troisième espèce de lancette ou à *langue de serpent*, beaucoup plus effilée encore, est d'un usage très-rare.

D. Quelles sont les dispositions générales à prendre pour pratiquer la saignée ?

R. Beaucoup de personnes ont peur de la saignée ; il faut calmer leurs inquiétudes en leur démontrant que cette opération n'est pas plus douloureuse qu'une piqûre d'épingle ou de sangsue. Quand la veine est suffisamment gonflée, on détourne l'attention de la personne par des questions étrangères à l'opération, on profite du moment où elle est distraite pour piquer la veine.

Les femmes sont très-sujettes à se trouver mal pendant ou après la saignée; aussi convient-il, lorsqu'on a affaire à une personne délicate, impressionnable, de la faire coucher horizontalement sur le lit ou sur un canapé. Dans le plus grand nombre de cas, la femme est assise sur une chaise.

La saignée doit être faite à jeun, quatre ou cinq heures après le repas; sans cette précaution, on exposeroit la malade aux accidens d'une indigestion. Lorsqu'on a mis la malade dans la position convenable, on s'assure que le corps n'est point gêné par un corset ou des vêtemens trop serrés, puis on découvre le bras que l'on veut saigner, en relevant le manche à plusieurs pouces au-dessus du pli du bras; en ayant soin qu'elle ne fasse pas ligature, car il arrive souvent que cette cause entretient l'écoulement du sang, lors même qu'on a enlevé la bande.

Le bras mis à nu, on cherche la veine la plus superficielle, la plus volumineuse, la moins roulante et la mieux isolée de l'artère brachiale. Après s'être assuré qu'il n'existe pas une autre branche artérielle sous la veine qu'on a l'intention de piquer, comme cela arrive quelquefois lorsque la brachiale se divise en deux branches au-dessus du pli du bras, on place la bande.

Les uns veulent qu'on applique la bande à trois pouces au-dessus du pli du bras, d'autres seulement à un pouce. Si l'on reconnoît que les vaisseaux sont trop enfoncés, ce qui arrive souvent chez les personnes grasses, on placera la ligature à trois travers de doigt au-dessus du pli du bras; s'ils sont apparens et roulans, on la mettra plus bas. Si, malgré ces précautions, on ne peut rendre le vaisseau sensible, le plus sûr moyen, est de plonger le bras dans un vase oblong, à moitié rempli d'eau chaude.

Quand on veut ouvrir la salvatelle qui est sur la main, ou quelqu'autre veine du poignet, du pouce, on se sert d'un petit sceau de fayence, dans lequel on plonge le poignet jusqu'à la moitié de l'avant-bras. Dans ce cas, outre la ligature ordinaire on en place une seconde à trois ou quatre travers de doigt au-dessus du poignet.

Après avoir appliqué la ligature, si la veine est apparente ou assez sensible au toucher, il faut se hâter de la piquer, car il arrive dans quelques circonstances qu'elle se vide rapidement, et qu'on est obligé d'attendre un temps plus ou moins long pour qu'elle se gonfle de nouveau.

La bande doit être appliquée à plat, par son plein sur la partie antérieure du bras; le chef qui répond au côté interne doit être plus long que l'externe, parce qu'il doit servir à former le nœud coulant. Après avoir fait faire deux tours à la bande, on en ramène les chefs sur la partie externe du bras, et l'on fait la rosette dont les bouts restent pendans. La pression exercée par la bande doit être assez forte pour faire gonfler la veine, mais elle ne doit pas intercepter le cours du sang dans les artères et suspendre le pouls.

Ceci posé, on laisse quelques instans le bras demi-fléchi, et on engage la malade à tourner dans sa main un corps étranger quelconque.

On ouvre alors la lancette dont on place l'extrémité de la châsse entre les dents, la lame formant avec elle un angle droit, ou un peu obtus, le talon tourné du côté de la main qui doit opérer, car il faut se servir de la main droite pour saigner le bras droit, et de la main gauche pour saigner le bras gauche.

Lorsqu'on n'est pas ambidextre, on conseille de ne saigner que le bras droit; cependant il n'est pas impossible de se servir de la main droite pour saigner au bras gauche.

Dès que la veine choisie est suffisamment remplie, on étend le bras; après avoir fait quelques frictions sur l'avant-bras pour faire remonter le sang, l'opérateur fixe la veine en plaçant, sur son trajet et un peu au-dessous du lieu où la piqûre doit être faite, le pouce de sa main gauche, si c'est au bras droit qu'il saigne, et réciproquement si c'est le bras gauche; saisissant alors la lancette avec la main droite, et plaçant le talon de l'instrument entre le pouce et l'indicateur demi-fléchis, les autres doigts étendus et appuyés sur la face antérieure de l'avant-bras, il enfonce la lancette, jusqu'à ce qu'il voie paroître sur les côtés de la lame, une petite gouttelette de sang, et si l'ouverture n'est pas assez grande, il relève la main du côté opposé, et il agrandit l'incision. Il y a encore un signe qui fait connoître si la veine a été ouverte; c'est la sensation d'une résistance vaincue qu'il est difficile de décrire, mais qui annonce qu'un tissu élastique, d'abord, résistant devant la pointe de la lancette, a cédé. L'incision faite à la veine doit en général être oblique de bas en haut et de dedans en dehors. D'après ce qui vient d'être dit, on voit qu'il y a dans cette opération deux temps, celui de *ponction*, et celui *d'élévation*. Quand la lancette pénètre dans les tissus, elle coupe avec ses deux tranchans; quand elle en sort, elle ne coupe qu'avec son tranchant supérieur.

La situation de la veine modifie le procédé opératoire; si elle est profonde, il faut enfoncer l'instrument presque perpendiculairement, et ouvrir largement la veine; par là on évite les thrombus.

Dans l'immense majorité des cas, quand la saignée est bien faite, le sang sort de la veine en arcade et par un jet continu, au moins dans les premiers instans. S'il arrive qu'il sorte par saccades, cela peut tenir à ce que la veine est immédiatement placée sur l'artère, et à ce que ce vaisseau a été ouvert; si malheureusement cet accident est arrivé, le sang jaillit avec force et au loin; sa couleur est rutilante, il sort par bonds saccadés, et s'élance quelquefois à la distance de cinq et six pieds. En général le jet veineux s'étend beaucoup moins loin, sa couleur est plus brune ou rouge foncé, il se coagule plus lentement. Voici une disposition qui a été signalée par Dupuytren, et qu'il importe de bien connaître : chez quelques sujets l'artère en impose tellement par sa situation superficielle, son volume, le reflet de sa couleur à travers la peau, le soulèvement de celle-ci, qu'on pourroit croire que c'est une veine très-favorablement placée; on évitera l'erreur en portant le doigt sur le vaisseau, car on sentira aussitôt des pulsations. Dans un cas de ce genre, la veine étoit située un peu plus profondément sur les côtés de l'artère.

Tandis que le sang coule, on recommande à la malade de tourner entre ses doigts un lancetier, un étui, un corps quelconque, pour favoriser le passage du liquide des veines profondes dans les veines superficielles.

D'autres fois le sang ne sort qu'en bavant, en quelque sorte goutte à goutte ; il coule mal; cela peut tenir à une trop forte constriction du bras, à la mollesse, à la flaccidité de la peau, au défaut de parallélisme entre l'ouverture de la peau et celle de la veine.

La quantité de sang à tirer dépend d'une foule de circonstances qui résultent de la gravité du mal, de la nature des organes affectés, de la constitution du sujet. Elle peut être comprise entre trois onces et une livre, une livre et demie.

Quand on a tiré la quantité de sang nécessaire, on met le pouce sur le trajet de la veine et au-dessous de la plaie, on enlève la bande, on fait plier l'avant-bras sur le bras, et l'on attend ainsi quelques instans. Le plus ordinairement le sang cesse de couler, quelquefois il s'échappe malgré cette compression, ce qui dépend d'une constriction exercée supérieurement par les vêtemens du malade, ou de ce que la veine reçoit une branche anastomotique à peu de distance au-dessus de l'ouverture. On lave ensuite la plaie et le bras avec de l'eau tiède, on place sur la piqûre une simple compresse; on maintient l'appareil par une bande disposée en 8 de chiffre; quelques personnes trempent la compresse dans l'eau salée, ce qui est inutile. Il convient de soutenir l'avant-bras ployé à angle droit, au moyen d'une cravate ou d'un ruban, placé en écharpe.

Il est prudent de faire garder la position horizontale pendant une heure ou deux après la saignée, et d'engager la malade à s'abstenir de tout mouvement considérable pendant la journée.

On peut être dans la nécessité d'ouvrir une seconde fois la veine dans les 24 heures; dans ce cas, il convient de placer un corps gras sur la piqûre pour prévenir une réunion trop prompte des bords de la petite plaie. Quand on veut faire repartir la saignée, on applique la ligature dans le lieu ordinaire, et plaçant le pouce de la main gauche sur la plaie, on fait des frictions avec la main droite sur la face antérieure de l'avant-bras; lorsque la veine est suffisamment gonflée, on lève brusquement le pouce, et le sang jaillit aussitôt. Si ce moyen ne réussit pas, et que la plaie soit en partie cicatrisée, on place sur l'avant-bras de la malade, deux doigts, l'indicateur et le médius d'une main, parallèlement à la direction de la plaie, de telle sorte que celle-ci se trouve logée dans leur écartement; on frappe ensuite brusquement avec l'autre main sur ces doigts, la cicatrice se rompt et le sang part, ou bien enfin, on fait une seconde incision au-dessous et à quelque distance de la première.

D. *Est-il toujours facile de pratiquer la saignée?*

R. Nous ne pouvons mieux répondre à cette question qu'en citant textuellement les paroles de Dupuytren : « On croit généralement que »la saignée est une opération trop simple pour »mériter une attention spéciale. Cette manière »de voir est le résultat de l'espèce de mépris »dans lequel est tombée la chirurgie minis-»trante. Telle est la cause des accidens dont »nous avons été si souvent témoin depuis douze »à quinze ans. »

La pratique, en effet, apprend que la sai-gnée est une opération qui présente souvent d'assez grandes difficultés.

D. *Quelles sont les difficultés qui accompagnent la saignée?*

R. Les principales résultent de la profondeur, la mobilité, la petitesse de la veine, de son accolement à l'artère, au tendon du biceps, d grand nombre de cicatrices, de la pusillani mité des malades.

Chez les personnes chargées d'embonpoint, l veines peuvent n'être pas apparentes; situ profondément, elles échappent à la vue; cepen dant on peut souvent les reconnoître au touche par la sensation d'un corps cylindrique renil tent, qui se gonfle et repousse le doigt, lors qu'on exerce des frictions de bas en haut le membre. Dans ce cas on conseille de plon ger le membre dans un bain chaud; ce moyen bon pour la saignée du pied, offre ici moin d'avantages, parce qu'il fait gonfler le tissu cel lulaire et rougir la peau, ce qui masque encor le trajet du vaisseau.

La veine est quelquefois tellement roulante qu'elle fuit devant la lancette et échappe à son action. Cette disposition se rencontre surtout chez les individus maigres, dont la peau est molle et le tissu cellulaire sous-jacent très-lâche; on remédie à cet inconvénient en plaçant le pouce sur le trajet de la veine, et en faisant l'incision parallellement à l'axe du vaisseau. Si les veines étoient trop petites, il faudroit les diviser en travers.

Lorsque la veine est couverte de cicatrices, il faut la piquer au-dessous; quoiqu'on obtienne du sang en ouvrant le vaisseau au-dessus et même sur le trajet des cicatrices; il faut avouer que les cicatrices multipliées rétrécissent quelquefois le calibre du vaisseau, et que le sang ne sort pas alors avec autant de facilité que quand on pratique l'incision au-dessous. Il est donc convenable, lorsqu'on pratique la saignée sur une femme, de commencer par ouvrir la veine le plus haut possible, puis de descendre toujours, en plaçant les ouvertures près les unes des autres.

La pusillanimité et l'indocilité des malades apportent quelquefois de grands obstacles à la réussite de l'opération; il faut alors de la fermeté, de l'adresse et de la promptitude dans l'action de la main, et surtout profiter du moment où l'attention du malade est détournée, pour pratiquer l'ouverture de la veine.

Enfin la veine peut être accolée au tendon du biceps ou placée immédiatement sur le trajet de l'artère. Dans le premier cas, on porte le bras dans une forte pronation; dans le second, lorsque cette veine est seule apparente, on l'incise en enfonçant la lancette presque horizontale-ment, et on agrandit la plaie en soulevant la veine et la peau. M. Malgaigne propose une lan-cette particulière, à grain d'avoine, dont un des bords ne coupe pas; on pique la veine horizon-talement, comme il vient d'être dit, en tenant le bord mousse tourné du côté de l'artère; mais il vaut mieux attaquer une autre veine, et inciser celles de l'avant-bras.

D. *Quelles sont les causes qui s'opposent à l'écoulement du sang ?*

Il arrive quelquefois, et surtout lorsqu'on sai-gne pour la première fois, qu'après l'incision le sang ne coule pas; ce qui peut tenir à ce que le vaisseau n'a point été ouvert, parce qu'il a fui devant l'instrument; ou parce que la lan-cette n'a pas été assez enfoncée; c'est ce qu'on nomme vulgairement faire une *saignée blan-che*; il faut alors chercher la veine au fond de la plaie, l'ouvrir en réintroduisant la lancette, et autant que possible, sans faire une seconde pi-qûre à la peau, en ayant soin de fixer préala-blement la veine avec le pouce. D'autres fois le sang coule avec peu d'abondance, parce qu'on a fait une ouverture trop petite. Il faut encore se comporter comme dans le cas précédent.

La difficulté que le sang éprouve à couler, peut dépendre de la présence d'un flocon grais-seux, qui quelquefois vient s'interposer entre les lèvres de la plaie; dans ce cas on doit le refou-ler avec un stylet, ou mieux encore, l'exciser à l'aide de ciseaux bien tranchans.

Le sang, après avoir coulé pendant quelque

temps, peut s'arrêter ou couler médiocrement ; ce qui peut être le résultat de différentes circonstances ; 1° du défaut de parallélisme entre l'incision de la peau et de celle de la veine, par suite d'un changement dans la direction du bras. 2° Du déplacement de la ligature. 3° Du degré de constriction qu'elle exerce. Dans les deux premiers cas, il faut rétablir les choses comme elles étoient d'abord, ce qui n'a quelquefois lieu qu'après des tâtonnemens. On enlève la bande dans le dernier cas, et on l'applique plus convenablement ; c'est lorsque la ligature a été peu serrée, que le sang coule en bavant. Les vêtemens relevés au-dessus du coude, les manches du corset, forment quelquefois une seconde ligature ; il faut faire cesser cet obstacle.

Il n'est pas très-rare de voir le jet du sang s'arrêter sans cause connue ; il suffit ordinairement pour le faire repartir de donner avec le bout des doigts de petits coups secs sur le trajet de la veine, ou de frictionner l'avant-bras de bas en haut.

D. *Quels sont les accidens qui peuvent résulter de la saignée ?*

R. Ces accidens sont : le thrombus, la syncope, la piqûre des nerfs, celle de l'artère, le phlegmon, la phlébite ; la piqûre du tendon ou de l'aponévrose, la douleur, l'engourdissement du membre.

Le *thrombus* ou *ecchymose*, est une petite tumeur dure, violacée, qui se forme sous les tégumens autour de l'incision. Elle est due à la petitesse de l'ouverture, qui ne permettant pas au sang de sortir au dehors avec facilité, l'oblige à s'infiltrer dans le tissu cellulaire environnant. Le thrombus peut aussi résulter du défaut de parallélisme entre l'ouverture de la peau et celle de la veine ; dans ce dernier cas, on prévient sa formation , on arrête son développement, en remettant les ouvertures dans des rapports convenables. Si la plaie est trop petite, il faut l'agrandir : cet accident n'a rien d'inquiétant, mais on doit prévenir les malades que le bras, par suite de l'extravasation du sang, deviendra noir, bleuâtre, puis jaune, avant de reprendre sa coloration naturelle. On facilite la résolution du sang épanché , en appliquant sur la tumeur un linge trempé dans une solution d'acétate de plomb ou de sel marin dans l'eau.

La *syncope* est fort commune chez les femmes, lors même qu'on n'a fait qu'une saignée modérée. Elle peut provenir de l'émotion qu'inspire à la malade la crainte de l'opération ; elle peut être déterminée par la vue du sang, par la perte d'une grande quantité de ce liquide. Dans le premier cas, il suffit de la faire coucher horizontalement, de l'exposer à l'air frais, de lui jeter avec force quelques gouttes d'eau froide à la figure, en secouant les doigts mouillés comme si on vouloit donner des *chiquenaudes*. On peut encore lui faire respirer du vinaigre, de l'éther, de l'ammoniaque ; mais lorsqu'on emploie ce dernier moyen, il faut passer rapidement le flacon sous le nez, dans la crainte de déterminer l'inflammation de la membrane muqueuse qui tapisse les voies aériennes. Les frictions sur la région du cœur sont aussi d'un grand secours ; si le sang coule encore, on doit se hâter de fermer la veine.

La *piqûre* de la basilique, des cubitales, et même des autres veines, peut intéresser quelquefois les filets nerveux, et déterminer une douleur très-vive. Il faut alors appliquer sur le siége du mal, des émolliens, des narcotiques.

La *lésion de l'artère brachiale* a été fréquemment observée, et il y a peu de temps encore que cet accident a été le sujet d'un procès.

Dupuytren disoit dans ses leçons orales : « Je » puis affirmer que depuis quinze ans il ne s'est » pas écoulé une année sans que j'aie été consulté au moins deux fois pour des cas de ce » genre. Des précautions bien simples suffiroient » cependant pour les prévenir ; il faudroit établir en principe, 1° que cette opération (la » saignée) ne doit pas être pratiquée avant d'avoir reconnu le lieu où se font sentir les battemens de l'artère ; 2° que la veine qui est » placée au-devant de ce vaisseau ne doit jamais » être ouverte ; 3° enfin qu'il faut toujours choisir les veines éloignées de l'artère. »

C'est en saignant la veine basilique que cet accident est surtout à craindre. Quand il a lieu, on le reconnoît aux signes suivans : le sang sort par deux jets, un rouge et un noir, ou bien par un seul jet de deux couleurs ; son mouvement est saccadé, isochrone à celui du pouls, et la force du jet très-grande, ainsi que nous l'avons déjà dit à la page 529. Si l'on comprime l'artère au-dessus de la plaie, le jet saccadé cesse ; il se reproduit avec plus d'intensité lorsqu'on arrête la circulation par une ligature au-dessous de l'incision. Dès qu'on a la certitude que l'artère est ouverte, il faut placer le bras dans la flexion, appliquer sur la plaie un linge renfermant une pièce de monnoie, par dessus plusieurs compresses formant une espèce de pyramide, maintenir l'appareil par un bandage en 8 de chiffre. Cette compression, qui a quelquefois guéri, permet d'attendre l'arrivée de l'homme de l'art. Les accidens causés par la piqûre de l'artère ne sont pas toujours immédiats, quelquefois ce n'est qu'au bout de quelques jours qu'on voit apparoître une tumeur sur le trajet du vaisseau. Quand on applique les doigts sur cette tumeur, on y reconnoît des battemens semblables à ceux du pouls ; dans l'un et l'autre cas, mais dans le premier surtout, on doit se hâter d'appeler un chirurgien instruit et habile.

Le *phlegmon* est un accident assez grave de la saignée ; il reconnoît pour cause des piqûres répétées, l'usage d'un instrument mal-propre ou mal acéré ; et surtout un état maladif du sujet. Le phlegmon s'annonce par une douleur sourde, de la rougeur, un gonflement plus ou moins considérable, une sensation d'empâtement, d'engourdissement ; dans quelques cas, la tuméfaction se borne aux environs de la piqûre ; le phlegmon est alors circonscrit, ou bien il envahit le bras ; c'est le phlegmon diffus. Il faut combattre cet accident dès son début, par des applications de sangsues, de cataplasmes émolliens, les bains ; si l'engorgement gagnoit le bras, on ne devroit pas hésiter à appeler un

chirurgien, car les suites du phlegmon sont
quelquefois fort graves.

L'abcès qui se forme, doit dans quelques circonstances, être ouvert de bonne heure.

L'inflammation des veines, connue sous le
nom de *phlébite*, fort heureusement est assez
rare, car lorsqu'elle existe elle est souvent mortelle. Mais on confond souvent cette maladie
avec l'inflammation de la la gaine celluleuse de
la veine, qui est plus fréquente et beaucoup
moins grave que la phlébite proprement dite,
ainsi que nous avons eu bien des fois occasion
de le constater, et de le faire observer à la maison d'accouchemens, tant sur le vivant que sur
le cadavre. La phlébite s'annonce par une douleur vive qui se propage dans la direction du
tronc veineux, par la rougeur du vaisseau, par
l'espèce de corde noueuse, dure, qui se développe
sur son trajet; ces différens signes sont presque toujours accompagnés d'une fièvre de mauvais caractère, promptement mortelle.

On combat la phlébite par des traînées de
sangsues sur le trajet de la veine, par des applications émollientes et narcotiques, des bains,
la compression du membre, la saignée générale faite sur l'autre bras, la diète et les boissons
délayantes.

L'inflammation de la gaine celluleuse, s'annonce à-peu-près de même; seulement elle est
plus limitée, la fièvre légère, après quelques
jours de durée, des gouttelettes de pus sortent
de la plaie, lorsqu'elle existe seule elle n'est
jamais suivie de l'oblitération de la veine, ni
de la mort du malade.

Parmi les accidens de la saignée on a encore rangé la douleur et l'engourdissement qui persistent quelquefois après l'opération, pendant un temps plus ou moins long; ces symptômes cèdent à l'emploi du repos, des émolliens, des narcotiques, et surtout aux frictions faites avec le laudanum de Sydenham. Il peut encore arriver qu'une demi-heure, une heure après l'application du bandage, le sang s'écoule au dehors; il faut toujours prévoir cet accident, et recommander à la malade, s'il avoit lieu, d'appliquer le pouce sur l'appareil, dans le lieu qui correspond à la piqûre, et de le comprimer fortement jusqu'à l'arrivée de la sage-femme ou du médecin. Cet accident tient ordinairement à ce que le bandage a été mal appliqué ou qu'il s'est dérangé, ou à une constriction trop forte de la part des vêtemens.

La cicatrisation de la plaie est assez souvent retardée, parce que les malades n'ont pas la précaution de tenir leur avant-bras dans la demi-flexion et le repos pendant vingt-quatre heures; une légère inflammation se déclare alors, et il se forme de la suppuration entre les lèvres de la plaie; le repos et les cataplasmes émolliens sont les moyens à employer; dans ce cas il faut quelquefois quinze jours, trois semaines pour que la guérison s'opère.

D. *Quelles sont les autres régions du corps où l'on pratique la saignée ?*

Le cou, l'avant-bras, le dos de la main, la région frontale, l'angle de l'œil, le bas de la jambe et surtout le pied, peuvent servir de lieu d'élection pour la saignée ; il ne sera parlé ici que de celle que l'on pratique sur cette dernière région.

§ II. *De la saignée du pied.*

Alphonse Le Roy a publié un ouvrage pour démontrer les avantages de cette saignée. Elle est d'un usage général en Espagne, très-négligée en France, à cause des difficultés plus grandes qu'elle présente dans son exécution; elle est utile dans une foule de cas. Des maux de tête violens ont été dissipés comme par enchantement à l'aide d'une saignée de pied; nous en avons surtout retiré de bons effets dans les attaques d'éclampsie ou de convulsions des femmes enceintes et en travail d'enfantement. Nous sommes surpris qu'on ne l'emploie pas plus fréquemment dans les hôpitaux.

La saignée du pied exige de l'habitude; en général les veines sur lesquelles on la pratique, sont placées plus profondément qu'au bras; elles sont plus denses, plus roulantes et difficiles à apercevoir; quelquefois elles contiennent peu de sang, lorsqu'on les ouvre il faut avoir bien soin de les fixer avec le pouce pour qu'elles n'échappent pas à la lancette.

D. Quelles sont les veines qu'on saigne de préférence au pied?

R. Ce sont les deux saphènes sur les faces interne et externe de l'articulation tibio-tarsienne.

La saphène interne, que l'on choisit presque toujours, parce qu'elle est plus apparente, est habituellement divisée en deux branches, l'une *antérieure*, plus superficielle, située sur la malléole interne, ou entre cette apophyse et le tendon du jambier antérieur; l'autre *postérieure*, placée entre la malléole et le bord interne du tendon d'Achille. La saignée doit être pratiquée sur la branche antérieure et superficielle.

La saphène externe se compose également de deux branches, dont l'une, plus considérable, passe à 4 lignes au-dessous de la malléole externe, en suivant le trajet du nerf saphène, et dont l'autre, plus faible, croise cette malléole, et va bientôt rejoindre la première.

D. *L'appareil opératoire diffère-t-il de celui qu'on emploie dans la saignée du bras?*

R. Il est entièrement semblable, mais il exige de plus un grand vase ou un sceau à moitié rempli d'eau tiède, un drap plié en plusieurs doubles, pour recevoir le pied mouillé de la malade et préserver les vêtemens de l'opérateur.

D. *Quelles règles doit-on suivre dans la saignée du pied?*

R. Le malade étant assis sur une chaise ou sur le bord de son lit, on fait plonger les deux jambes dans l'eau, le sang s'y porte avec plus d'abondance, distend les veines. On choisit la jambe dont les vaisseaux sont plus apparens, on l'entoure d'une ligature au-dessus des malléoles et au-dessous du mollet, on noue les extrémités de la bande sur le côté externe du membre.

On plonge de nouveau la jambe dans l'eau; jusqu'à ce que la veine soit suffisamment gonflée; on la retire ensuite de l'eau, on l'essuie, on place le pied sur un des genoux, garni d'un drap. L'opérateur, muni de sa lancette, incise obliquement le vaisseau dans une étendue de deux lignes environ au-devant et un peu au-dessus de la malléole. Il faut prendre garde de piquer l'os, car on pourroit briser la pointe de la lancette, et la laisser dans la plaie.

Il arrive quelquefois qu'on ne pique pas la veine, soit parce qu'elle roule, soit parce qu'elle cède à l'instrument, et que ses parois s'appliquent l'une contre l'autre; pour prévenir cet inconvénient il faut prendre le vaisseau un peu en dessous, et l'ouvrir presqu'horizontalement.

Si le sang coule par jet, on le reçoit dans un vase; s'il sort en bavant, on remet la jambe dans l'eau, et on recommande à la malade de mouvoir son pied et ses orteils. Pour favoriser l'écoulement du sang, on peut encore placer la main sous la plante du pied, le soulever et comprimer les veines profondes. L'appréciation de la quantité de sang fourni par la veine n'est pas alors très-rigoureuse, car on ne peut l'évaluer que par la coloration de l'eau.

On ne doit pas, dans cette saignée, trop enfoncer le pied dans l'eau, car, le poids de la colonne de liquide pourroit affaisser les parois de la veine et s'opposer au libre écoulement du sang.

L'opération achevée, et la compresse posée, on laisse pendre sur le côté externe du pied, un des chefs de la bande, on conduit celle-ci sur le dos du pied, de dehors en dedans, puis sur la compresse et la face interne de la jambe; on croise de nouveau la face dorsale du pied, on suit son bord interne, sa plante, en formant un 8 de chiffre, et l'on termine sur le côté externe. Ce bandage est connu sous le nom de *Bandage en étrier.*

D. *La saignée du pied ne donne-t-elle pas lieu à des accidens ?*

R. Ils sont peu nombreux. On peut les réduire à la douleur qui résulte de la section de quelques filets nerveux, à l'inflammation et à la formation d'un petit abcès, lorsque la malade a marché trop tôt, ou quand l'opérateur a brisé sa lancette et en a laissé la pointe dans la périoste. Le repos, des applications émollientes et narcotiques suffisent pour combattre ces accidens.

EXPLICATION DE LA PLANCHE XXXII.

FIGURE I.—*Région superficielle du pli du bras.*

 A. Saillie du deltoïde.
BB. La bande rouge.
 C. Le nœud.
DD. La rosette.
EE. Les deux chefs.
 F. Saillie du Biceps.
GG. Bord externe de l'avant-bras.
HH. Bord interne de l'avant-bras.
 I. Saillie musculeuse radiale de l'avant-bras.
LL. Saillie musculeuse cubitale ou interne de l'avant-bras.
 C'. Grande veine céphalique.
 B'. Grande veine basilique.
 cc. Veine céphalique de l'avant-bras ou radiale antérieure.
mco. Veine médiane commune.
c.m. Veine céphalique médiane.
b.m. Veine basilique médiane.
bbbb. Veines basiliques de l'avant-bras ou veines cubitales antérieures.
aaaa. Anastomoses.

Fig. 1.

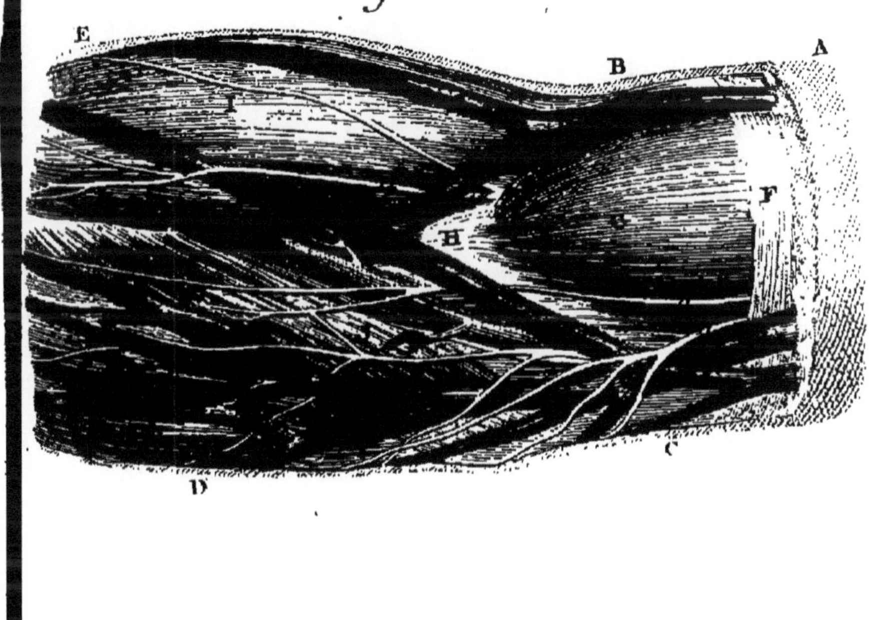

Fig. 2.

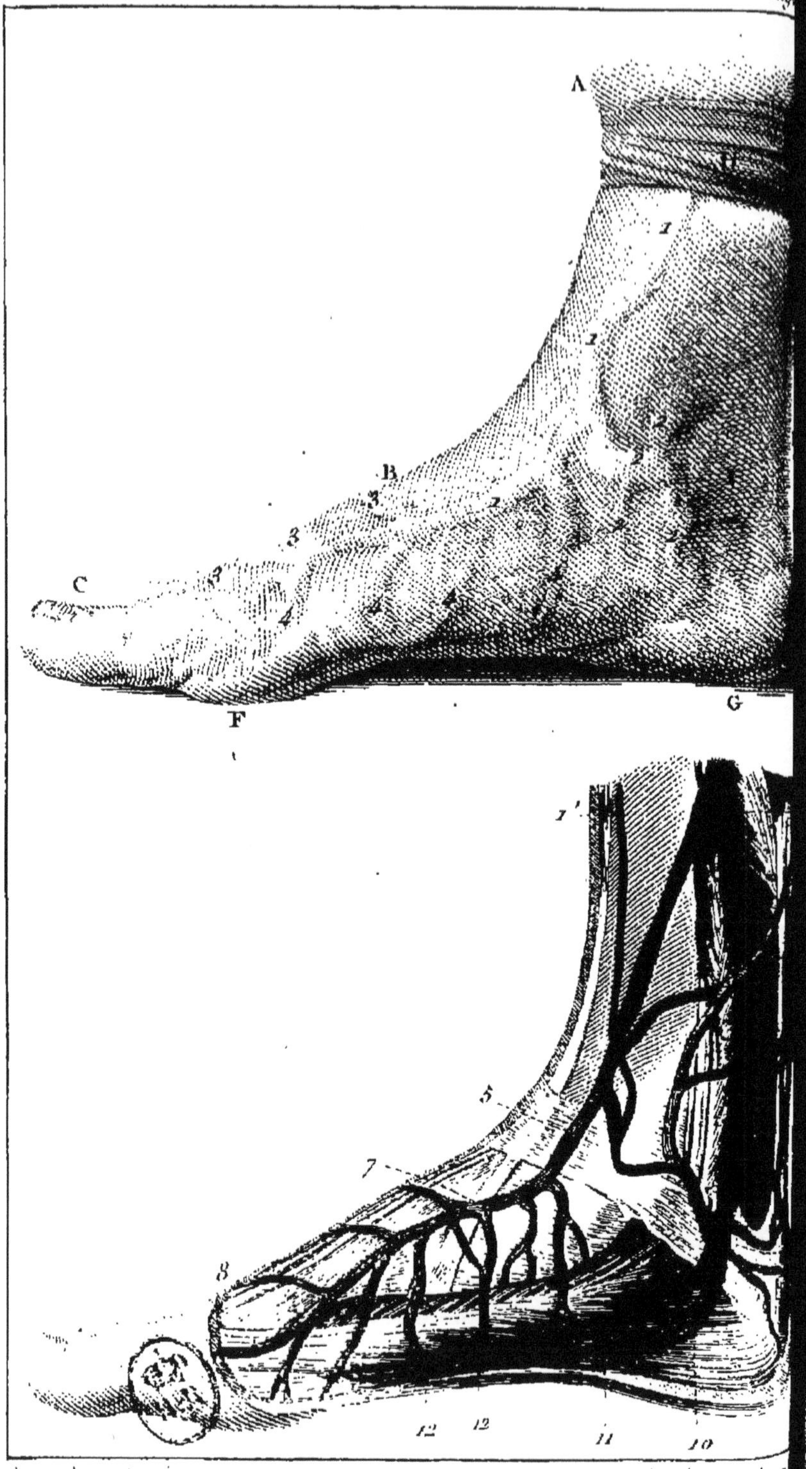

Dessiné par Tiossu.

Gravé par Ambre

FIGURE II. — *Région profonde du pli du bras.*

A. Partie moyenne du bras.
B. Bord externe.
C. Bord interne du bras.
D. Bord interne de l'avant-bras.
E. Bord externe de l'avant-bras.
F. Apénevrose brachiale.
G. Muscle biceps.
H. Tendon du biceps.
I. Muscle long supinateur.
J. Muscle rond pronateur.
K. Masse musculaire.
LL. Artère brachiale.
1,1. Veine radiale antérieure ou céphalique de l'avant-bras.
2,2. Veines basiliques de l'avant-bras, ou cubitales antérieures.
3,3. Veines cubitales postérieures.
4,4. Veine médiane commune.
5. Veine communicante.
6. Veine céphalique médiane.
7. Veine basilique médiane.
8,8. Grande veine céphalique.
9. Grande veine basilique.
10.10. Veine basilique cutanée ou petite basilique.
11.11. Nerf cutané interne et ses divisions.
12.12. Nerf cutané externe et ses divisions.

EXPLICATION DE LA PLANCHE XXXIII.

Cette planche représente les régions superficielles et profondes de la face interne du pied et la partie inférieure de la jambe pour l'opération de la saignée.

FIGURE I. — *Région superficielle de la partie antérieure de la jambe et de la face interne du pied.*

A. B. C. Partie antérieure du pied.
D. E. Partie postérieure.
F. Plante du pied.
G. Talon.
H. Bande pour la ligature.
I. Malléole externe.
1. 1. 1. Tronc de la veine saphène.
2.2.2.2. Racines qui naissent autour de la malléole.
3.3.3. Racines de la saphène interne

qui naissent sur le dos du pied.

4.4.4.4. Racines qui vien-

nent de la plante du pied.

. Toutes les veines sont gonflées par la ligature.

FIGURE II. — *Région profonde. L'aponévrose est enlevée de la partie antérieure de la jambe et de la face interne du pied.*

1. Veine saphène interne, à la partie moyenne de la jambe.

k' Branche collatérale qui double la saphène.

2.2. Branches postérieures de la jambe parallèle à la saphène, et qui se continuent sur la cuisse.

3. Branche d'anastomose des deux grandes veines saphènes, interne et externe.

4. Artère tibiale postérieure.

5. Naissance de la saphène sur l'arti-

culation tibio-tarsienne, où elle fait suite à la grande veine interne du pied.

6. Point de bifurcation de l'artère.

7. Grande veine interne du pied.

8. Arcade transversale, qu'elle forme sur le métatarse.

9. Branche qu'elle envoie au talon.

10. Artère plantaire externe.

11. Artère plantaire interne.

12. 12. Rameaux nombreux de la face externe du pied.

§ III. *Des Sangsues.*

D. *La saignée des veines est-elle la seule à laquelle on ait recours dans les maladies ?*

R. Non, on prescrit encore très-fréquemment les émissions sanguines locales, qu'on obtient par l'application des sangsues ou des ventouses scarifiées, dont l'action s'exerce principalement sur les vaisseaux capillaires.

D. *Dans quels cas conviennent plus spécialement les sangsues?*

R. Leur emploi est surtout indiqué dans les inflammations des membranes, tandis que la saignée générale convient plus spécialement dans celle des organes parenchymateux. Les sangsues sont surtout utiles dans les inflammations du péricarde, de la plèvre, de l'estomac, des intestins, etc. Elles sont encore employées pour rappeler les règles, le flux hémorrhoïdal, dégorger les tumeurs qui se forment aux environs de l'anus. Elles produisent de bons effets derrière les oreilles, dans les convulsions des enfans.

D. *Existe-t-il des lieux d'élection pour l'application des sangsues ?*

Les sangsues peuvent être posées sur tous les points douloureux, mais il y a cependant quelques régions où on les place de préférence. Ainsi, on les applique derrière les oreilles dans les maladies du cerveau; sur le ventre, dans la péritonite; sur l'hypogastre, à la partie supérieure et interne des cuisses, à la marge de l'anus, dans la métrite et dans beaucoup d'autres affections.

D. *Quelles précautions doit-on prendre avant d'appliquer les sangsues ?*

R. Lorsqu'on a choisi le lieu convenable, on le nettoie, on l'humecte avec du lait, de l'eau sucrée. Dans le plus grand nombre de cas, il suffit de le laver simplement avec de l'eau tiède.

Le choix des sangsues exige quelques précautions. Il faut les choisir vivaces, prendre celles qui ont une grosseur moyenne, les retirer

de l'eau quelque temps avant leur emploi, pour
les rendre plus avides; on doit ensuite les sécher, en les tenant quelques secondes dans un
linge bien sec.

On garnit le lit d'une alaise ou drap ployé
en plusieurs doubles, afin qu'il ne soit pas souillé
de sang, on se munit de pinces, d'éponges,
d'eau chaude et froide, et de plusieurs bassins.

D. *Comment doit-on procéder à l'application
des sangsues*?

R. Si les sangsues sont en petit nombre, et
qu'il faille les appliquer dans un lieu étroit ou
dans le voisinage d'un organe qu'il importe de
ne pas intéresser, on les introduit dans un verre
étroit qu'on renverse sur le lieu désigné. Mais
il arrive quelquefois que plusieurs d'entre elles
restent au fond du vase; aussi conseille-t-on,
dans ce cas, de les appliquer une à une, en les
saisissant par le milieu du corps avec le pouce
et l'indicateur. Ce procédé est long, fatigant, il
ne convient guère que pour les gencives et les
paupières.

Lorsque les sangsues doivent être appliquées
en grand nombre, il est préférable de les envelopper dans une compresse de linge, qu'on renverse sur le lieu choisi et qu'on maintient avec
la paume de la main jusqu'à ce qu'elles y soient
fixées.

D. *Ces moyens sont-ils les seuls qu'on emploie
pour poser les sangsues*?

R. Brewer, Delaroche, Lœrfler, ont vanté
différens procédés, qui ne sont guère employés.
M. Bourgery a proposé un instrument appelé
porte-sangsues, dont la cavité peut contenir six

à huit de ces annélides ; suivant lui, les sangsues les moins vivaces mordent dès qu'on les applique avec cet instrument. Brunninghausers a recommandé, lorsqu'on applique des sangsues à l'anus, de garnir cette ouverture d'une légère compresse, enduite d'huile.

D. *Doit-on favoriser la chute des sangsues, ou attendre qu'elles se détachent d'elles-mêmes ?*

R. En général, lorsque les sangsues sont gorgées de sang, elles se détachent et tombent d'elles-mêmes, mais il n'en est pas toujours ainsi : il arrive quelquefois qu'elles restent une demi-heure et plus, ce qui est fort gênant pour le malade.

Dans ce cas on peut déterminer leur chute, en les saupoudrant de sel ou de tabac ; mises en contact avec l'une de ces deux substances, elles exécutent des mouvemens rapides comme convulsifs, et tombent aussitôt.

Si les sangsues avoient pénétré dans le rectum, le pharynx, l'estomac, on auroit recours à l'usage d'une solution aqueuse de sel de cuisine. Le vin a quelquefois été employé avec succès, quand des sangsues s'étoient introduites dans les voies digestives.

D. *Quelles sont les précautions à prendre après la chûte des sangsues pour favoriser l'écoulement du sang ?*

R. Lorsque les sangsues sont tombées, on lave les plaies avec de l'eau tiède, et on les couvre d'un large cataplasme émollient qu'on renouvelle plusieurs fois. Il est quelquefois utile d'exposer les parties à la vapeur de l'eau chaude, ou de placer le malade dans un bain de siége ou un grand bain.

La quantité de sang à obtenir varie suivant la constitution du sujet, la nature du mal. Quand on juge que le malade en a perdu suffisamment, qu'il pâlit, que ses forces s'affoiblissent, il faut suspendre l'écoulement.

D. *Que faut-il faire pour arrêter le sang ?*

R. On couvre les piqûres d'agaric nitré ou aluné, mais dépourvu de son épiderme; ou bien on les saupoudre de colophane, de cendre de chiffons brûlés. Quelquefois on peut se servir de toiles d'araignée ; mais pour assurer le succès de ces divers agens, on doit les fixer sur les plaies à l'aide d'une compression légère et d'un bandage appropriés ; il faut donner au malade une position commode, lui recommander l'immobilité la plus complète. M. Solly a proposé, il y a quelques années, à l'Athénée de médecine, de se servir d'une épingle de blanchisseuse, pour presser la portion de peau où se trouve la piqûre. C'est à tort que dans un ouvrage récent, on a attribué ce procédé à un autre médecin.

Lorsque les piqûres ne sont pas trop nombreuses, le meilleur moyen à employer, surtout chez les enfans, c'est la compression exercée avec le bout des doigts appliqués sur les plaies; après un quart-d'heure, une demi-heure, quelquefois beaucoup plus tôt, le sang cesse de couler.

Le docteur Ridolfo di Tacca a préconisé l'emploi d'une ventouse qui comprend toutes les piqûres saignantes ; il la réapplique trois ou quatre fois, en épongeant la sérosité, sans toucher au caillot. Ce moyen ne nous inspire pas une grande confiance.

Lorsque, malgré toutes les précautions que nous venons d'indiquer, le sang continue à couler, et qu'il y a danger pour le malade, il faut cautériser les petites plaies, soit avec un métal incandescent, soit avec un caustique.

On se sert ordinairement d'un stylet de trousse rougi au feu, ou simplement à la flamme d'une bougie, d'une lampe, et on applique son extrémité sur la piqûre saignante. Quand on se sert d'un caustique, on accorde la préférence au nitrate d'argent. Mais pour que la cautérisation réussisse, elle exige quelques précautions. Il ne suffit pas d'appliquer plusieurs fois de suite le cylindre de nitrate d'argent sur la piqûre, comme nous l'avons vu faire bien des fois sans succès ; de cette manière, on ne touche que l'épiderme, et le sang continue à couler ; pour l'arrêter efficacement, il faut cautériser la morsure jusqu'au fond : voici le procédé simple et efficace que nous employons. Il faut, avec le pouce et l'indicateur d'une main, saisir la peau à côté de la piqûre, la soulever et la serrer entre les doigts, de cette manière la pression arrête le sang momentanément, la plaie triangulaire qui résulte de la morsure de la sangsue s'écarte, les bords se renversent en dehors, et la mettent à nu dans toute son étendue. On applique alors le nitrate d'argent qui la cautérise jusqu'au fond, on abandonne la peau et le sang ne coule plus. On agit de même pour chaque piqûre.

D. *Quels sont les accidens qui peuvent résulter de l'application des sangsues ?*

Ces accidens, sont l'hémorrhagie, l'inflammation des piqûres, l'erysipèle, les ulcérations, les abcès, les escarres; les fongosités, les accidens nerveux, l'introduction des sangsues dans une cavité viscérale, et la démangeaison.

L'hémorrhagie est un des accidens qui succèdent le plus fréquemment à l'application des sangsues, surtout chez les enfans. Nous avons vu un enfant de 15 jours, affecté d'un léger coriza, pour lequel la mère nous avoit demandé conseil; nous l'engageâmes à ne faire rien autre chose que de tenir son enfant chaudement; peu satisfaite de cet avis, elle fit appeler un autre médecin, qui, cédant probablement aux instances de la mère, ou croyant sans doute abréger la durée du mal, conseilla l'application d'une sangsue à la racine du nez, la sangsue appliquée, le sang coula avec abondance, l'enfant pâlit, on courut chez le médecin, qui n'étoit pas chez lui, puis chez le pharmacien, qui ne put se rendre maître du cours du sang, et le soir même l'enfant avoit cessé d'exister.

La piqûre des sangsues détermine quelquefois l'inflammation de la petite plaie, et par suite sa suppuration; pour prévenir cet accident, dès que le sang a cessé de couler, on a recommandé de laver les piqûres avec de l'eau à laquelle on ajoute un peu d'extrait de saturne; l'eau pure nous paroît remplir le même but. Lorsque l'inflammation s'est déclarée, il faut la combattre par des cataplasmes, des bains, des lotions émollientes.

Quelques personnes ont la peau si sensible que l'application d'un corps irritant quelconque, y détermine un érysipèle. Il est bon de connoître cette disposition pour ne pas attribuer à la mauvaise qualité des sangsues, ce qui n'est qu'un accident dépendant de l'organisation. La diète, le repos, les boissons raffraîchissantes, légèrement acidulées, quelques lotions émollientes, sont en général les moyens à employer; la durée moyenne de cette maladie est de 8 jours environ. S'il y avoit complication, on consulteroit un homme de l'art.

La formation d'escarres a été observée dans un petit nombre de cas; on l'attribue en général à la mauvaise qualité des sangsues; mais nous pensons qu'elle doit être rapportée plutôt à la nature de la maladie ou à l'organisation spéciale du sujet, qu'à toute autre cause. Quelle que soit la cause première de cet accident, on aura d'abord recours à des cataplasmes émolliens, puis à l'usage du styrax ou du digestif, jusqu'à la chute des escarres; on pansera ensuite la plaie avec de la charpie enduite de cérat, jusqu'à la cicatrisation.

Ces petites plaies deviennent quelquefois fongueuses; on détruit les fongosités par l'excision, la cautérisation avec l'alun calciné ou le nitrate d'argent fondu. Si les piqûres devenoient le siége d'une vive démangeaison, on les recouvriroit d'un cataplasme arrosé de laudanum.

Enfin il n'est pas rare d'observer chez les femmes des accidens nerveux après l'application des sangsues. Cet état peut tenir à plusieurs causes : il peut être dû à ce que l'émission sanguine ayant été trop peu abondante, irrite, agace toute l'économie, tandis qu'un plus grand nombre de sangsues eût procuré un véritable soulagement. Dans d'autres circonstances l'état nerveux dépend de la douleur déterminée par les piqûres, douleur qui peut durer fort long-temps. On arrête ces accidens, en faisant mettre la malade dans un bain immédiatement après la chute des sangsues, en recouvrant les parties d'un cataplasme émollient arrosé de laudanum. On est quelquefois même dans la nécessité d'administrer à l'intérieur une potion calmante.

Avant de terminer ce qui est relatif aux sangsues, nous devons dire que les mêmes sangsues peuvent-être réappliquées sans inconvénient; il suffit pour cela de les laisser digérer à leur aise dans de l'eau claire, qu'on a soin de renouveler tous les jours; si on en avoit un pressant besoin, avant de les mettre dans l'eau on les placeroit sur des cendres froides, moyen certain de les faire dégorger promptement.

CHAPITRE III.

De la vaccine.

D. *Qu'est-ce que la vaccine?*

R. La vaccine est le préservatif de la petite-vérole: c'est une maladie éruptive, pustuleuse, qui se communique par voie d'inoculation, c'est-à-dire, en introduisant sous l'épiderme un fluide particulier, primitivement recueilli dans des boutons qu'on observe quelquefois sur les trayons des vaches, et qu'on désigne, à cause de son mode de transmission et de son origine, sous le nom de *virus vaccin*.

D. *Y a-t-il plusieurs espèces de vaccines?*

R. On en distingue deux sortes, l'une *vraie*, préserve de la petite-vérole, l'autre *fausse*, n'en préserve pas. Cette différence suffit pour faire comprendre toute l'importance de cette distinction dans la pratique.

D. *Quels sont les caractères de la vraie vaccine?*

R. On reconnoît la *vraie* ou bonne vaccine aux signes suivans : dans les 48 heures qui suivent l'inoculation on ne voit rien, mais du 2e au 3e jour, ou au plus tard du 3e au 4e, on aperçoit un point rouge à la place de chaque piqûre ; si on le touche, on sent une légère dureté, le lendemain de son apparition, ce noyau d'engorgement se prononce davantage, le bouton se dessine, il devient circulaire, prend la forme *ombiliquée*; le 5e jour, la teinte rouge s'éclaircit, un bourrelet entouré d'un cercle rouge se forme et s'élargit ;—le 6e jour, le volume augmente, le bourrelet s'applatit et prend un aspect argenté;—le 7e, la matière contenue dans la pustule offre une teinte plus foncée, la couleur du cercle rouge devient plus vive, l'inflammation se propage au tissu cellulaire sous-cutané ; — le 8e jour, le bourrelet circulaire est plus large, plus élevé, plus rempli de matière, une belle auréole se dessine ; — le 9e, le bourrelet continue à s'élargir, l'auréole acquiert deux lignes de diamètre, la peau sur laquelle elle est développée est quelquefois très-tuméfiée (c'est la tumeur vaccinale). La surface paroît granulée et légèrement pointillée; sa chaleur est mordicante, le bras est pesant, le malade éprouve quelquefois des douleurs dans les ganglions axillaires; il existe souvent un mouvement fébrile.

Au 10° jour, le bouton vaccinal, qui dépasse d'une ou deux lignes le niveau de la peau, ressemble à une grosse lentille dont les bords sont élevés à pic; sa couleur est argentée ou perlée, elle est dure au toucher; pendant toute cette époque le fluide vaccin est renfermé dans une fausse membrane celluleuse.

Le 11° jour la dessication commence, la dépression centrale prend l'aspect d'une croûte, le liquide contenu dans le bourrelet circulaire se trouble et devient opalin, l'auréole pâlit, et la tumeur se déprime; ce changement peut arriver dès le dixième jour; enfin, à dater de ce moment, le bouton se dessèche et se transforme en une croûte d'un jaune noirâtre, dure, qui tombe du vingt au vingt-cinquième jour, en laissant à nu une cicatrice profonde, parsemée de pétits points semblables aux dépressions que l'on voit sur les gaufres.

Pour suppléer autant qu'il est possible, à l'inexactitude d'une description, nous renvoyons avec confiance à la gravure ci-jointe, qui, copiée fidèlement sur celle que M. Husson a publiée dans ses *Recherches historiques sur la vaccine*, représente avec exactitude, et jour par jour la marche du bouton de la vaccine (1).

D. *La vaccine suit-elle toujours une marche aussi régulière?*

R. Dans l'immense majorité des cas, la vaccine

(1) Voyez planche XXXIV.

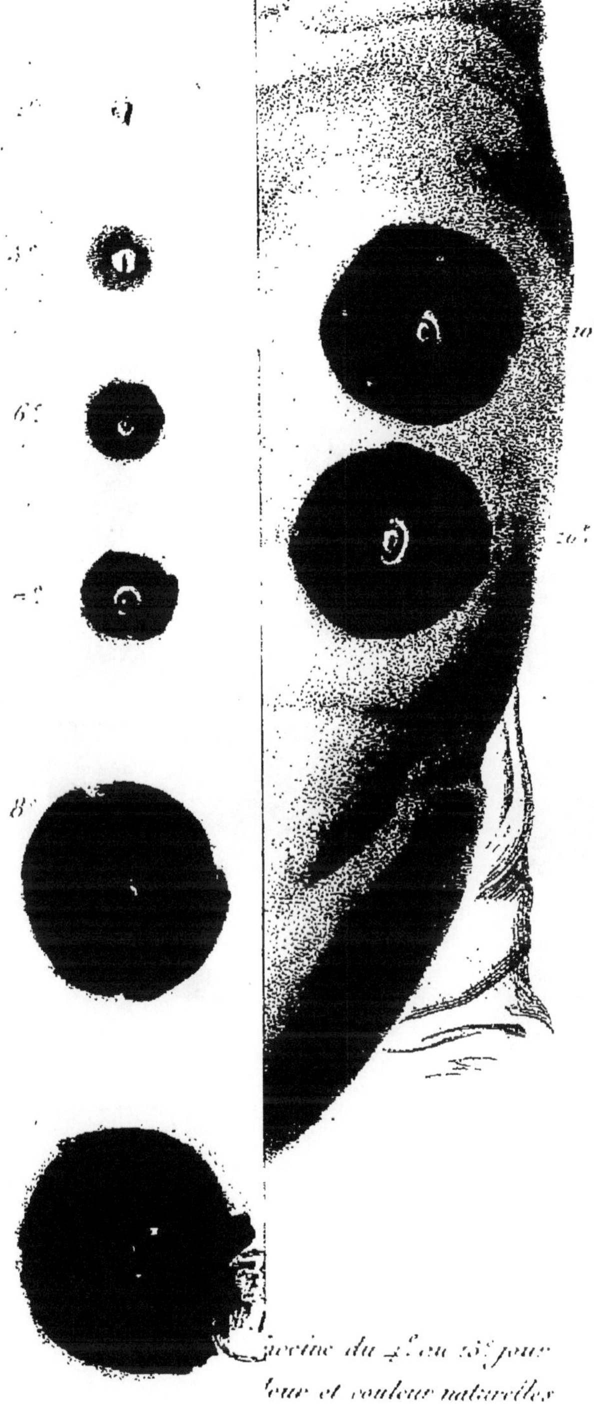

Gravé par Ambroise, Paris.

Marche de la Vaccine du 4.e au 15.e jour
dans ses grandeur et couleur naturelles

,uit la marche que nous venons d'indiquer, cependant, elle offre quelquefois des irrégularités; ainsi, il peut se faire que toutes les piqûres manquent leur effet, et que la vaccination soit nulle; d'autres fois une ou deux pustules seulement se développent. Mais il faut savoir qu'un seul bouton, dont la marche a été régulière et qui n'a pas été troublé dans son développement, suffit pour préserver de la variole. L'incubation peut n'être que de 2 jours, se prolonger jusqu'au 11°, 25° jour, et plus tard encore.

Les pustules peuvent être irrégulières, par la réunion de plusieurs boutons.

Des pustules vaccinales se montrent quelquefois sur différentes parties du corps, dans des lieux autres que ceux des piqûres. Chez les nègres et les mulâtres, l'auréole est peu marquée et les cicatrices sont rougeâtres.

D. *Faites connoître le caractère de la fausse vaccine.*

R. Cette éruption diffère essentiellement de la vraie ou bonne vaccine, et ne peut ni ne doit être confondue avec elle; 1°, en ce que le jour même, ou, au plus tard, le lendemain de l'inoculation, la piqûre s'enflamme, il se forme une vésicule conique ou hémi-sphérique, ou irrégulièrement déprimée, non ombiliquée. Ce n'est pas une véritable pustule, l'humeur qu'elle contient se trouble promptement, devient purulente, l'auréole est moins étendue, d'un rouge plus foncé que celle de la vaccine; la période inflammatoire est très-rapide, et l'on n'aperçoit ni tumeur ni induration circonscrites. La dessiccation se fait du troisième au huitième jour; les croûtes tombent peu après, elles ne laissent pas de cicatrices gauffrées, seulement des taches brunâtres à la peau, qui se dissipent en quelques mois.

Lorsqu'on examine la structure intérieure d'une pustule de fausse vaccine, on ne trouve qu'une seule cavité. Enfin, ce qu'on ne sauroit trop répéter, c'est qu'elle ne préserve pas de la variole.

D. *Quel est l'âge le plus favorable à la vaccination ?*

R. Les relevés statistiques démontrent que la petite-vérole est infiniment rare de la naissance à six mois, tandis qu'elle sévit, au contraire, depuis cette époque jusqu'à cinq ans; d'où M. Bousquet conclut qu'il faut différer la vaccination jusqu'au troisième mois.

Nous pensons que la petite-vérole étant de tous les âges, il n'est jamais trop tôt, ni trop tard pour vacciner, et que quand on a des craintes on doit vacciner à tout âge. Quoique nous vaccinions en général de six semaines à trois mois, pour des raisons autres que celles qui ont été données par M. Bousquet, nous devons dire qu'il nous est arrivé de vacciner avec un plein succès, des enfans deux heures après leur naissance, et des vieillards à 78 et 80 ans.

D. *Doit-on vacciner à toutes les époques de l'année?*

R. Oui, mais en général, on regarde le printems et l'automne comme les saisons les plus favorables pour cette opération; les chaleurs excessives de l'été accélèrent la marche du bouion, et les froids rigoureux de l'hiver retardent son développement.

D. *Quelles sont les qualités d'un bon vaccin?*

R. Autant qu'il est possible, on doit choisir avec soin l'enfant qui fournit le vaccin; il est convenable qu'il soit bien constitué, bien portant, et né de parens sains; quels que soient l'âge, l'aspect, le développement des boutons, le vaccin est bon à inoculer toutes les fois qu'il est visqueux, transparent, qu'il s'échappe avec lenteur du bouton qui le fournit, qu'il se dessèche promptement à l'air. Il est moins bon quand il est très-liquide ou lactescent. L'époque la plus favorable pour recueillir le vaccin, est du 6ᵉ au 8ᵉ jour, parce qu'alors le virus est plus abondant, et qu'il jouit des qualités que nous lui avons assignées. Mais l'expérience nous a démontré depuis long-temps, que le fluide une fois sécrété jouissoit de la propriété de reproduire la vaccine, d'autant plus que ic bouton étoit plus jeune, ou en d'autres termes, que l'énergie de reproduction du fluide vaccin est en raison inverse du développement du bouton. Quand on procède à la vaccination comme il va être dit. on doit avoir la précaution de ne pas trop épuiser les boutons, et d'en laisser au moins un ou deux intacts.

D. *Comment vaccine-t-on?*

R. A l'aide de divers procédés, dont les plus usités sont l'incision et la piqûre.

La piqûre est généralement employée en France. Tout instrument acéré peut servir pour la pratiquer; les lancettes effilées nous paroissent cependant mériter la préférence.

Lorsque le bouton de vaccin est tel qu'on le voit représenté (planche xxxiv, figures 6, 7, 8), on l'ouvre avec la pointe de la lancette, puis on recueille le fluide qui s'en écoule; l'instrument chargé, l'opérateur saisit d'une main le bras qu'il se propose de vacciner, tend fortement la peau, afin que les lèvres de la plaie, en revenant sur elles-mêmes, retiennent mieux le vaccin, de l'autre il introduit la pointe de la lancette à la profondeur d'une demi-ligne ou d'une ligne, obliquement et à plat sous l'épiderme; il relève ensuite le manche, pour que le fluide reste plus sûrement dans la plaie. Quelques personnes retournent plusieurs fois l'instrument sens dessus dessous, et le laissent ensuite quelques secondes en place; cette précaution, qui augmente la douleur, nous paroît inutile.

L'introduction oblique de la lancette a pour but de prévenir l'écoulement du sang; moins les piqûres saignent, et plus on est assuré du succès de la vaccination.

Lorsqu'on vaccine de bras à bras, la lancette étant bien chargée, il est inutile de la recharger à chaque piqûre, l'expérience ayant démontré qu'une très-petite quantité de vaccin suffisoit pour assurer le résultat.

D. *Combien faut-il faire de piqûres ?*

R. Jenner n'en faisoit qu'une à chaque bras. On est maintenant dans l'usage d'en pratiquer successivement trois ou quatre à la partie externe et supérieure de chaque bras, en laissant un pouce d'intervalle entre chacune; on peut les disposer sur une ou deux lignes, en triangle, en losange, etc.

M. Eichkorn fait 15 à 16 piqûres, et recommence une nouvelle vaccination, dite d'épreuve, avec le vaccin récemment produit, ce qui nous paroît superflu.

Après l'opération, on doit attendre quelques minutes avant d'habiller l'enfant, dans la crainte que les vêtemens n'enlèvent le vaccin avant qu'il ne soit absorbé.

D. *Le bras est-t-il le seul endroit du corps où l'on pratique la vaccination?*

R. On peut la pratiquer sur toutes les parties du corps, à la partie interne des cuisses, des jambes; mais le bras est la région que l'on préfère en France.

D. *Quels sont les autres procédés suivis pour la vaccination?*

R. Après la piqûre, l'incision est le procédé le plus généralement employé; c'est celui qu'on suit, dit-on, aux États-Unis.

L'incision se pratique de la manière suivante: on saisit avec la main gauche le bras de l'enfant, afin de tendre la peau de la partie supérieure et externe; avec la main droite, munie d'une lancette chargée de vaccin, on divise superficiellement et légèrement la peau dans l'étendue de 1 à 2 lignes environ.

Plusieurs praticiens pensent que l'incision est préférable pour les adultes, à raison de l'étendue qu'on peut lui donner, ce qui permet l'introduction d'une plus grande quantité de vaccin.

On peut encore introduire dans la plaie un fil imbibé de virus-vaccin, ou des croûtes vaccinales pulvérisées; ces moyens, qu'on employoit autrefois, ne sont mis en usage aujourd'hui que dans les circonstances où, manquant de vaccin frais, il est urgent de vacciner.

Les vésicatoires ont aussi été employés comme moyen de vaccination, mais ils ont été promptement abandonnés; ces procédés sont moins certains que les deux premiers.

D. *Quels sont les moyens de transporter et de conserver le vaccin?*

R. Le meilleur moyen, est sans contredit, de conduire l'individu qni doit fournir le vaccin, dans le lieu où la vaccination doit se faire, et de vacciner de bras à bras; mais quand on est obligé de transporter le vaccin à de grandes distances, ou de le conserver pour en faire usage dans un temps éloigné, ou peut le faire de différentes manières.

Les principaux moyens de conserver le vaccin sont les lancettes, les plaques et les tubes de verre, les fils, les croûtes des boutons.

Les *lancettes* conviennent lorsqu'on se propose de vacciner 18 ou 24 heures après avoir recueilli le fluide. Plus tard, l'oxidation de la lancette altère le vaccin et nuit à sa reproduction. Pour parer à cet inconvénient, nous nous sommes servi plusieurs fois avec succès, de lancettes faites avec un morceau d'os, d'ivoire ou de plume. Pour les sages-femmes qui habitent les campagnes, nous leur conseillons de tailler en forme de cure-dents, des plumes de volaille qu'elles trouveront partout en abondance, d'en imprégner les pointes avec le virus-vaccin, et lorsque celui-ci sera desséché, d'enfermer ces tuyaux de plume dans un étui, de telle sorte que les pointes éprouvent le moins de frottement possible, et à se servir de ces cure-dents comme elles le feroient d'une lancette.

Quand on recueille le vaccin sur la pointe d'une lancette, il faut le laisser sécher, puis entourer la lame de l'instrument près de sa châsse, avec un gros fil, de manière que celle-ci ne frotte pas contre la pointe. Un seul bouton fournit du vaccin pour six à huit lancettes. Lorsqu'on se sert de vaccin desséché sur une lancette d'acier, d'os, d'ivoire ou de plume, il est bon, au moment même de l'opération, de tremper légèrement la pointe de l'instrument dans un peu d'eau tiède; dans tous les cas, si on croit pouvoir se dispenser de cette précaution, il faut toujours laisser séjourner l'instrument quelques instans dans la plaie.

Les *plaques de verre*. Quand on veut se servir de ce moyen pour conserver le vaccin, on se munit de deux morceaux de verres à vitre, taillés en carrés d'égale dimension, très-propres et bien essuyés; on pose une de leurs faces sur le bouton de vaccin largement ouvert, lorsqu'elle s'est recouverte d'une quantité suffisante de fluide, on la laisse exposée à l'air quelques instans. Quand on juge que le vaccin a pris un peu de consistance, on applique l'une contre l'autre les deux surfaces recouvertes de vaccin, on lute les verres avec de la cire blanche, jaune, ou à cacheter, puis on les abrite autant que possible de l'action de la lumière, en enveloppant les plaques d'une feuille d'étain, comme on le fait en Angleterre, ou simplement en collant dessus un papier noir. Il faut encore conserver ces plaques dans un lieu sec, et pas trop chaud, comme le tiroir d'une commode ou d'un secrétaire. Pour faire usage du vaccin ainsi conservé, on commence par enlever avec précaution la substance qui a servi à luter les verres, en la raclant avec un couteau, puis ou sépare les plaques, et on présente leur surface recouverte de vaccin desséché à la vapeur de l'eau chaude. Cette vapeur se condense, pénètre le vaccin, lui rend la quantité d'eau qu'il a perdu en se desséchant, et fait qu'on peut facilement le recueillir, le réunir en passant plusieurs fois sur la plaque de verre la pointe d'une lancette, qui, une fois chargée, sert à inoculer le vaccin, comme on le feroit de bras à bras.

Les *tubes capillaires* sont préférés par plusieurs médecins. Voici la manière de s'en servir : on prend le tube entre deux doigts, on l'approche par son extrémité la plus fine du bouton ouvert, et en vertu de la loi d'hydraulique, qui fait élever les liquides dans les tubes capillaires, le vaccin monte. Le tube rempli ou presque plein, on le ferme en approchant alternativement ses deux extrémités de la flamme d'une bougie.

M. Fiard a imaginé un petit tube de deux pouces de long, du diamètre d'un quart de ligne, ouvert à une de ses extrémités et terminé de l'autre par une petite boule ; c'est un tube de thermomètre en miniature. Il raréfie l'air de la boule en l'échauffant soit avec les doigts, soit avec la bouche, et il applique l'extrémité béante à la surface du bouton; en **tenant** alors ce tube par le milieu, l'air de la boule se condense et le vaccin monte dans le tube; la manière de le sceller est la même que pour les tubes capillaires.

Pour se servir du vaccin recueilli par ces deux procédés, si le vaccin est contenu dans un tube capillaire, on en casse les deux bouts, on adapte à l'un d'eux un chalumeau, dans lequel on souffle doucement pour chasser le vaccin sur une plaque de verre, puis on charge la lancette. La manière de vider les tubes de M. Fiard est beaucoup plus simple; on casse la pointe, et l'on réchauffe la boule.

M. Bousquet, qui a examiné avec soin ces différens procédés, croit que les plaques conservent plus long-temps le vaccin. C'est d'ailleurs sous cette forme que le comité de Londres fait tous ses envois.

Les *fils* employés du temps de Jenner, sont aujourd'hui abandonnés, parce que le vaccin s'altère plus vite, et que l'on est obligé pour s'en servir, de faire une incision assez profonde, douloureuse, qui n'est pas toujours exempte d'accidens, et qui laisse constamment une cicatrice plus étendue et plus difforme que celle qui succède à la piqûre.

Les *croûtes* sont un assez bon moyen de conserver le vaccin; mais pour qu'elles offrent toutes les garanties désirables, il faut se servir de celles des boutons qui sont restés intacts jusqu'à la fin; on ne doit pas attendre qu'elles tombent d'elles-mêmes, mais il vaut mieux les recueillir quelques jours avant. Lorsqu'on se sert des croûtes, on recommande d'enlever le centre, et de ne pulvériser que la circonférence en l'humectant avec un peu d'eau.

En terminant l'exposé rapide de ces diverses manières d'inoculer le vaccin et de le conserver. nous devons dire que depuis quelques années plusieurs personnes prétendent que la vertu préservative de la vaccine cesse après un temps dont elles n'ont pu jusqu'à ce jour fixer la durée. Cette opinion, qui a fortement ébranlé la confiance du public dans la vaccine, nous a beaucoup occupé. Après l'avoir examinée avec toute l'attention dont nous sommes capables, et tout l'intérêt que comporte un sujet aussi important. nous croyons pouvoir déclarer que la vertu préservative de la vaccine nous paroît être aujourd'hui ce qu'elle étoit dans son origine et du temps de Jenner; et bien que quelques individus vaccinés soient de temps à autre affectés de varioloïde, ou même de variole; bien que par des vaccinations secondaires on obtienne quelquefois des boutons réguliers, et que le vaccin se reproduise de nouveau; nous disons, 1° ces exceptions rares ne prouvent rien contre la règle; 2° parmi plusieurs milliers d'individus que nous avons vaccinés avec un grand soin, depuis près de 25 ans, nous n'avons pas encore eu connoissance qu'un seul d'entre eux ait été affecté de variole ou de varioloïde. 3° Enfin, il résulte des expériences nombreuses que nous avons faites en 1825, lorsque nous étions sécrétaire de la commission de vaccine, et que nous avons répétés depuis chaque fois que l'occasion s'en est présentée, qu'on obtient par des vaccinations secondaires un vaccin régulier, dans des proportions à-peu-près égales, soit que les sujets sur lesquels on expérimente, aient eu la petite-vérole naturelle, soit qu'ils aient été inoculés ou vaccinés.

Or, si on admet en général que la variole préserve de la variole; si d'un autre côté on voit des individus variolés être affectés de nouveau de variole; si on voit un vaccin régulier se développer sur des sujets variolés, pourquoi pareille chose ne s'observeroit-elle pas sur des sujets vaccinés? Doit-on exiger du préservatif plus qu'on exige de la maladie elle-même? Non, sans doute. Concluons donc de tout ceci, que la vaccine est encore le meilleur préservatif qu'on puisse employer contre la variole, qu'il n'est pas démontré que sa vertu préservative s'affoiblisse avec le temps, qu'il n'y a par conséquent pas lieu d'ordonner de secondes vaccinations après un laps de 10, de 15 ou de 20 années. Cependant, comme nous avons la conviction qu'une vaccination secondaire est sans inconvénient, que sans être indispensable elle peut quelquefois être utile, nous croyons, en conséquence, qu'on doit la tenter toutes les fois qu'un individu a des craintes, ou qu'il la désire.

FIN.

TABLE DES MATIÈRES

SECONDE PARTIE.

FIN DE LA TABLE.

ÉPERNAY, IMPRIM. DE WARIN-THIERRY ET FILS.

TRAITÉ PRATIQUE

DES

ACCOUCHEMENS,

PAR F.-J. MOREAU,

PROFESSEUR D'ACCOUCHEMENS, DES MALADIES DES FEMMES ET DES ENFANS, A LA FACULTÉ DE MÉDECINE DE PARIS; MÉDECIN DE LA MAISON D'ACCOUCHEMENS (MATERNITÉ) DE PARIS.

2 vol. in-8. — Prix : 14 fr.

ATLAS DE 12 LIVRAISONS DE 4 PLANCHES IN-FOLIO LITHOGRAPHIÉES,

Avec texte explicatif;

PRIX DE LA LIVRAISON : FIGURES NOIRES, 4 FR.; FIGURES COLORIÉES, 8 FR.

CONDITIONS DE LA SOUSCRIPTION.

L'Atlas forme douze livraisons in-fol. de quatre planches avec un texte explicatif.

Chaque livraison avec figures noires se vend. . . 4 fr.

avec figures coloriées. 8

On peut souscrire séparément pour le texte, 2 volumes in 8°. 14

9 782016 138694